• 증보판 •

우리 약초 바르게 알기

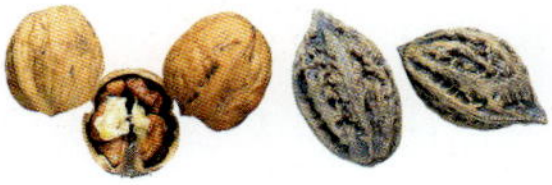

.... 님께

....

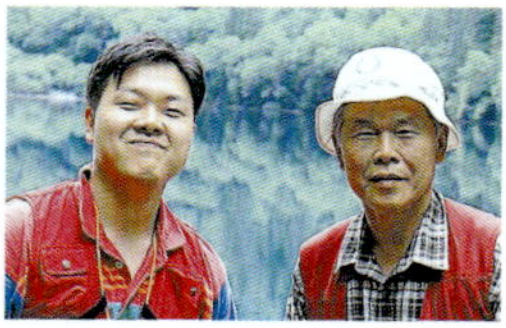

저자 **신 전 휘**(정희)

경북 청송에서 태어남. 한약업사.

대구약령시에서 1974년부터 '**백초당한약방**' 운영 중.

대구한의대학교 명예한의학박사(2007).

민족전통의학보존, 저서 활동 등의 공로로 '국민포장' 수상(2008).

한의약의 발전과 국민건강 증진의 공로로 '류의태 · 허준 賞' 수상(2008).

(주)대구광역시한약재도매시장 대표이사. (사)약령시보존위원회 이사장 역임.

현재, 식품의약품안전청 중앙약사심의위원. 한국의약품수출입협회 관능검사위원.

(사)대한한약협회 대구광역시지부장

☎ 053)252-5505 / kr.blog.yahoo.com/bcdemall

저자 **신 용 욱**

대구에서 태어남. 한약사.

계명대학교 중국학과 졸업.

경희대학교 한약학과, 동대학원 석사 및 박사학위 취득.

중국성도중의약대학(中国成都中医药大学) 객원연구원.

현재, 진주산업대학교 작물생명과학과 조교수.

저 서

신전휘 · 신용욱, 《향약집성방의 **향약본초**》, 계명대학교출판부, 2006.

-2007 대한민국학술원 "우수학술도서", -세종대왕기념사업회 "추천도서"

신전휘 · 신용욱, 《**우리 약초 바르게 알기**》, 계명대학교출판부, 2007.

신용욱, 《산업한약학개론》 진주산업대학교출판부, 2008.

약초여행 길잡이

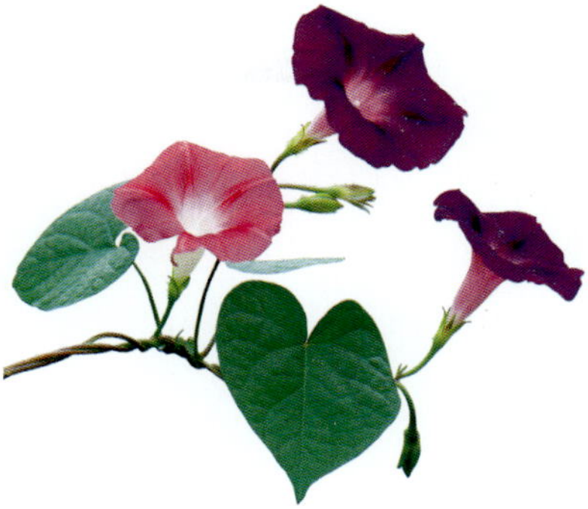

증보판

우리 약초 바르게 알기

신전휘 · 신용욱

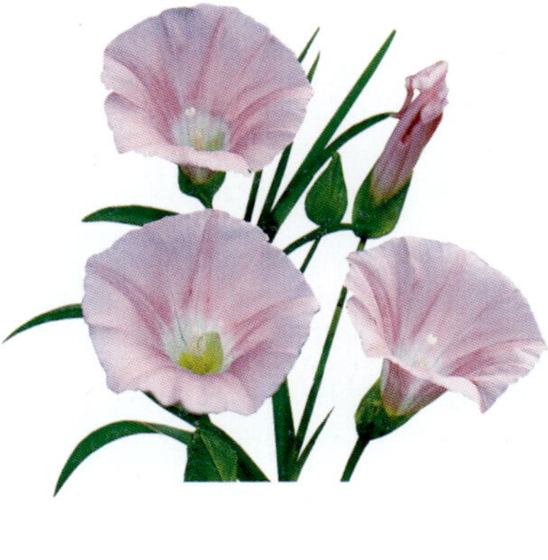

계명대학교출판부

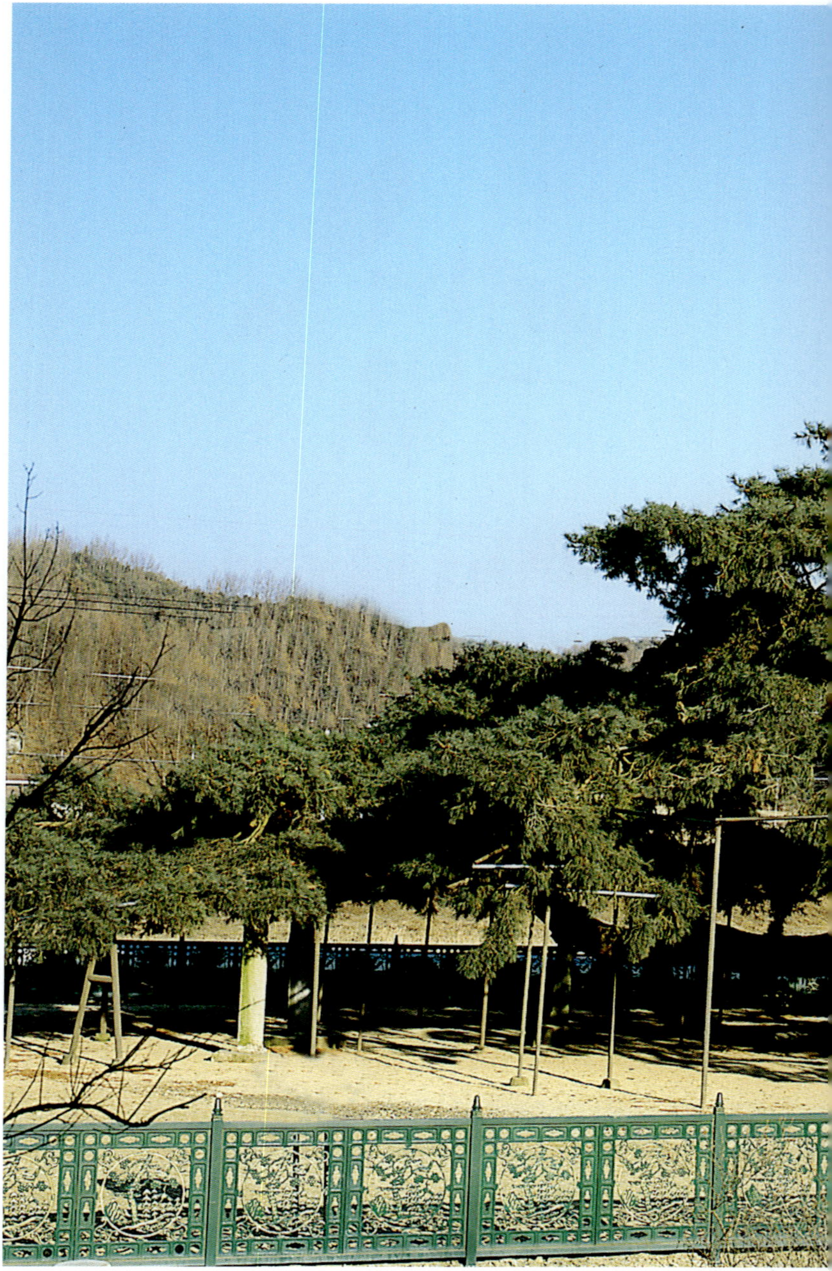

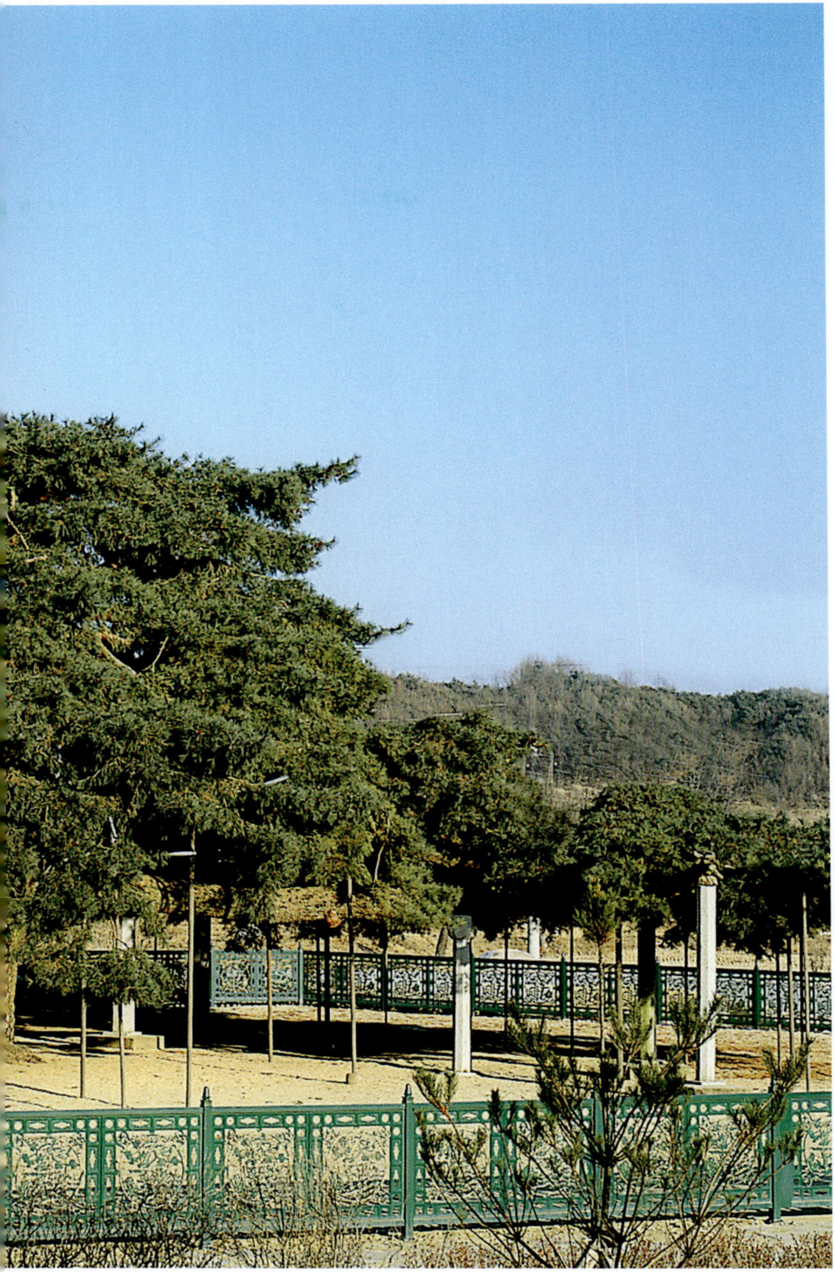

석송령(石松靈) : 경북 예천 감천, 천연기념물 제294호, 2000. 2. 5

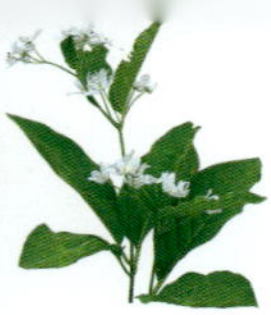

머리말

약초여행의 가이드북

최근 그 어느 때보다 자연 친화적인 삶에 대한 관심이 커지면서 등산과 함께 자생하는 식물로 건강을 지키고자 하는 분들이 늘어나고 있음은 참 바람직한 일이다.

누구나 그렇듯이, 산행에서 아름다운 꽃을 보고 감상하면서 그 꽃의 이름을 알고 싶어 하고 그 이름을 알고 불러보는 순간마다 더 정감을 느끼게 된다. 이런 아름다운 식물을 건강식품으로 이용하고자 해도 약초인지 독초인지 구별하기가 쉽지 않다. 산을 내려와서 식물도감을 보아도 전문용어가 많아 이해하기 어렵고, 또한 이를 잘 이용하지 못하는 경우를 자주 경험하게 된다.

약재를 취급하는 전문가들 역시 이런 경험에서 완전히 자유롭지 못하다. 정품과 비 정품을 쉽게 구분하지 못하여 산자고, 후박 등과 같은 식물명과 약재 명을 혼동하는가 하면, 낭탕자, 낭탕근과 같이 한약명이 비슷하여 같은 약재로 오인하기 쉬운 것도 사실이다.

이에 우리 부자(父子)는 《향약집성방의 **향약본초**》를 펴내는 과정에서 고증과 약초 구별의 시행착오를 거치면서 익힌 경험을 보다 알기 쉽게 전하고자 식물의 형태와 명칭이 유사하여 혼동하기 쉬운 약용식물 261종의 사진 780여 장을 한약 명 중심으로 101항목으로 모아 비교하였으며, 한의약의 원리인 음양오행에 의한 분류를 도표로 만들어 누구나 보고 이해할 수 있도록 하였다. 특히 초보자도 쉽게 약초를 현장에서 정확히 구분할 수 있도록 식물의 특징을 잘 부각시켜 이를 대조적으로 서술하였으며, 식물 검색을 위한 성상의 특징을 견명체로 기록하였다. 그리고 식물의 효능 면은 30여 년 임상경

험과 최근 검증된 약효를 현실감 있게 서술하여 쉽게 실생활에 적용할 수 있게 편집하였다.

이 일을 위하여 많은 정성과 시간을 들여 수고하신 경북인쇄 편집부, 식물 동정에 자문해 주신 경북대학교 박재홍 교수님, 계명문화대학 김용원 교수님, 대구한의대학교 서부일 교수님, 식물 자료를 정리해 주신 영남대학교 생물학과 post-doc 양지영 박사님, 디자인을 자문해 주신 계명문화대학 최영숙 교수님, 교정을 보아 주신 대구상원고등학교 우창호 박사님, 그리고 中国成都中医药大学 卢先明 教授님께도 깊은 감사를 드린다.

이 책이 이제 막 식물에 관심을 갖기 시작한 초등학생부터 등산이 취미인 어르신에 이르기까지 식물을 아끼는 모든 이에게 약초 감별의 자신감을 심어주고, 약재를 취급하는 전문가들에게는 올바른 약재 선택의 방안을 제시해 줄 것이라 확신한다.

아울러 이 책을 통해서 자라나는 다음 세대들이 우리 땅에서 나는 약초에 더 많은 관심을 가져줄 것을 간절히 바라며, 이 책으로 인하여 발명특허를 획득한 데 대해 뿌듯한 자부심도 갖게 된다.

독자 여러분들의 성원에 힘 입어 책 나온 지 2년여 만에 증보판을 내게되어 더욱 뜻이 깊다.

2009년 7월

대구약령시 내 百艸堂에서 **신전휘 · 신용욱**

사람은 자연의 일부입니다

우리 연배면 누구나 그렇듯이 어릴 때 특별히 신통한 장난감이 있는 것도 아니라서 저는 시간만 나면 성주 가야산에서 살다시피 했습니다. 각종 산나물은 언제쯤 나며, 산딸기는 어디쯤 있고, 그것들의 특이한 향기와 모습은 어떠한지 알아 가면서 컸지요. 머리가 아니라 삶과 생활로 나무의 생태를 체득하였습니다. 자연과 더불어 살았다고나 할까요.

하지만 요즘 세대들은 자연과는 괴리된 삶을 사는 것 같습니다. 사리분별이 모자라는 사람을 가리키는 '숙맥'이란 말은 원래 콩과 보리도 구별 못한다는 데서 유래한 말입니다. 점점 자연과 멀어지는 우리 아이들을 보며 숙맥이 되어 가는 것은 아닌가 걱정스러울 때가 있습니다. 젊은 세대는 식탁에 열무김치가 올라와야 "늦여름이 왔구나!" 합니다. 이처럼 자연이 우리에게 가져다주는 많은 축복을 놓치는 것 같아 안타깝습니다.

사람은 자연의 일부입니다. 제가 꽃을 좋아하는 이유도 여기에 있습니다. 꽃을 사랑하면 악한 마음을 품을 수 없고 나쁜 마음을 먹기가 어렵습니다. 그래서 온 국토가 꽃으로 덮이면 모든 국민이 선한 마음을 품을 것으로 확신합니다. 마찬가지로 여름마다 최고 온도를 경신하는 대구, 이곳서 살아가는 대구 시민의 기질이 억세다고 하지만 상록 활엽수를 심고 여러 해가 지난 오늘에는 전국에서 제일 덥다는 오명에서 벗어났습니다. 이처럼 자연과 사람은 따로 떼어놓고 생각할 수 없습니다.

여기 몸으로 자연을 체득한 아버지와 머리로 자연을 알아가려는 아들이 식물, 특히 약용식물 감별에 관한 책을 썼습니다. 이미 저자 부자는 작년에 전통한의학서인 《향약집성방》에 소개된 약초를 다년간의 노력 끝에 《향약집성방의 **향약본초**》라는 책으로 세상에 선보여 화제를 모았습니다. 저자는 전작을 준비하며 고증에 기울인 약초에 대한 노하우를 이번에는 이 책에 담아 소개하는 큰일을 또 해냈습니다.

이 책은 약초의 식물학적 감별만 논하는 것을 넘어서 경험에 바탕을 둔 구세대와 지식에 의존을 한 신세대의 팽팽한 견해를 살려, 약재를 올바르게 사용하자는 저자의 소신을 설득력 있게 펼치고 있습니다. 그리고 약효 설명에서의 간결한 문체는 할 말만 하는 저자의 성격을 그대로 보는 듯합니다.

아울러 그동안 외국 식물도감에서나 보아왔던, 바탕을 없앤 식물 사진은 약초의 특징을 더욱 쉽게 알 수 있게 했으며, 전통적인 효능을 도표로 나타낸 시도도 인상적입니다. 무엇보다도 아버지와 아들이 공통의 관심사를 가지고 어렵고도 뜻 깊은 일을 함께 했다는 것이 무척 흐뭇하고 대단하게 느껴집니다.

수입약재에 밀려 점차 약초 재배와 채취의 자리가 좁아져 가는 이때에 이 책이 젊은 세대들에게는 자연에의 관심을, 그리고 기성세대에게는 약초에의 관심을 환기시키는 촉매제가 되었으면 합니다.

2007년 3월

前 대구직할시장, 경북지사, 내무부장관, 건설부장관

《꽃으로 보는 한국문화》 저자 이 상 희

일러두기

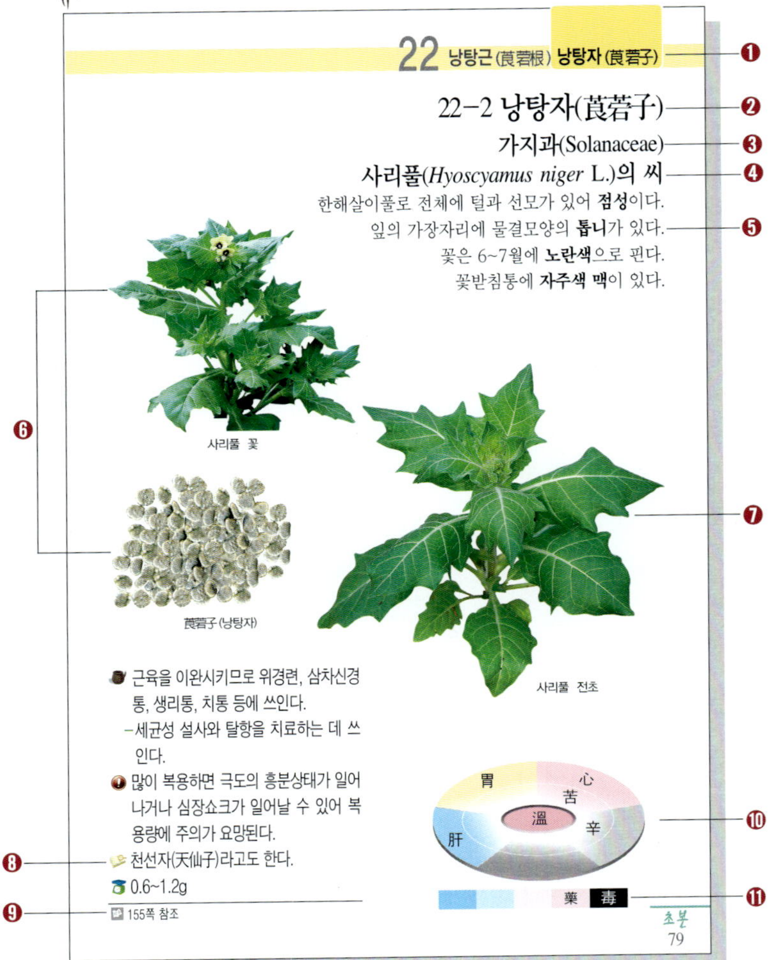
22 낭탕근(莨菪根) 낭탕자(莨菪子)

22-2 낭탕자(莨菪子)

가지과(Solanaceae)

사리풀(*Hyoscyamus niger* L.)의 씨

한해살이풀로 전체에 털과 선모가 있어 **점성**이다.
잎의 가장자리에 물결모양의 **톱니**가 있다.
꽃은 6~7월에 **노란색**으로 핀다.
꽃받침통에 **자주색 맥**이 있다.

사리풀 꽃

莨菪子(낭탕자)

사리풀 전초

근육을 이완시키므로 위경련, 삼차신경통, 생리통, 치통 등에 쓰인다.
-세균성 설사와 탈항을 치료하는 데 쓰인다.

많이 복용하면 극도의 흥분상태가 일어나거나 심장쇼크가 일어날 수 있어 복용량에 주의가 요망된다.

천선자(天仙子)라고도 한다.

0.6~1.2g

155쪽 참조

1. 이 책은 약초에 관심이 있는 독자들을 대상으로 한약명, 식물명과 학명을 함께 실었다.
2. 약초의 특징은 고딕체로 표기하여 알기 쉽고 휴대하기 편리하도록 편집하였다.
3. 식물배열 순서를 가나다순으로 하였으나, 이 책의 장점인 식물을 한눈에 비교하기 위하여, 가나다순으로 배열하지 않은 것도 있다.
4. 약초를 초본과 목본으로 분류하였으나, 이 책의 장점인 식물을 한눈에 비교하여 감별하기 위하여 그렇게 하지 않은 것도 있다.[예 27-1 독활(땃두릅나무), 78-1 담죽엽(조릿대풀)]

5. 약초에 대해 더 자세한 정보는 《향약집성방의 향약본초》에서 얻을 수 있도록 쪽수를 제시하였다.
6. 이 책과 《향약집성방의 향약본초》의 한약명이 다를 수 있다. 곧 이 책은 현재 사용 중인 한약명을 사용하였고 《향약집성방의 향약본초》는 1433년(세종15) 발행 당시의 한약명을 기준으로 하였기 때문이다.
7. 약재 중 당재(唐材 : 수입약재)는 약재번호 앞에 中으로 표시하였다.
8. 이 약초 안내서에 수록된 한의학의 오행설(五行說)의 원리에 입각한 오색(五色), 오미(五味) 등은 대한민국 특허청으로 부터 발명특허을 받았으며, 특허권자는 저자(신전휘 · 신용욱)이다.

❶ 식물 또는 학명이 알쏭달쏭한 것을 묶음으로 표시
❷ 한약명
❸ 과명
❹ 식물명, 학명 및 약으로 쓰는 부분 표시
❺ 약용 식물의 생태 특징
❻❼ 식물 및 약재
❽ :식물명과 한약명의 구별은 다음과 같다.
식물명 : 식물명을 한글로 표기.
한약명 : 천선자(天仙子)와 같이 한약명에 한자를 병기.
❾ 참고할 《향약집성방의 향약본초》의 쪽수를 표시

氣味, 歸經 및 食藥 분류표 (특허등록번호 10-0824672-0000)(2008. 4. 17)

❿ 기미(氣味) : 약의 성질과 효능을 판단하는 기준으로 오행(五行)의 원리에 의한 오색(五色=黑, 靑, 黃, 赤, 白)과 오미(五味=酸, 苦, 甘, 辛, 鹹)를 표시한 것임.
(예) 심장은 색깔로는 붉은색(赤)이며, 맛으로는 매운맛(辛)에 해당됨.
귀경(歸經) : 한약의 효과가 오장육부(五臟六腑)에 미치는 영향을 표시한 것임.
약성(藥性) : 약재의 성질(性質)로서 한약이 차다, 뜨겁다(寒, 凉, 平, 溫, 熱) 등을 구별한 것임.
(예) 몸이 찬 데[寒]는 뜨거운[熱] 약을 쓴다.
⓫ 식약(食藥) 분류표 : 약재(藥材)의 사용범위를 나타낸다. 일상생활에서 먹을거리(食品), 음료(茶)와 술(酒)로 만들어 먹을 수가 있음을 나타낸다. 여기에 독(毒)의 유무를 표기하여 취급에 소홀함이 없도록 하였다.

기호설명

효능/한약의 약효(藥效), 약리(藥理) 및 복용법 설명
참조/참고로 대조하여 보기
주의/약재의 복용에 있어 주의해야 할 내용
용량/일일복용량

차 례

▶초본

번호 한약명 식물명

▶▶목본

차 례

▶▶▶ 부록

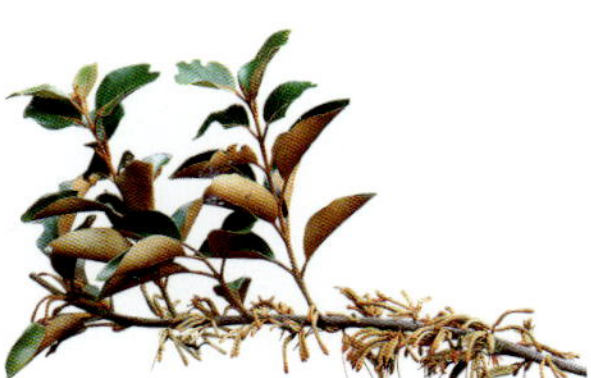

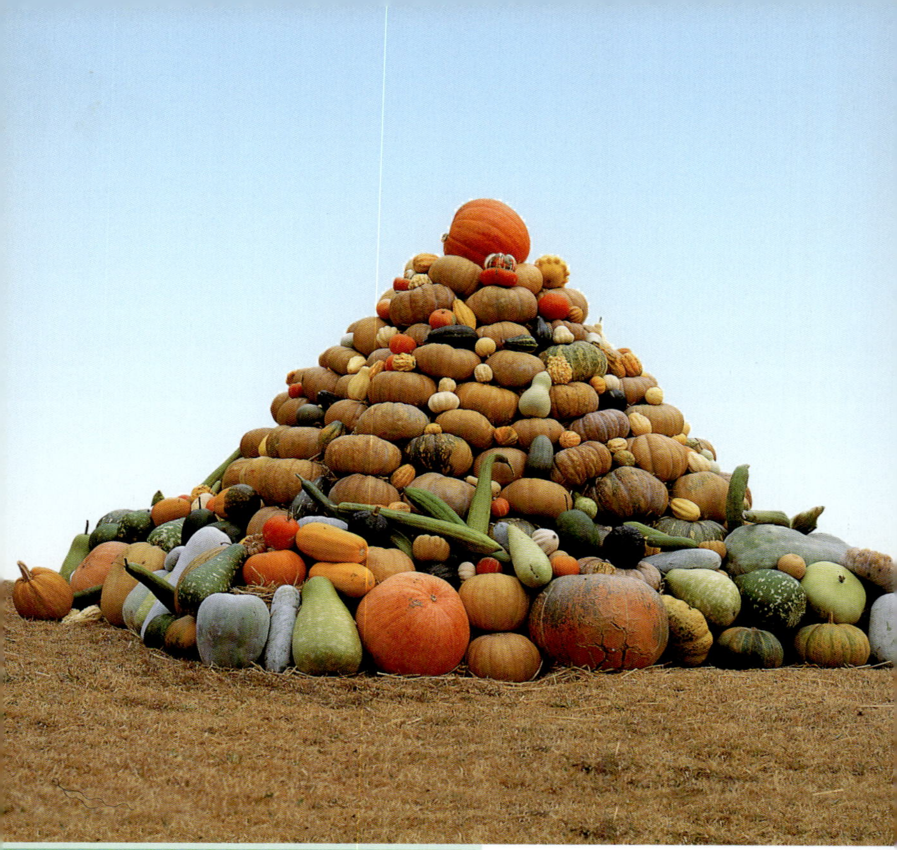

초 본

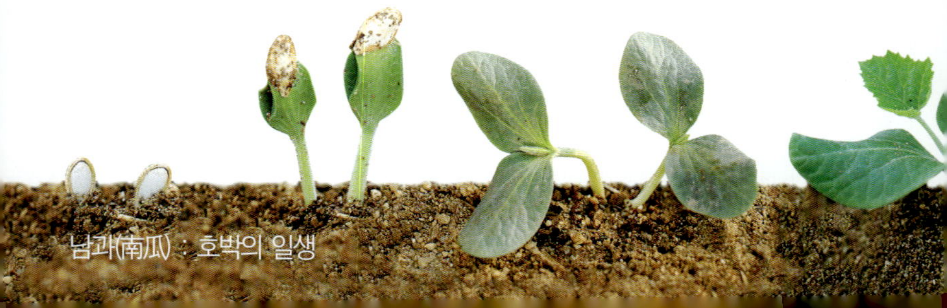

남과(南瓜) : 호박의 일생

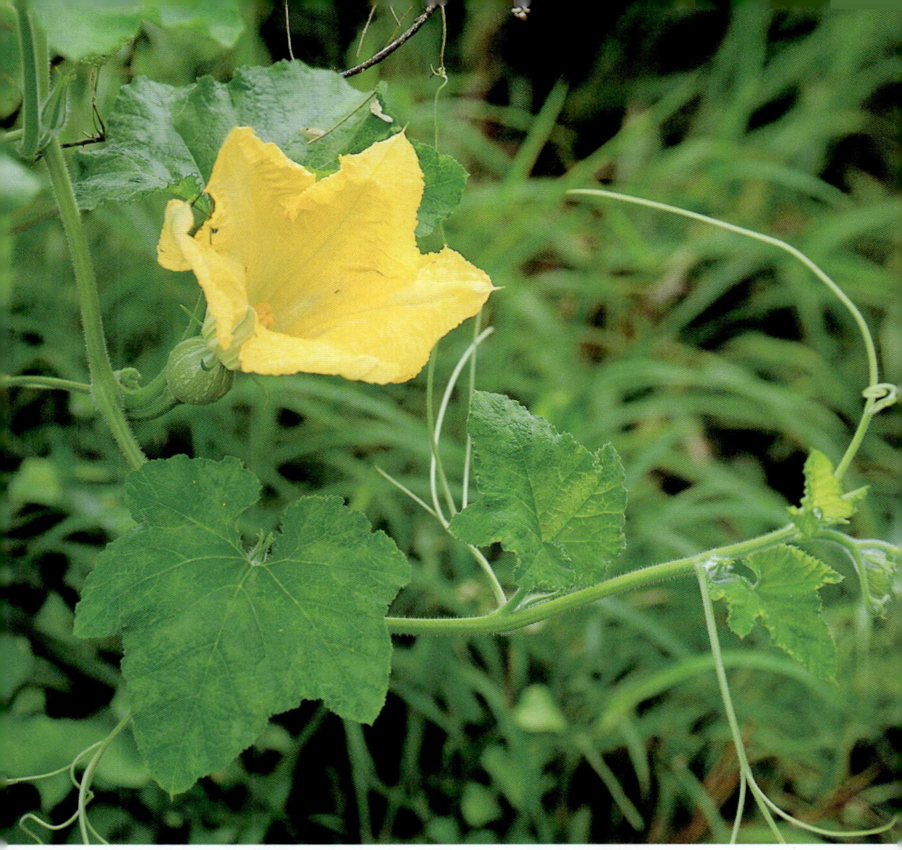

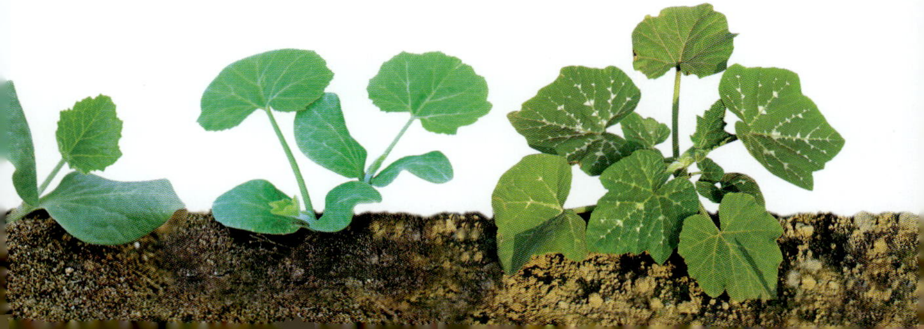

01-1 가구자(家韮子)

백합과(Liliaceae)
부추(*Allium tuberosum* ROTTLER ex SPRENG.)**의 씨**
잎은 밑에서 나오고 **선형**으로 육질이 편평하다.
꽃은 우산꽃차례로 8~9월에 **흰색**으로 핀다.
열매는 **삭과**로 심장형의 검은 씨가 6개 나온다.

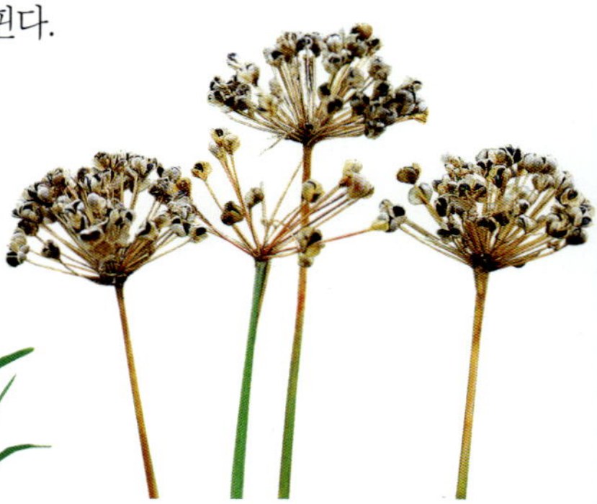
부추 씨

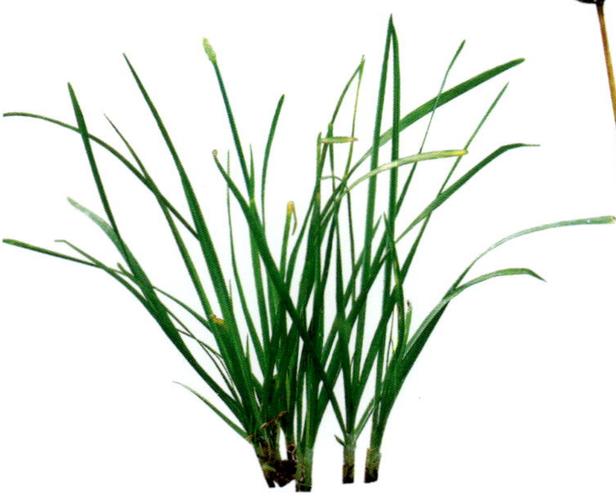
부추 전초

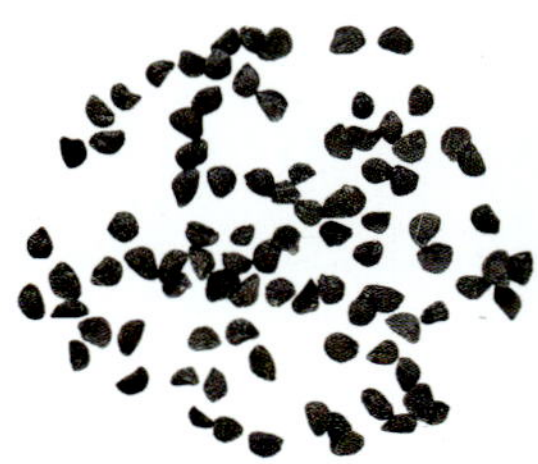
家韮子(가구자)

- 신장기능[腎]를 도와[補]서 허리와 무릎을 따뜻하게 하는 데 쓰인다.
  - 소변을 자주보거나 잔뇨감이 있을 때 쓰인다.
  - 야뇨(夜尿)증에 쓰이기도 한다.
  - 대하에 부추 끓인물로 좌욕한다.
- 구자(韮子)라고도 한다.
- 3~6g

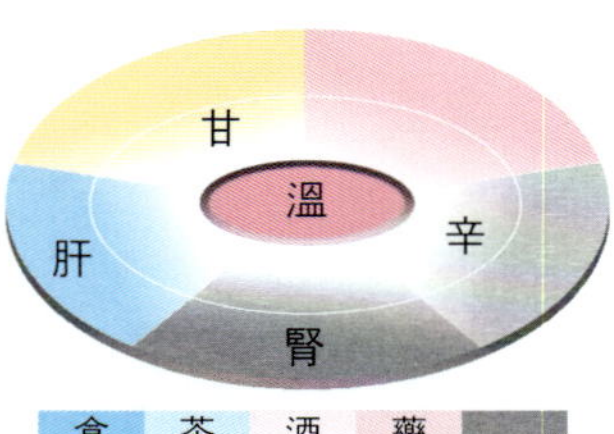

365쪽 참조

01-2 총실(葱實)

백합과(Liliaceae)
파(*Allium fistulosum* L.)**의 씨**
잎은 5~6장이 2줄로 배열하고
끝이 뾰족한 **통모양**이다.
꽃은 우산꽃차례로
6~7월에 **흰색**으로 핀다.
열매는 **삭과**로 검은씨의 능선이 3개이다.

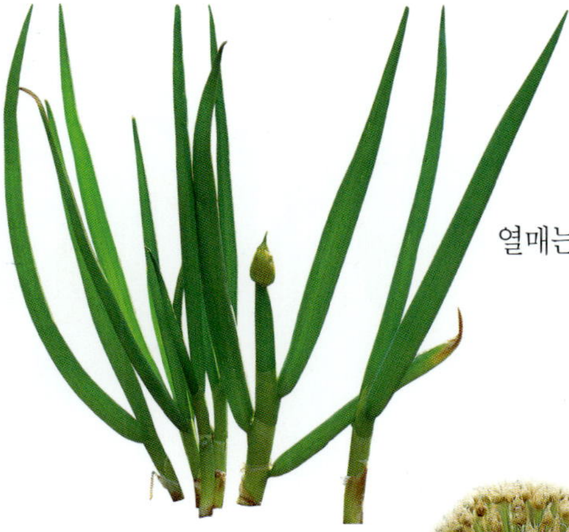
파 전초

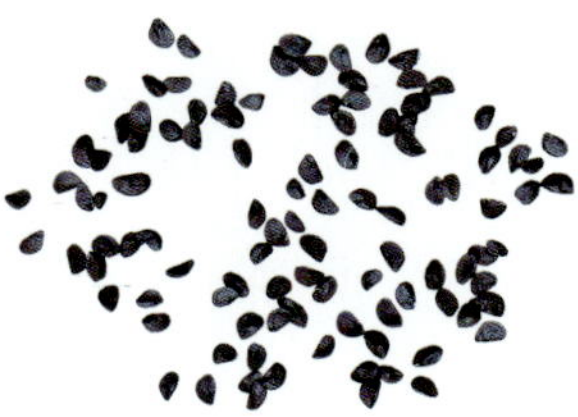
葱實(총실)

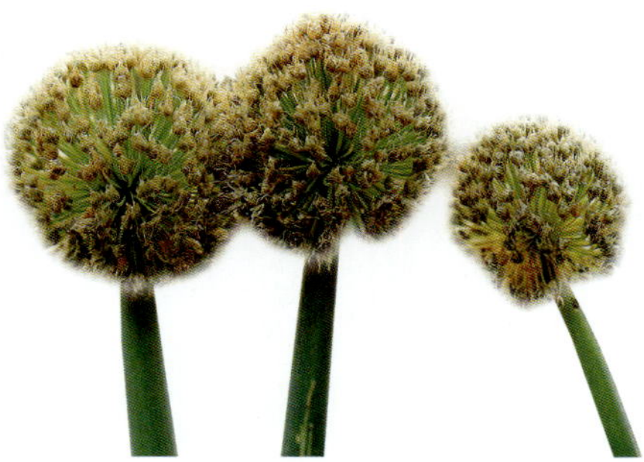
파 씨

신장기능[腎]을 도와[補]서 음위(陰痿증에 쓰인다.
- 어지럽거나 눈이 침침하여 잘 보이지 않는 데 쓰인다.
- 시력개선에 총실을 가루로 하여 꿀로 환약을 만들어 오래도록 복용한다.

4g

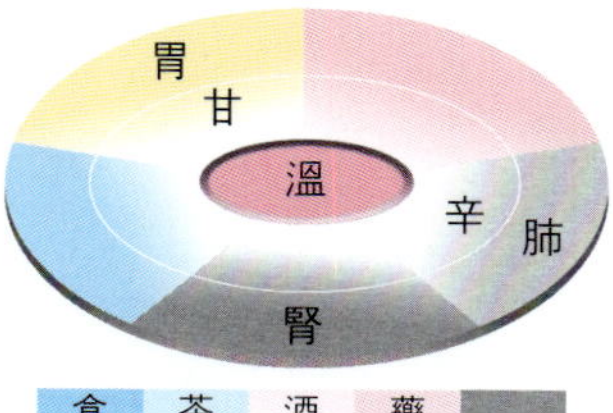

364쪽 참조

02-1 각총(茖葱)

백합과(Liliaceae)
산마늘(*Allium victorialis* L.)**의 비늘줄기**
줄기 밑에 **종려털** 같은 털이 있다.
잎은 **광타원형**이며
총포는 길이 3cm 이하이다.

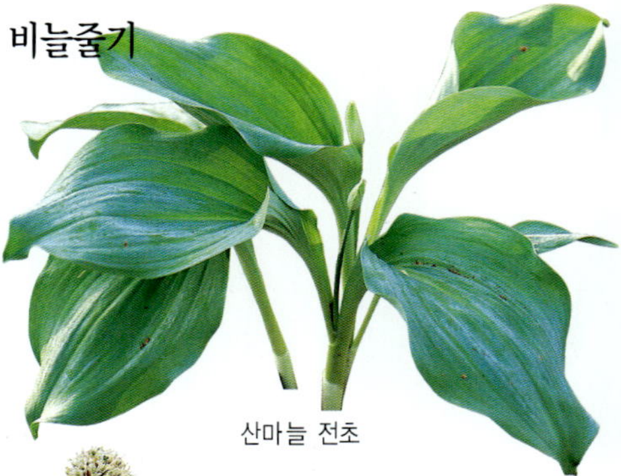

산마늘 전초

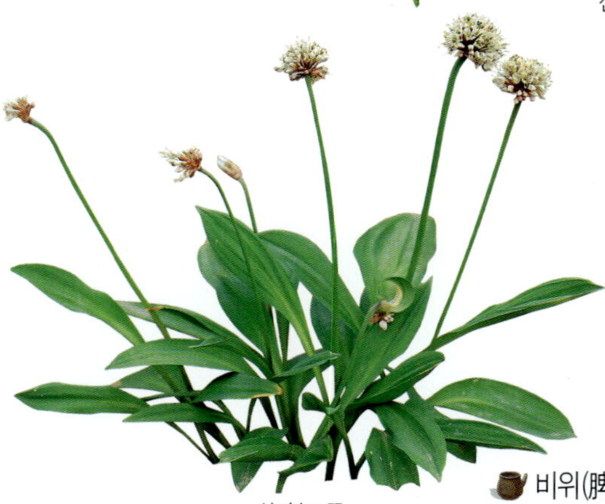

산마늘 꽃

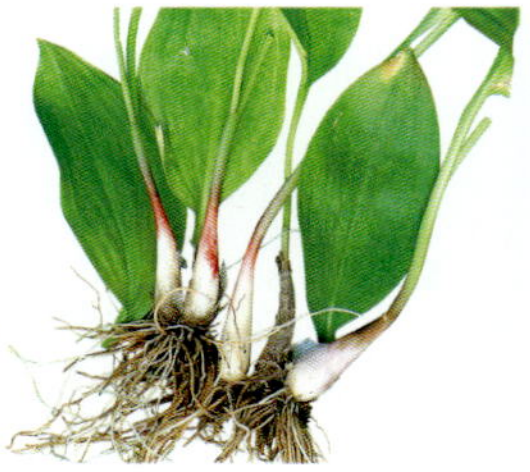

茖葱(각총)

비위(脾胃)를 따뜻하게 하며, 건위(健胃) 작용이 있어 소화불량, 위염에 쓰인다.

- 해독작용이 있어 심복통(心腹痛)에 쓰인다.
- 씨앗은 유정(遺精)에 쓰인다.
- 잎은 헛배가 부른 데 쓰인다

잎은 울릉도에서 구황식물로 쓰여서 명이나물이라고 하며 절임 나물로 울릉도 특산품이다.

3~6g

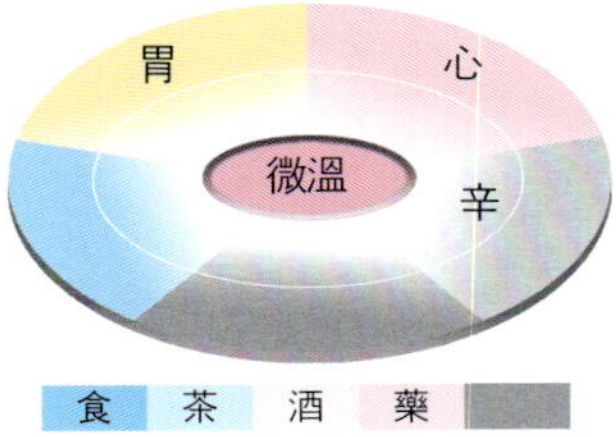

02-2 여로(黎蘆)

백합과(Liliaceae)
박새(*Veratrum oxysepalum* TURCZ.)
(*V. grandiflorum* (MIYABE & KUDO) LOES.)
(*V. patulum* LOES.)**의 뿌리줄기**

식물체는 120cm로 자란다.
잎 뒷면 맥 뒤에 **털**이 있다.
꽃은 **황백색** 또는 **황녹색**이다.
소화경은 길이 5mm이고
화피는 **주걱형**이다.

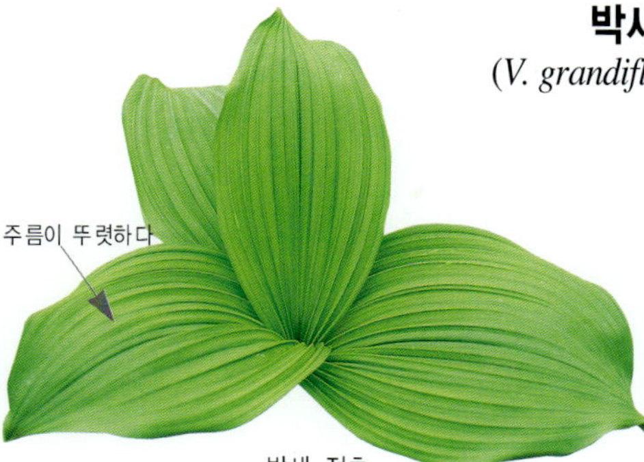

박새 전초

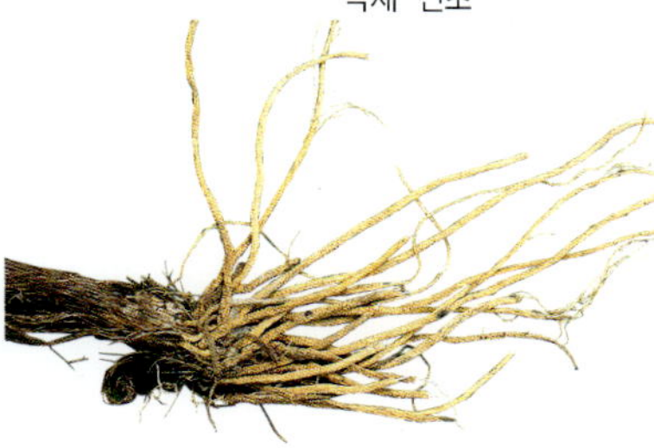
黎蘆(여로)

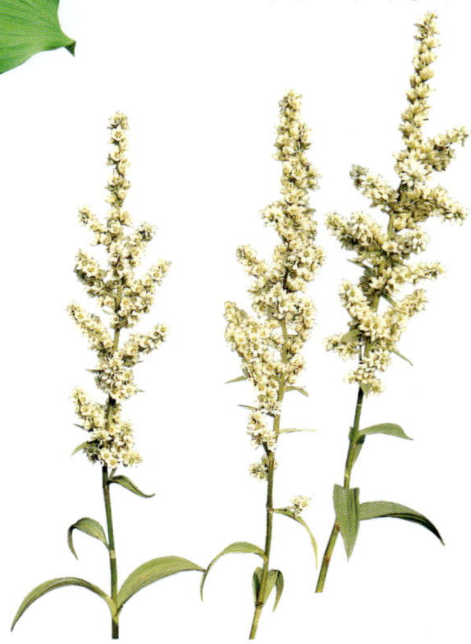
박새 꽃

- 후두염, 인후염, 편도선염, 코막힘, 악성 종기 등에 쓰인다.
  - 옴 버즘, 대머리에 외용과 기생충 구제에 쓰인다.
- 여로, 파란여로, 흰여로와 함께 여로(黎蘆)라 한다.
- 독성이 있으므로 용량에 주의해야 한다.
  - 산마늘로 오인하고 식용한 뒤 복통, 구토를 일으킨 사례가 빈번하므로 주의해야 한다.
- 0.6g

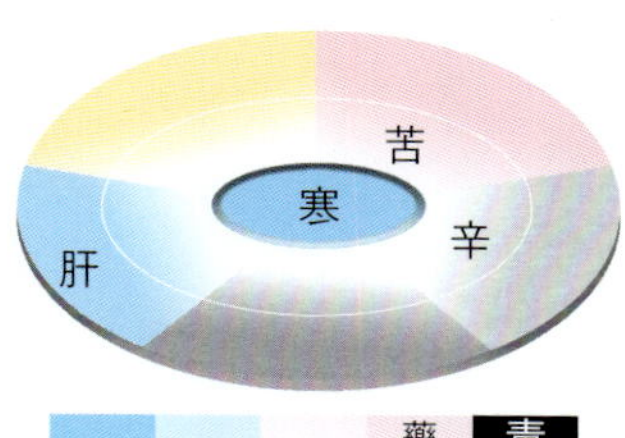

03-1 강활(羌活)

산형과(Umbelliferae)
강활(강호리, *Osteriuum praeteritum* KITAG.)
(*Angelica koreana* L.)**의 뿌리**
높이는 **2m**까지 자란다
줄기 아랫부분이 **자색**을 띠고 잎은 2회 3출겹잎이다.
꽃은 **흰색**으로 8~9월에 핀다.
총포는 1~2개이고 **피침형**이다.
뿌리가 대부분 **3갈래**이다.

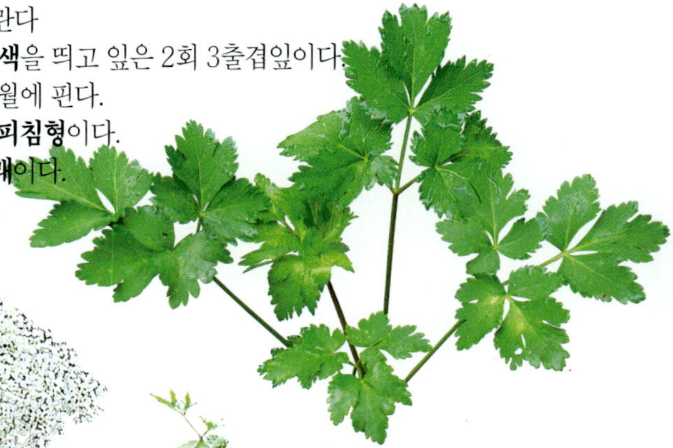

강활 전초

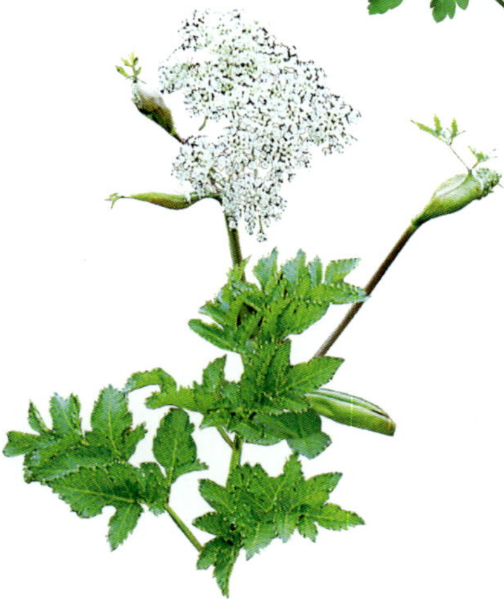

강활 꽃

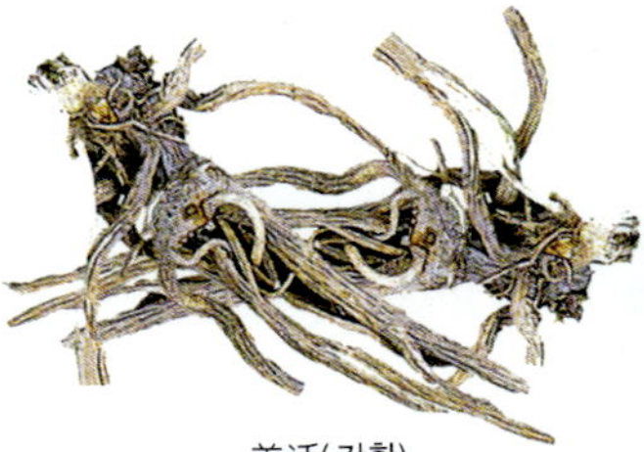

羌活(강활)

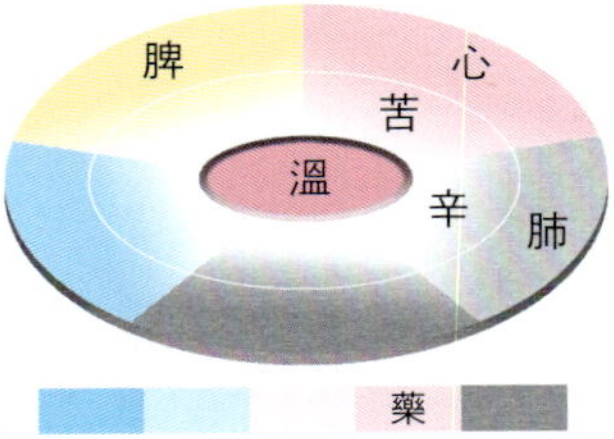

- 감기로 인하여 열이 나고 머리가 아플 때 쓰인다.
- 관절통, 근육통에 쓰인다.
- 뒷머리가 당기고[項强筋急] 뼈마디가 쑤시고 아플 때 쓰인다.

3~9g

中 03-2 관엽강활(寬葉羌活)

산형과(Umbelliferae)
관엽강활(寬葉羌活, *Notpterygium forbesii* BOISS.)**의 뿌리**

높이는 **60~120cm**로 자란다.
잎은 타원형의 **3출겹잎**이다.
꽃은 **흰색**으로 1.5×1mm 크기로 핀다.
총포는 3~6개로 **선형**이다.

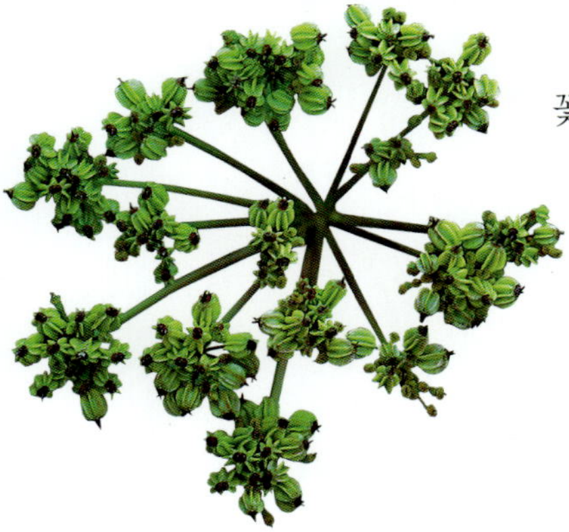

관엽 강활 꽃

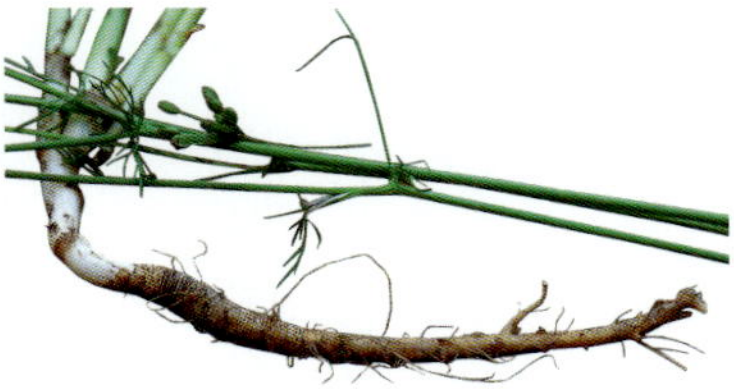

寬葉羌活(관엽 강활)

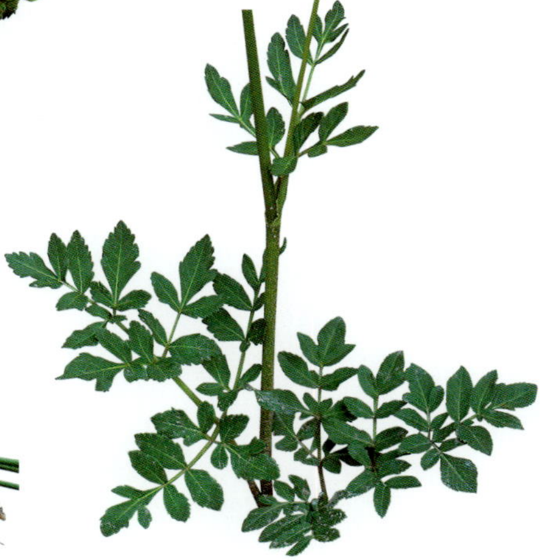

관엽 강활 전초

- 우리나라는 강활(강호리)를 약용으로 사용하고 있으나, 중국은 중국강활, 관엽강활을 약용으로 사용하고 있다.
  - 대한약전(KP)에는 강활(강호리), 중국강활, 관엽강활을 모두 강활로 표기되어 있다.
- 3~9g

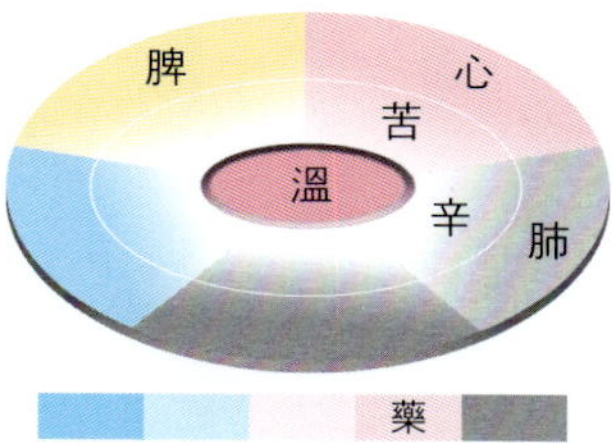

04-1 당귀(當歸)

산형과(Umbelliferae)
참당귀(*Angelica gigas* NAKAI)**의 뿌리**
전체에 털이 없고 **자줏빛**이 난다.
잎은 3출겹잎이고 **긴타원형**이다.
꽃은 8~9월에 **자색**으로 핀다.
열매는 **분과**로 넓은 날개가
있고 10월에 맺는다.

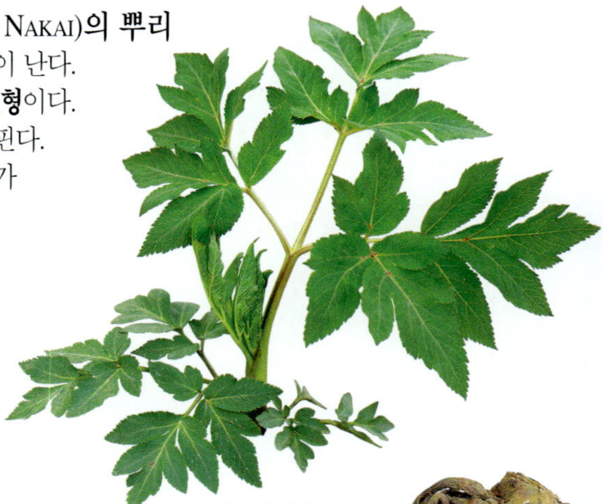

참당귀 전초

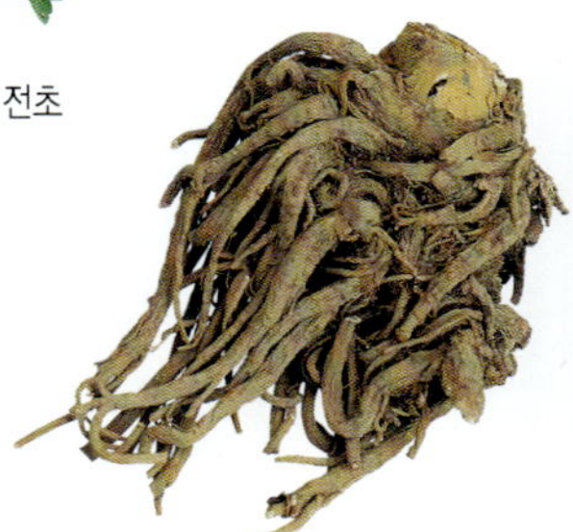

當歸(당귀)

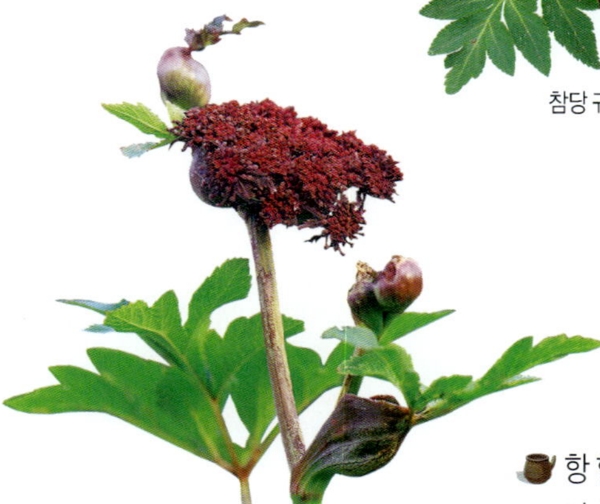

참당귀 꽃

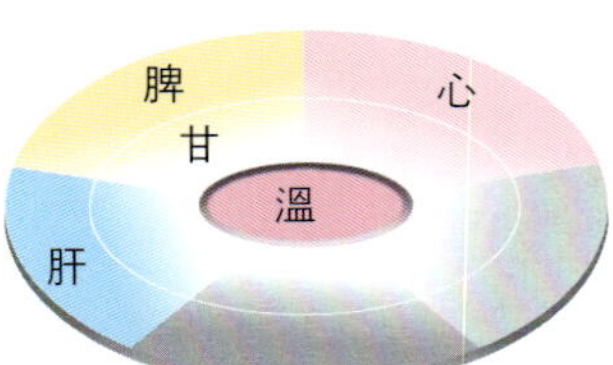

食 茶 酒 藥

항 혈전작용이 있어 혈액순환을 개선하며, 심혈관계(협심증, 심근경색)에 쓰인다.

- 여성의 생리불순, 생리통 등에 쓰인다.
- 기억력 감퇴 증상을 개선한다.

일당귀나 중국당귀에 비해 혈액순환 개선작용이 뛰어나다.

3~15g

90쪽 참조

04-2 일당귀(日當歸)

산형과(Umbelliferae)
일당귀(*Angelica acutiloba* (SIEBOLD & ZUCC.) KITAG.)
(*Ligusticum acutilobum* SIEBOLD & ZUCC.)**의 뿌리**

줄기는 검은빛이도는 **자주색**이다.
잎은 3출겹잎으로 **피침형**이다.
꽃은 겹우산꽃차례로 **흰색**으로 핀다.
열매는 **분과**로 좁은 날개가 있다.

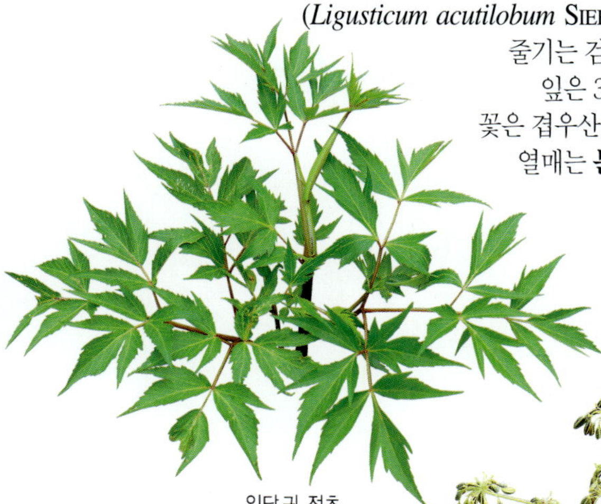
일당귀 전초

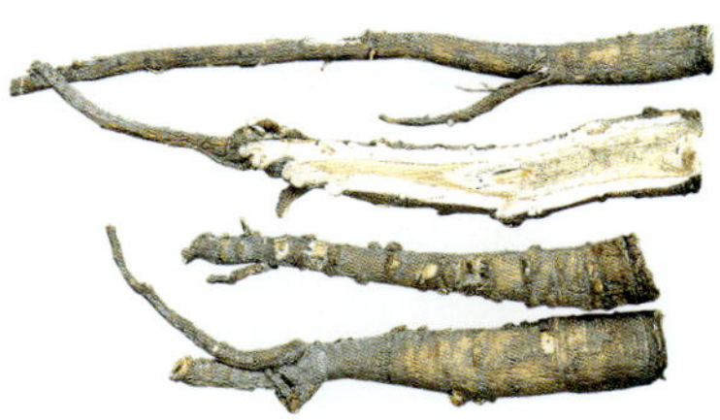
日當歸(일당귀)

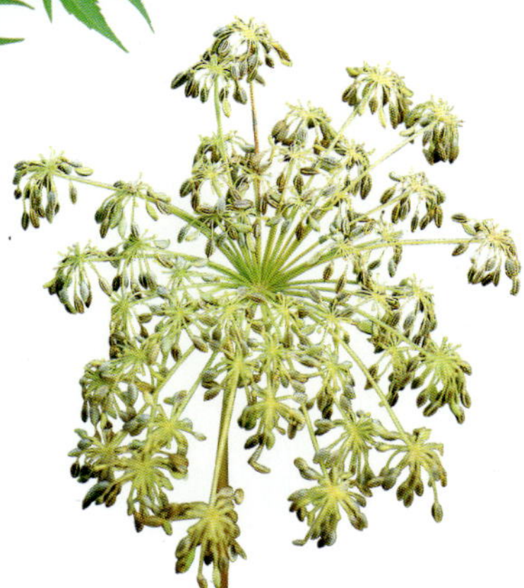
일당귀 씨

참당귀에 비해 보혈작용이 뛰어나다.
- 매운맛이 없고 약간 신맛이 있다.

3~15g

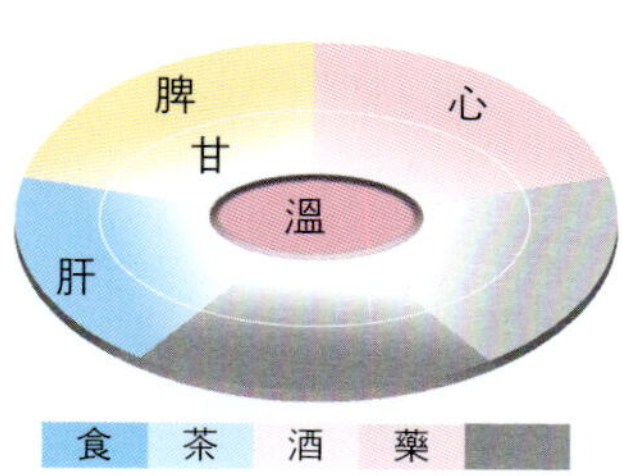

中 04-3 중국당귀(中國當歸)

산형과(Umbelliferae)
중국당귀(*Angelica sinenis* (OLIV.) DIELS)**의 뿌리**
초본으로 원줄기는 직립하고 **자주색**이다.
잎은 어긋나며 2~3회 **우상**으로 갈라진다.
꽃은 겹우산꽃차례로 10~14개의
작은꽃이 **백색**으로 핀다.
열매는 **분과**이다.

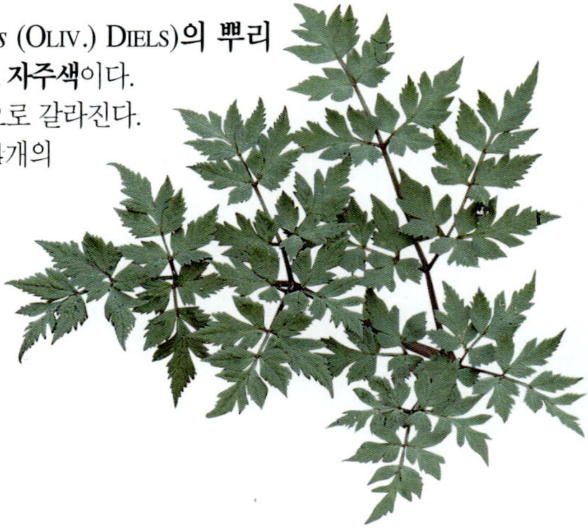

중국 당귀 전초

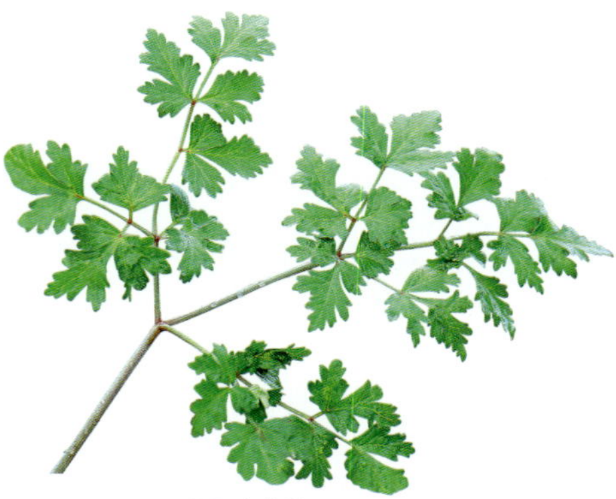

중국 당귀 잎

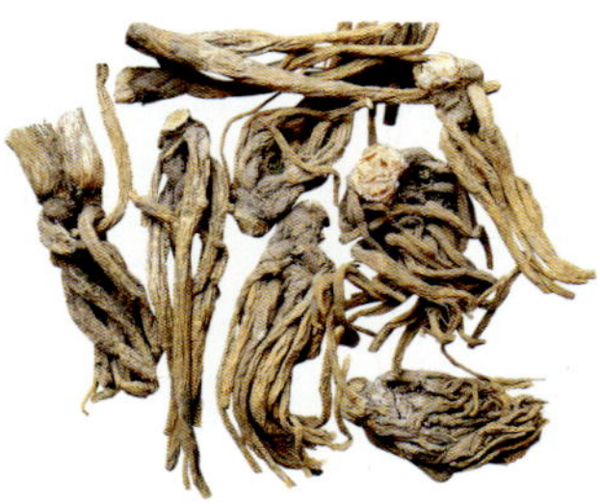

中國當歸(중국 당귀)

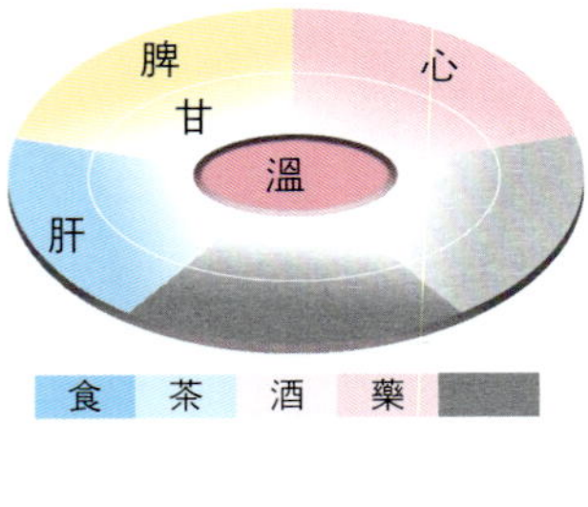

참당귀에 비해 보혈작용이 뛰어나다.
– 참당귀, 일당귀에 비해 질이 부드럽다.

3~15g

04-4 백지(白芷)

산형과(Umbelliferae)

구릿대(*Angelica dahurica* (FISCH. ex HOFFM.) BENTH. & HOOK. f. ex FRANCH. & SAV.)**의 뿌리**

잎은 3~4회 **3출복엽**이며 톱니 끝에 **돌기**가 있다.
꽃은 **흰색**으로 6~8월에 핀다.
총포는 없다.

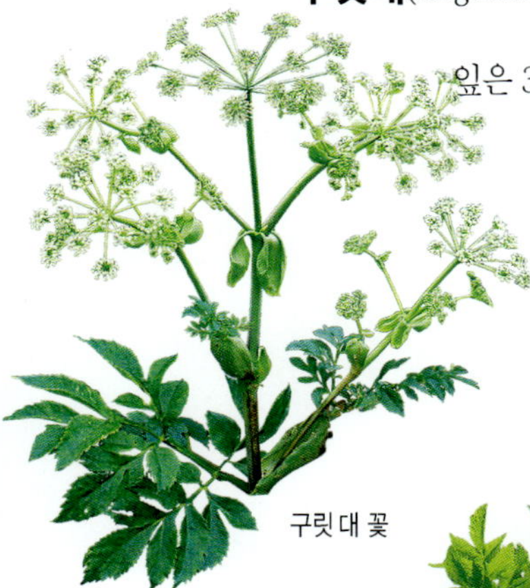

구릿대 꽃

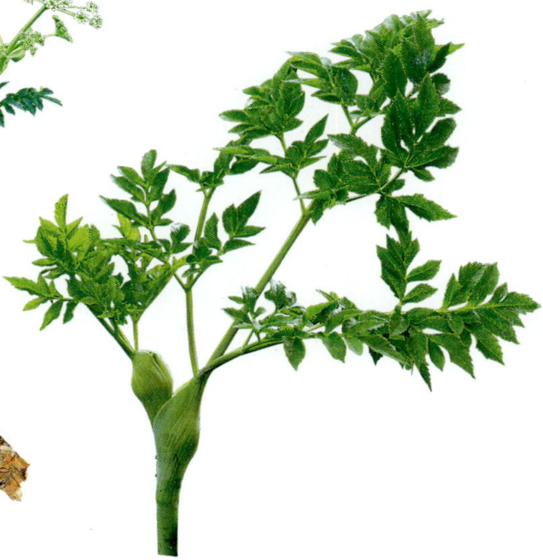

구릿대 전초

피공상의 돌기

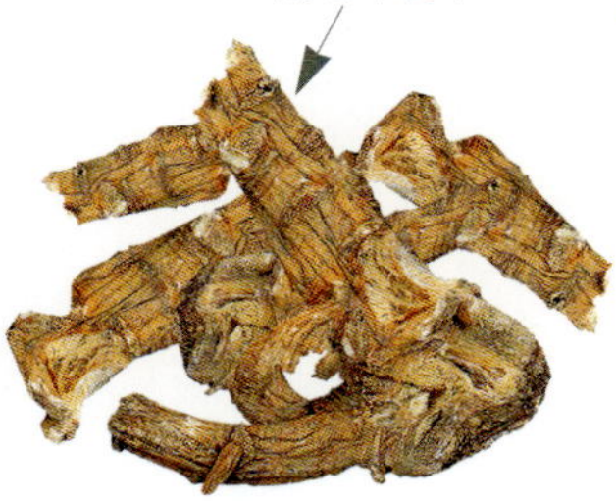

白芷(백지)

감기로 열이 나고 머리가 아플 때 쓰인다.

- 소염작용이 있어 비염, 축농증으로 인한 두통과 코막힘, 콧물이 계속 날 때 쓰인다

3~10g

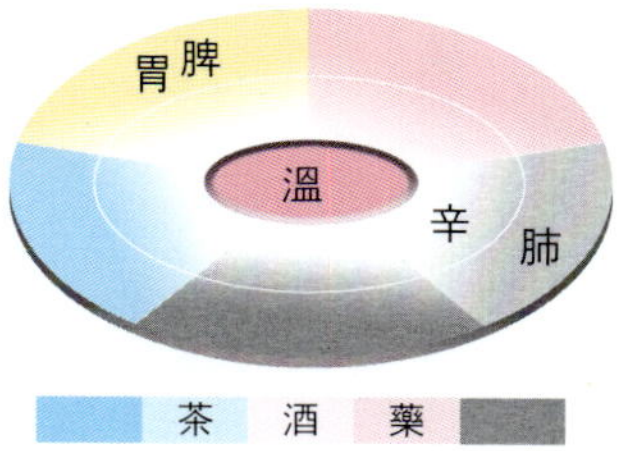

103쪽 참조

㊥05-1 강황(薑黃)

생강과(Zingiberaceae)
강황(薑黃, *Curcuma longa* L.)의 뿌리줄기

여러해살이풀로 근경은 **원통형**이고 뿌리의 끝은 **괴경**을 이룬다.
위경의 끝에 **꽃차례**가 위치한다.

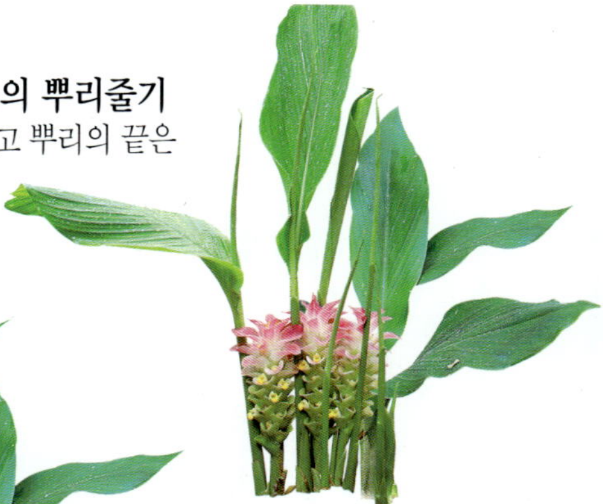

강황 꽃

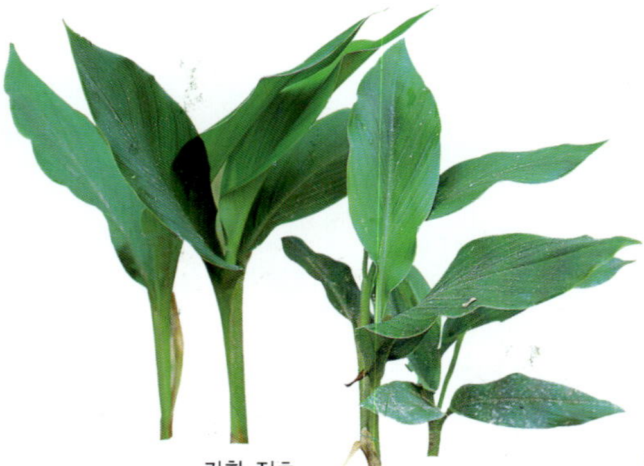

강황 전초

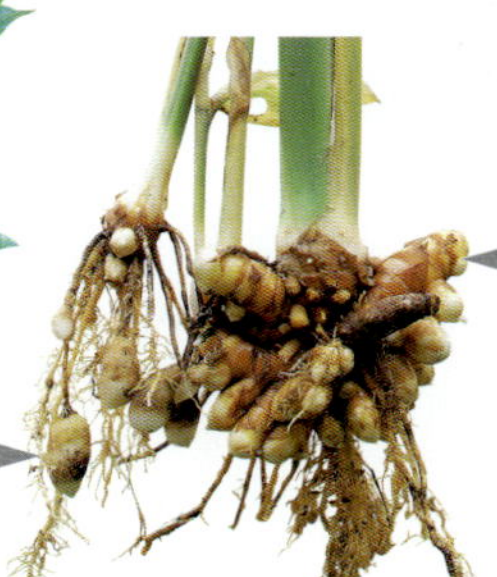

울금/강황(약용 부위)

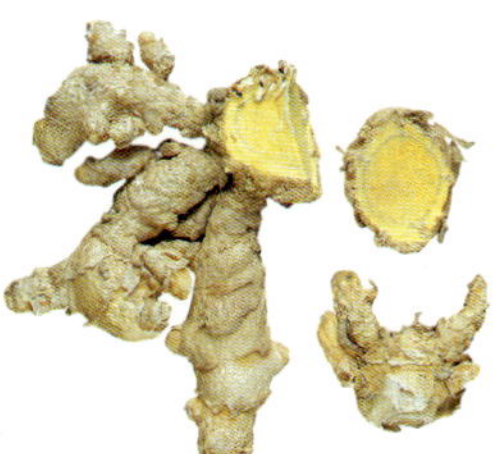

薑黃(강황)

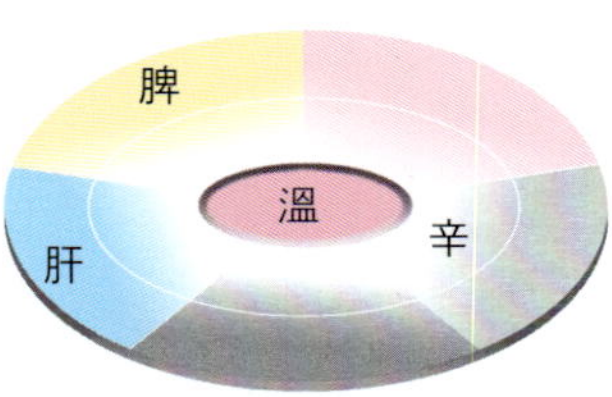

食	茶	酒	藥	

- 담즙분비를 증가시키므로 담도결석, 담석증에 쓰인다.
  - 콜레스테롤 대사를 촉진시켜 고지혈증과 동맥경화 예방에 쓰인다.
- 강황(薑黃)의 뿌리줄기를 강황, 덩이뿌리를 울금으로 구별한다.
- 3~9g

132쪽 참조

中 05-2 아출(莪朮)

생강과(Zingiberaceae)
봉아출(蓬莪朮, *Curcuma phaeocaulis* VALETON)**의 뿌리줄기**
여러해살이풀로 잎 중앙맥에 **검은선**이 있다.
근경에 나온 줄기에 **꽃차례**가 있다.
포는 흰색이고 끝이 **짙은 붉은색**이다.

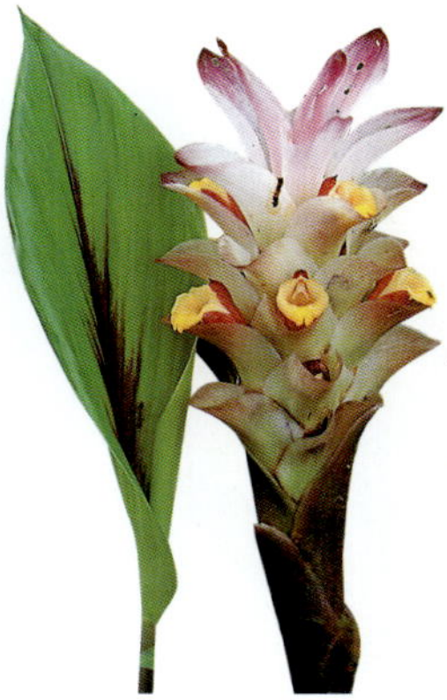

봉아출 꽃

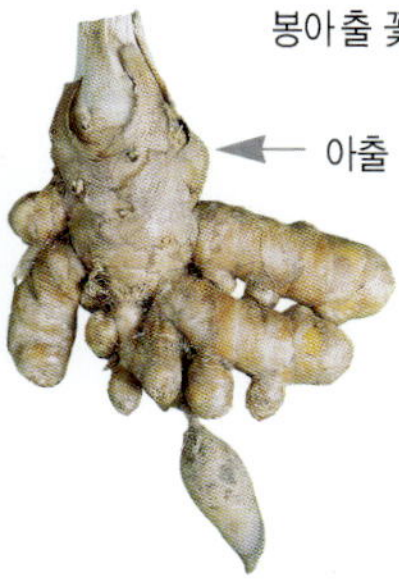

아출(약용 부위)

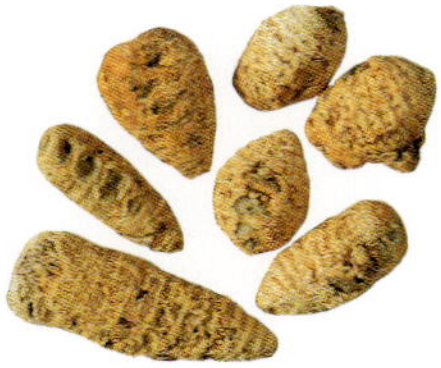

莪朮(아출)

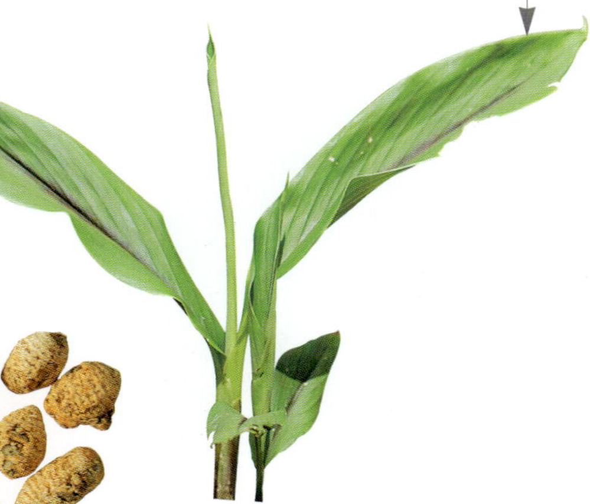

봉아출 전초

- 항종양(抗腫瘍)작용이 있어 자궁경부암, 복수암, 위암, 간암에 쓰인다.
- – 항균작용이 있어 대장염, 위염에 쓰인다.
- – 어혈을 풀어주어 생리통, 생리불순에 쓰인다.
- 봉출(蓬朮) 또는 봉아술(蓬莪茂)이라고도 한다.
- 4~12g

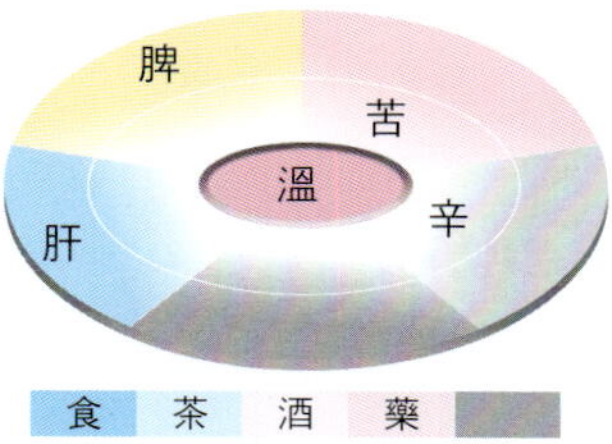

中 05-3 울금(鬱金)

생강과(Zingiberaceae)
강황(薑黃, *Curcuma longa* L.)**의 덩이뿌리**
여러해살이풀로 많은 가지를 가진
근경은 **원통형**이고
뿌리의 끝은 **괴경**을 이룬다.
위경의 끝에 **꽃차례**가 위치한다.

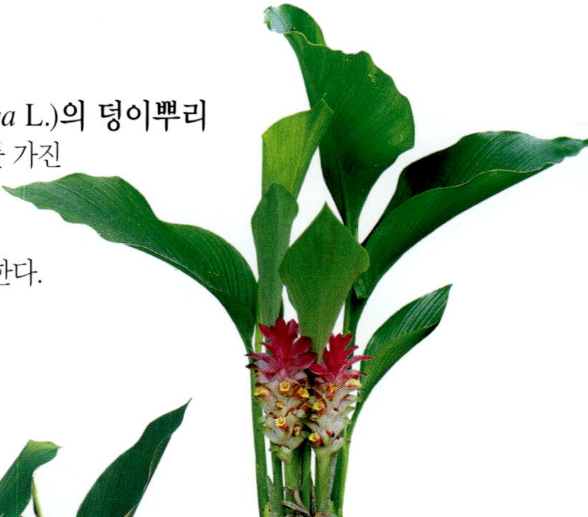

강황 꽃

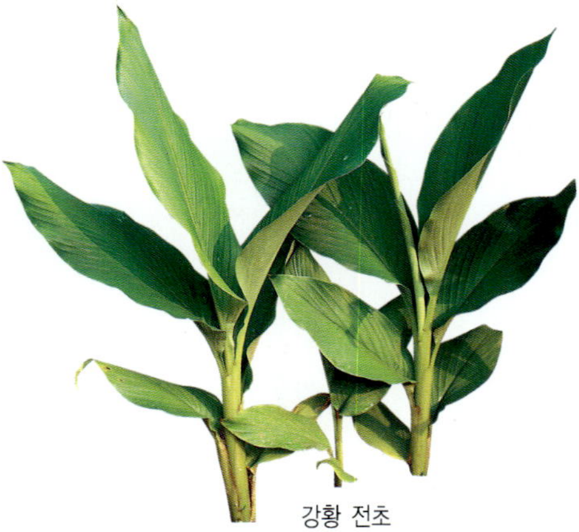

강황 전초

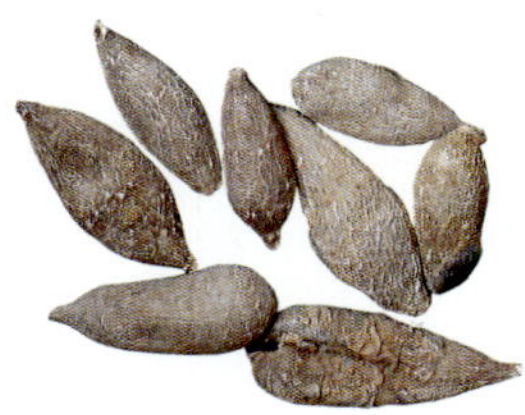

鬱金(울금)

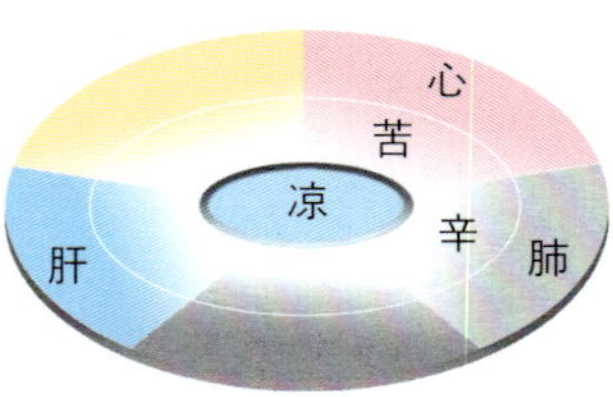

食 茶 酒 藥

담즙분비를 증가시키므로 담석증에 쓰인다.
- 콜레스테롤 대사를 촉진시켜 고지혈증과 동맥경화 예방에 쓰인다.
- 어혈(瘀血)로 인한 생리통, 산후복통, 생리가 일정하지 않을 때 쓰인다.

3~9g

132쪽 참조

06-1 고근(菰根)

벼과(Gramineae)
줄(*Zizania latifolia* (GRISEB.) TURCZ. ex STAPF)**의 뿌리**
근경은 옆으로 간다.
잎에는 **털**이 없고 엽설은 **막질**이다.
꽃은 **원추꽃차례**로 **단성화**이다.
호영은 두껍고 **5맥**이 있으며
끝에 14~20mm **까락**이 있다.
내영은 **호영**과 길이가 같다.

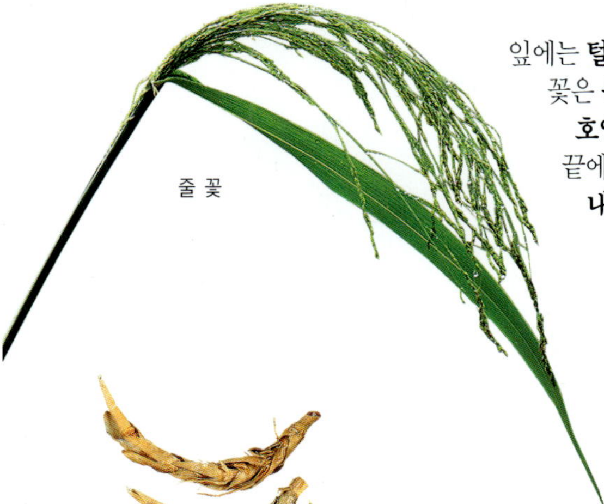
줄 꽃

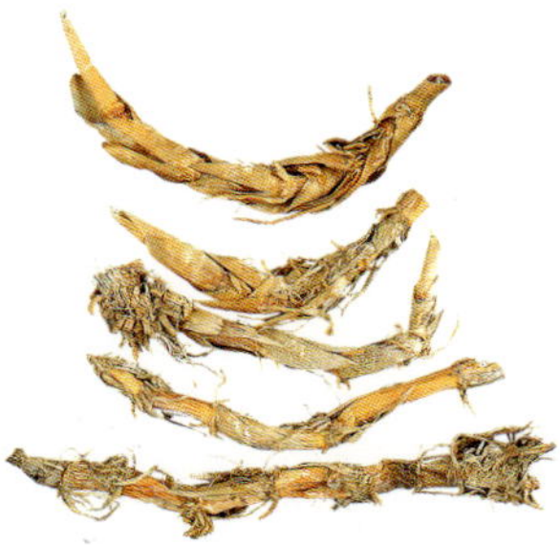
菰根(고근)

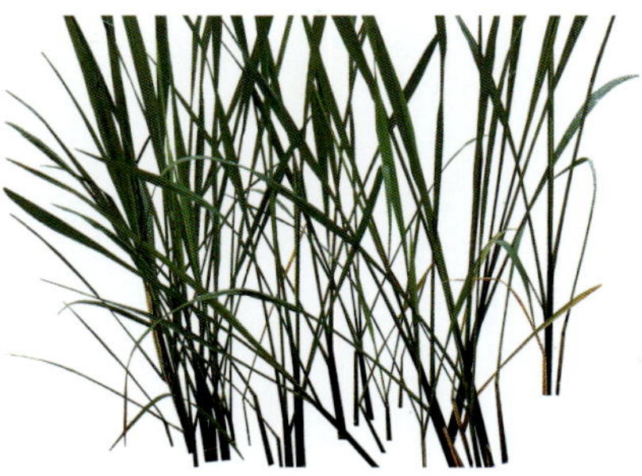
줄 전초

술독(酒毒)을 풀어주며, 소화불량, 위궤양에 쓰인다.
-이뇨작용으로 고혈압 증상을 개선한다.
-고혈압에 쪄서 말린 뒤 분말을 복용한다.

6~12g

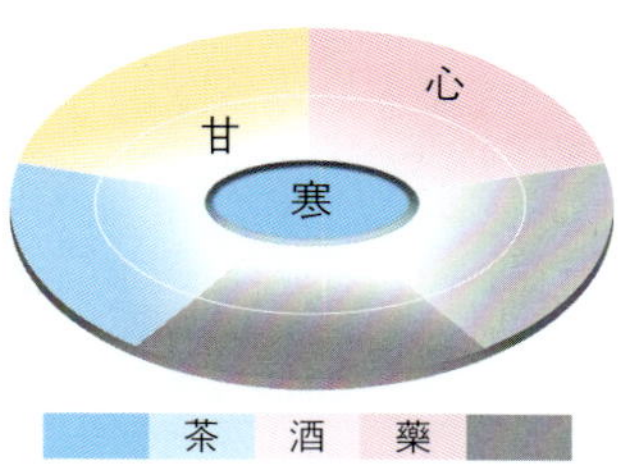

06-2 노근(蘆根)

벼과(Gramineae)

갈대(*Phragmites communis* TRIN.)**의 뿌리**

근경은 땅속을 기고 땅위로 뻗어가는 **포복경**이 없다.
잎에는 털이 있고 **엽설**은 짧다. 마디에 **털**이 없다.
꽃은 **원추꽃차례**이며 호영은 **길이**가 다르다.

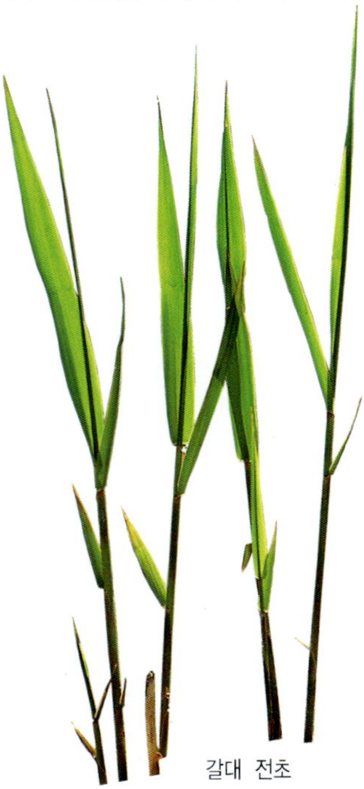
갈대 전초

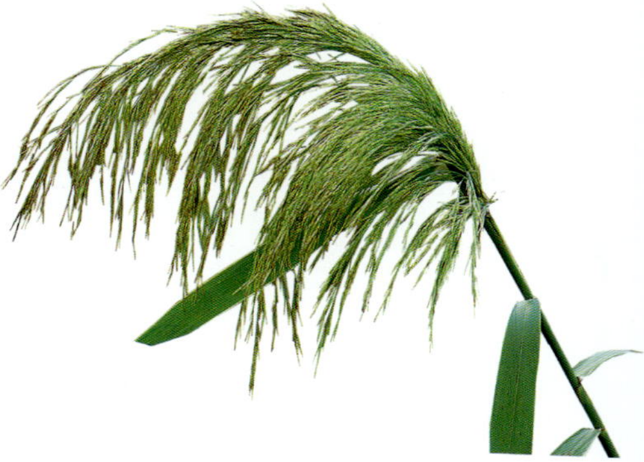
갈대 꽃

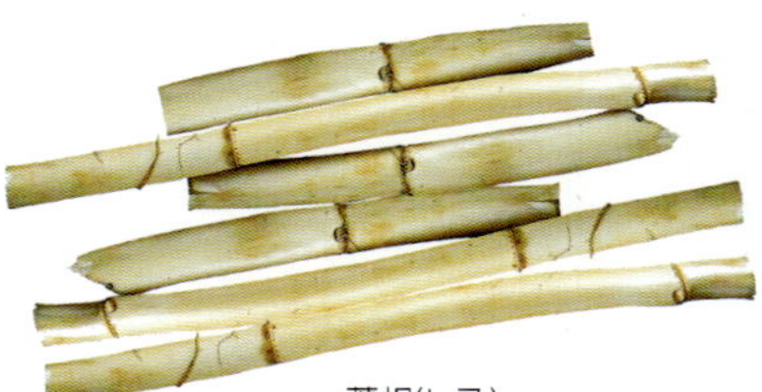
蘆根(노근)

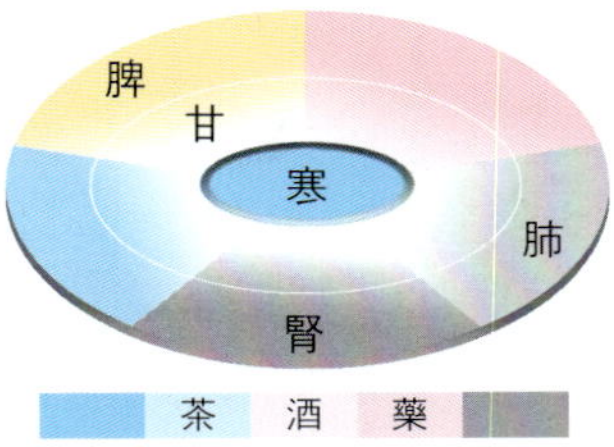

열이 나고 갈증을 느끼며 입안이 잘 마르는 데 쓰인다.

- 해독작용이 있어 복어, 생선, 게[蟹]의 독에 쓰인다.

15~30g

180쪽 참조

06-3 망근(芒根)

벼과(Gramineae)
참억새(*Miscanthus sinensis* ANDERSSON var. *sinensis*)**의 뿌리**
근경은 굵고 짧다.
잎 뒷면에 **긴 털**이 있다.
엽설은 막질이고 **털**이 있다.
꽃은 **산방꽃차례**이며
호영에 **노란털**이 있다.

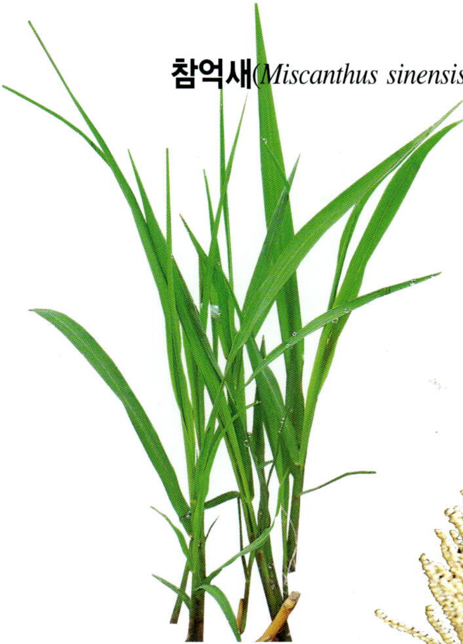

참억새 전초

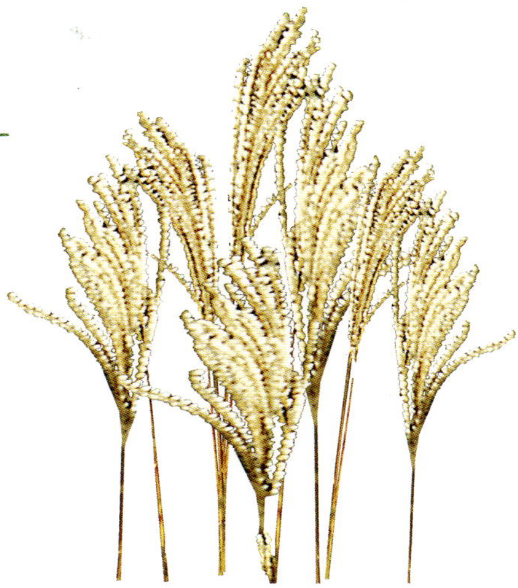

참억새 꽃

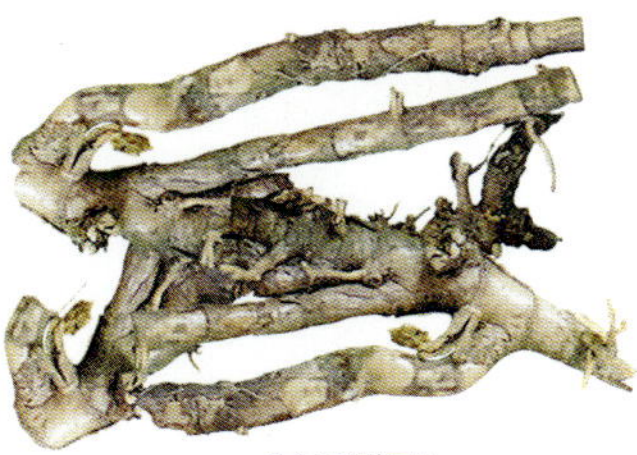

芒根(망근)

- 이뇨작용이 있어 온 몸이 붓거나 소변이 잘 나오지 않는 데 쓰인다.
- 임신 중에는 복용을 금한다.
- 9~18g

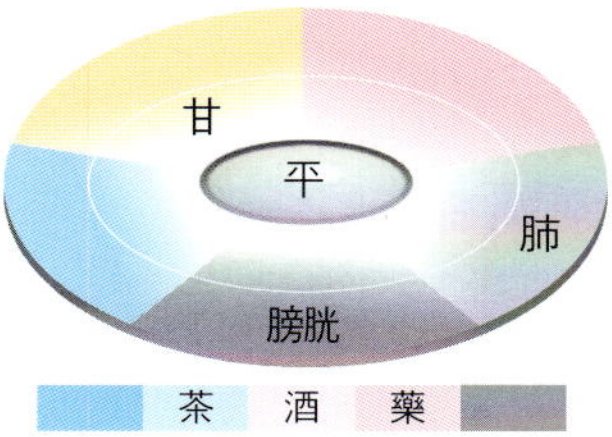

07-1 고채(苦菜)

국화과(Compositae)
방가지똥(*Sonchus oleraceus* L.)
큰방가지똥(*S. asper* (L.) HILL)**의 전초**
한 · 두해살이풀로 **줄기속**이 비어 있다.
잎은 **가시**가 없다.
꽃은 5~9월에 **노란색**이나 **흰색**으로 핀다.
총포의 능선에 따라 **선모**가 있다.
관모는 **흰색**이다.

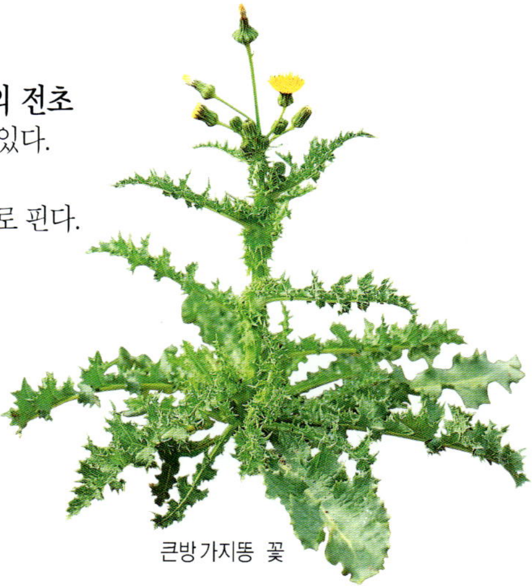
큰방가지똥 꽃

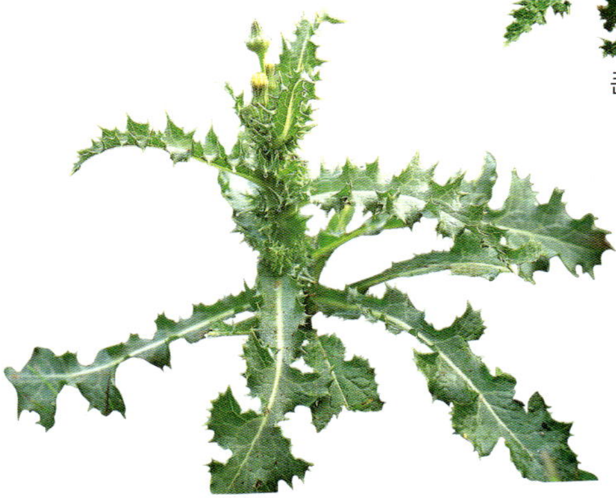
큰방가지똥 전초

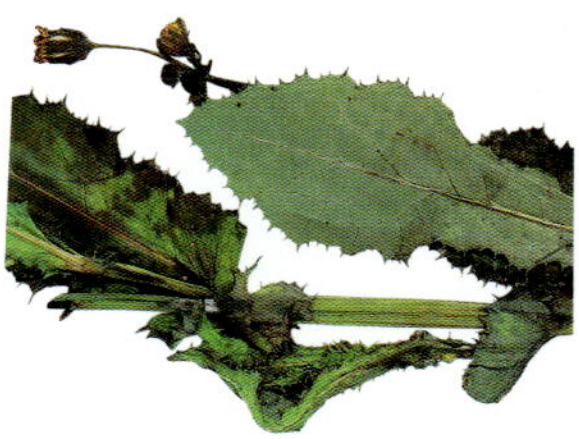
苦菜(고채)

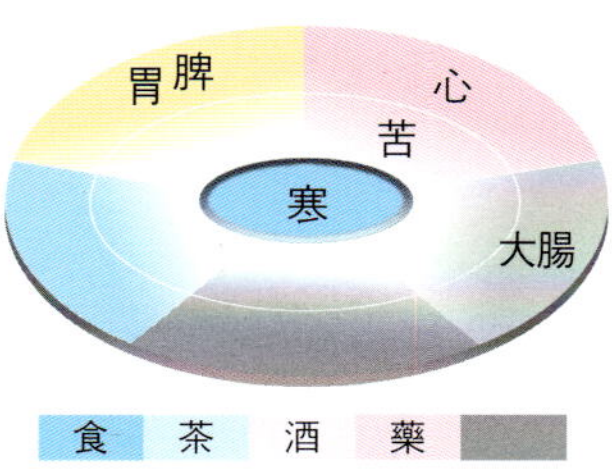

코피 나는 데와 이질설사에 쓰인다.
- 민가에서 황달, 간염, 간경화증에 쓰인다.

3~6g

07-2 대계(大薊)

국화과(Compositae)
엉겅퀴(*Cirsium japonicum* FISCH. ex DC. var. *maackii* (MAXIM.) MATSUM.) (*C. maackii* MAXIM.)**의 뿌리**

흰털과 거미줄 같은 **털**이 있다.
줄기에 세로 **능선**이 있다.
두상화는 **자주색**과 **붉은색** 및 **흰색**이다.
총포의 바깥조각은 끝이 **가시**로 되어있다.
관모는 **실모양**이다.

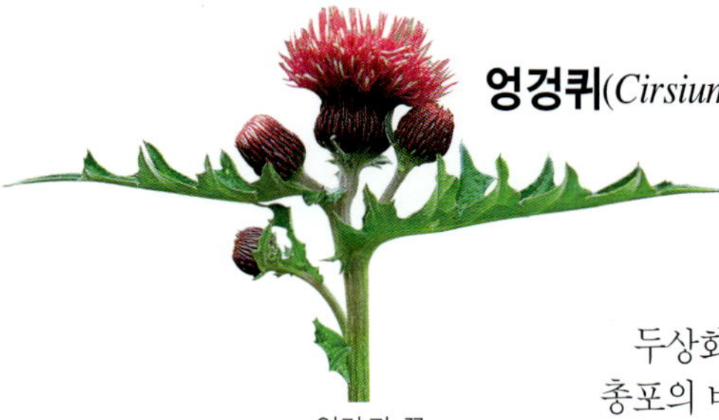

엉겅퀴 꽃

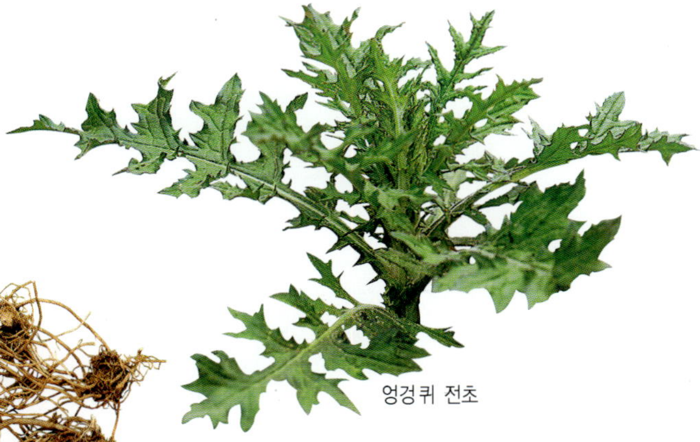

엉겅퀴 전초

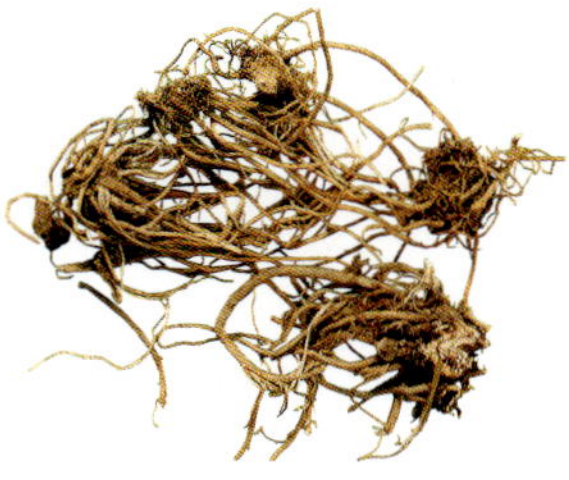

大薊(대계)

- 지혈작용이 있어 코피, 자궁출혈, 소변출혈, 장출혈 등에 쓰인다.
  - 태워서 쓰면 지혈작용이 증가한다.
  - 혈압 강하작용이 있어 고혈압에 쓰인다.
  - 급성간염으로 인한 황달에 쓰인다.

3~9g

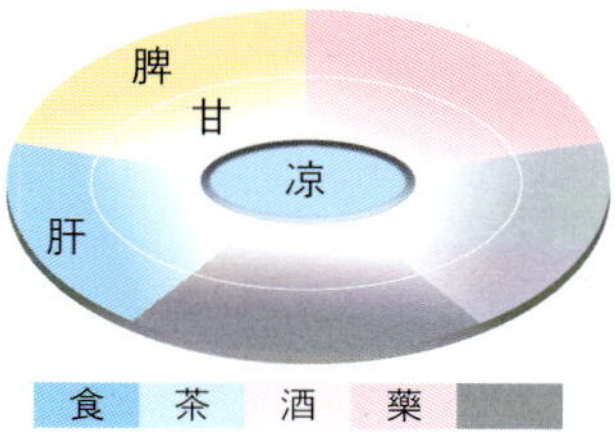

120쪽 참조

07-3 비렴(飛廉)

국화과(Compositae)

지느러미엉겅퀴(*Carduus crispus* L.)의 **뿌리**

줄기에 지느러미 같은 **날개**가 있다.
잎과 줄기에 **가시털**이 많다.
두상화는 **홍자색**이다.
총포에 갈고리 같은 **가시**가 없다.
관모에 **거센털**이 있다.

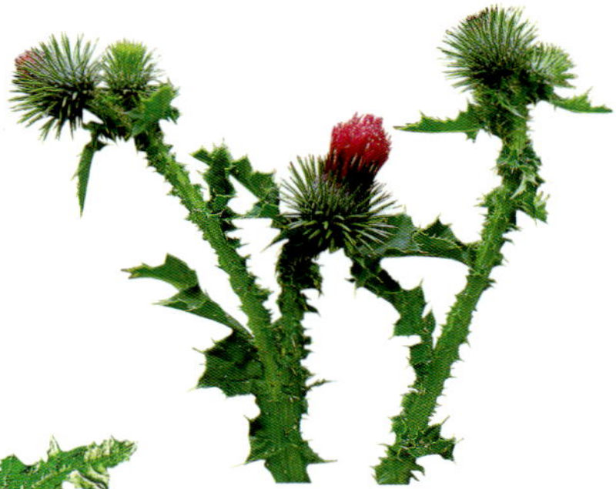

지느러미엉겅퀴 꽃

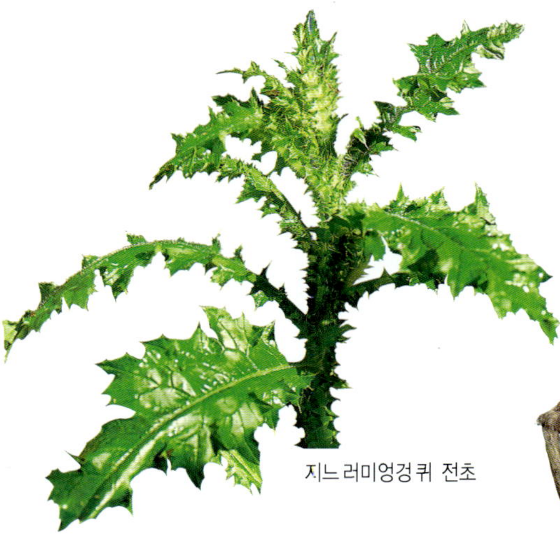

지느러미엉겅퀴 전초

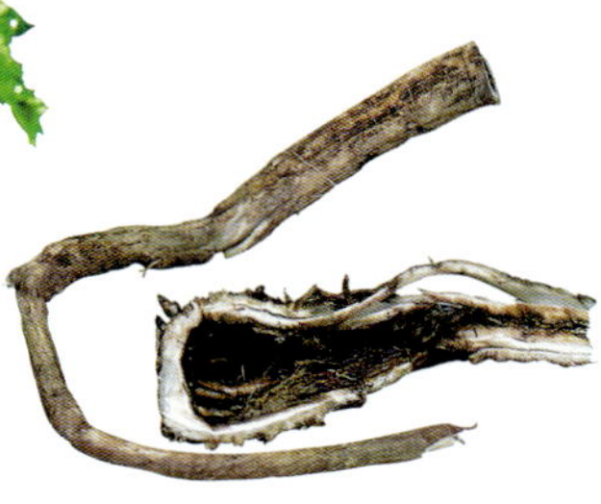

飛廉(비렴)

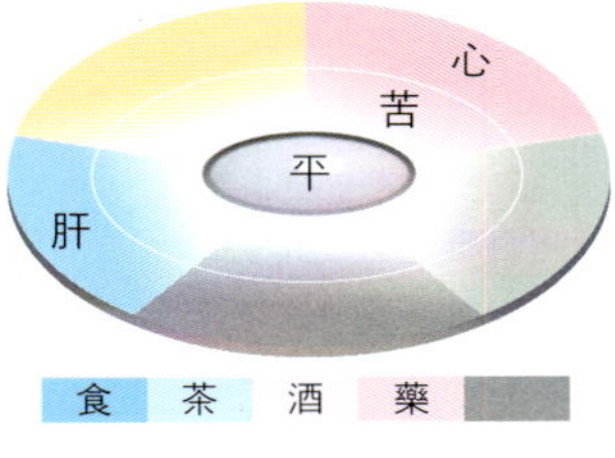

관절염, 근육통에 쓰인다.

- 각종 출혈 및 타박상으로 인한 어혈과 부종 등에 쓰인다.
- 지혈작용이 있어 소변에 피가 섞여 나올 때 쓰인다.

10~20g

방가지똥, 엉겅퀴, 지느러미엉겅퀴

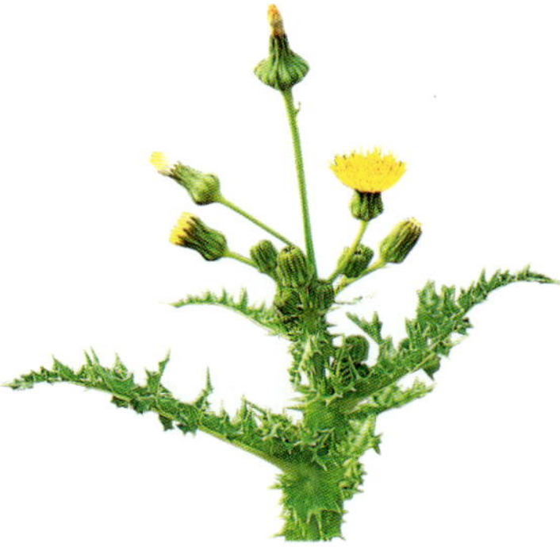
큰방가지똥 꽃

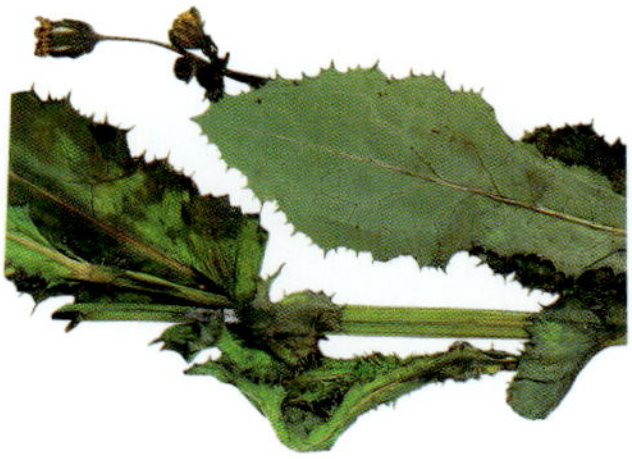
고채(苦菜)

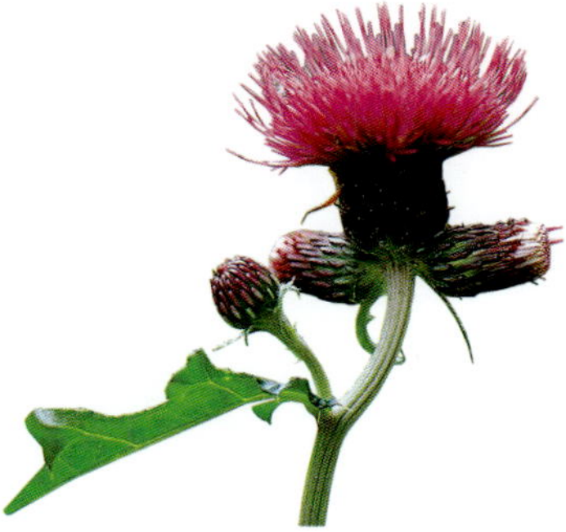
엉겅퀴 꽃

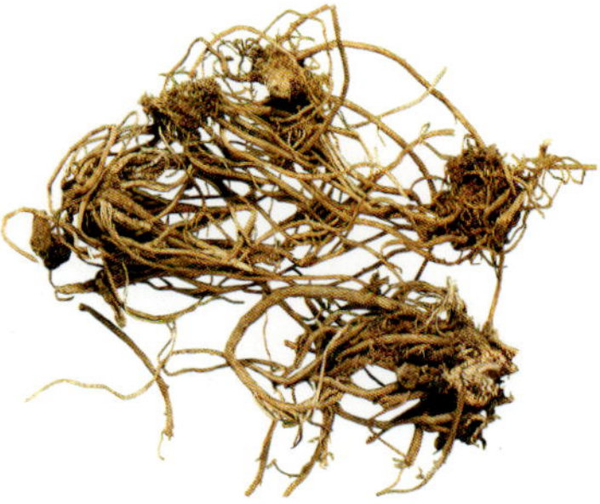
대계(大薊)

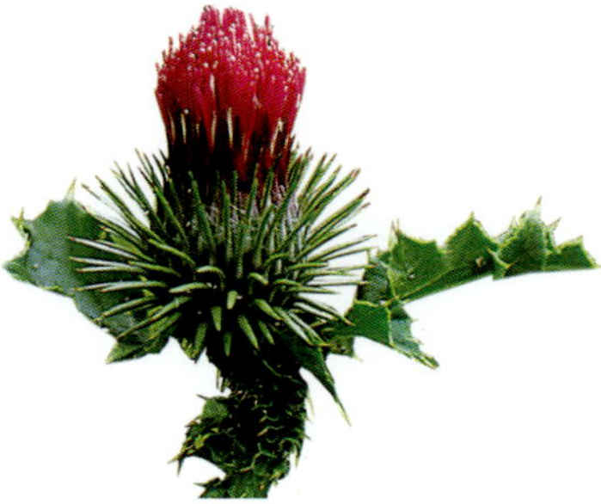
지느러미엉겅퀴 꽃

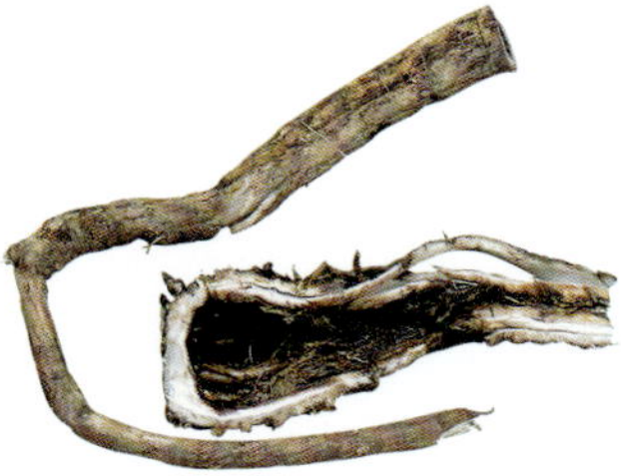
비렴(飛廉)

08-1 감수(甘遂)

대극과(Euphorbiaceae)

개감수(*Euphorbia sieboldiana* MORREN & DECNE.)**의 뿌리**

잎은 **난형**이고 **잎자루**가 짧고 **톱니**가 없다.
꽃차례의 **선체**가 뿔같이 뾰족하다.
꽃줄기는 **우산 모양**으로 배열한다.
총포는 **난형**이다.

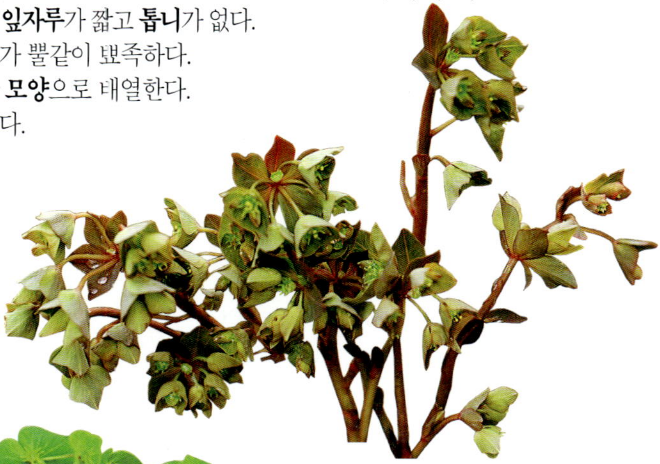

개감수 새싹

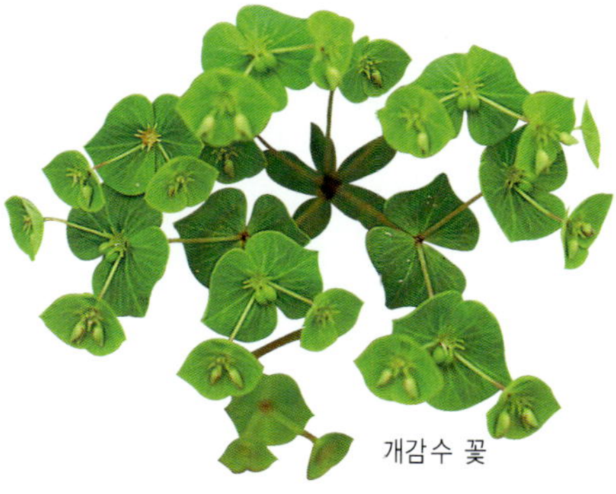

개감수 꽃

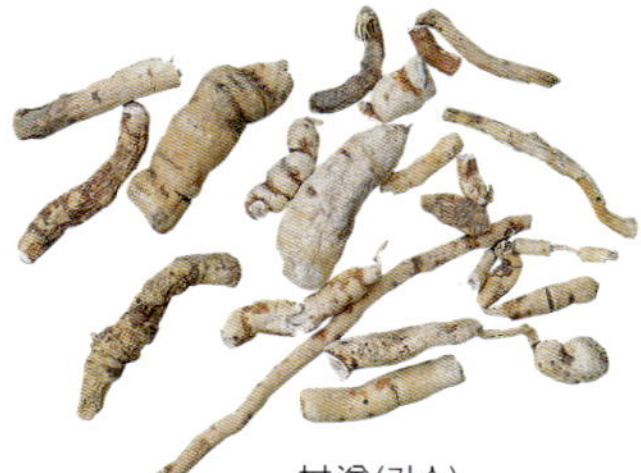

甘遂(감수)

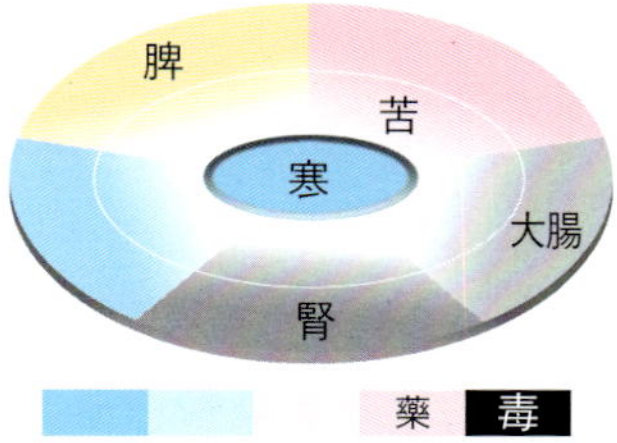

- 이뇨작용이 있어 전신부종에 쓰인다.
  - 대 · 소변이 잘 나오지 않을 때 쓰인다.
- 독성이 있으므로 주의하여야 한다.
- 이뇨작용 및 사하작용 등은 대극과 비슷하나 소화기능을 돕는 작용이 더 있다.
- 1~2g

08-2 대극(大戟)

대극과(Euphorbiaceae)
대극(*Euphorbia pekinensis* RUPR.)**의 뿌리**

잎에 **톱니**가 있고 **꼬부라진 털**이 있다.
잎은 피침형이고 **잎자루**가 없다.
꽃차례의 **선체** 끝이 둥글다.
꽃줄기는 **선형**으로 배열한다.
총포는 **종형**이다.

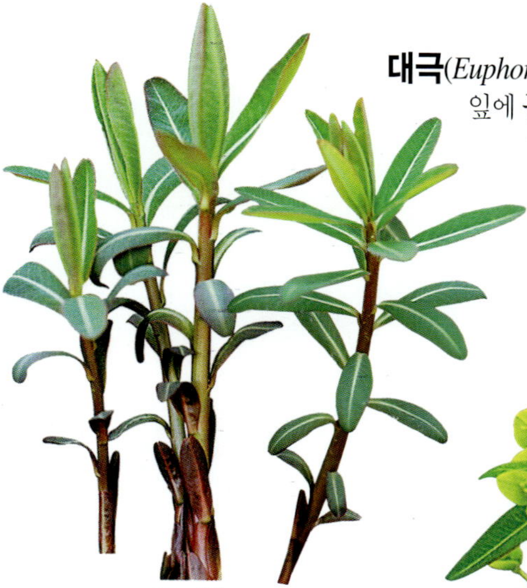

대극 새싹

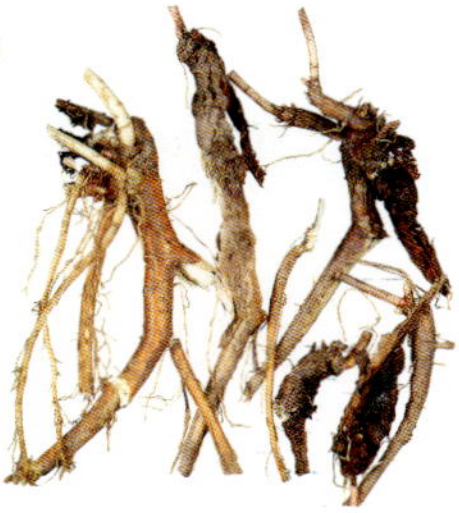

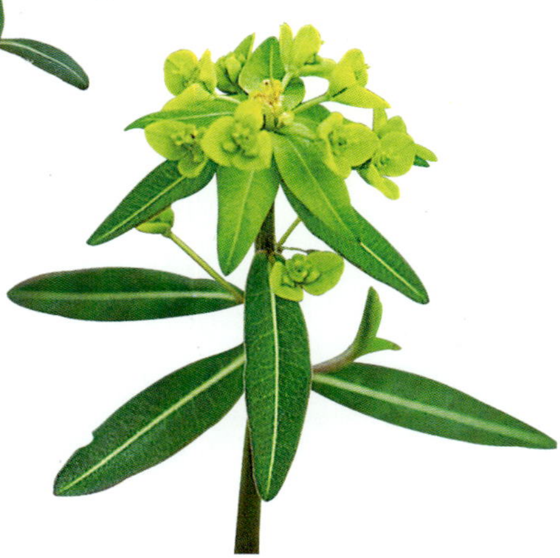

대극 꽃

이뇨작용이 있어 전신부종, 급만성 신우염 등에 쓰인다.

- 결핵성 임파선에 쓰인다.
- 장관(腸管)을 자극하므로 변비에 쓰인다

2~3g

163쪽 참조

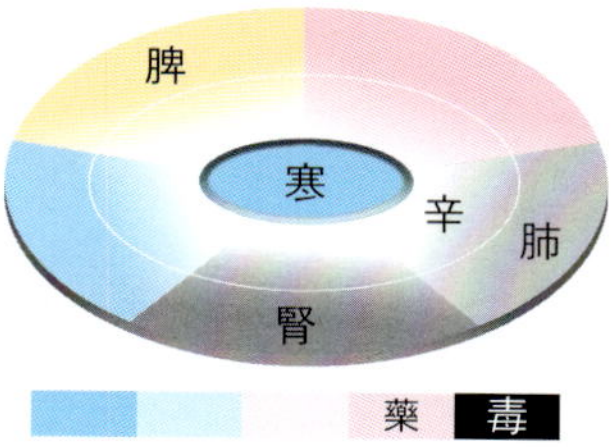

09-1 견우자(牽牛子)

메꽃과(Convolvulaceae)
나팔꽃(*Pharbitis nil* (L.) CHOISY)
둥근잎나팔꽃(*Ipomoea purpurea* ROTH)
(*I. hederacea* JACQ. var. *integriuscula* A. GRAY)**의 씨**
덩굴성한해살이풀로 잎은 **심장형**이다.
꽃은 **보라색**과 **흰색** 및 **붉은색**으로
잎겨드랑이에 **1~3송이**씩 달린다.
화관은 **깔대기 모양**이다.

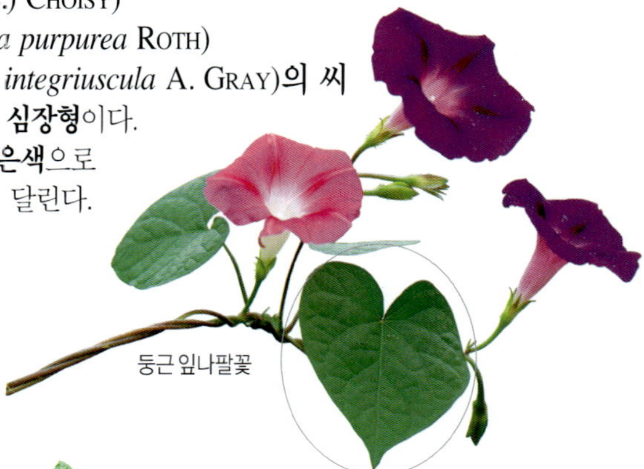

둥근 잎나팔꽃

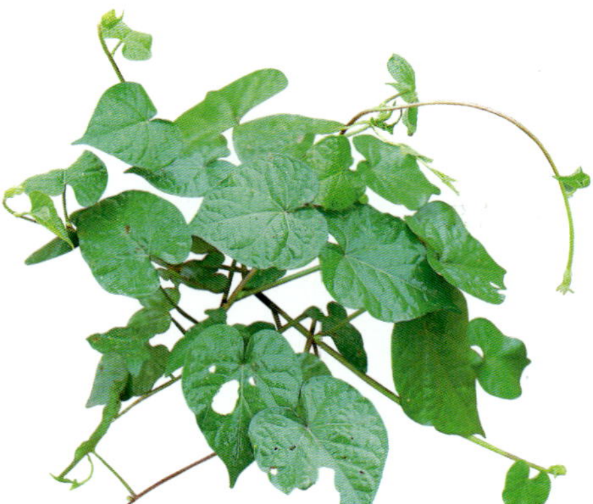
둥근 잎나팔꽃 전초

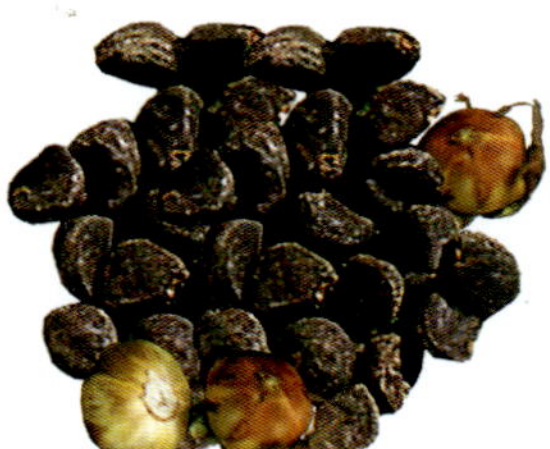
牽牛子(견우자)

- 대장 연동운동을 촉진하여 변비 치료에 쓰인다.
  - 이뇨작용이 있어 몸이 부을 때 쓰인다.
  - 구충작용이 있어 기생충 구제에 쓰인다.
- 씨가 검은 것은 흑축(黑丑), 흰 것은 백축(白丑)이라고도 한다.
- 3~10g

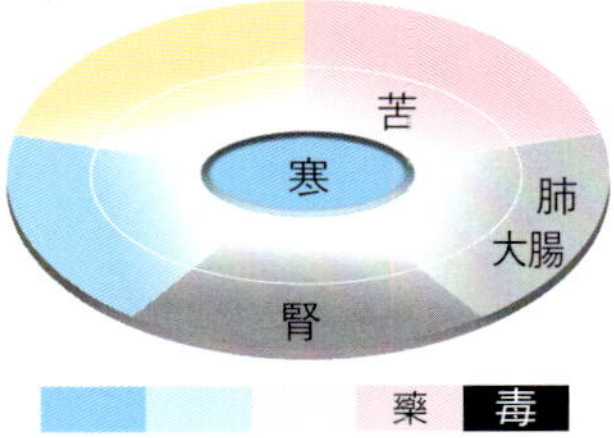

171쪽 참조

09-2 선화근(旋花根)

메꽃과(Convolvulaceae)

메꽃(*Calystegia sepium* (L.) R. Br. var. *japonicum* (Choisy) Makino)

애기메꽃(*C. hederacea* Wall.)**의 뿌리**

덩굴성여러해살이풀로 잎은 긴 타원상 **피침형**이다. 꽃은 **연한 분홍색**이며 잎겨드랑이에 **1송이씩** 달린다. 화관은 **나팔 모양**이고 꽃자루는 위쪽에 **날개**가 없다.

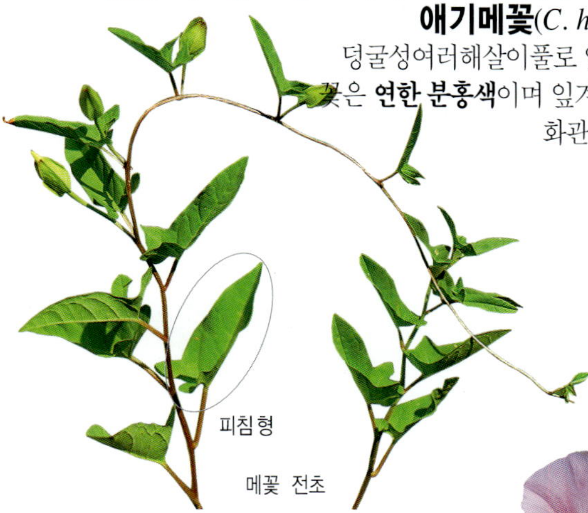

메꽃 전초

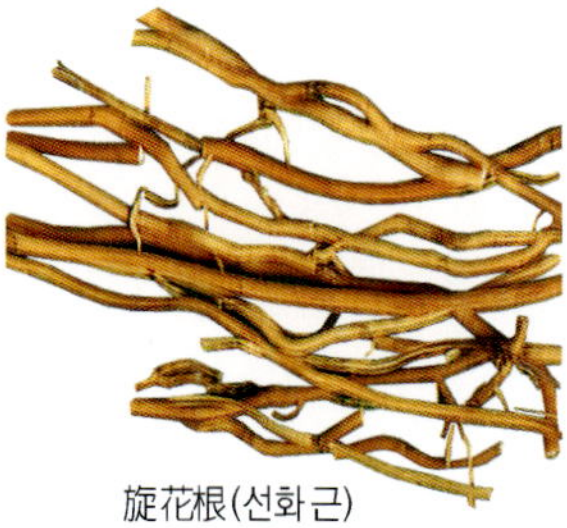
旋花根(선화근)

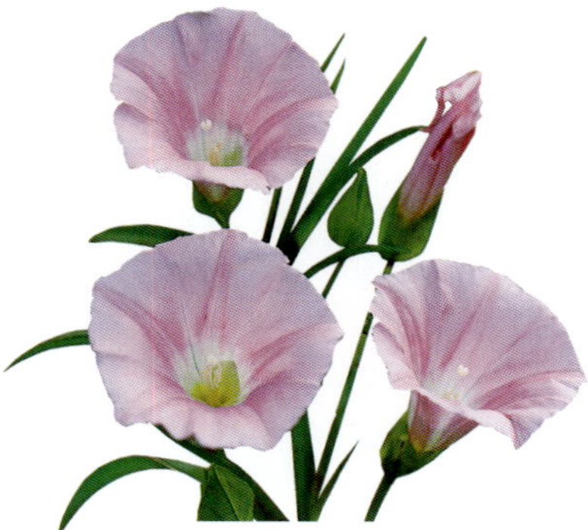
메꽃

- 혈압을 내리게 하고 소변이 잘 나오게 하는 데 쓰인다.
  - 건위작용이 있어 소화불량에 쓰인다.
  - 상처를 잘 아물게 한다.
- 구구앙(狗狗秧)이라고도 한다.
- 2~3g

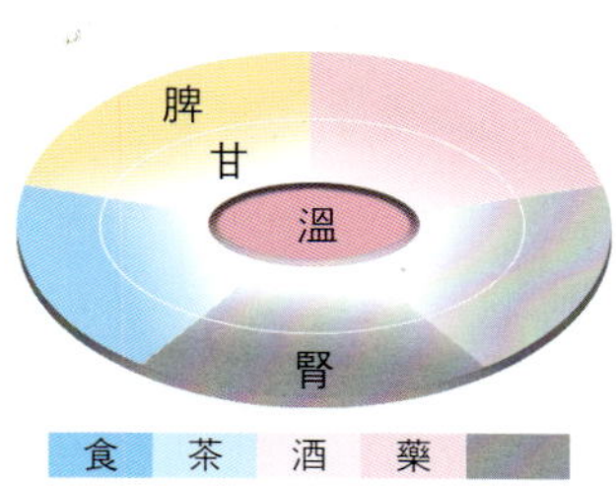

10-1 견국우(犬菊芋)

국화과(Compositae)
개뚱단지(*Helianthus strumosus* L.)의 덩이뿌리

잎은 **피침형**에서 좁은 난형 혹은 난형이고 대부분 마주난다.
설상화는 보통 10개 이하이고 **선단**은 뾰족하다.
총포편은 1열로 배열하고 **괴경**은 작다.

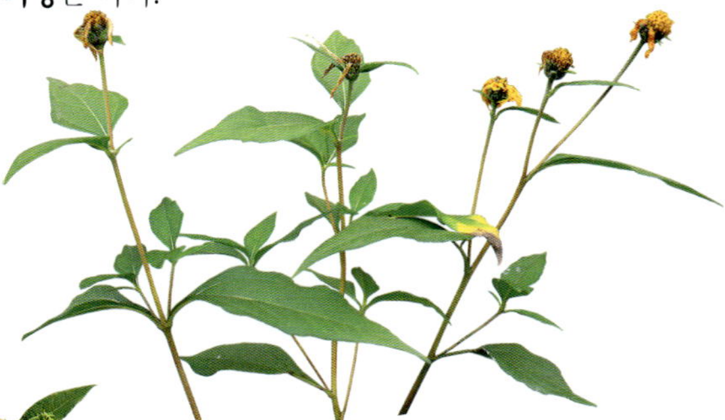

개뚱 단지 씨

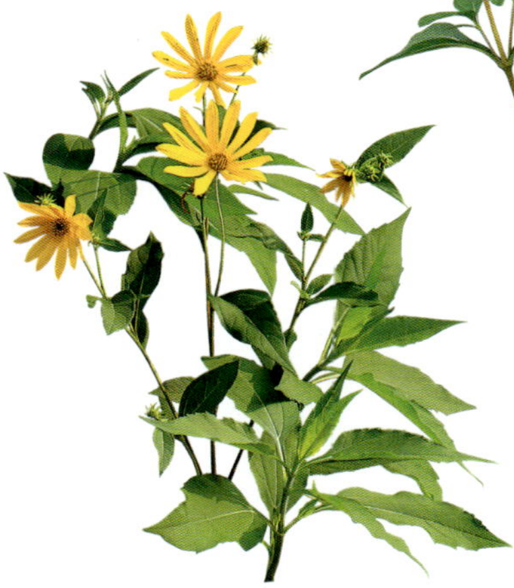

개뚱 단지 꽃

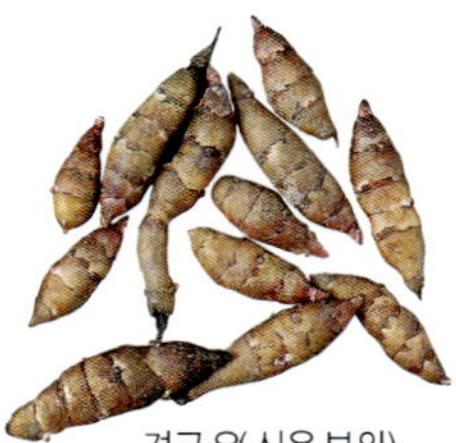

견국 우(식용 부위)

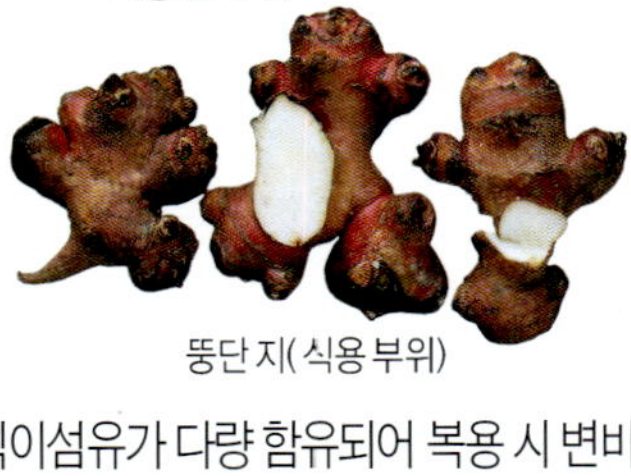

뚱단 지(식용 부위)

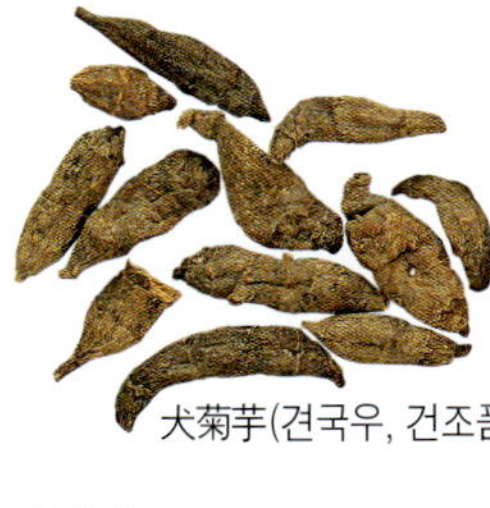

犬菊芋(견국우, 건조품)

- 식이섬유가 다량 함유되어 복용 시 변비에 도움이 된다.
- 개뚱단지 덩이뿌리를 건조한 것이 시중에 국내산 백부자로 거래되고 있으나, 이는 소염, 진통, 진경작용이 없으므로 구안와사 또는 안면신경마비에 전혀 효과가 없다.

10-2 백부자(白附子)=관백부(關白附)

미나리아재비과(Ranunculaceae)

노랑돌쩌귀(*Aconitum koreanum* R. RAYMOND)**의 뿌리줄기**

잎은 어긋나며 깊고 가늘게 **3~5갈래**로 갈라진다. 꽃은 총상꽃차례로 **연한 황색** 또는 흰 바탕에 **자주빛**으로 핀다. 꽃차례에 **짧은털**이 밀생한다.

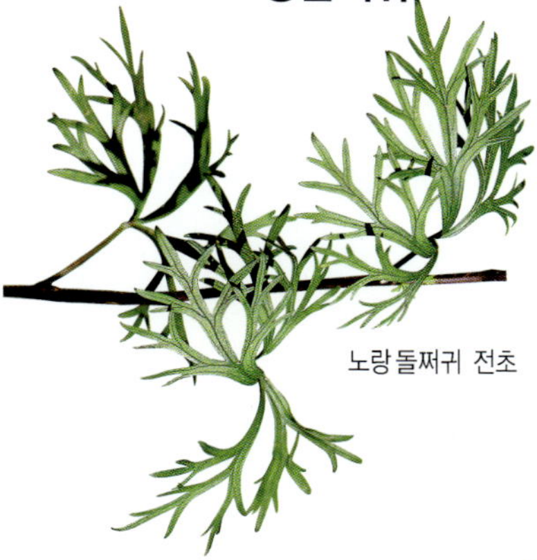
노랑 돌쩌귀 전초

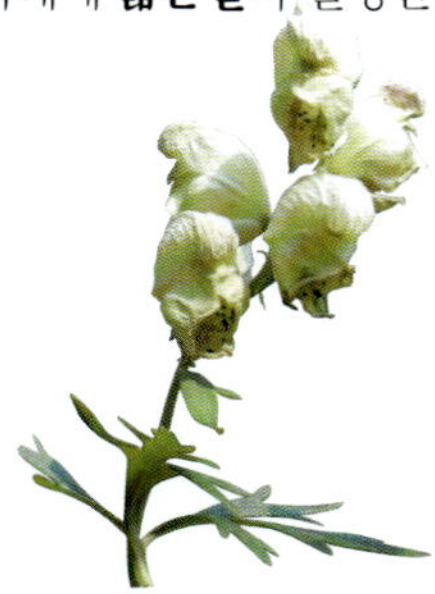
노랑 돌쩌귀 꽃

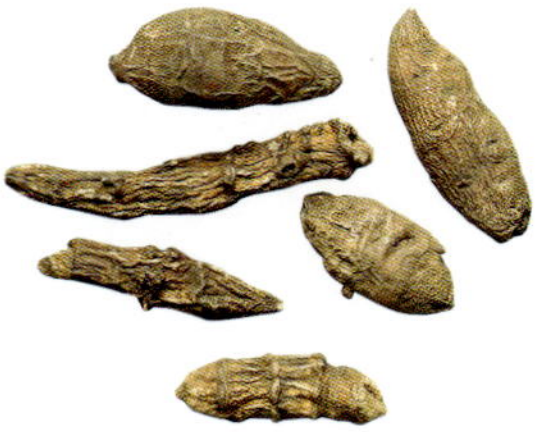
白附子(백부자)

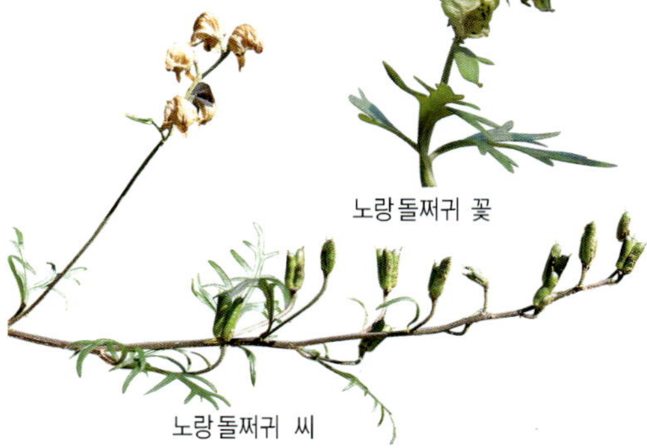
노랑 돌쩌귀 씨

소염 진통작용이 있어 두통, 편두통, 치통에 쓰인다.

- 안면신경마비(顔面神經麻痺), 구안와사에 쓰인다.

멸종위기 야생식물이므로 시중에 유통되는 약재가 거의 없다. 국내산 백부자로 유통되는 것은 거의 위품[犬菊芋]이므로 주의가 요망된다.

1.5~6g

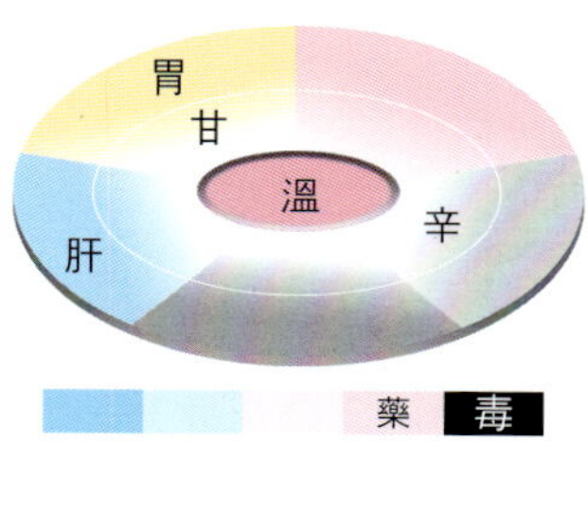

189쪽 참조

10-3 백부자(白附子)=우백부(禹白附)

천남성과(Araceae)

독각련(*Typhonium giganteum* ENGL.)의 덩이뿌리

잎은 **타원형** 또는 **난원형**이고 표면은 **백색** 또는 **황백색**으로 약간 거칠고 **가락지 모양**의 무늬가 있다.

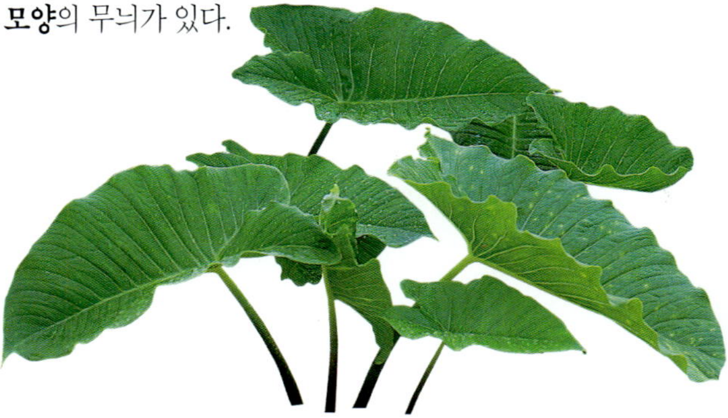

독각련 전초

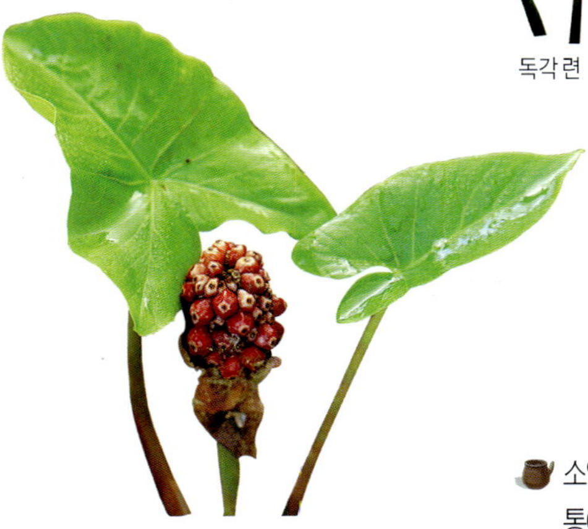

독각련 씨

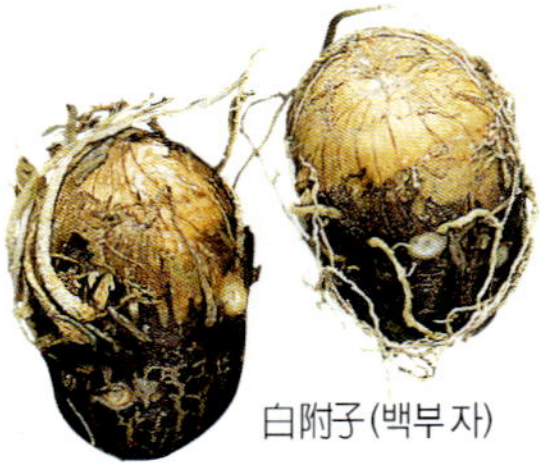

白附子(백부자)

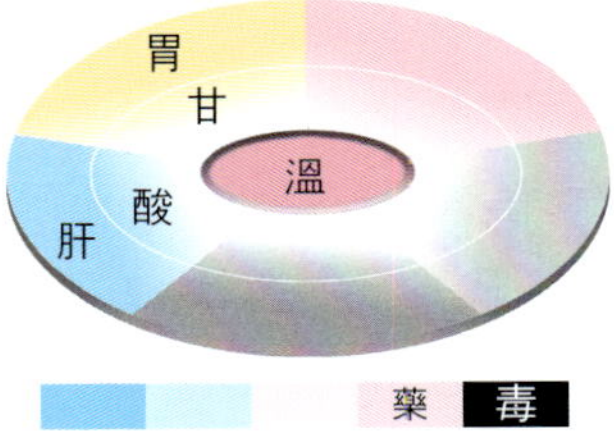

- 소염 진통작용이 있어 두통, 편두통, 치통에 쓰인다.
  - 중풍(中風) 또는 안면신경마비(顔面神經痲痺)에 쓰인다.
- 중국에서는 노랑돌쩌귀를 관백부(關白附)라 하고 독각련을 우백부(禹白附)라 하여 관백부 대용으로 이용되고 있다.
- 3~6g

189쪽 참조

10-4 야우(野芋)

천남성과(Araceae)

토란(*Colocasia esculenta* (L.) SCHOTT)

(*C. antiquorum* SCHOTT var. *esculenta* ENGL.)**의 덩이줄기**

잎은 **난상넓은타원형**이고 길이는 30~50cm이다.
양면에 **털**이 없고 잎몸 밑은 귓불같이 처진다.
꽃은 **화피**가 없고 꽃차례 위에 부속체가 없다.
수술은 **합생**한다.

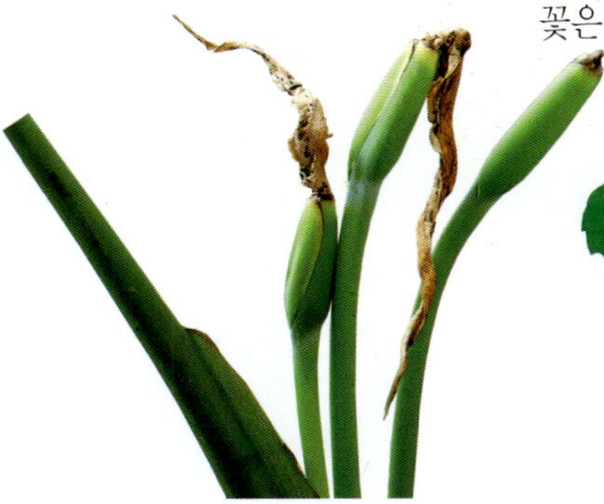

토란 씨

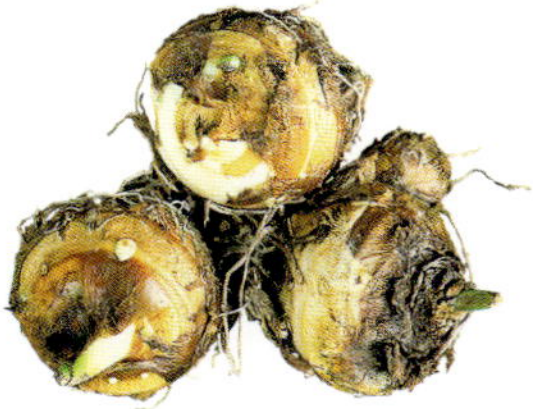

野芋(야우)

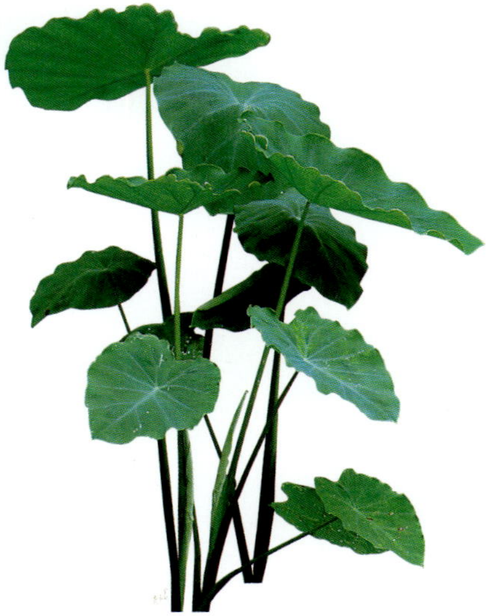

토란 전초

- 유방염 또는 벌레 물린 데 즙을 내어 상처에 붙인다.
- 생 토란은 독이 있으나 충분히 끓이거나 찌면 독이 없어진다.
- 《향약집성방》에는 우(芋)로 기록되어 있다.

297쪽 참조

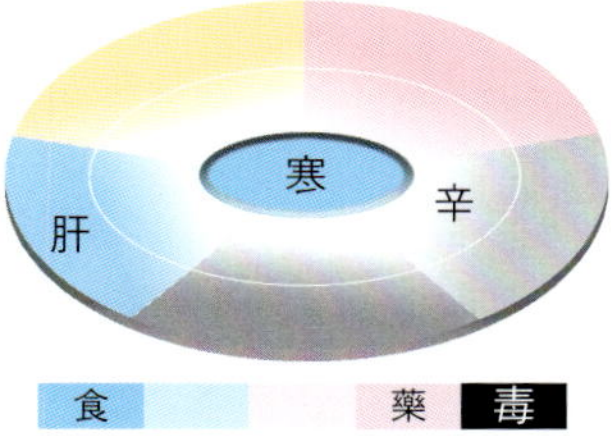

11-1 결명자(決明子)

콩과(Leguminosae)
결명자(긴강남차, *Senna tora* (L.) ROXB.)
(*Cassia tora* L.)**의 씨**
잎은 **도란형**이고
작은 잎은 **2~3쌍**이다.
꽃은 **1~2송이**씩 핀다.
열매의 **길이**는 약 **15cm**이다.

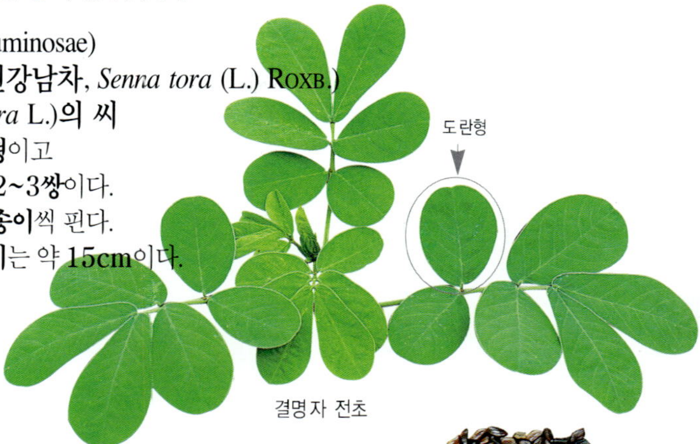

결명자 전초

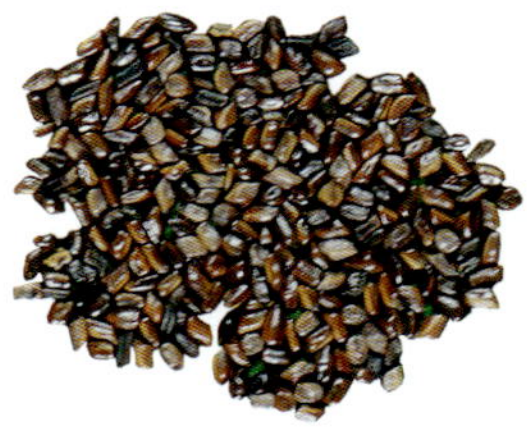
決明子(결명자)

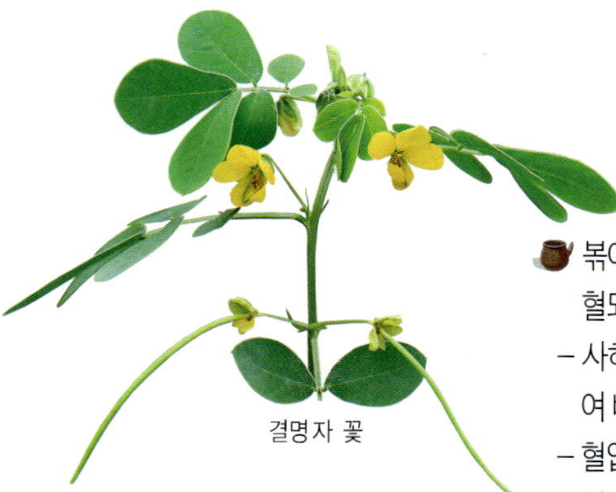
결명자 꽃

- 볶아서 쓰면 간 보호, 시력개선, 눈이 충혈되고 시력이 약할 때 쓰인다.
- 사하(瀉下) 성분이 대장점막을 자극하여 배변을 돕는다.
- 혈압 강하작용이 있어 고혈압으로 어지럽고 머리가 아플 때 쓰인다.
- 변비에는 결명자를 볶지 않고 가루로 만들어 1일 2~3회, 1회 3~5g씩 식후에 복용하며 콜레스테롤 강하, 동맥경화 예방에 쓰인다.

6~15g

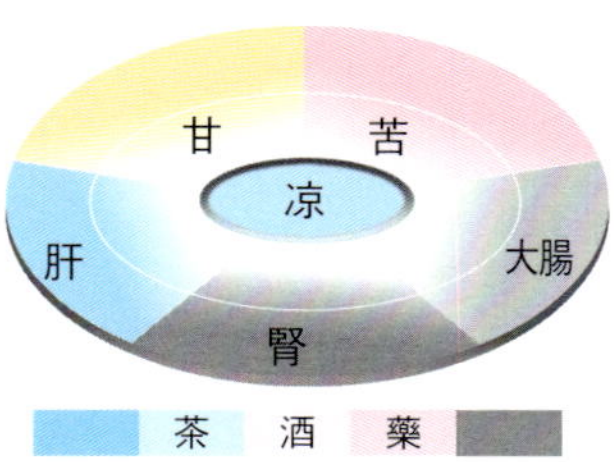

69쪽 참조

11-2 망강남(望江南)

콩과(Leguminosae)
석결명(*Senna occidentalis* (L.) LINK.)
(*Cassia occidentalis* L.)**의 씨**

잎은 **피침형**으로 작은 잎은 **3~6쌍**이다.
꽃은 **2~6송이**씩 달린다.
열매의 **길이**는 약 10cm이다.

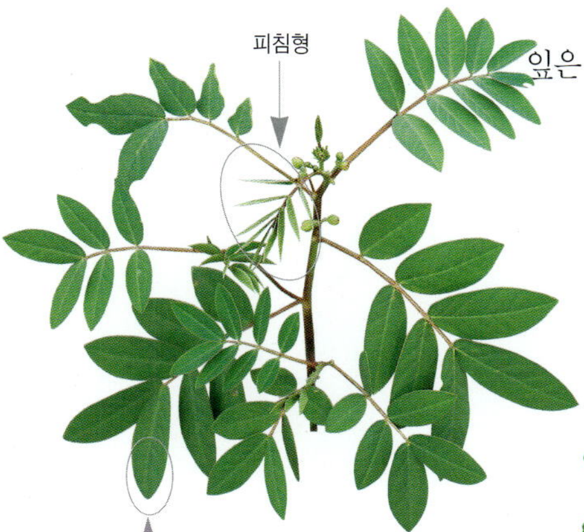

석결명 전초

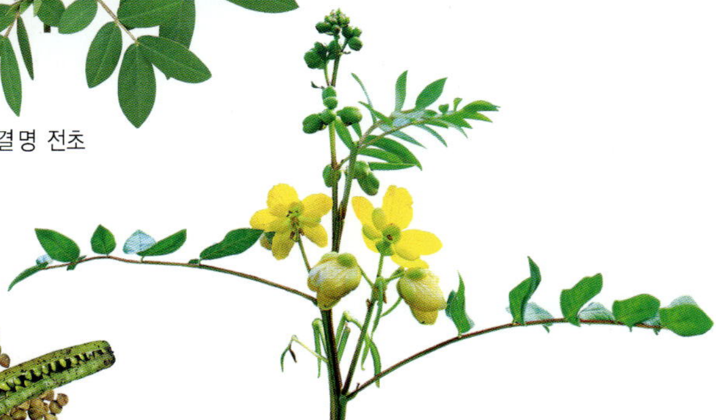
석결명 꽃

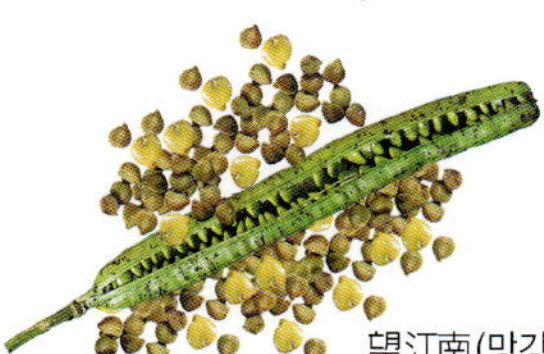
望江南(망강남)

- 위장을 튼튼하게 하고 소변이 잘 나오게 하는 데 쓰인다.
- 눈이 충혈되고 강한 햇빛을 바로 보지 못할 때 쓰인다.
- 이질, 변비치료에 쓰인다.

과량복용하면 구토, 설사를 동반할 수도 있으므로 용량에 주의해야 한다.

6~9g

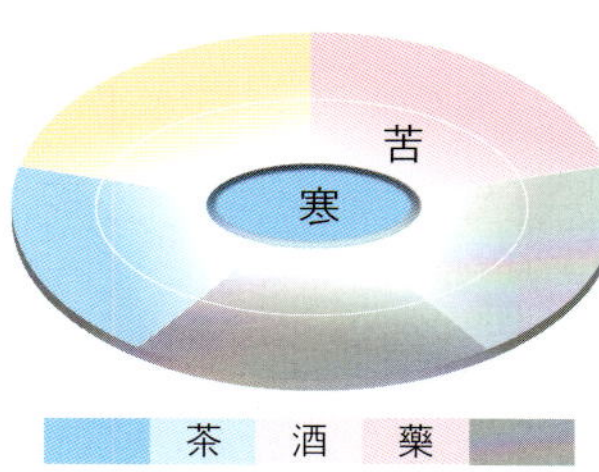

12-1 경삼릉(京三稜)

흑삼릉과(Sparganiaceae)

흑삼릉(*Sparganium erectum* L.)**의 덩이뿌리**

잎은 줄기보다 길고 뒷면에 1개의 **능선**이 있다.
꽃은 단성화이며 **액생**한다.
암꽃과 수꽃의 **화피**는 3장이다.

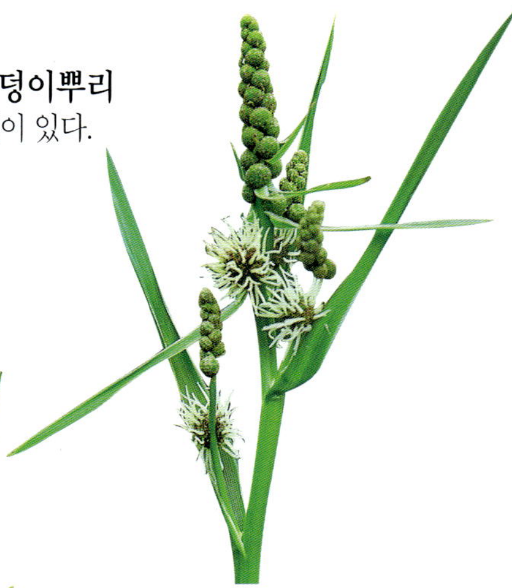

흑삼릉 꽃

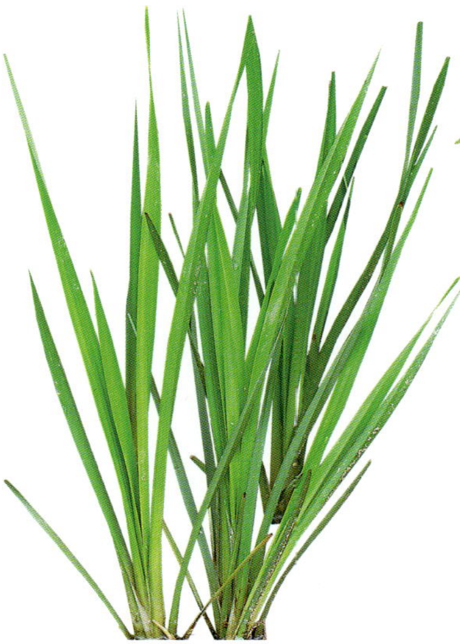

흑삼릉 전초

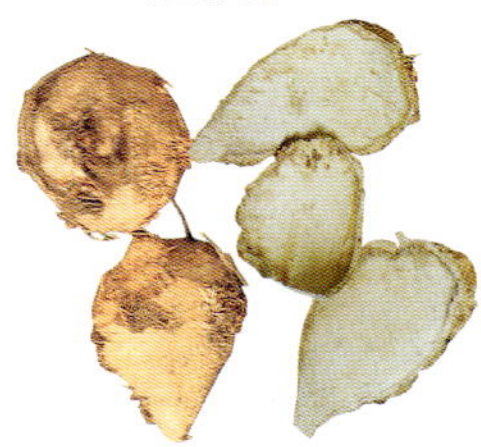

京三稜(경삼릉)

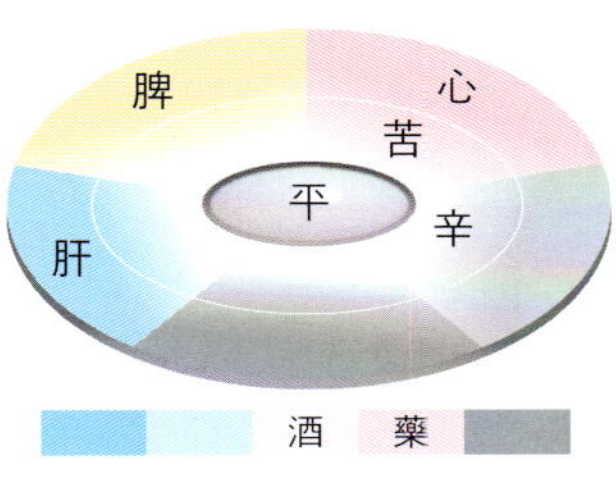

혈전생성을 억제하여 협심증, 뇌일혈(腦溢血), 뇌혈전 치료에 쓰인다.

- 어혈로 오는 생리불순, 생리통에 쓰인다.
- 항암작용이 있다.

임신 중에는 사용을 금한다.

삼릉(三稜), 흑삼릉(黑三稜)이라고도 한다.

5~10g

129쪽 참조

12-2 초삼릉(草三稜)

사초과(Cyperaceae)

매자기(*Scirpus maritimus* L.)

(*S. fluviatilis* (TORR.) A. GRAY)**의 덩이뿌리**

근경은 길게 가로로 뻗으며 말단에 **괴경**이 달린다.
잎은 **엽초**만으로 된다.
꽃은 양성화이며 줄기 끝에 **산방상**으로 늘어선다.
강모 모양의 **화피**는 6장이다.

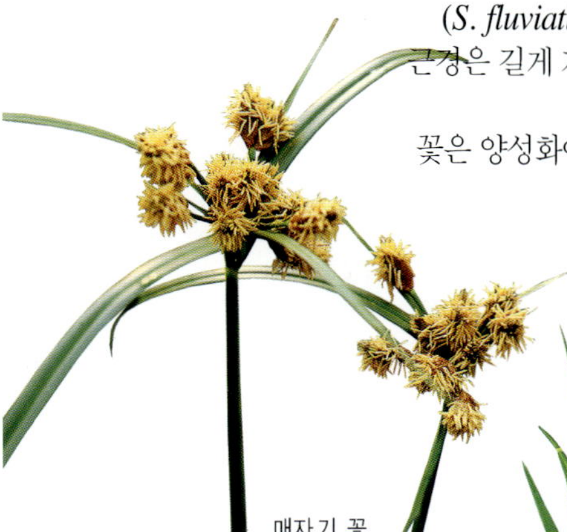

매자기 꽃

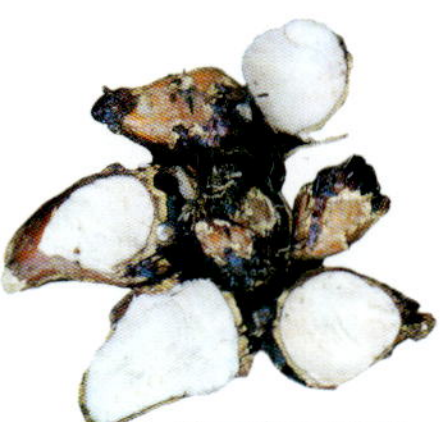

草三稜(초삼릉)

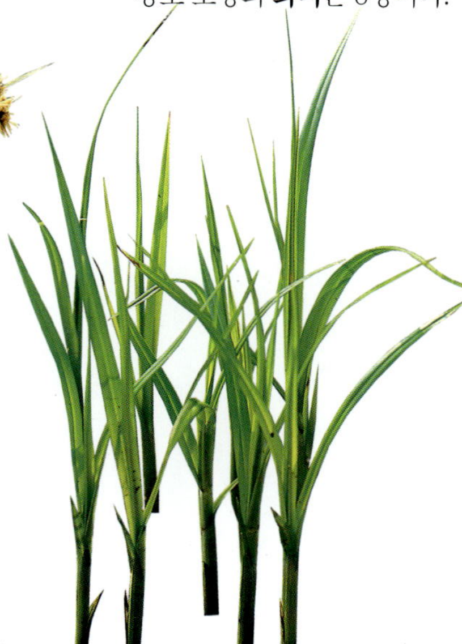

매자기 전초

출산 후 어혈을 풀어주는 데 쓰인다.
- 항산화작용과 멜라닌 생성 억제작용으로 미백효과를 가진다.

경삼릉과 초삼릉의 구별은 《향약집성방》에만 되어 있다. 일반적으로 매자기와 흑삼릉 모두를 삼릉으로 사용하고 있는 실정이다.
- 형삼릉(荊三稜)이라고도 한다.

4~10g

206쪽 참조

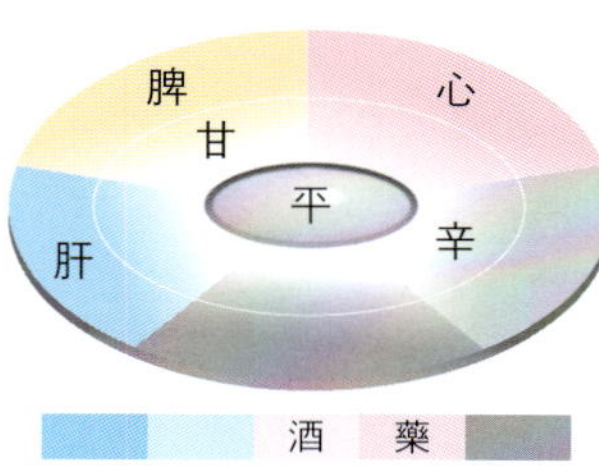

13-1 고삼(苦蔘)

콩과(Leguminosae)
도둑놈의지팡이(*Sophora flavescens* SOLANDER ex AITON)**의 뿌리**
여러해살이풀로 전체에 느란색의 **짧은털**이 있고 작은 잎은 10쌍이다.
꽃은 총상꽃차례로 6~8월에 **노란색**으로 핀다.

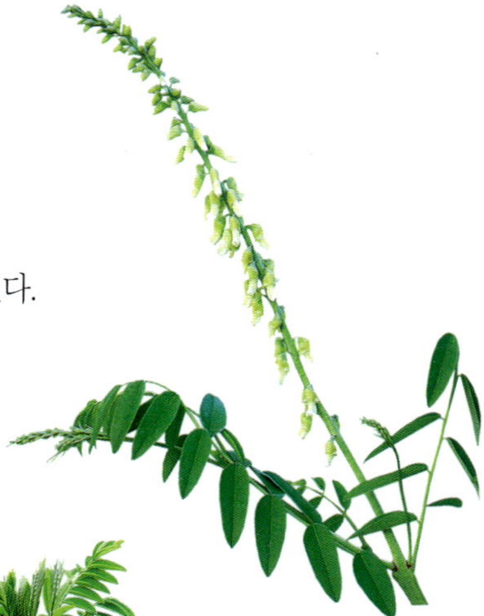
도둑놈의지팡이 꽃

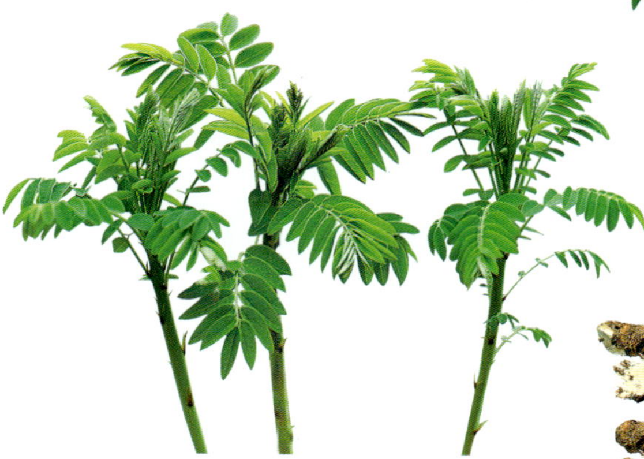
도둑놈의지팡이 전초

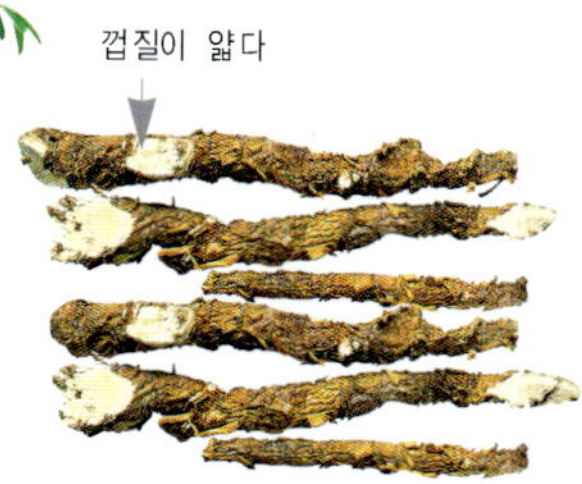

苦蔘(고삼)

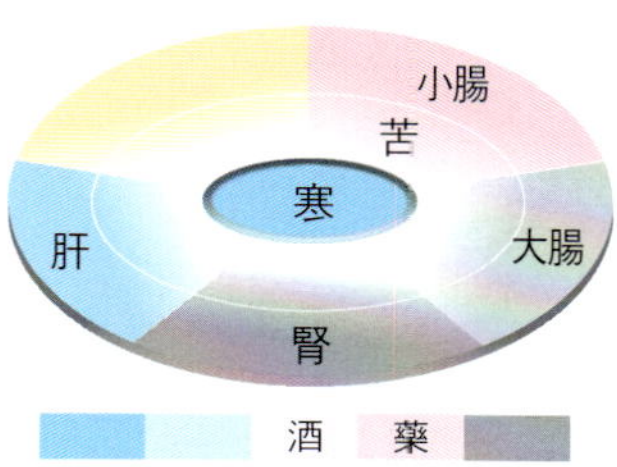

항균작용이 있어 세균성 이질, 장염 등 치료에 쓰인다.
- 소염작용이 있어 습진, 아토피성 피부염, 또는 가려움증 치료에 쓰인다.
- 건위(健胃)작용이 있어 소화불량, 식욕부진 등 치료에 쓰인다.

3~6g

88쪽 참조

13-2 황기(黃芪)

콩과(Leguminosae)

황기(단너삼, *Astragalus membranaceus* BUNGE.)**의 뿌리**

한해살이풀로 잎은 **잔털**이 퍼져나고 작은 잎은 6~11쌍이다. 꽃은 우산꽃차례로 4~6월에 **홍자색**으로 피고 간혹 **백색**으로도 핀다.

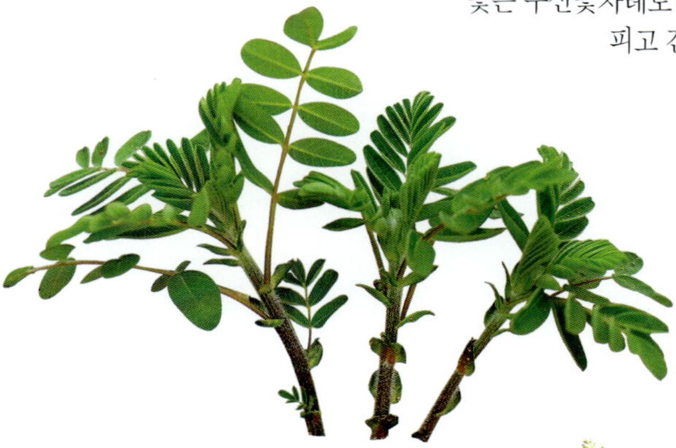

황기 전초

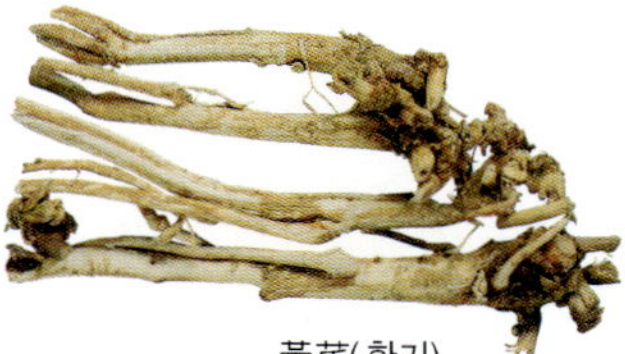

黃芪(황기)

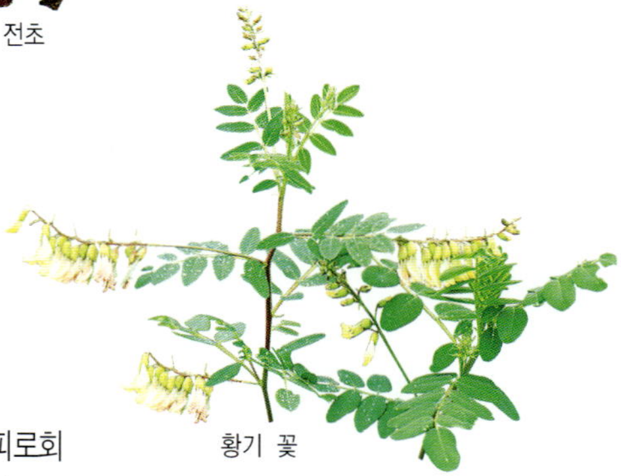

황기 꽃

- 면역증강 작용이 있어 병후회복, 피로회복, 감기예방 등에 보약으로 쓰인다.
- 몸이 허약하여 식은땀을 많이 흘릴 때 쓰인다.
- 소염작용이 있어 피부질환 치료에 쓰인다.

10~15g

58쪽 참조

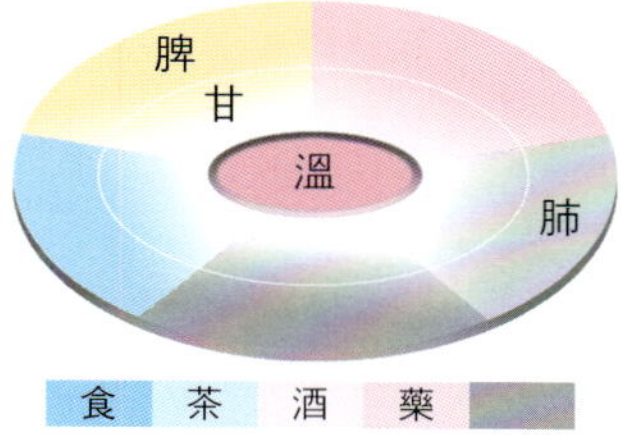

14-1 곽향(藿香)

꿀풀과(Labiatae)
배초향(*Agastache rugosa* (FISCH. & MEY.) KUNTZE)**의 지상부**
잎은 마주나고 **난상심장형**이며 끝이 뾰족하다.
표면에 털이 없고 가장자리에 둔한 **톱니**가 있다.
꽃은 7~9월에 **자주색**으로 핀다.
위쪽 **수술**은 밑으로 향하고
밑의 것은 위로 향한다.

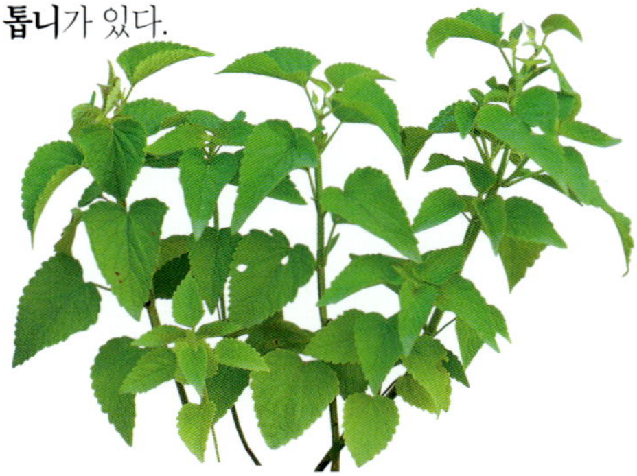
배초향 전초

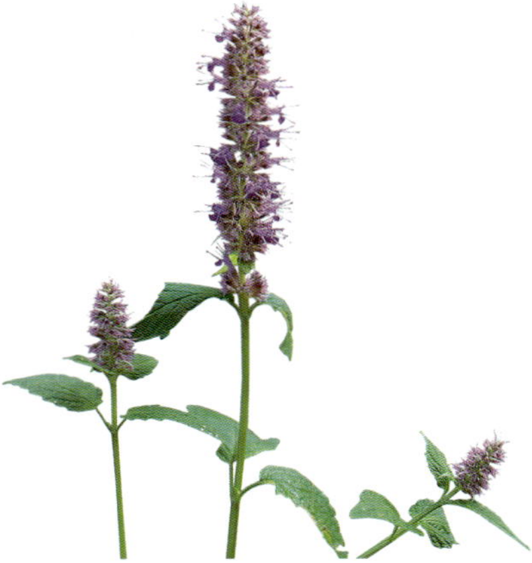
배초향 꽃

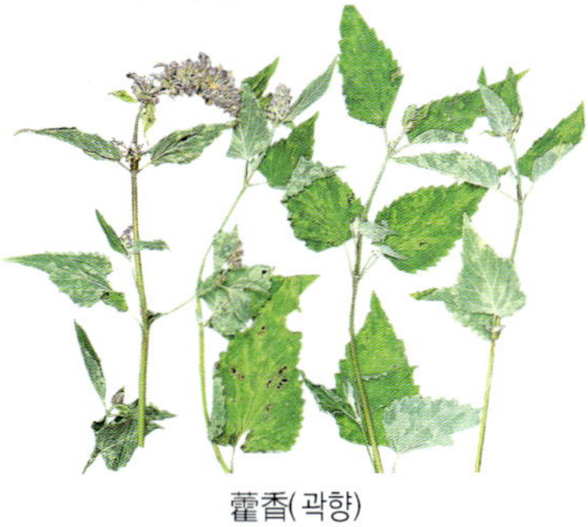
藿香(곽향)

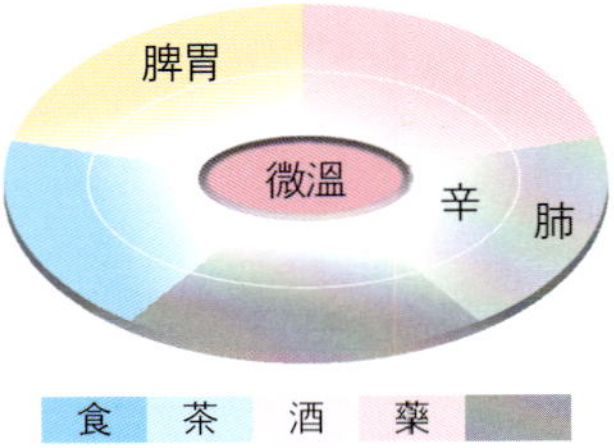

소화기능을 도와 식욕부진, 소염작용으로 장염(腸炎) 등에 쓰인다.
- 발한(發汗)작용이 있어 여름 감기, 여름에 더위 먹은 증상에 쓰인다.
- 속이 거북하여 구역질나는 데 쓰인다.
- 백선에 외용한다.

방아풀이라고도 한다.

6~12g

中 14-2 광곽향(廣藿香)

꿀풀과(Labiatae)
광곽향(*Pogostemon cablin* (BLANCO) BENTH.)**의 지상부**

줄기는 **면모**로 덮혀있다.
잎은 날이 있는 원형에서 **넓은난형**이고 **면모**로 덮혀있다.
꽃은 4월에 **자주색**으로 약1cm로 핀다.

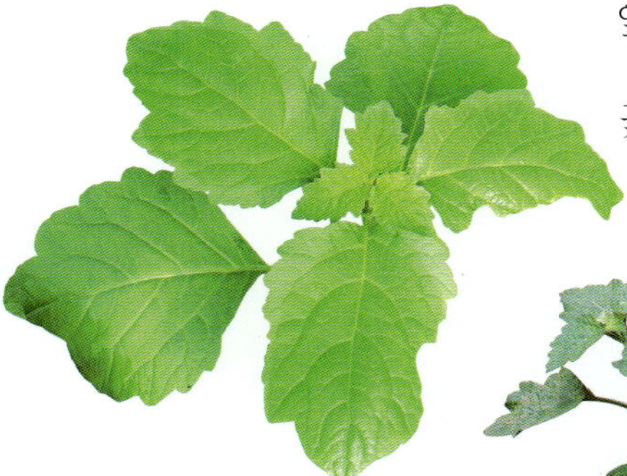

광곽향 새싹

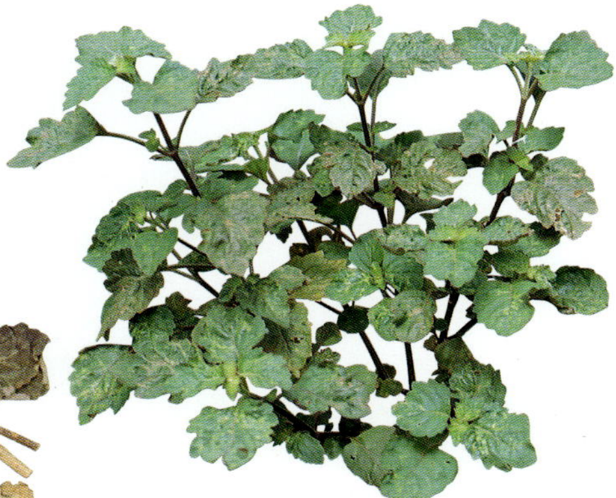

광곽향 전초

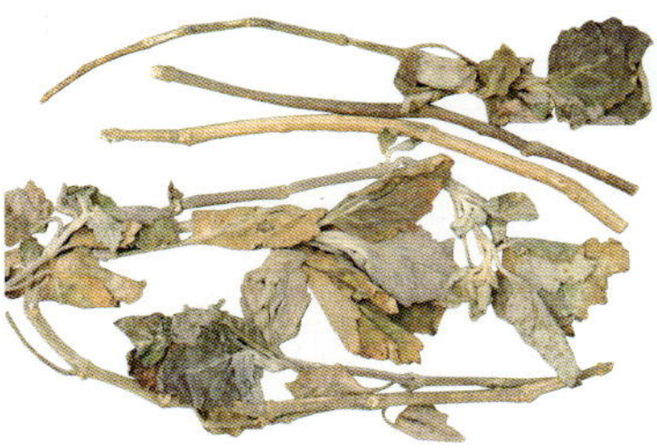

廣藿香(광곽향)

토사곽란(吐瀉霍亂)에 쓰인다.
- 감기 증세로 열이 나고 속이 답답하고 매스꺼운 데 쓰인다.
- 여름에 차[茶]로 복용하면 더위를 잊게 한다.

5~10g

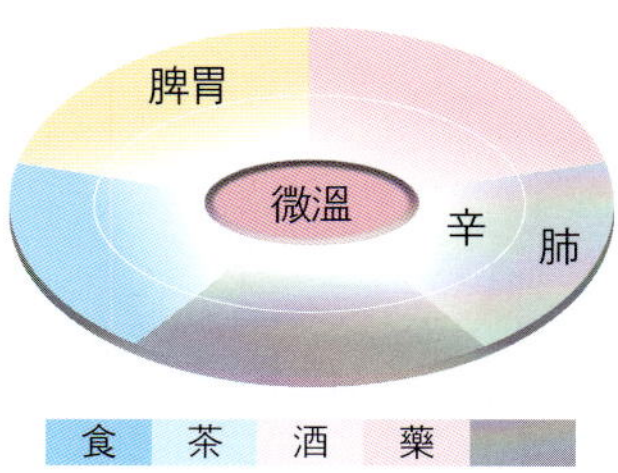

15-1 관중(貫衆)

고사리과(Pteridaceae)
관중(*Dryopteris crassirhizoma* NAKAI)**의 뿌리줄기**
잎은 2~4회 **우상복엽**으로 깊게 갈라진다.
잎은 돌려나며 황갈색 또는 흑갈색의 **인편**이 밀생한다.
얕은 **톱니**가 있다.
포자낭은 위쪽 우편에 달리고 **중맥** 가까이에 2줄로 붙는다.

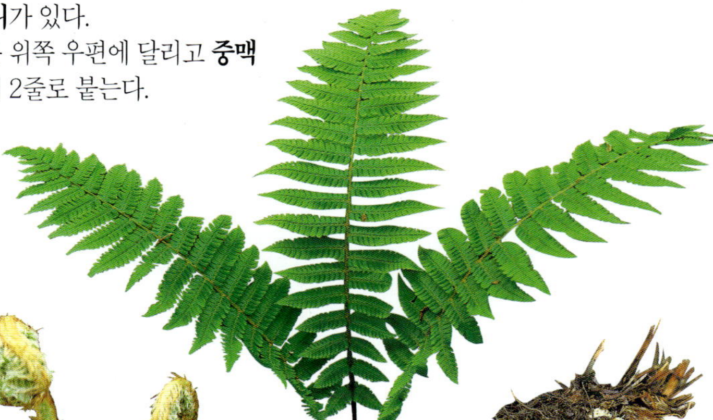
관중 잎

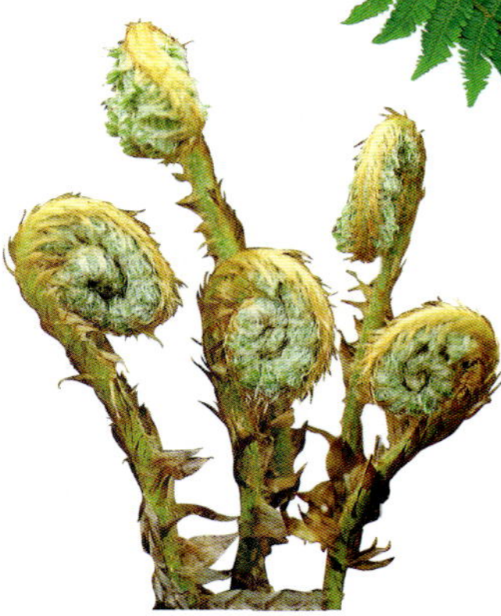
관중 새싹

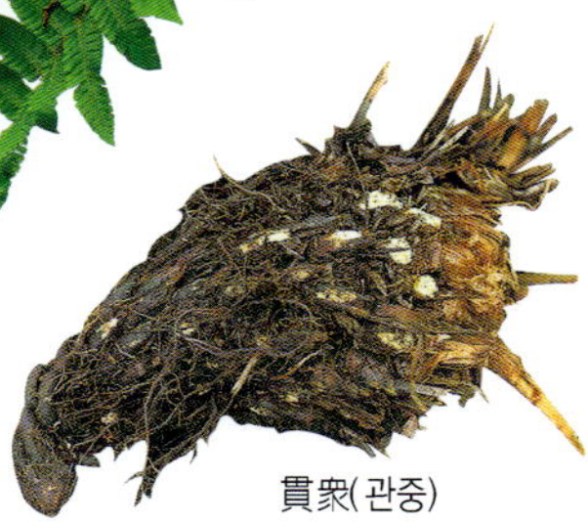
貫衆(관중)

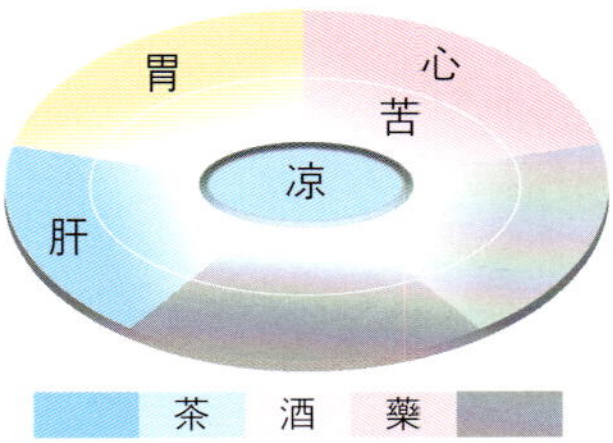

지혈작용이 강하여 산후(産後)출혈, 자궁(子宮)출혈, 장출혈에 쓰인다.
- 구충작용이 있어 기생충 구제에 쓰인다.
- 두드러기에 분말 1g 씩 복용한다.

자궁수축이 있어 임신 중에는 사용을 금한다.

5~15g

165쪽 참조

15-2 궐채(蕨菜)

고사리과(Pteridaceae)

고사리(*Pteridium aquilinum* L.var. *latiusculum* (DESV.) UNDERW. ex HELL.)**의 어린순**

잎자루의 땅에 묻힌 밑부분은 흑갈색이고 **털**이 있다.
잎은 난상삼각형으로 3회 우상으로 갈라지고 뒷면에 **털**이 있다.
엽맥은 2개씩 2-3회 갈라진다.
포자낭군은 **엽맥** 끝이
연결된 **맥** 끝에 달린다.

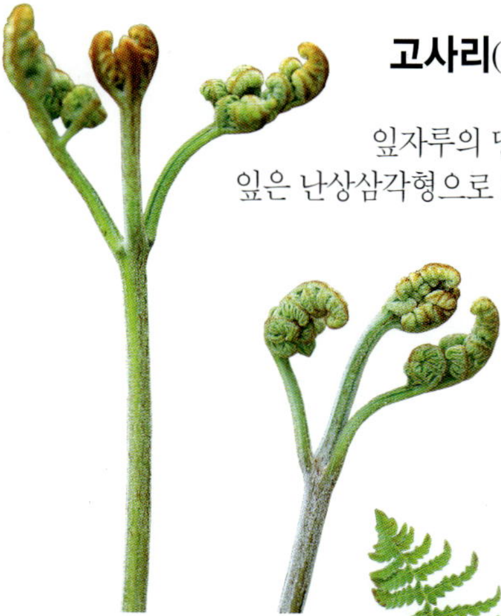

고사리 새싹

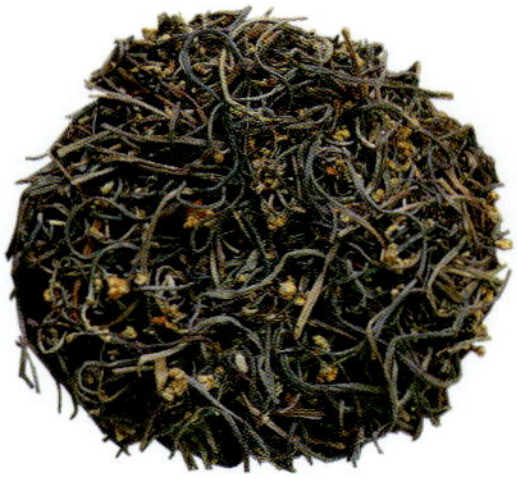

蕨菜(궐채)

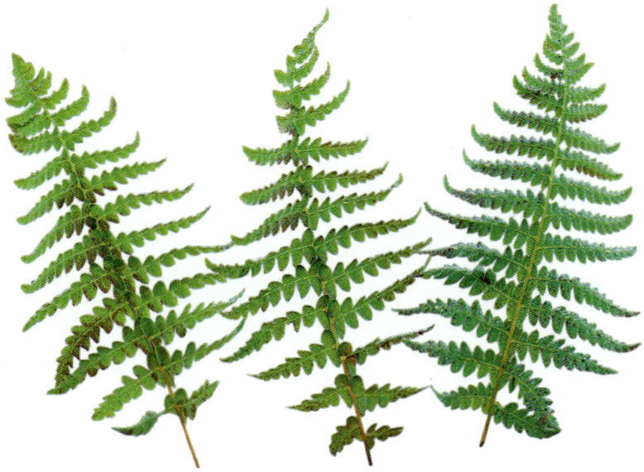

고사리 잎

위(胃)와 장(腸)의 열독을 풀어 주는 데 쓰인다.

-소변을 잘 나오게 하는 데 쓰인다.

발암물질을 함유하므로 데쳐서 식용해야 한다.

9~15g

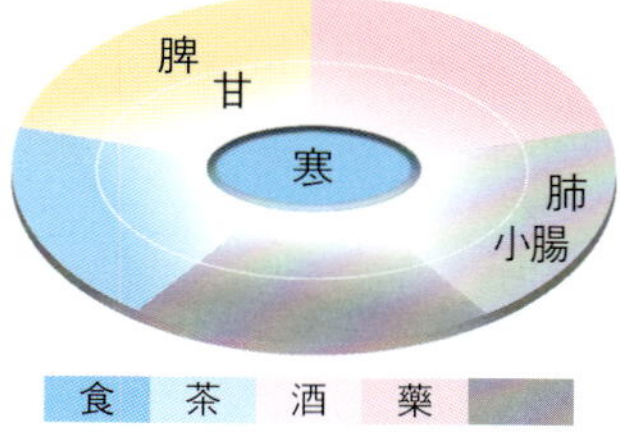

362쪽 참조

中 15-3 구척(狗脊)

고사리과(Pteridaceae)
새깃아재비(구척고사리, 金毛狗脊, *Woodwardia japonica* (L. f.) SM.)
(*Cibotium barometz* (L.) J. SM.)**의 뿌리줄기**

뿌리줄기는 옆으로 **길게** 뻗는다. 나무와 같이 단단하고 **금빛 광택**이 나는 황갈색의 길고 부드러운 **털**로 덮여 있다.
잎자루는 **갈색** 또는 **담갈색**이고 긴 타원형의 작은 **빗살모양**으로 갈라졌다.
포자낭군은 가장자리 결맥 끝부분에 둥글고 **네모꼴**로 각열편에 **2~12개**가 분한다.

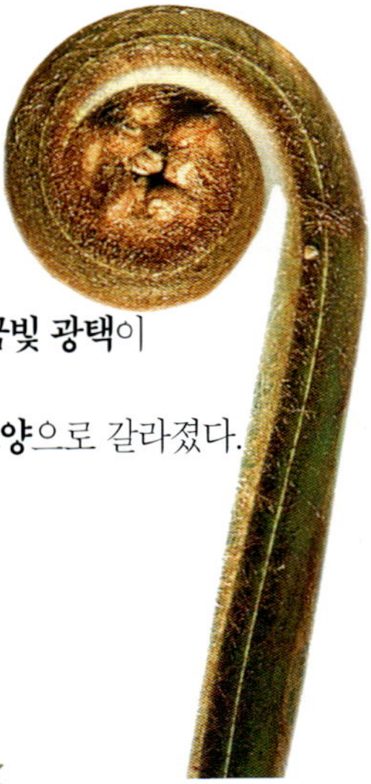
새깃아재비 새싹

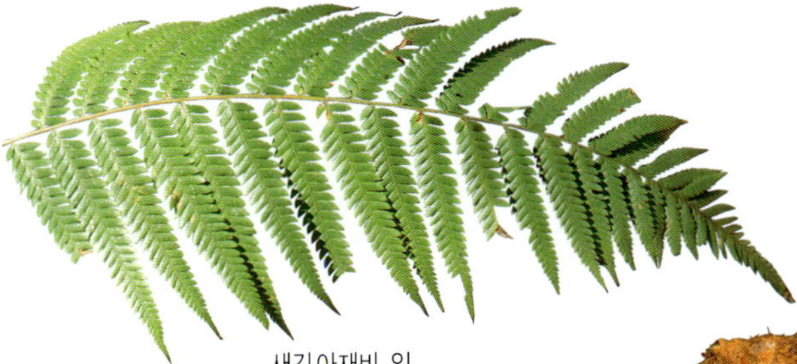
새깃아재비 잎

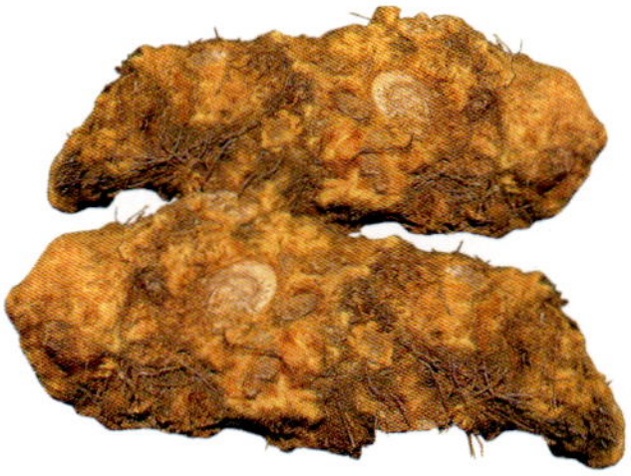
狗脊(구척)

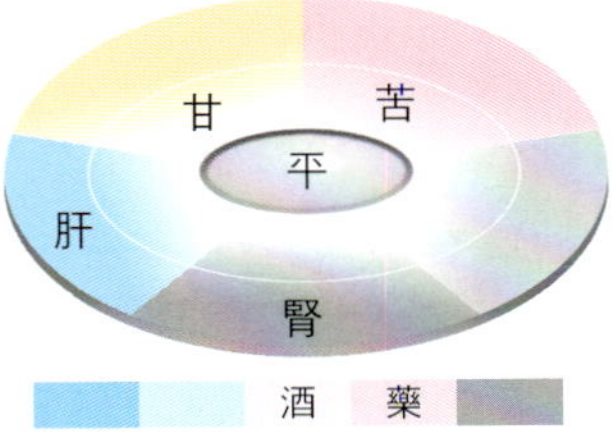

신장(腎臟)기능을 도와서 뼈를 튼튼하게하여, 요통, 신경통에 쓰인다
–소변을 참지 못하고 자주 보는 데 쓰인다.
–여성의 백대하(白帶下)에 쓰인다.

9~15g

15-4 자기(紫萁)

고사리과(Pteridaceae)

고비(*Osmunda japonica* THUNB.)**의 뿌리줄기**

잎은 2회 **우상복엽**이다.
영양잎은 날개깃처럼 갈라져 있고
가장자리는 **물결**처럼 생겼다.
생식잎은 가늘게 생겼으며
포자낭이 2줄로 나란히 달려 있다.

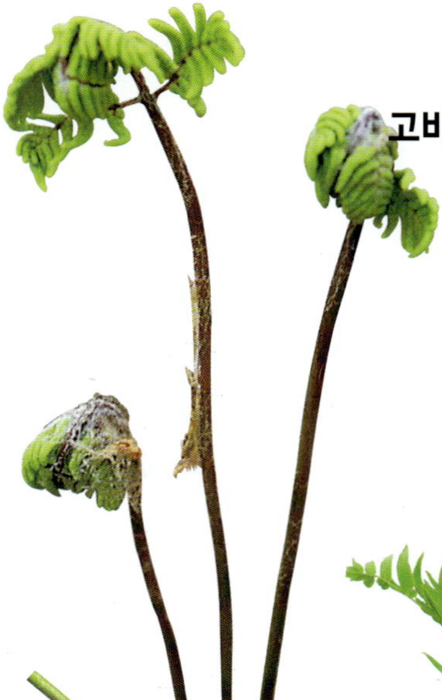

고비 새싹

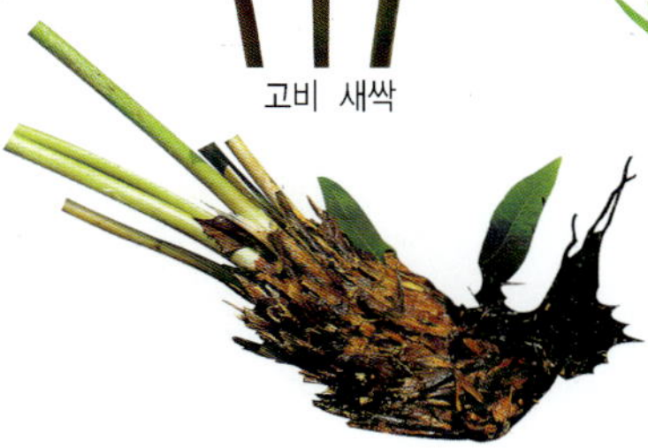

紫萁(자기)

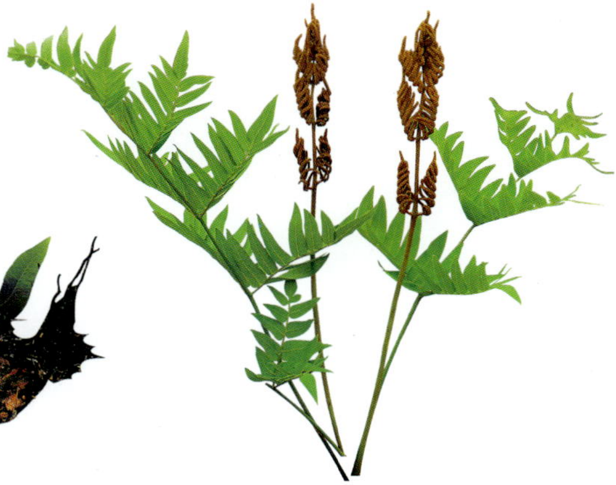

고비 잎

- 지혈작용이 있어 자궁출혈, 장출혈, 토혈, 비혈 등에 쓰인다.
- – 항바이러스작용으로 C형간염에 효과가 있다.
- – 구충작용이 있어 기생충 구제에 쓰인다.
- – 감기로 인한 피부발진에 쓰인다.

5~9g

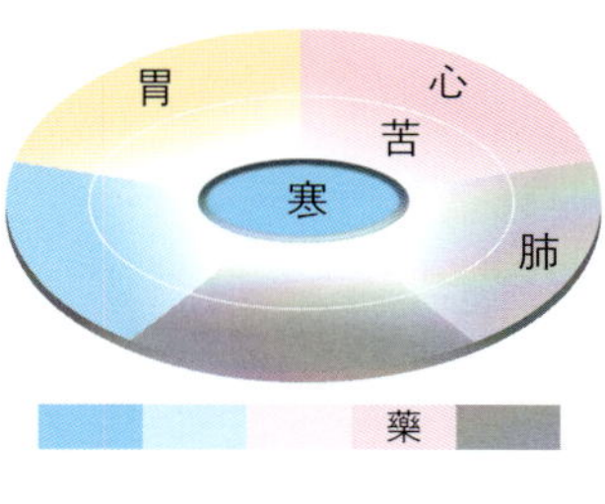

16-1 광자고(光慈姑)

백합과(Liliaceae)

산자고(*Tulipa edulis* (MIQ.) BAKER)**의 덩이뿌리**

긴난형의 비늘줄기 안쪽에 **갈색털**이 밀생한다.
꽃줄기에 1쌍의 **포**가 있다.
꽃은 줄기 끝에 1송이가 붙고 위를 향하여
벌어지며 **흰색**으로 핀다.

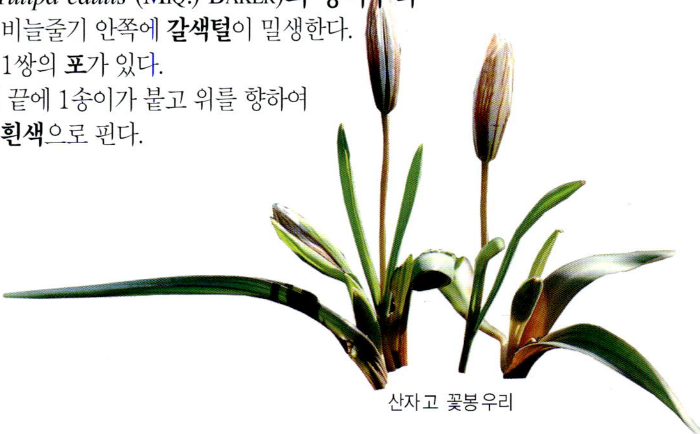

산자고 꽃봉우리

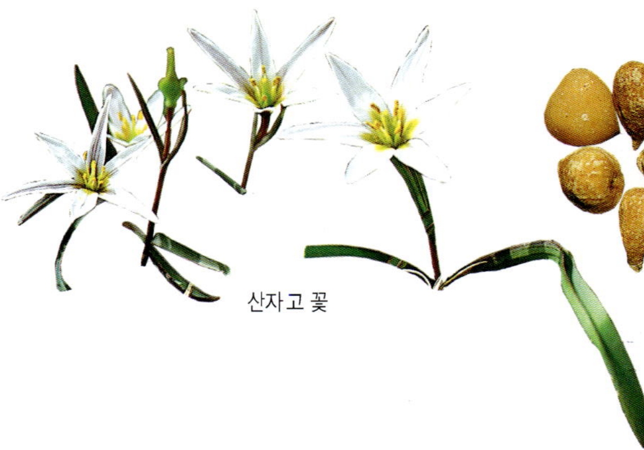

산자고 꽃

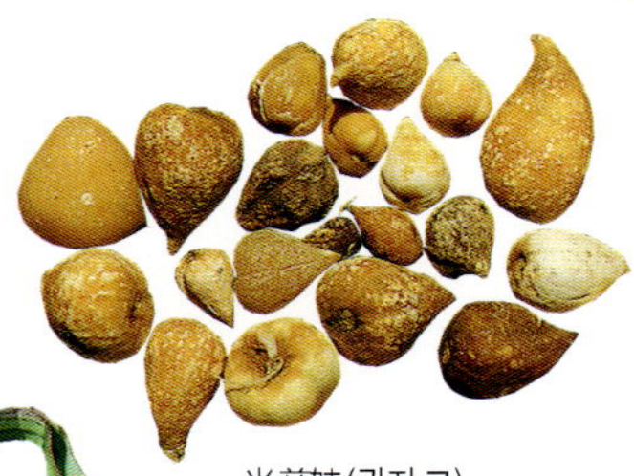

光慈姑(광자고)

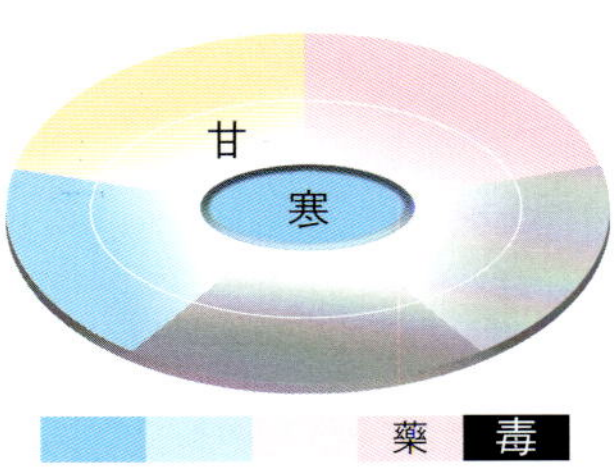

항통풍작용이 있어 급성 통풍성 관절염에 쓰인다.

- 인후염, 인후통에 쓰인다.
- 결핵성 임파선염에 쓰인다.

3~6g

200쪽 참조

16-2 산자고(山慈姑)

난초과(Orchidaceae)

약난초(*Cremastra appendiculata* (D. DON) MAKINO)**의 덩이뿌리**

위경이 발달한다. 잎은 1장이고 **긴 타원형**으로 3맥이 뚜렷하다.
꽃줄기는 **위경** 옆에서 곧게 선다.
꽃은 밑으로 처지고 열리지 않으며 **연한 녹갈색**에 **홍자색**을 띤다.

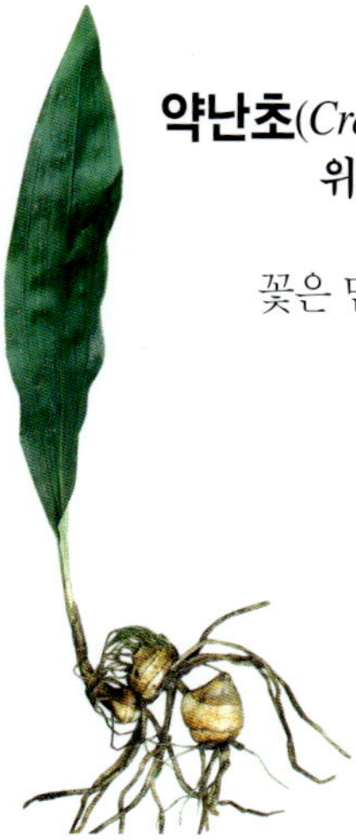
약난초 잎, 뿌리

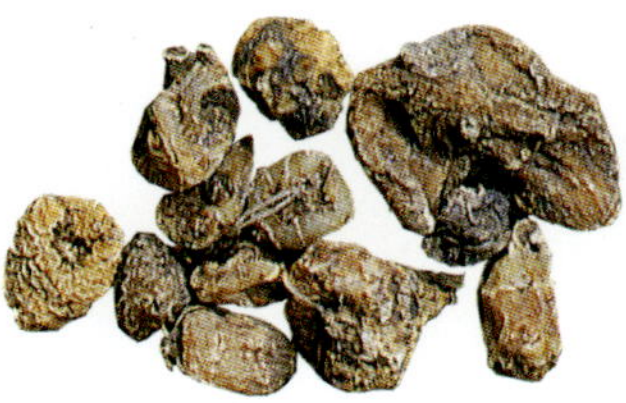
山慈姑(산자고)

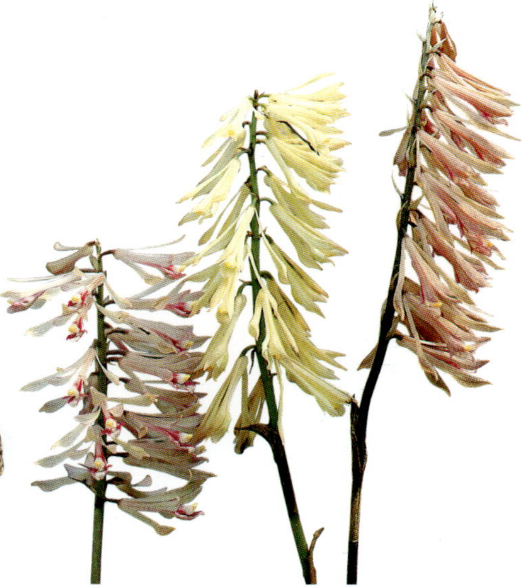
약난초 꽃

임파선결핵, 인후염, 인후통에 가루로 복용한다.
- 암세포가 성장하기 위해 혈관을 새로이 만드는것을 억제한다.

《향약집성방》에는 산자고근(山慈菰根)으로 기록되어 있다.

3~6g

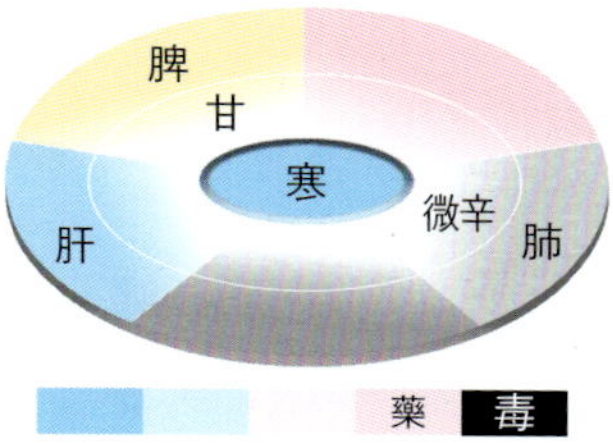

199쪽 참조

17-1 구약(蒟蒻)

천남성과(Araceae)
곤약(*Amorphophalus konjac* K. KOCH)**의 덩이줄기**
잎은 3개로 완전히 갈라졌다가
다시 **2~3갈래**로 갈라진다.
잎자루는 원기둥 모양이고 **자줏빛** 반점이 있다.
밑에는 **암꽃**, 위쪽에는 **수꽃**이 연속해서 달린다.

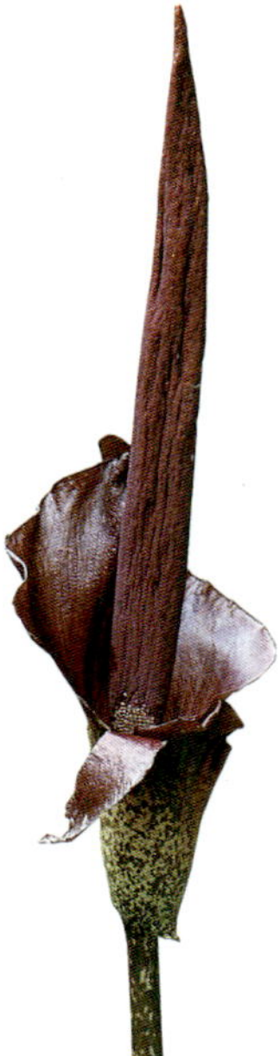

곤약 꽃

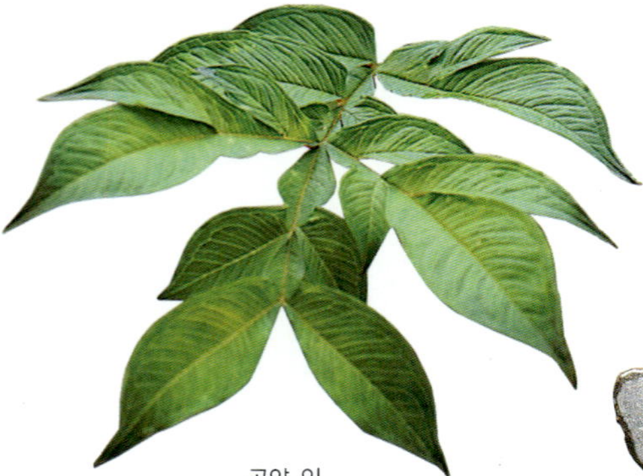

곤약 잎

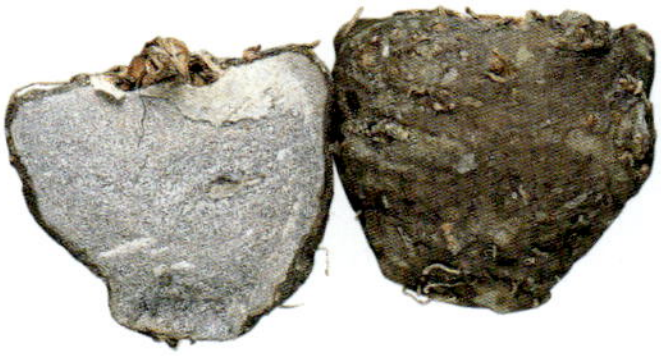

蒟蒻(구약)

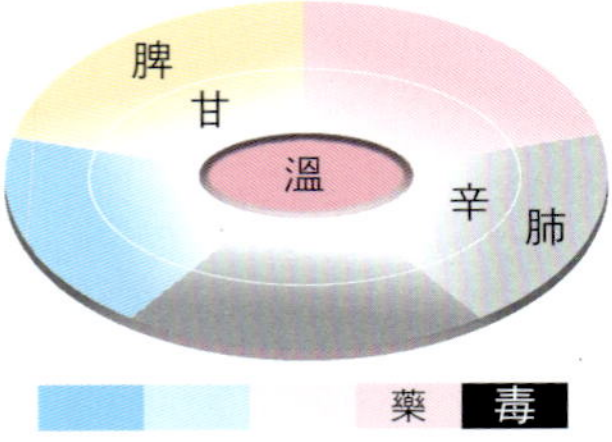

각종 암(뇌암, 비암, 인후암, 갑상선암) 등에 쓰인다고 함.

–종기 단독(丹毒) 화상 등에 찧어 붙인다.

독성이 강하여 소화기 계통을 자극하고 호흡중추와 운동중추를 마비시킴으로 복약(服藥)에 신중해야하며, 민가에서 부자(附子)로 오용하는 경우가 많으므로 각별한 주의가 필요하다.

2~4g

中 17-2 부자(附子)

미나리아재비과(Ranunculaceae)

오두(烏頭, *Aconitum carmichaeli* DEBEAUX)**의 자근**(子根)

잎은 어긋나고 **손바닥** 처럼 갈라진다.

꽃은 하늘색의 **투구모양**으로 7~9월에 핀다.

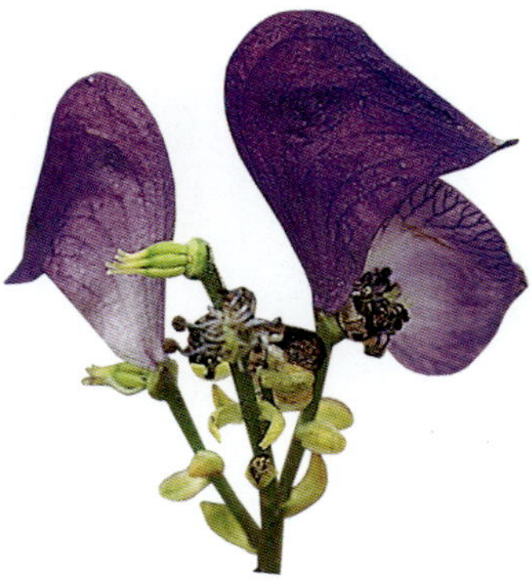
오두 꽃

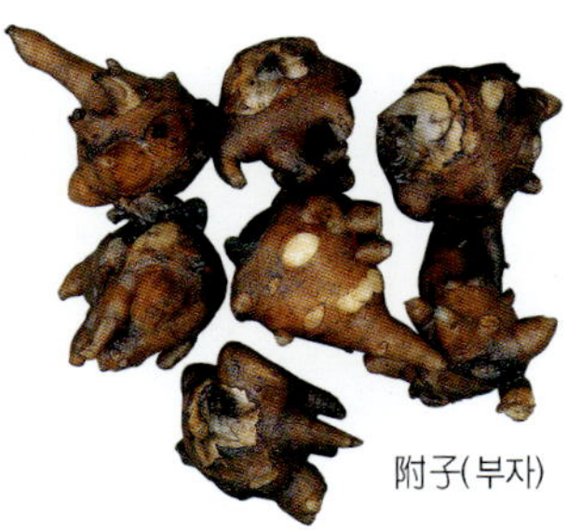
附子(부자)

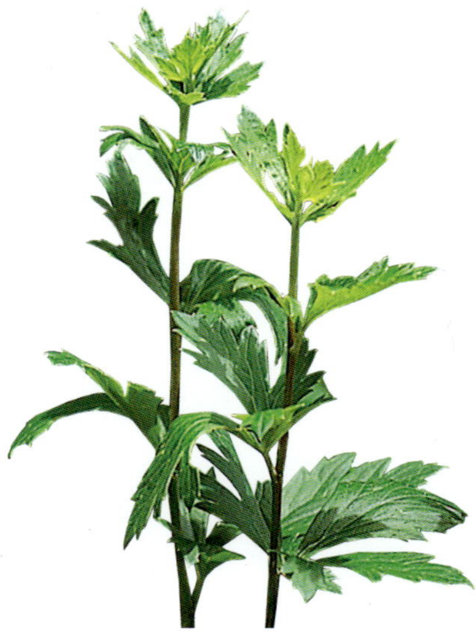
오두 천초

몸이 차가워 일어나는 복통, 하복통, 설사 등의 냉(冷)증에 쓰인다.

–몸이 차가워서 오는 생리통, 생리불순에 쓰인다.

몸을 따뜻하게 하는 약재로 많이 쓰이나 독성이 많으므로 복약에 주의해야한다.

–쪄서 말린 것을 약재로 쓴다.

3~6g

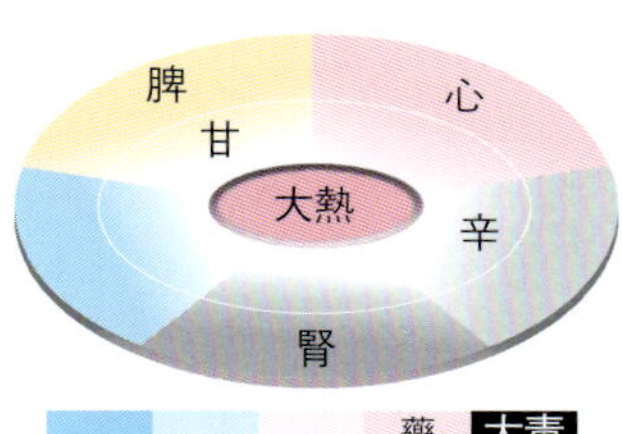

18-1 구절초(九折草)

국화과(Compositae)
구절초(*Chrysanthemum zawadskii* HERB. var. *latilobum* (MAXIM.) KITAG.)
산구절초(가는잎구절초, *C. zawadskii* HERB. ssp. *acutilobum* (DC) KITAG.)의 전초

잎 **난형** 또는 **넓은난형**이다.
총포는 **반구형**이고 3줄로 배열한다.
두화의 지름이 **8cm**이상이다.
꽃은 **흰색**이다.

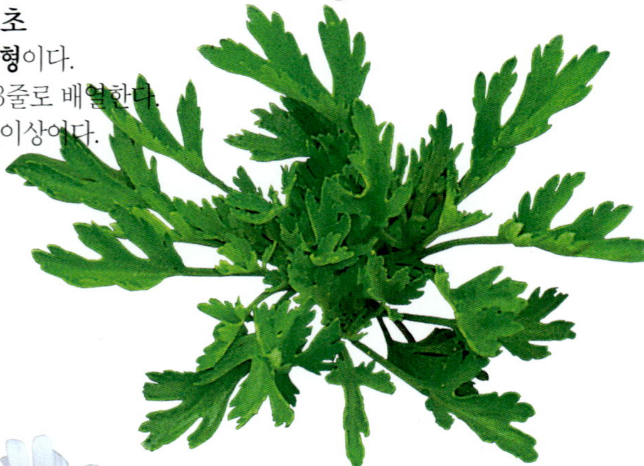

산구절초(가는잎구절초) 전초

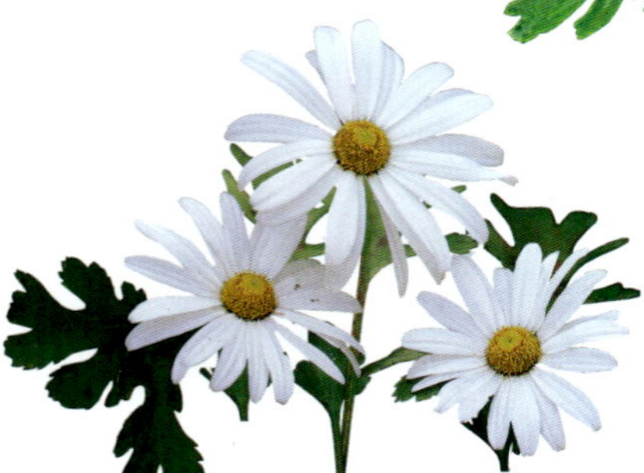

산구절초(가는잎구절초) 꽃

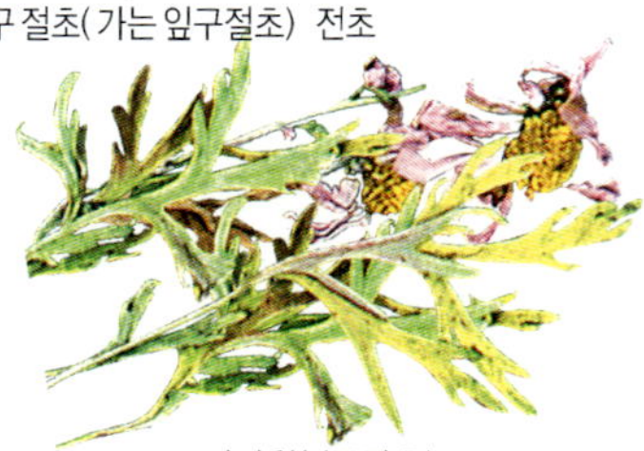

九折草(구절초)

생리불순, 생리통, 불임증(不姙症)에 쓰인다.

– 위염과 소화불량에 쓰인다.

민가에서는 부인병에 익모초와 같은 양으로 엿같이 고아서 알약[丸藥]으로 만들어 장기간 복용하면 임신을 하게 된다고 널리 이용하고 있다.

3~5g

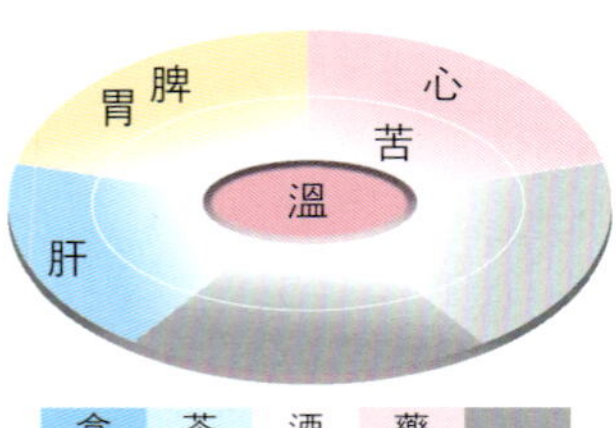

18-2 국화(菊花)

국화과(Compositae)

국화(*Chrysanthemum morifolium* RAMAT.)**의 꽃봉오리**

잎의 밑부분은 **심장형**이다.
꽃은 **대륜**(지름 18cm이상)과
중륜(9cm이상) 및
소륜(9cm이하)으로 나뉜다.
꽃은 **노란색**과 **흰색**으로 핀다.

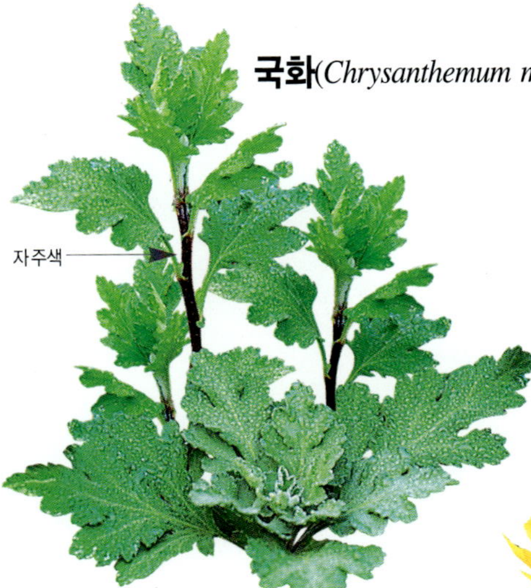

국화 전초

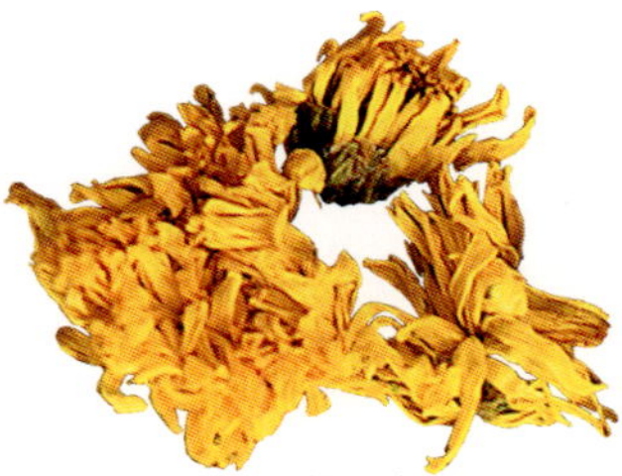
菊花(국화)

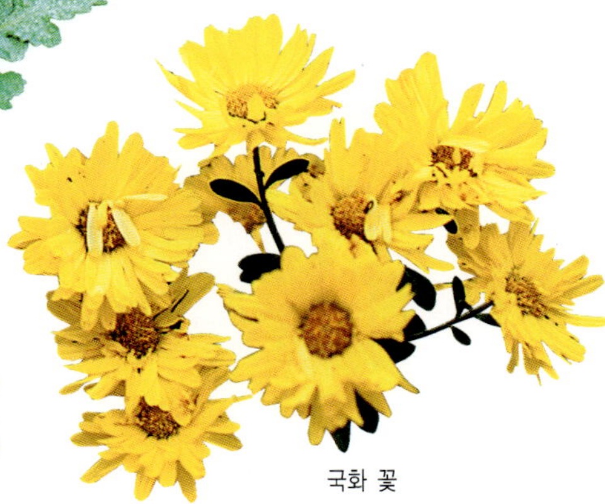
국화 꽃

혈압을 내리게 하는 작용이 있어, 혈압이 높아 머리가 아프고 어지러울 때 쓰인다.
- 눈이 충혈이 잘되고 시력이 약할 때 쓰인다.
- 관상동맥 확장작용이 있어 협심증에 쓰인다.

10~15g

20쪽 참조

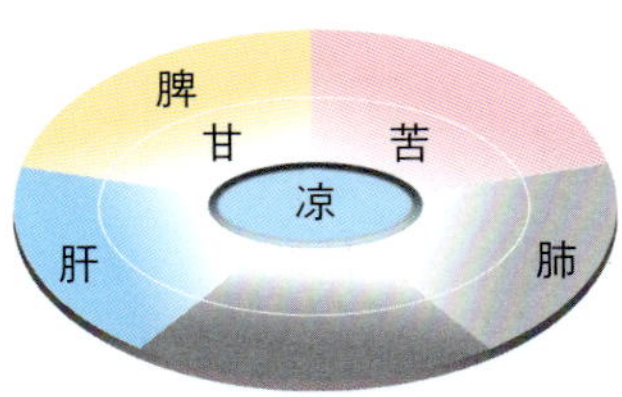

食 茶 酒 藥

18-3 야국화(野菊花)

국화과(Compositae)
산국(*Chrysanthemum boreale* (MAKINO) LING ex KITAM.)**의 꽃봉오리**
잎은 깃 모양으로 깊이 갈라지며 날카로운 **톱니**가 있다.
두화의 지름이 1.5cm정도이다.
꽃은 **노란색**으로 핀다.

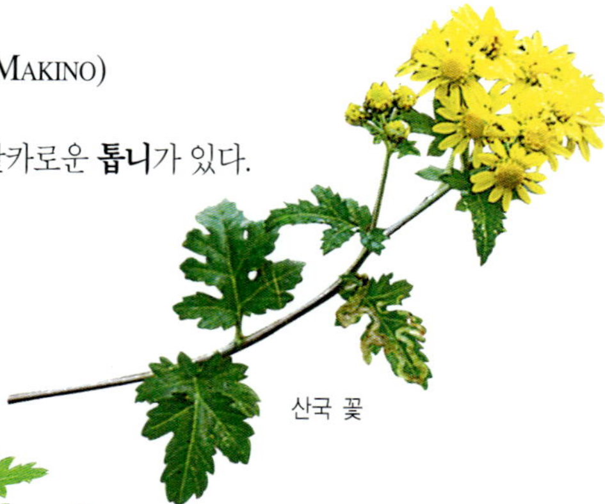
산국 꽃

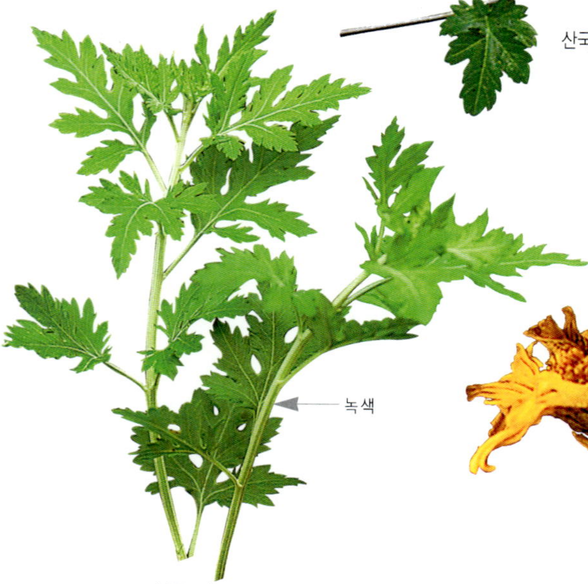

산국 전초

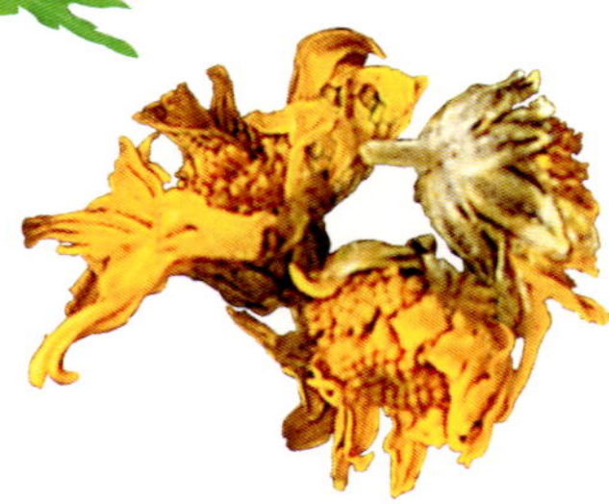
野菊花(야국화)

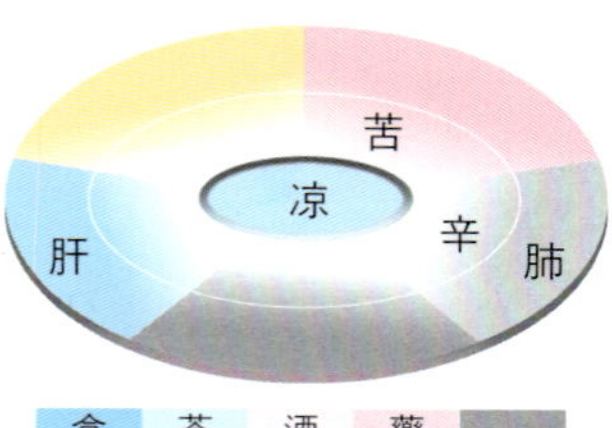

눈이 충혈(充血)되어 아플 때 쓰인다.
- 혈압을 내리게 하는 데 쓰인다.
- 관상동맥 확장작용이 있어 협심증에 쓰인다.

야국화가 국화에 비해 효능이 강하다.

5~10g

21쪽 참조

18-4 산백국(山白菊)

국화과(Compositae)

쑥부쟁이(*Aster yomena* (KITAM.) HONDA.) (*Kalimeris yomena* KITAM.)
까실쑥부쟁이(*A. ageratoides* TURCZ. var *ageratoides*)**의 전초**

잎은 피침형이고 굵은 **톱니**가 있다.
설상화는 **자주색**이고 관상화는 **황색**이다.
두화의 지름은 2.5cm이다(쑥부쟁이).

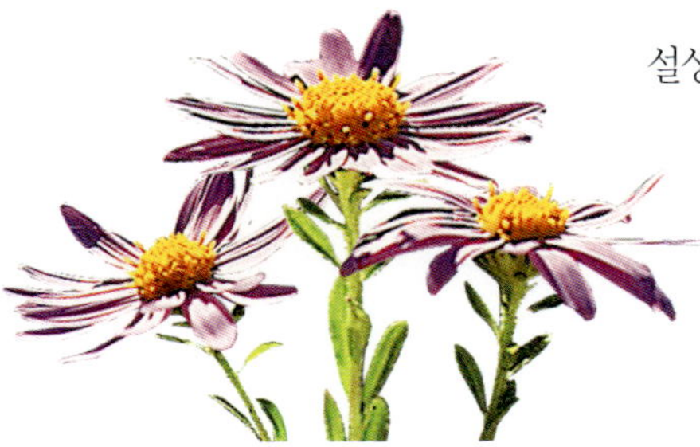

쑥부쟁이 꽃

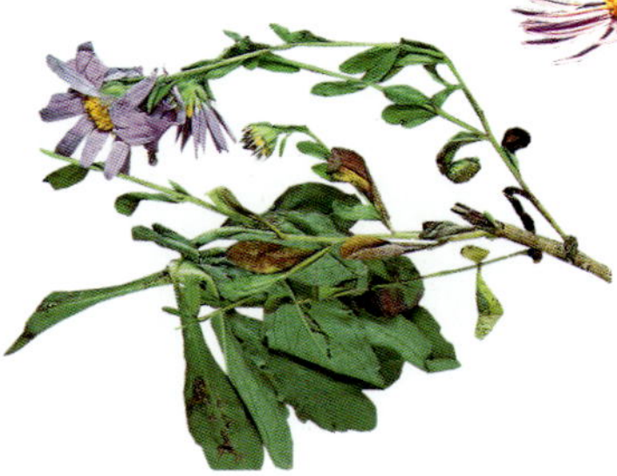

山白菊(산백국)

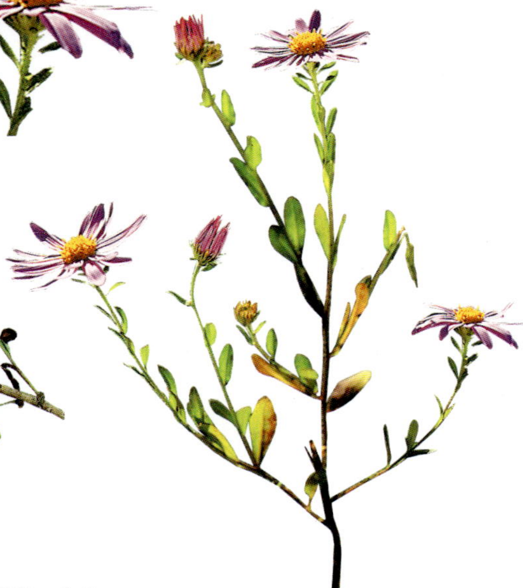

쑥부쟁이 전초

감기로 인하여 열이나고 기침하는 데 쓰인다.
- 거담작용이 있어 기관지염, 천식에 쓰인다.
- 편도선염, 유방염에 쓰인다.
- 뱀 또는 독충에 물린 데 뿌리를 짓찧어 상처에 바른다.

3~9g

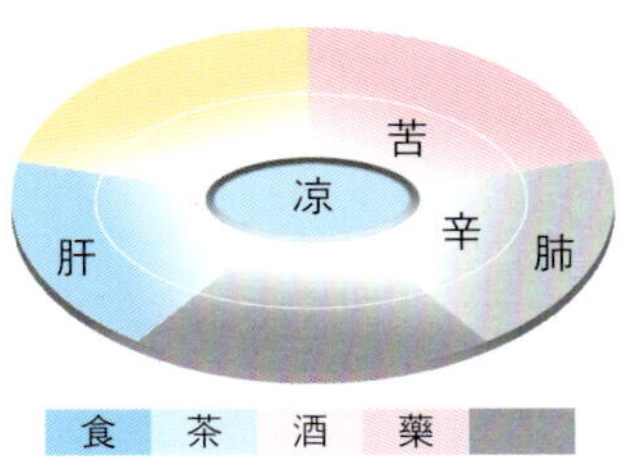

19-1 나마자(蘿藦子)

박주가리과(Asclepiadaceae)

박주가리(*Metaplexis japonica* (THUNB.) MAKINO)**의 씨**

잎은 뒷면이 하얗고 양면에 **털**이 없다.
꽃은 총상꽃차례로 **연한 자주색**과 **흰색**으로 핀다.
화관 갈래는 뒤로 말린다.
열매는 사마귀 모양의 **돌기**가 있고
종자는 **흰솜털**이 있다.
덩이뿌리가 없다.

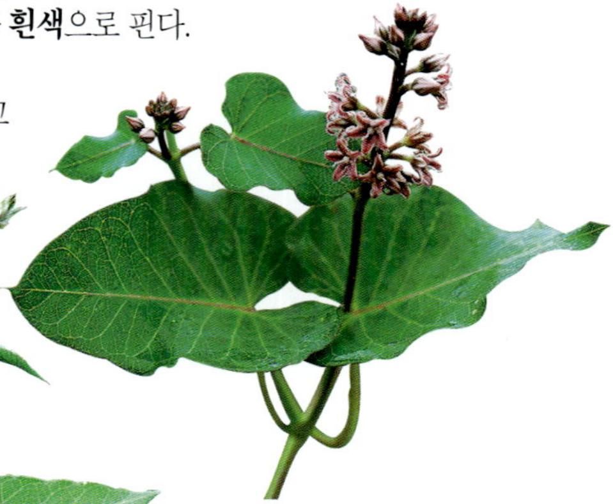

박주가리 꽃

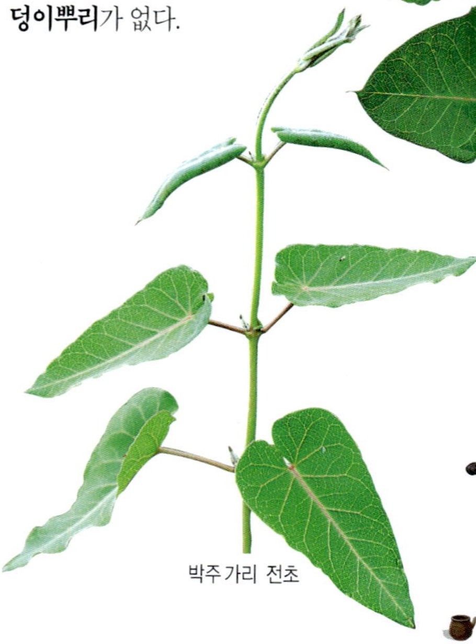

박주가리 전초

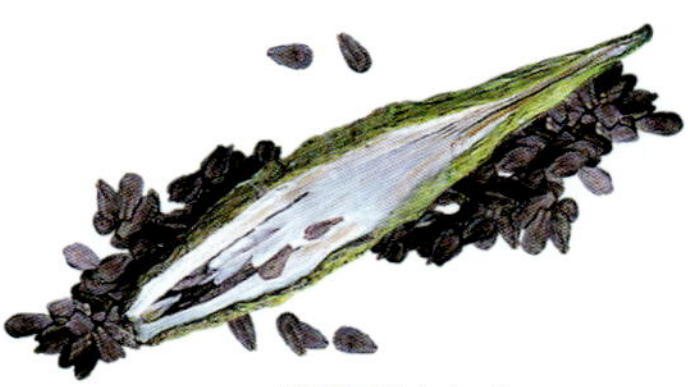

蘿藦子(나마자)

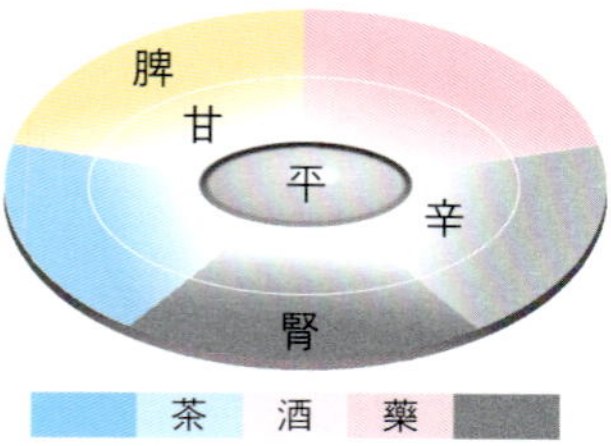

남성의 성기능장애(발기부전) 개선에 쓰인다.

- 피부상처에 짓찧어서 바르면 새살이 잘 돋아나게 하고 지혈시킨다.
- 유즙분비를 촉진시켜 수유를 원활히 한다.

15~60g

130쪽 참조

19-2 백하수오(白何首烏)

박주가리과(Asclepiadaceae)
넓은잎큰조롱(耳葉牛皮消, *Cynanchum auriculatum* ROYLE ex WIGHT)**의 덩이뿌리**
잎은 마주나고 **심장형**이다.
잎의 단면이 매끄럽지 않다.
꽃은 **연한황록색**이고 꽃잎 이 뒤로 말린다.
결실된 **꼬투리** 표면이 매끄럽다.

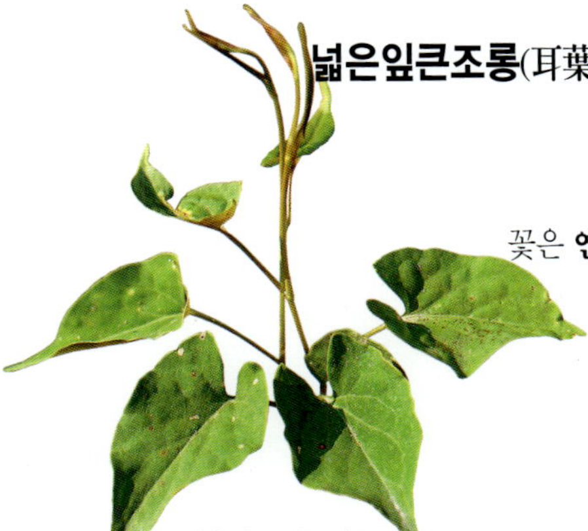
넓은 잎큰조롱 전초

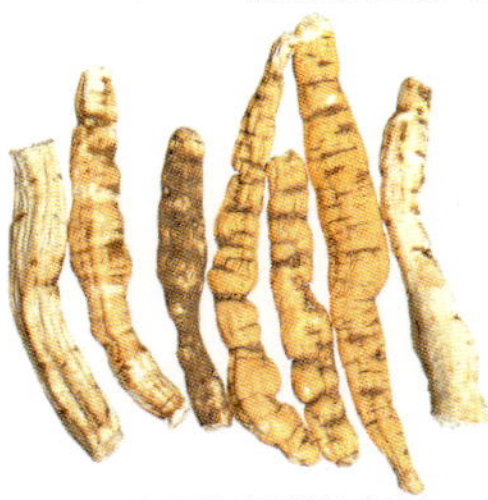
白何首烏(백하 수오)

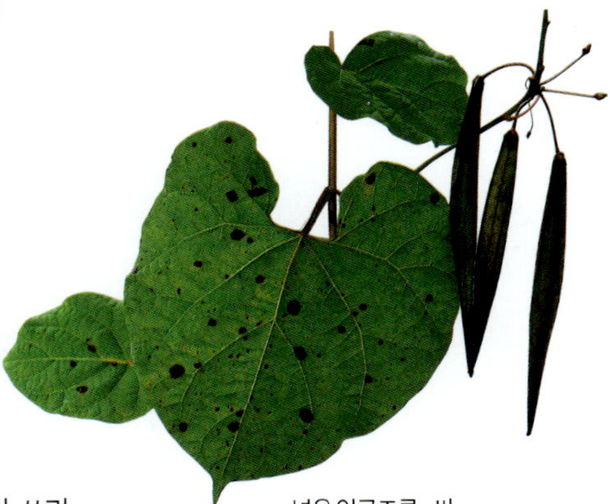
넓은 잎큰조롱 씨

- 신장기능을 도와서 허리와 무릎이 쓰리고 아픈 데 쓰인다.
- 이엽우피소(耳葉牛皮消), 격산소(隔山消), 백수오(白首烏)라고도 한다.
  - 중국에서 도입한 종으로 재배가 큰조롱에 비해 용이하고 뿌리가 커서 농가에 많이 보급되어 있다.
  - 큰조롱의 비해 다소 약효에 떨어진다.
  - 큰조롱과 달리 굵기가 일정하게 굵은 것이 특징이다.
- 6~15g

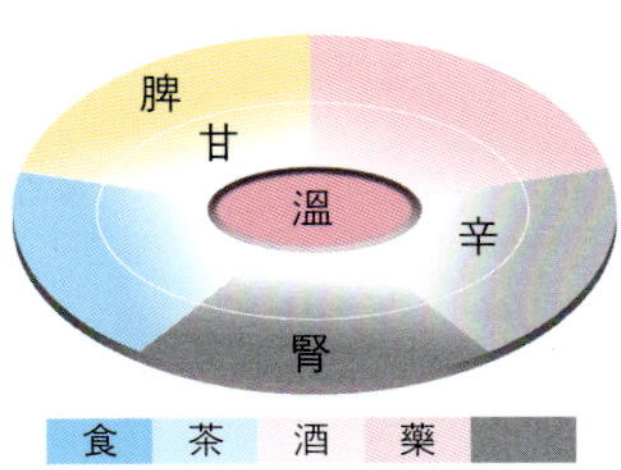

19-3 백수오(白首烏)

박주가리과(Asclepiadaceae)
큰조롱(은조롱, *Cynanchum wilfordii* (MAXIM.) HEMSL.)**의 덩이뿌리**

잎은 마주나고 세모진 **심장형**이다.
잎단면이 매끄럽다.
꽃은 우산꽃차례이며 **황록색**으로 핀다.
화관의 가장자리는 **안쪽**으로 오므라든다.
열매는 **골돌**이며 씨에 **긴 흰털**이 있다.

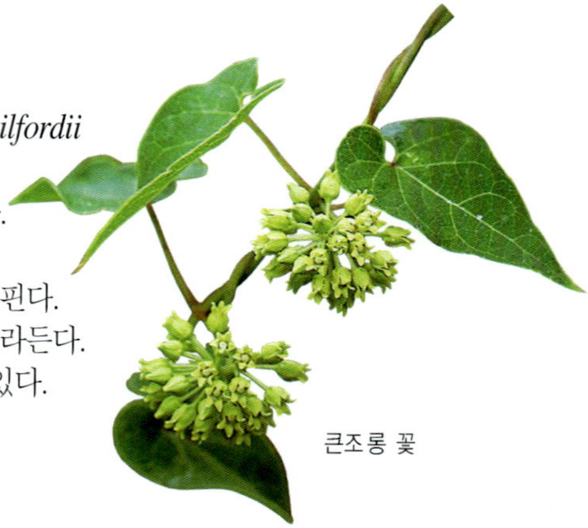
큰조롱 꽃

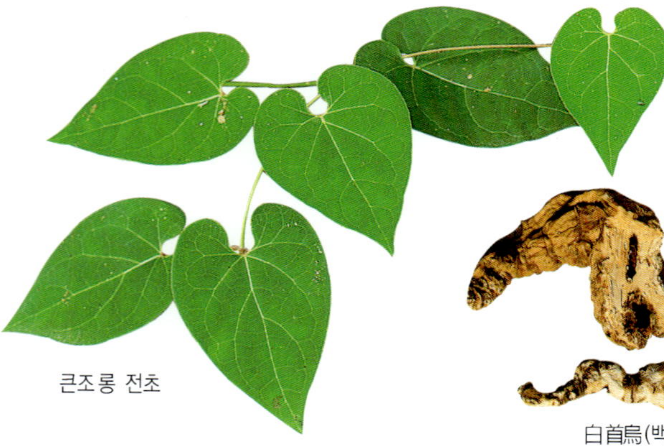
큰조롱 전초

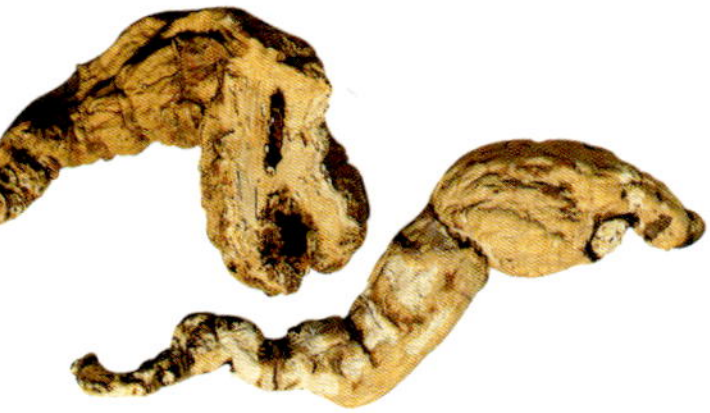
白首烏(백수오)

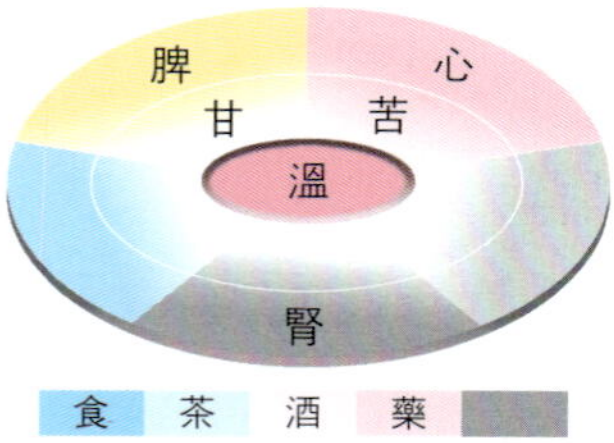

진정작용으로 신경쇠약에 쓰인다.
- 강장작용이 있어 피로회복에 쓰인다.
- 노인성 변비에 쓰인다.
- 항산화작용으로 뇌신경을 보호한다.
- 항암제 내성을 감소시켜 항암제의 효력을 증강시킨다.

우피소(牛皮消), 격산우피소(隔山牛皮消)라고도 한다.

4~12g

19-4 하수오(何首烏)

마디풀과(Polygonaceae)
하수오(*Fallopia multiflora* (THUNB. ex MURPAX) HARALDSON var. *multiflora*)**의 덩이뿌리**

잎은 어긋나고 **난형**이며 **심장형**이다.
줄기에 **마디**가 있다.
꽃은 **원추꽃차례**이며 **흰색**으로 핀다.
열매는 **수과**이고 날개가 있으며 **흑색**이다.

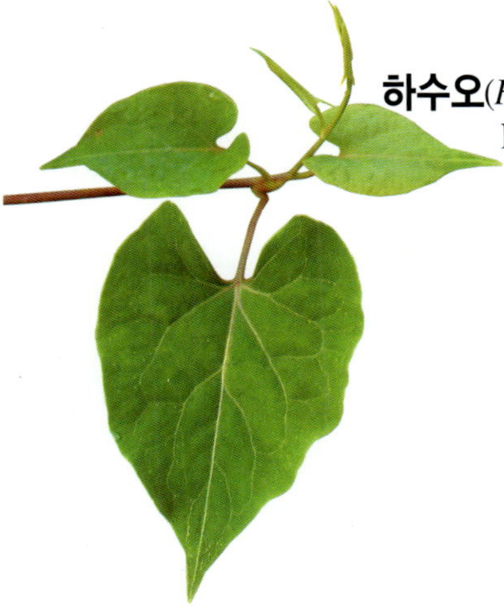
하수오 전초

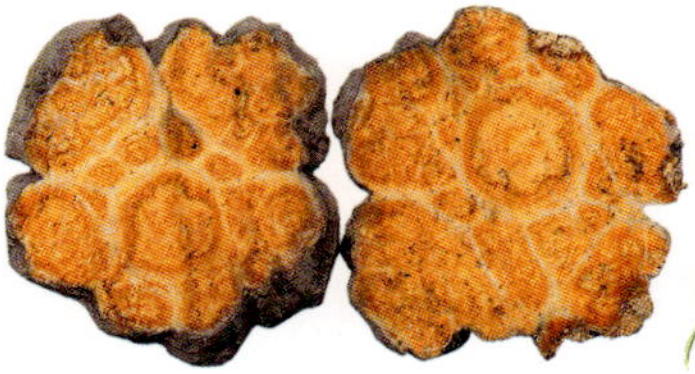
何首烏(하수오)

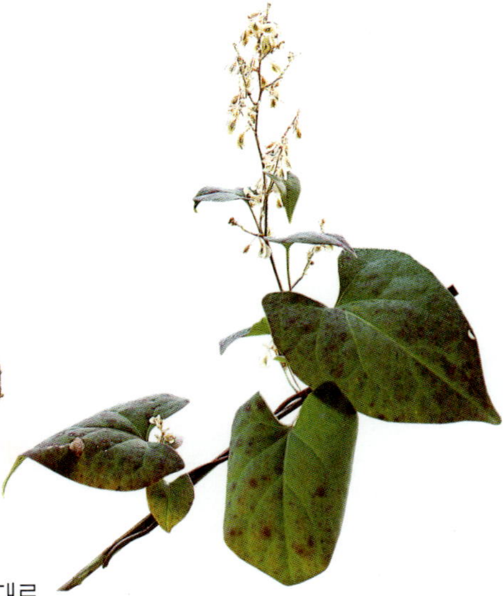
하수오 꽃

- 강심작용이 있고 백하수오와는 반대로 각성시키며 기억력을 개선한다.
- 사하작용이 있어 변비에 쓰인다.
- 콜레스테롤 흡수를 억제하며 고지혈증, 동맥경화를 예방한다.
- 면역력을 증강시켜 보약의 의미가 있다.

하수오란 명칭은 흰 머리카락이 검게 된다는 데서 유래되었다.
- 적하수오(赤何首烏)라고도 한다.

6~12g

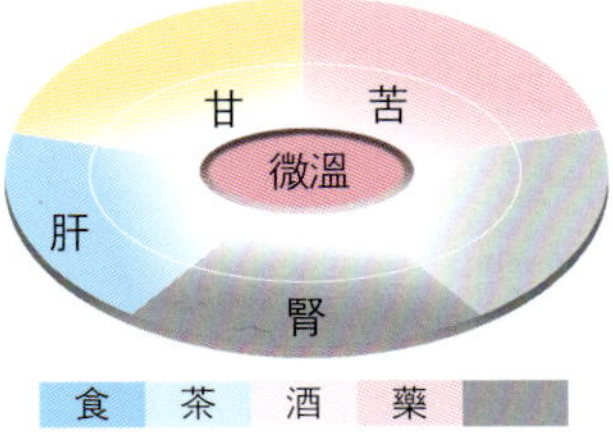

19-5 홍약(紅藥)

마디풀과(Polygonaceae)
나도하수오(*Fallopia cilinervis* (Nakai) Hammer)
(*Pleuropterus cilinervis* Nakai)**의 뿌리**
덩이뿌리가 없다.
잎은 **호생**으로 긴 타원형이다.
밑부분은 **심장형**이고 뒷면 맥 위에 **잔털**이 있다.

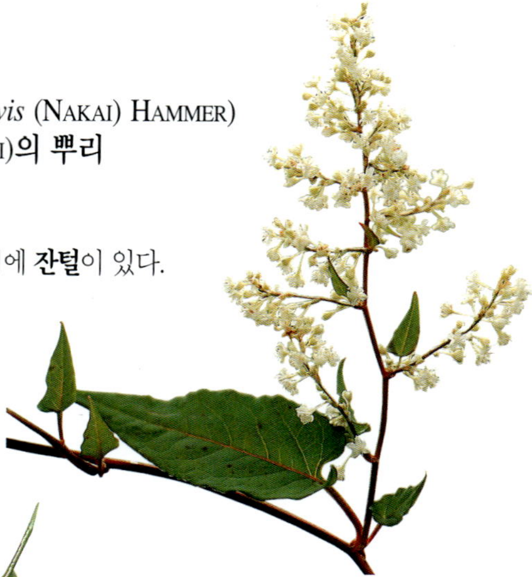
나도하수오 꽃

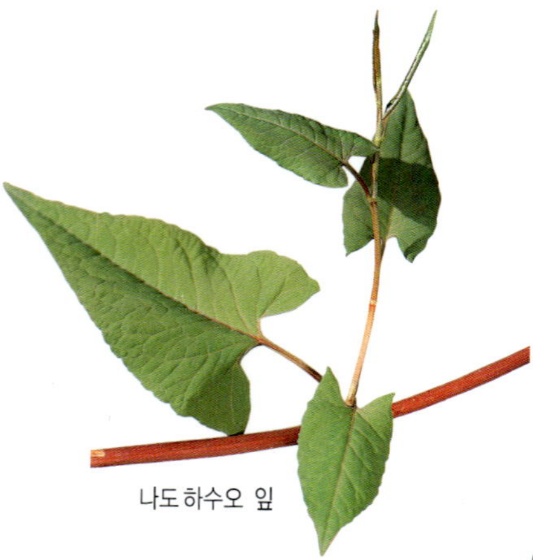
나도하수오 잎

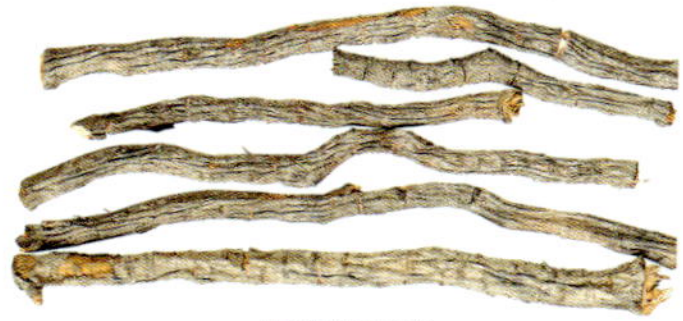
紅藥(홍약))

- 항균, 항바이러스작용으로 감기, 대장염 등에 쓰인다.
  - 지혈작용으로 토혈 등 각종 출혈성(토혈, 객혈) 질환에 쓰인다.
- 홍약자(紅藥子)라고도 한다.
- 구토, 오심을 유발할 수 있으므로 주의해야 한다.
- 9~15g

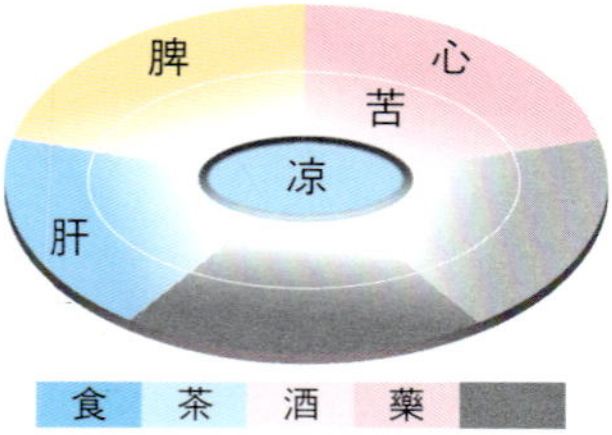

20-1 낙신부(落薪婦)

범의귀과(Saxifragaceae)
노루오줌(*Astilbe rubra* HOOK. f. & THOMSON var. *rubra*)**의 전초**
줄기에 갈색의 **긴 털**이 있다.
잎은 복엽이고 **긴난형** 또는 **난상긴타원형**이다.
꽃은 원추꽃차례로 곧게 서고 **갈색털**이 있으며 7~8월에 **분홍색**으로 곧게 핀다.
꽃잎은 **5장**이고 꽃받침은 **5갈래**로 갈라진다.

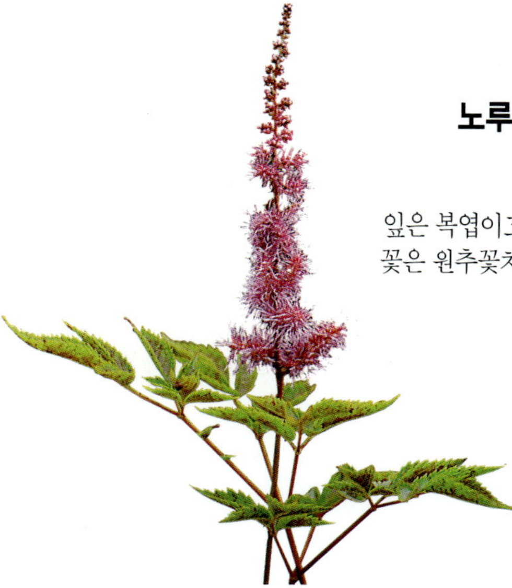
노루오줌 꽃

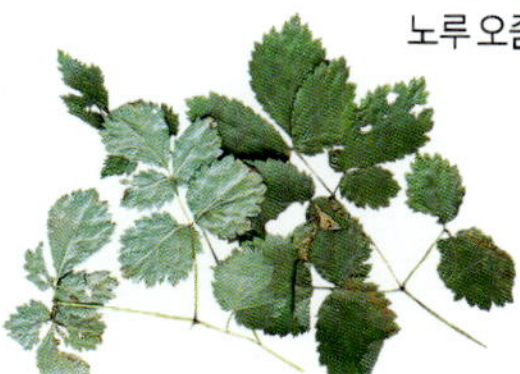
落薪婦(낙신부)

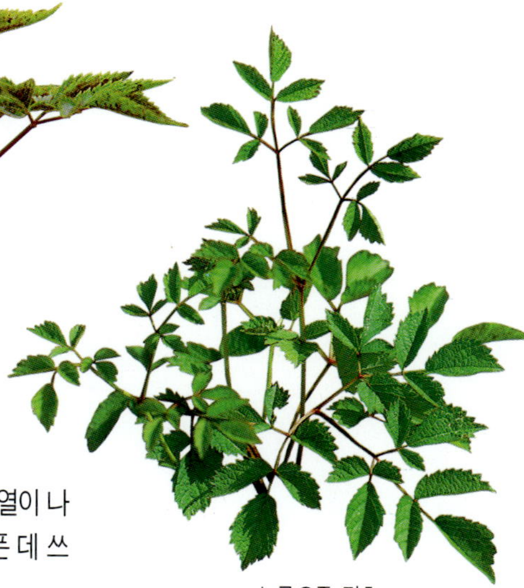
노루오줌 전초

- 해열작용이 있어 감기로 인하여 열이 나고 머리가 아프거나, 근육이 아픈 데 쓰인다.
  - 기침을 멎게 하고 가래를 삭이는 데 쓰인다. 제산작용이 있다.
- 소승마(小升麻)라고도 한다.
  - 시중에 노루오줌풀을 삼지구엽초로 오용하고 있는 경우가 많이 있으나, 성기능 개선작용이 없으므로 주의가 요망된다.
- 9~15g

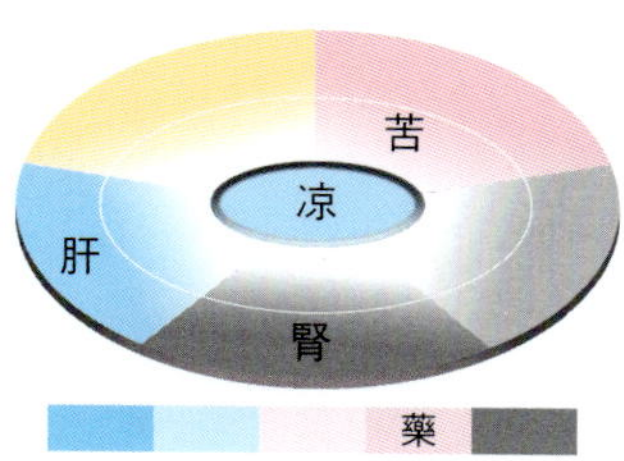

20-2 마미련(馬尾連)

미나리아재비과(Ranunculaceae)

금꿩의다리(*Thalictrum rochebrunianum* FR. & SAV. var. *grandisepalum* (H. LEV) NAKAI))

꿩의다리(*T. aquilegifolium* L. var. *sibiricum* REGEL & TILING)**의 뿌리, 뿌리줄기**

뿌리는 **방추상**이 아니다.

잎은 어긋나고 소엽은 **도란형**이다.

꽃은 **홍자색**이며 꽃받침잎은 **자주색**이다.

수술은 **황색**이고

수과로 8~20개이다.

열매는(금꿩의 다리)

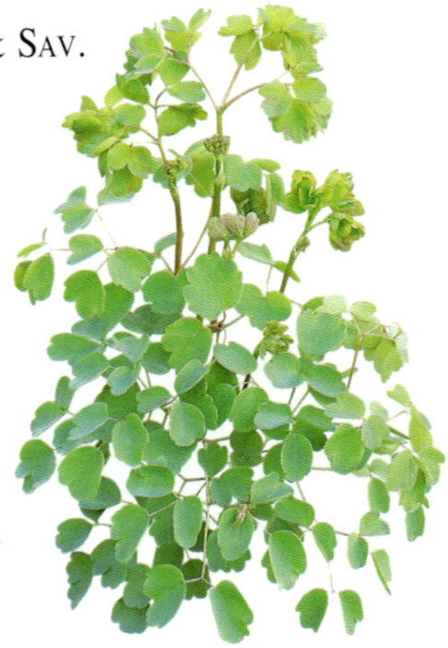

꿩의다리 전초

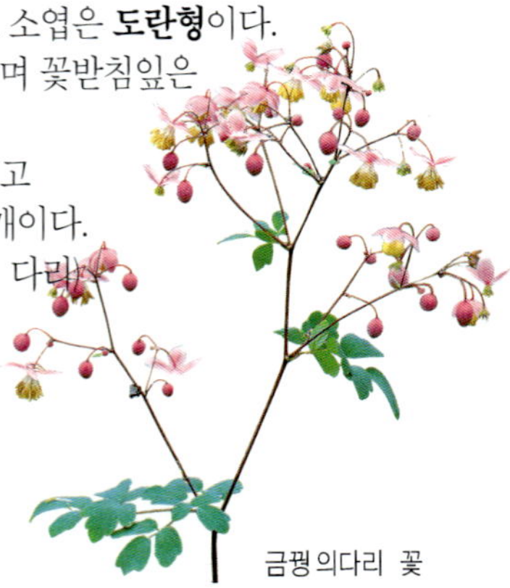

금꿩의다리 꽃

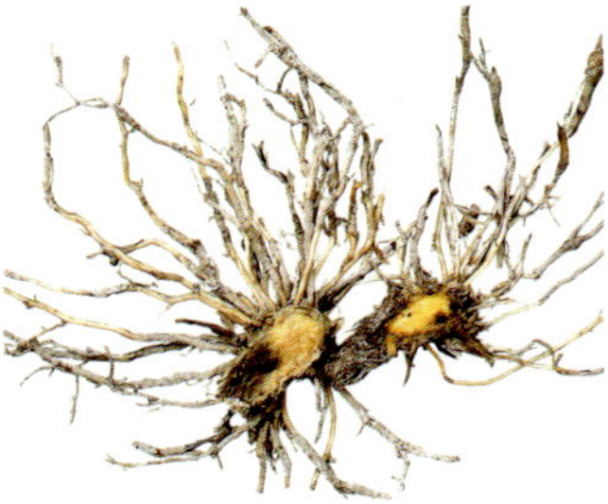

馬尾連(마미련)

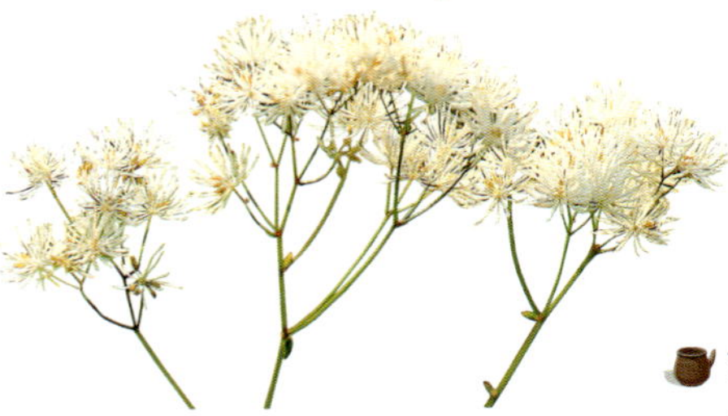

꿩의다리 꽃

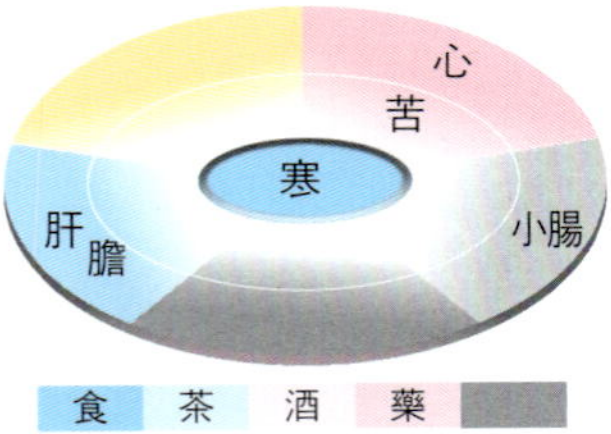

항균작용이 있어 감기, 이질, 대장염, 간염 등에 쓰인다.

– 관상동맥혈류를 증가시키고 혈압을 내리게 하여 협심증(狹心症)에 쓰인다.

시중에 꿩의다리풀을 삼지구엽초로 오용하고 있는 경우가 많이 있으나, 성기능 개선작용이 없으므로 주의가 요망된다.

4~8g

20-3 음양곽(淫羊藿)

매자나무과(Berberidaceae)
삼지구엽초(*Epimedium koreanum* NAKAI)**의 지상부**
줄기밑에 **비늘 조각**이 있고 잎은 **난형**이다.
꽃은 겹총상꽃차례로 5월에 4장의 꽃잎이 **흰색**으로 아래를 향해 핀다.
꽃받침은 **8장**이다.

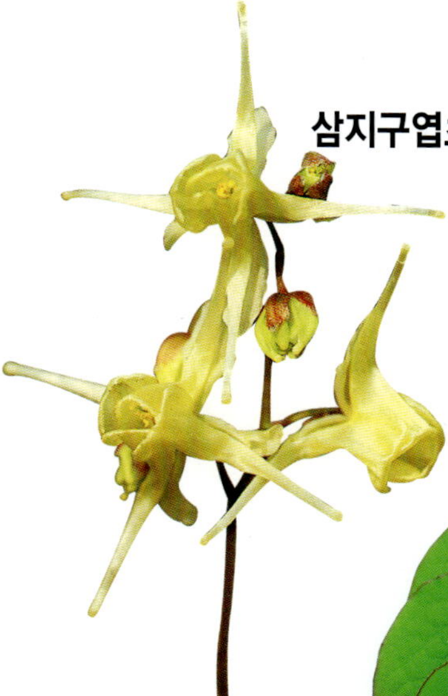
삼지구엽초 꽃

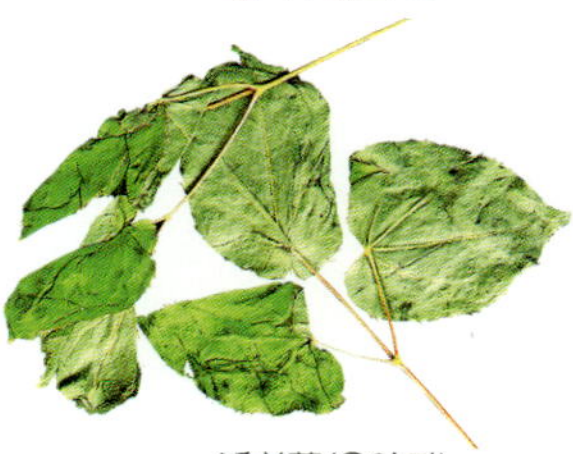
淫羊藿(음양곽)

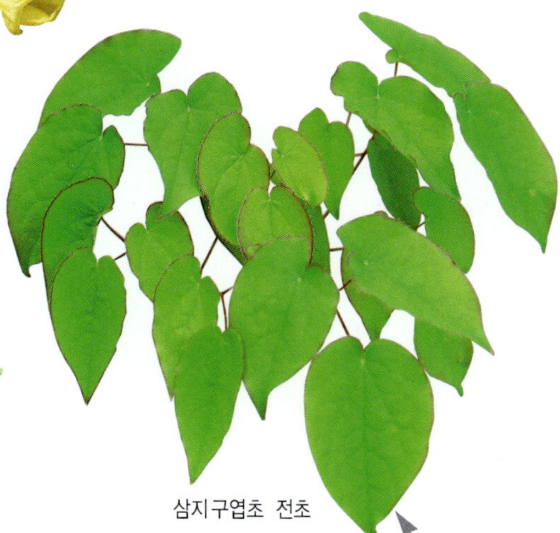

삼지구엽초 전초

- 성기능 개선작용이 있어 발기부전(勃起不全), 유정(遺精) 등에 쓰인다.
- 관상동맥혈류를 증가시키므로 협심증(狹心症)에 쓰인다.
- 혈압 강하작용이 있어 고혈압에 쓰인다.
- 골다공증을 예방한다.

3~9g

104쪽 참조

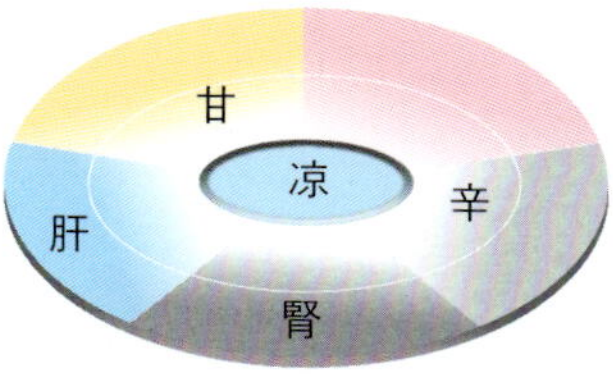

21-1 남과자(南瓜子)

박과(Cucurbitaceae)
호박(*Cucurbita moschata* DUCHENSE)**의 열매속의 씨**
잎은 **심장형**과 **신장형**으로
가장자리는 얕게 5갈래이다.
꽃은 **노란색**이다.
열매는 **박과**로 대형이고
씨는 **다수**이며 편평하다.

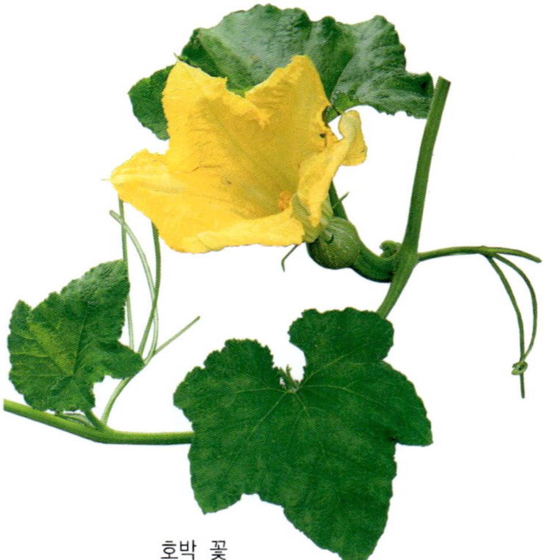
호박 꽃

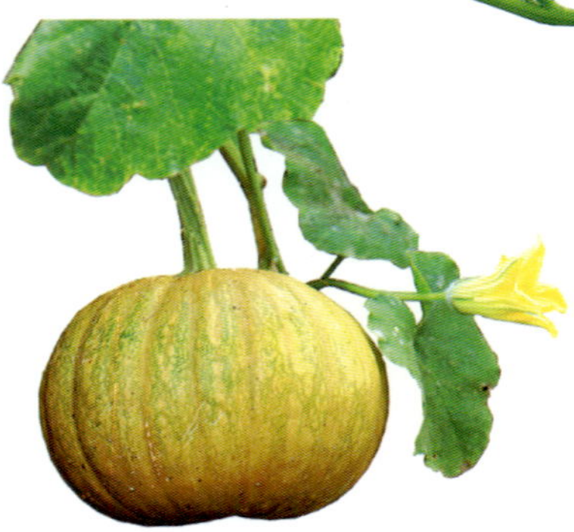
호박 열매

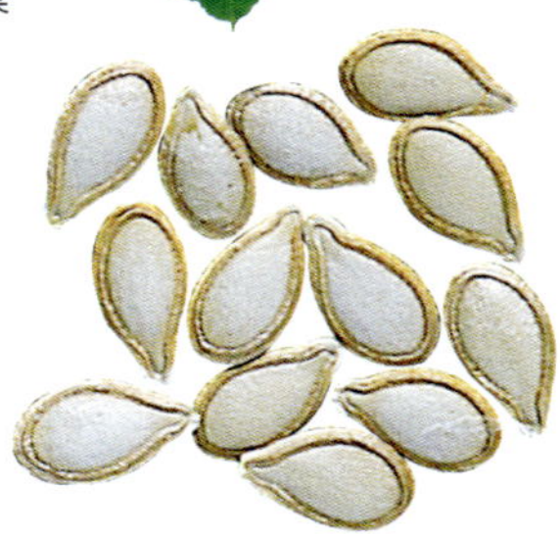
南瓜子(남과자)

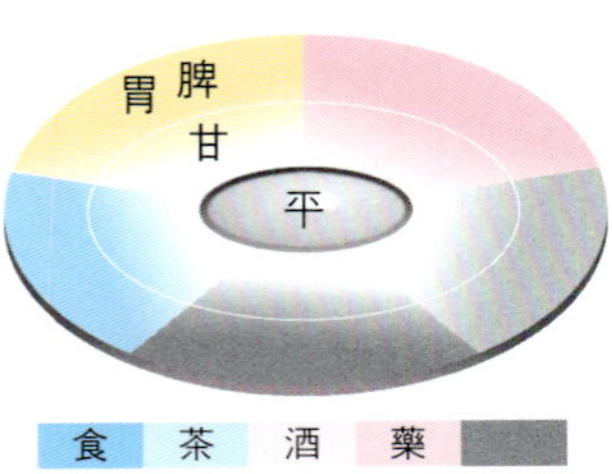

구충작용이 있어 촌충, 회충 구제에 쓰인다.
- 산후부종, 전립선비대에는 볶아서 쓰인다.
- 백일해(百日咳) 또는 기침에 쓰인다.
- 폐경 이후에 오는 요실금(尿失禁)에 복분자(覆盆子)와 함께 쓰인다.

20~40g

21-2 동과자(冬瓜子)

박과(Cucurbitaceae)
동아(동과, *Benincasa cerifera* SAVI)
(*B. hispida* COQN.)**의 열매속의 씨**

잎은 넓은 **난형**이며 가장자리는 5~7갈래이다. 꽃은 **누른색**이다. 열매는 난형의 **물열매**이고 씨는 난형의 **흰 씨앗**이 들어있다. 열매껍질에는 **흰 가루**가 있다.

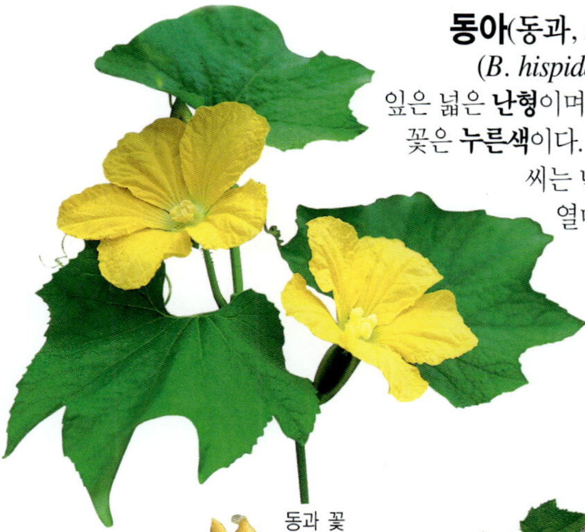

동과 꽃

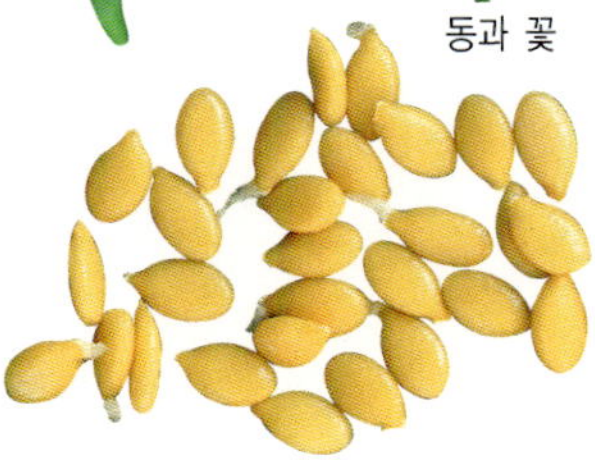

冬瓜子(동과자)

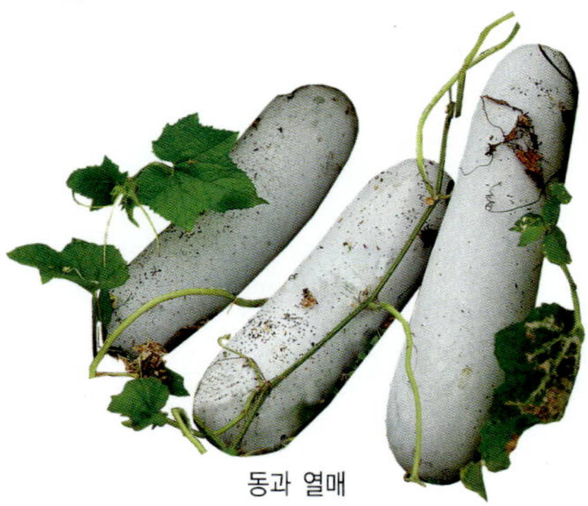

동과 열매

배농(排膿) 효과가 있어 인후염, 폐농양, 충수염 등 염증에 쓰인다.

- 폐 기능을 도와 기침, 가래에 쓰인다.
- 동과피(동과껍질)는 이뇨작용이 있어 신장염, 전신부종에 쓰인다.

《향약집성방》에는 백과자(白瓜子)로 기록되어 있다.

10~15g

349쪽 참조

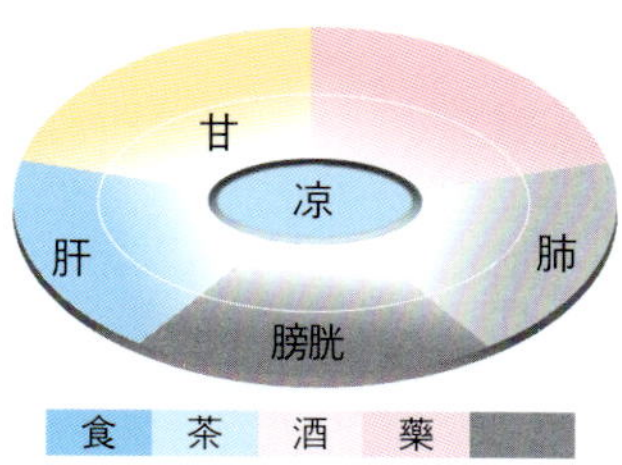

22-1 낭탕근(莨菪根)

가지과(Solanaceae)

미치광이풀(*Scopolia japonica* MAXIM.)**의 뿌리**

여러해살이풀로 전체에 **털**이 없다.

잎의 가장자리는 **밋밋**하다.

꽃은 종모양이며 4~5월에 **검은 자색**으로 핀다.

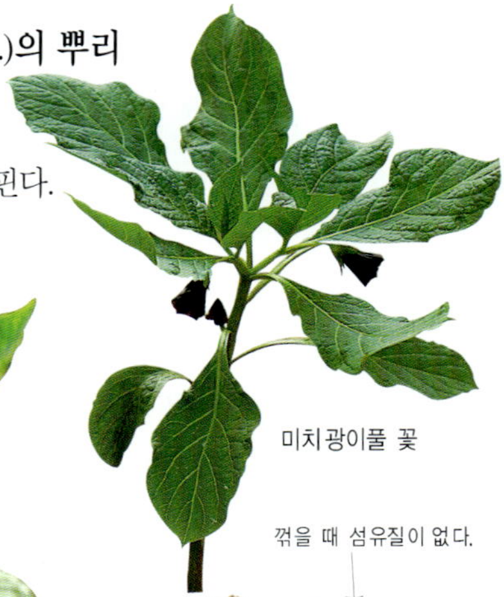
미치광이풀 꽃

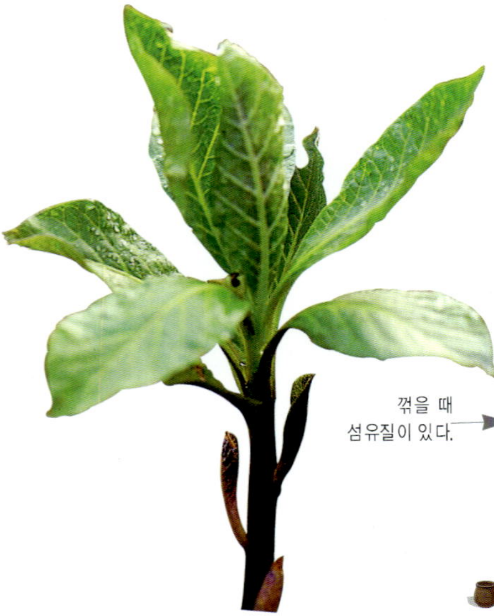
미치광이풀 전초

꺾을 때 섬유질이 없다.

꺾을 때 섬유질이 있다.

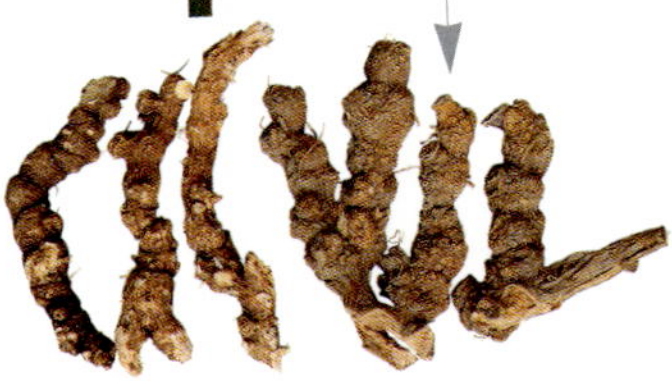
蒼朮(창출) / 莨菪根(낭탕근) 비교

위산과다, 위경련에 소량 쓰인다.

- 피부병에 짓찧어 개어 붙인다.

복용에 신중해야 한다. 독성이 있으므로 많이 사용하면 울고 웃기를 반복하여 미치광이풀로 불린다.

- 임부와 심장병 환자는 복용을 금한다.
- 낭탕근은 창출과 외부성상이 유사하다. 혼재되어서는 절대 안된다.
- 미치광이풀을 천궁잎으로 오인하고 쌈채로 먹고 병원에 입원한 예도 있다.

동낭탕(東莨菪)이라고도 한다.

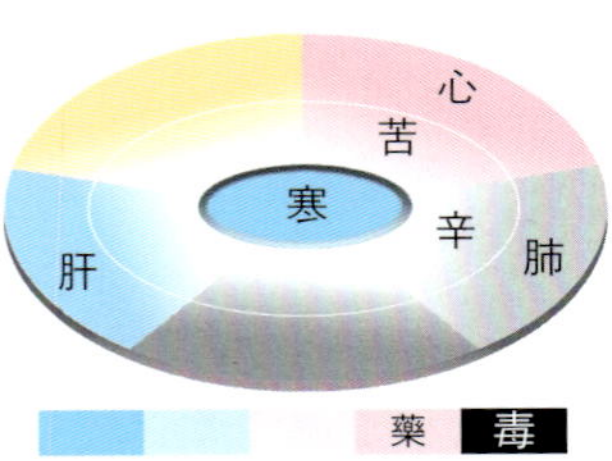

22-2 낭탕자(莨菪子)

가지과(Solanaceae)

사리풀(*Hyoscyamus niger* L.)**의 씨**

한해살이풀로 전체에 털과 선모가 있어 **점성**이다.
잎의 가장자리에 물결모양의 **톱니**가 있다.
꽃은 6~7월에 **노란색**으로 핀다.
꽃받침통에 **자주색 맥**이 있다.

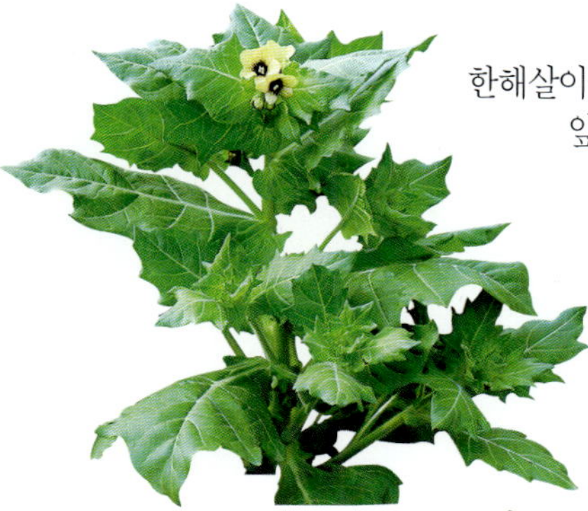

사리풀 꽃

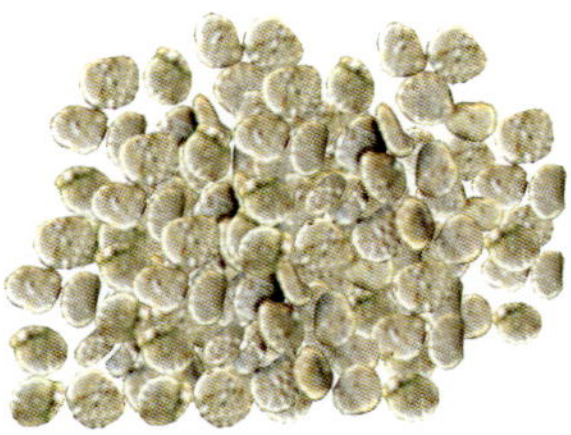

莨菪子(낭탕자)

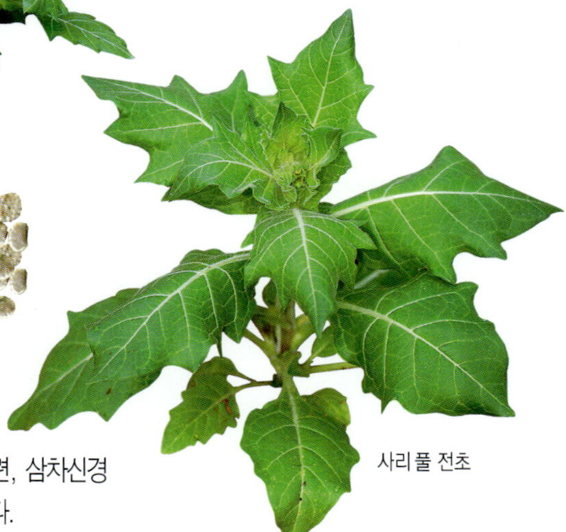

사리풀 전초

- 근육을 이완시키므로 위경련, 삼차신경통, 생리통, 치통 등에 쓰인다.
  - 세균성 설사와 탈항을 치료하는 데 쓰인다.
- 많이 복용하면 극도의 흥분상태가 일어나거나 심장쇼크가 일어날 수 있어 복용량에 주의가 요망된다.
- 천선자(天仙子)라고도 한다.
- 0.6~1.2g

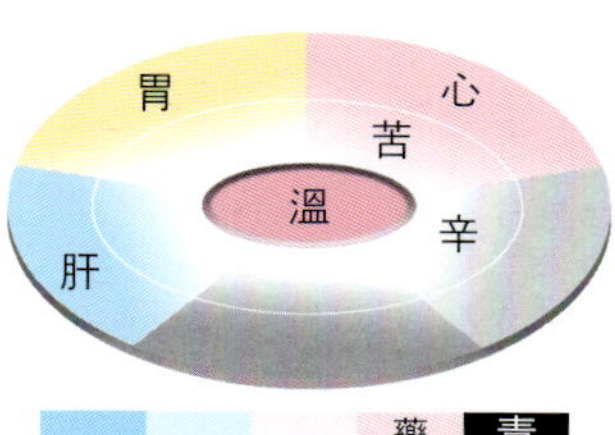

155쪽 참조

23-1 녹곽(鹿藿)

콩과(Leguminosae)
여우콩(*Rhynchosia volubilis* LOUR.)**의 전초**
덩굴성여러해살이풀로 작은 잎은
도란형으로 난상 마름모꼴이다.
뒷면에 **황갈색**의 선점이 있다.
꽃은 **노란색**이고 열매는 **협과**로 털이 퍼져 난다.

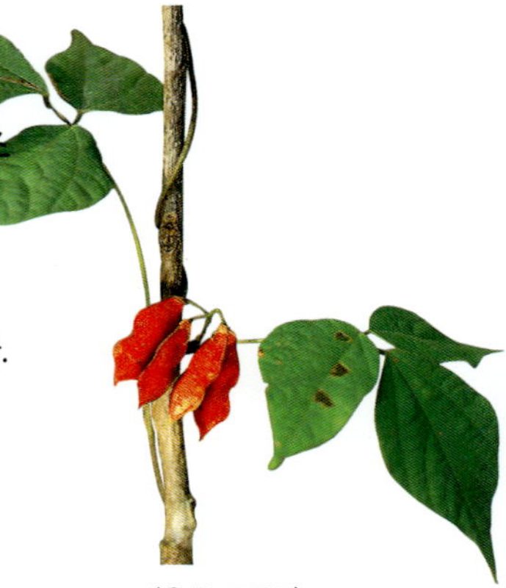
여우콩 꼬투리

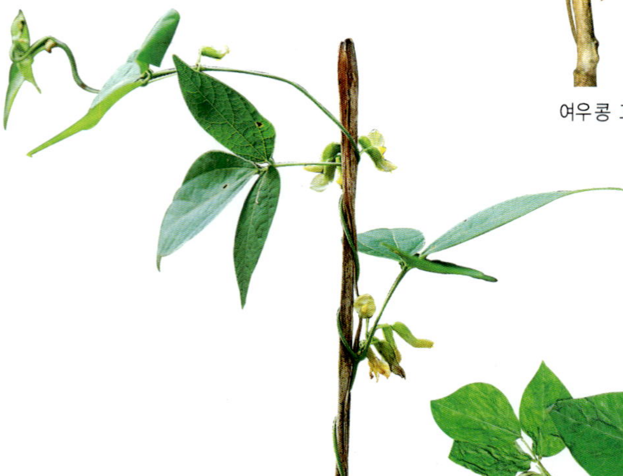
여우콩 꽃

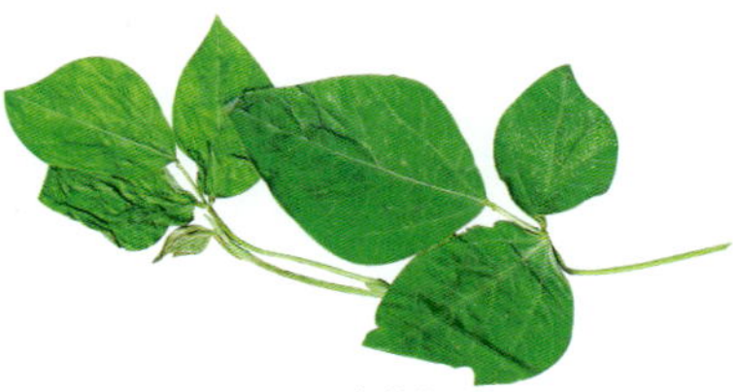
鹿藿(녹곽)

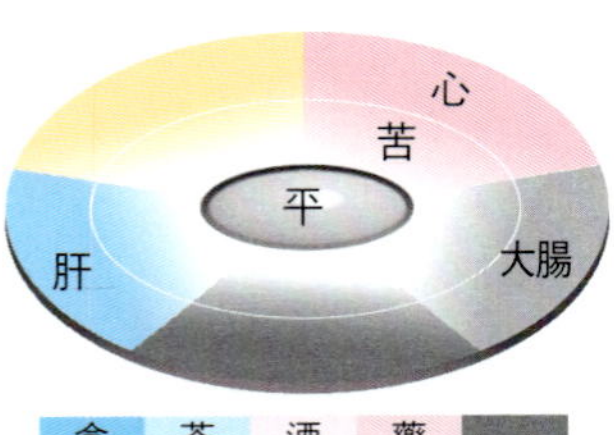

산욕열과 요통에 쓰인다.
- 습관성으로 머리가 아픈 데 차[茶]로 복용한다.(1일 용량 30g)

열매를 녹곽두(鹿藿豆)라 하며 디프테리아, 편도염에 쓰인다.

9~30g

23-2 야료두(野料豆)

콩과(Leguminosae)
돌콩(*Glycine soja* SIEBOLD & ZUCC.)**의 씨**
덩굴성한해살이풀로 밑을 향한 **털**이 있다.
작은 잎은 **타원상 피침형**이다.
턱잎은 **넓은 피침형**이다.
꽃은 총상꽃차례로 길이 2~5cm의 **연한 자주색**이다.
열매는 **협과**로 털이 밀생한다.

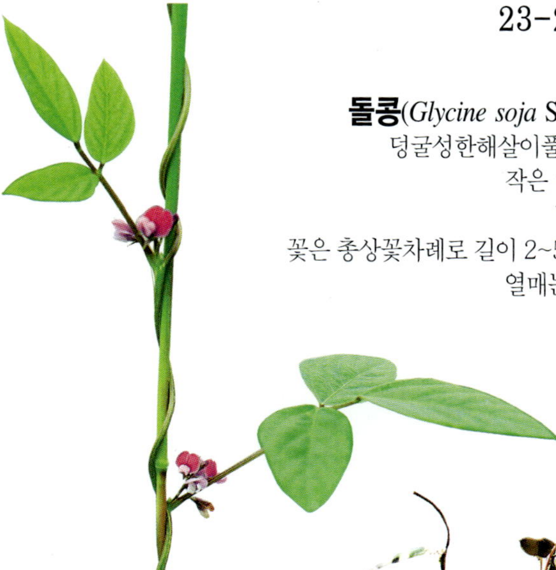
돌콩 꽃

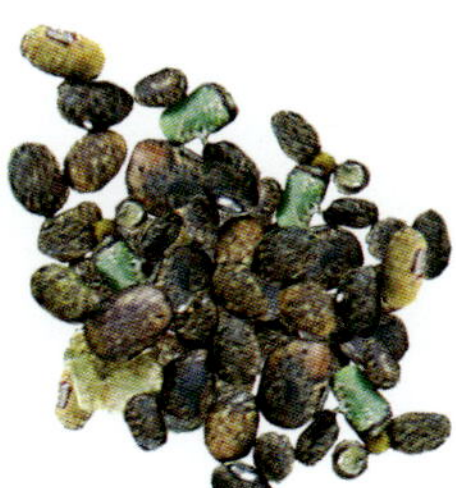
野料豆(야료두)

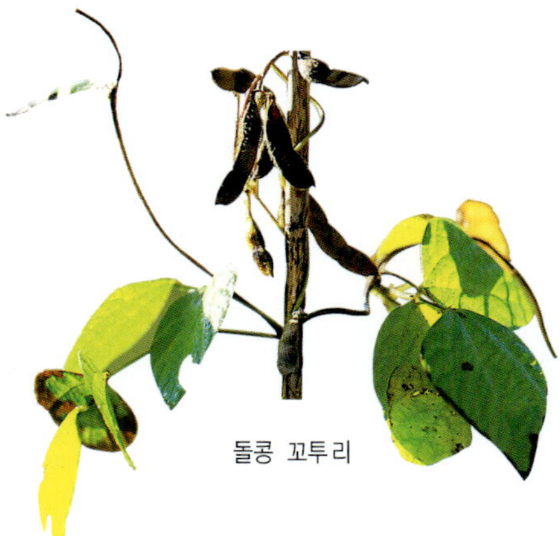
돌콩 꼬투리

근육과 뼈를 튼튼하게 하며 눈을 밝게 한다.
- 해독(解毒)작용으로 약의 부작용을 풀어주며 간염, 황달에 쓰인다.

여두(穭豆), 요두(料豆), 세흑두(細黑豆)라고도 한다.

9~15g

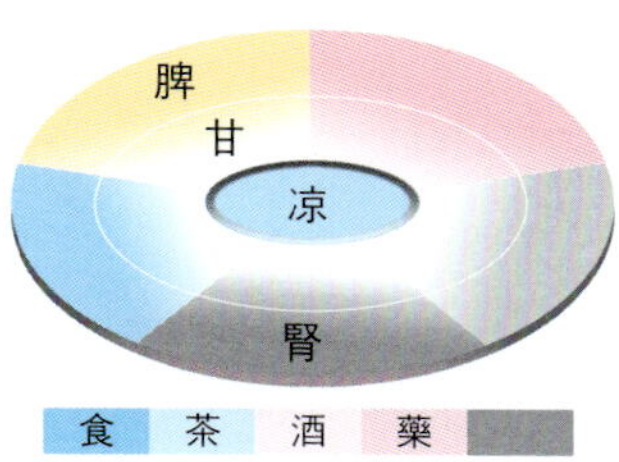

24-1 녹두(菉豆)

콩과(Leguminosae)
녹두(*Vigna radiata* (L.) WILCZEK)
(*Phaseolus radiatus* L.)**의 씨**
줄기는 곧게 서고 전체에 **갈색털**이 분포한다.
잎은 넓은 **피침형** 또는 **난상원형**이다.
열매는 **협과**로 강모와 돌기가 있다.

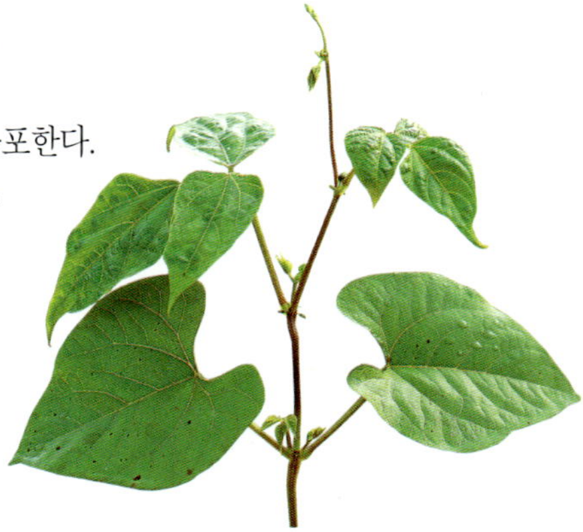
녹두 새싹

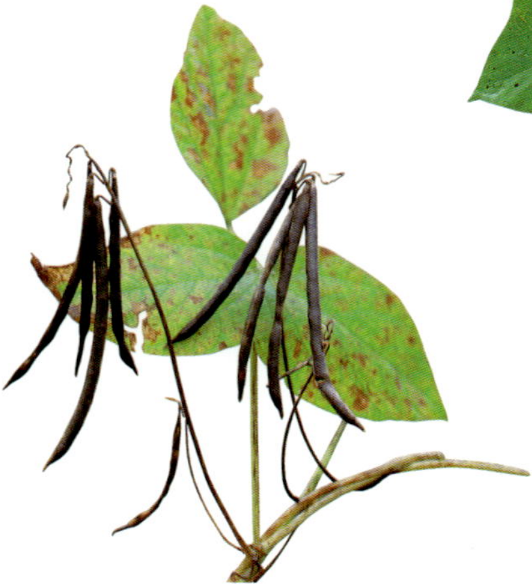
녹두 꼬투리

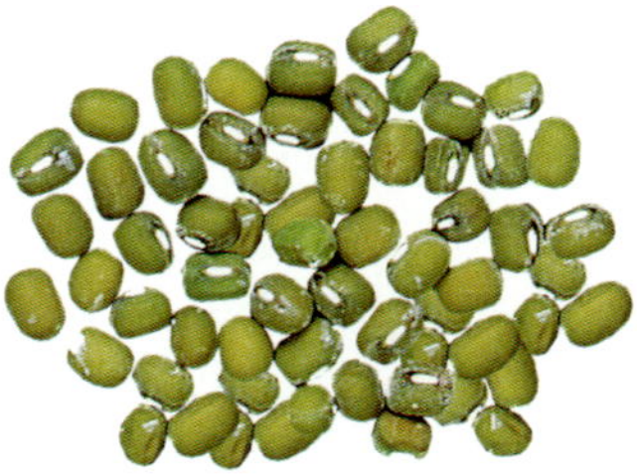
菉豆(녹두)

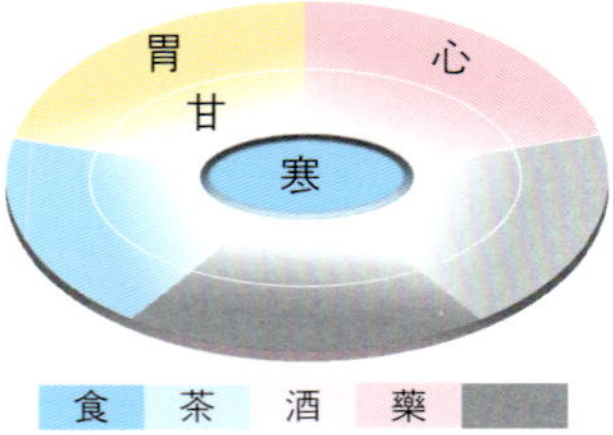

열을 내리게 하고 소변을 잘나오게 한다.
- 부자, 초오의 독과 납 등 약물로 인한 독을 해독시키는 데 쓰인다.
- 녹두와 꽃은 알콜대사를 촉진시켜 술독(酒毒)을 풀어 주는 데 쓰인다.
- 혈전 용해작용이 있어 외용(外用)하면 기미를 없앤다.

15~30g

335쪽 참조

24-2 적소두(赤小豆)

콩과(Leguminosae)
팥(*Vigna angularis* (WILLD.) OHWI & H. OHASHI)
(*Phaseolus angularis* WILLD.)
덩굴팥(*V. umbellata*
(THUNB.) OHWI & OHASHI)
(*P. calcaratus* ROXB.)**의 씨**

줄기에 **긴털**이 퍼져난다. 잎은 **심장형** 또는 **넓은난형**이며 끝이 뾰족하고 **둥근모양**이다. 열매는 **협과**로 털이 거의 없다.

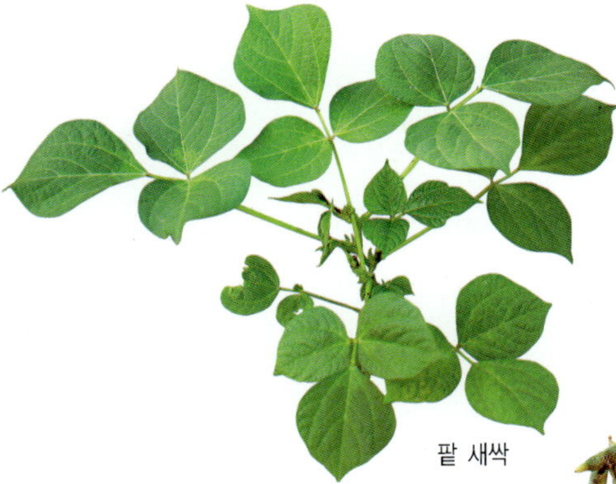
팥 새싹

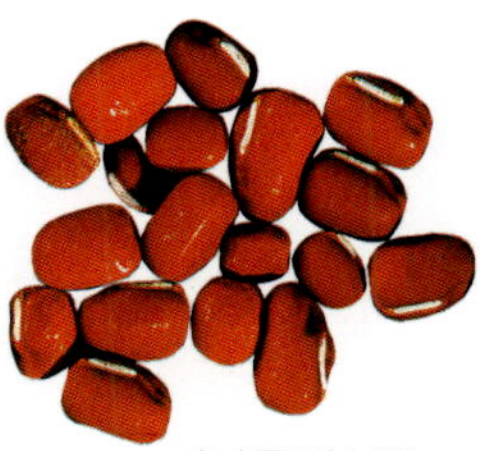
赤小豆(적소두)

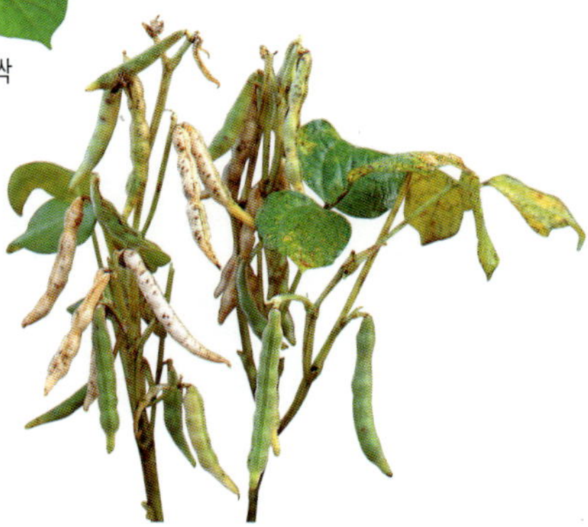
팥 꼬투리

전신이 붓고 소변이 잘나오지 않는 데 쓰인다.(각기부종)

-황달, 설사, 이질에 쓰인다.

-잉어 한 마리에 팥을 넣고 달인 물을 여러 번 나누어 복용하면 산후부종이나, 간경변으로 인한 복수(腹水)에 효과를 볼 수 있다.

-혈전 용해작용이 녹두보다 낫다.

10~30g

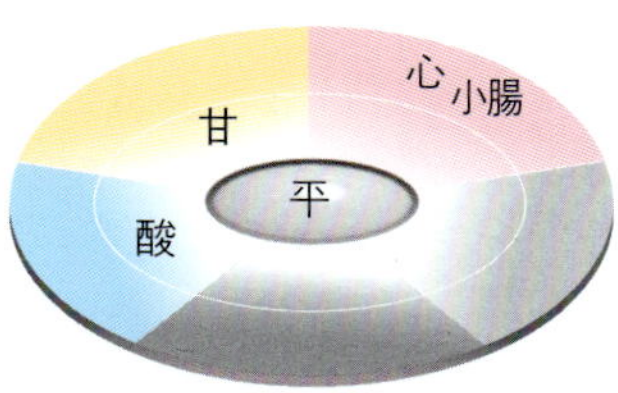

食	茶	酒	藥	

319쪽 참조

25-1 남실(藍實)

마디풀과(Polygonaceae)
쪽(*Persicaria tinctoria* H. GROSS)**의 씨**
여러해살이풀로 줄기는 붉은
자주색이며 **원통 모양**이다.
잎집 끝에 **털**이 있다.
잎은 **긴 타원형**으로 어긋난다.

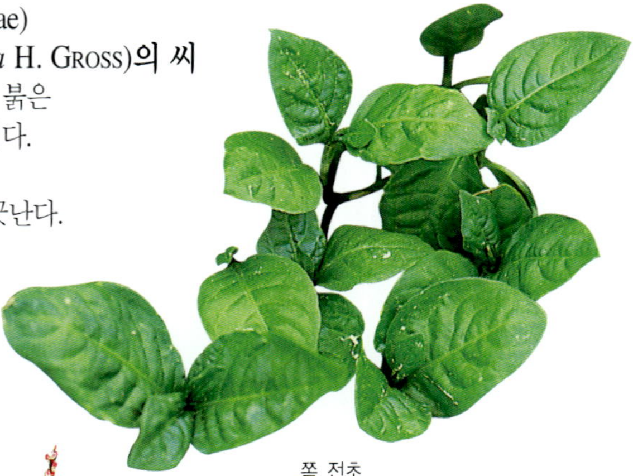
쪽 전초

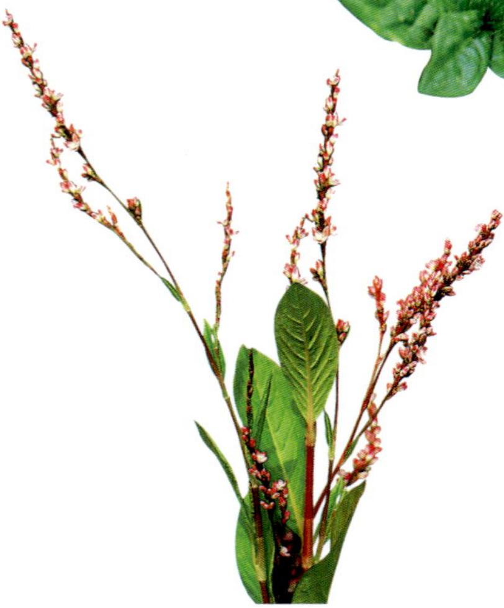
쪽 꽃

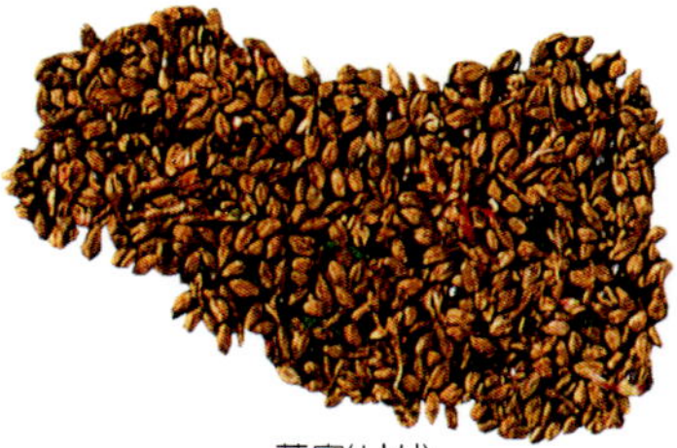
藍實(남실)

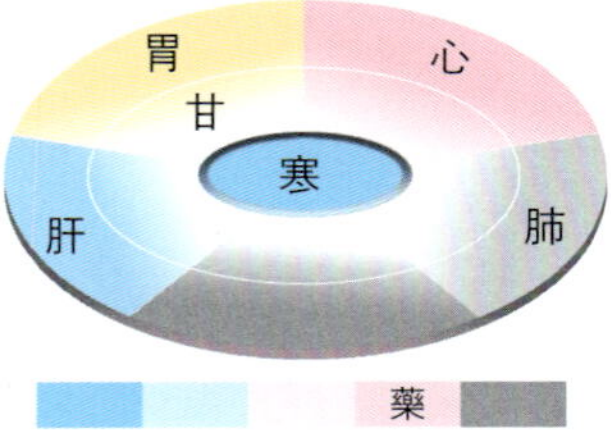

열을 내리게 하는 데 쓰인다.
- 목안이 붓고 아픈 데 쓰인다.
- 해독작용이 있어 각종 독을 풀어주는 데 쓰인다.

남실(藍實)을 가공처리한 가루를 청대(靑黛)라고 한다.

3~10g

52쪽 참조

25-2 수료(水蓼)

마디풀과(Polygonaceae)
여뀌(*Persicaria hydropiper* (L.) SPACH var. *hydropiper*)**의 전초**
한해살이풀로 **지하경**이 없다.
줄기는 **홍갈색**이다.
잎에 검은 **반점**이 없다.
잎은 **피침형**으로 어긋난다.

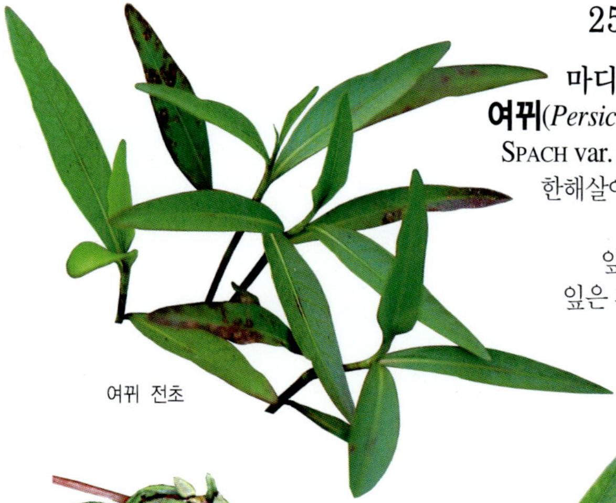
여뀌 전초

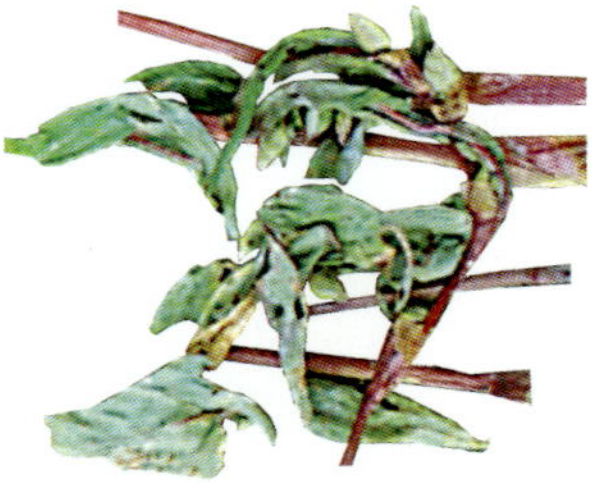
水蓼(수료)

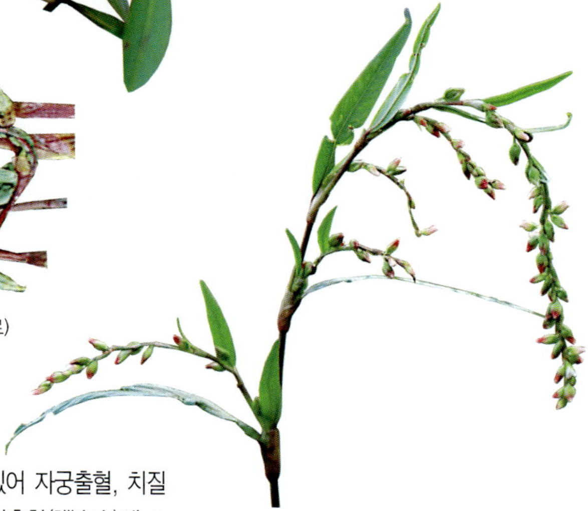
여뀌 꽃

지혈(止血)작용이 있어 자궁출혈, 치질로 인한 출혈 등과 뇌출혈(腦出血)에 쓰인다.

- 항균작용이 있어 세균성이질, 장염 등에 쓰인다.
- 타박상 또는 피부가려움증에 짓찧어 환부에 붙이는 데 쓰인다.

15~30g

204쪽 참조

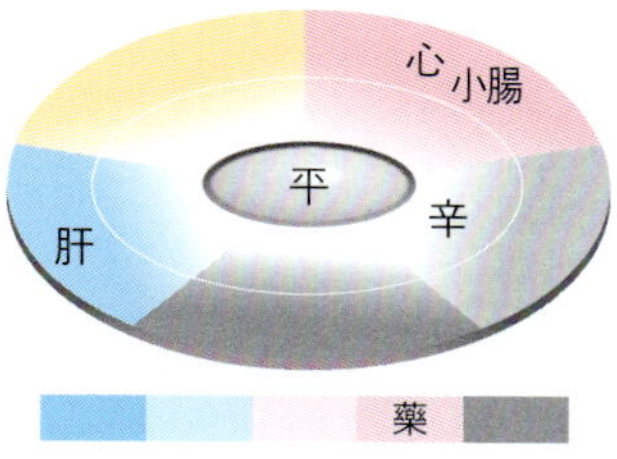

25-3 홍초(葒草)

마디풀과(Polygonaceae)
털여뀌(*Polygonum orientale* (L.) SPACH)의 전초

한해살이풀로 전체에 거친 **털**이 있다.
잎은 어긋나며 난형이고 **통 모양**이다.
꽃은 **분홍색** 또는 **연분홍색**으로 핀다.
열매는 **수과**로 5월에 맺힌다.

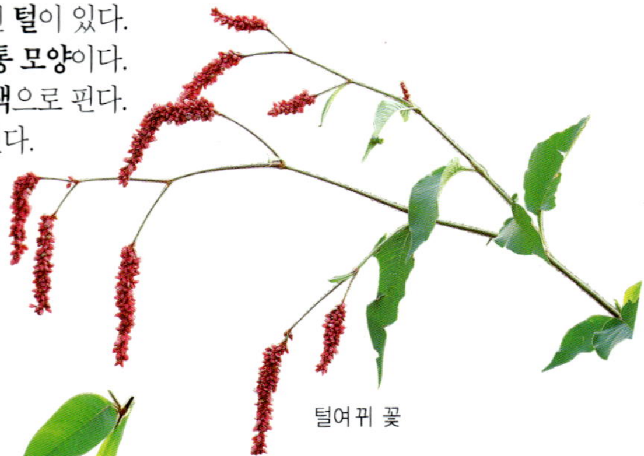

털여뀌 꽃

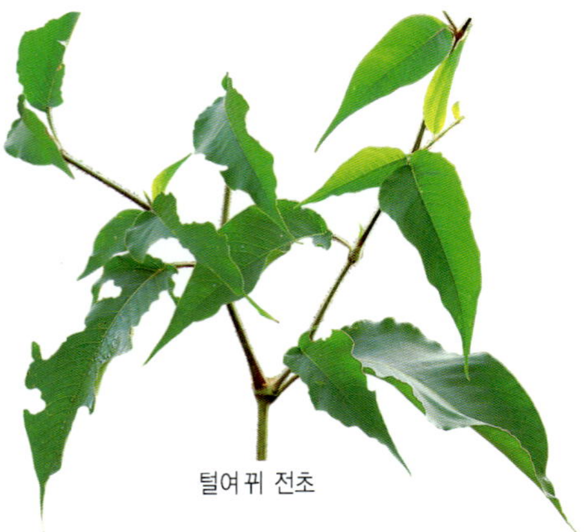

털여뀌 전초

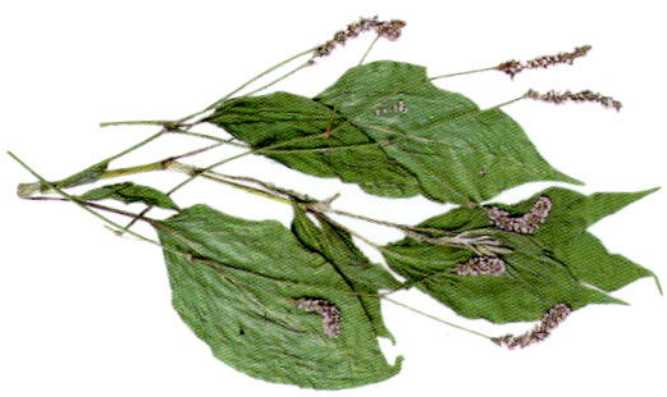

葒草(홍초)

열을 내리게 하는 데 쓰인다.
- 목안이 붓고 아픈 데 쓰인다.
- 류마티스 관절염에 쓰인다.
- 혈압을 내리고 관상동맥의 혈류를 증가시켜 심근허혈을 개선시킨다.
- 열매는 볶아서 소화불량에 쓰인다.

9~15g

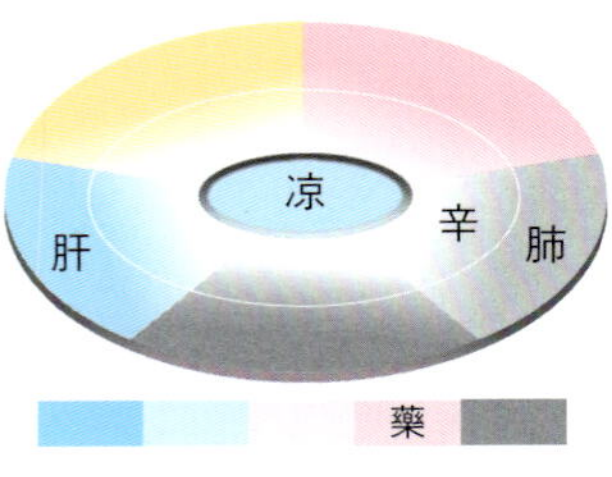

139쪽 참조

26-1 대황(大黃)

마디풀과(Polygonaceae)
대황(*Rheum rhabarbarum* L.) (*R. undulatum* L.)**의 뿌리**
잎은 넓은 난형 또는 장상으로 갈라지며 **열편**은 3~5개이며
윗면에 **털**이 없고 아래면에 부드러운 **털**로 덮여 있다.
꽃은 **자홍색**으로 6~7월에 핀다.
열매는 **수과**로 날개가 있고 갈색이며 7~8월에 맺힌다.

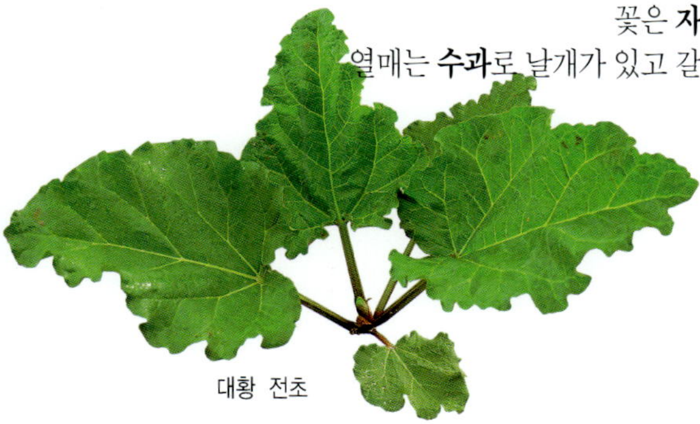
대황 전초

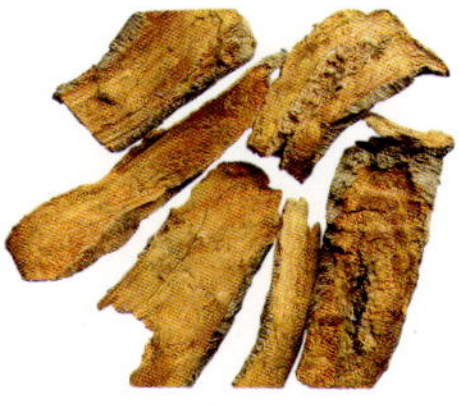
大黃(대황)

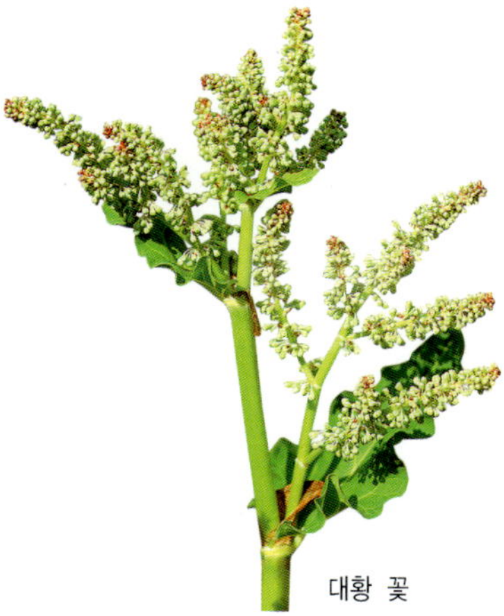
대황 꽃

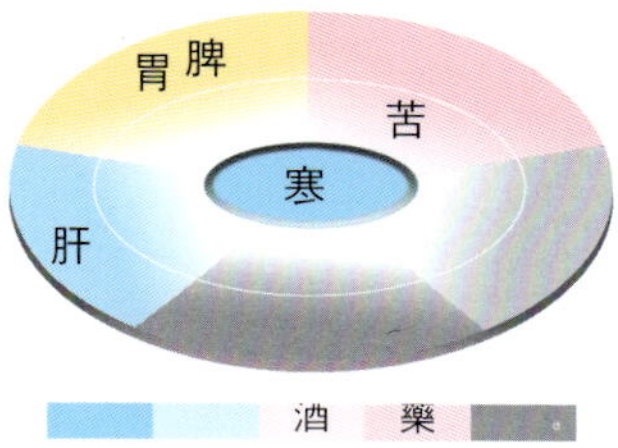

소염작용으로 고지혈증을 개선시키며, 피부염에 쓰인다.
- 변비에 쓰인다.
- 어혈(瘀血)을 풀어주어 타박상과 여성의 생리불순, 생리통에 쓰인다.
- 설사시키는 사하력은 약용대황, 장엽대황, 당고특대황 보다 약하다.

종대황(種大黃)으로 불린다.

3~9g

150쪽 참조

26-2 산모근(酸模根)

마디풀과(Polygonaceae)
수영(*Rumex acetosa* L.)**의 뿌리**
잎은 **긴 창 모양**이고 기부는
검같이 생겼으며 꽃은 **2가화**이다.
열매에 3개의 **능선**이 있다.

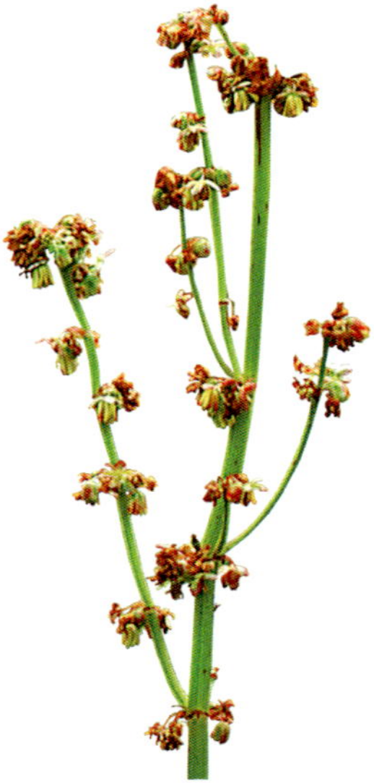

수영 꽃

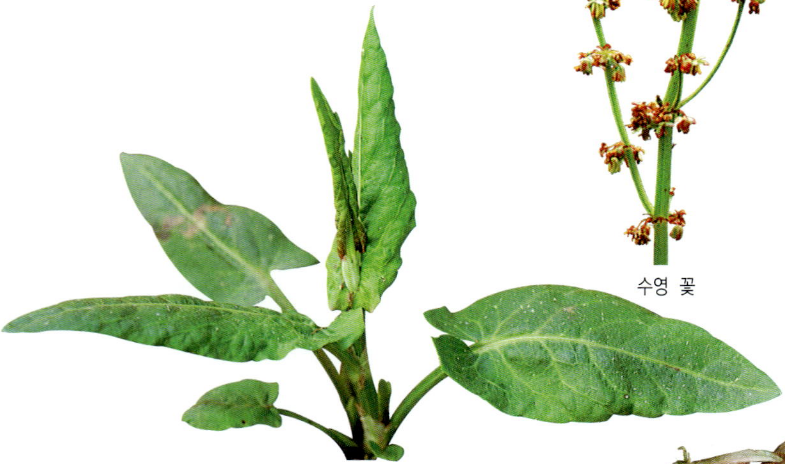

수영 전초

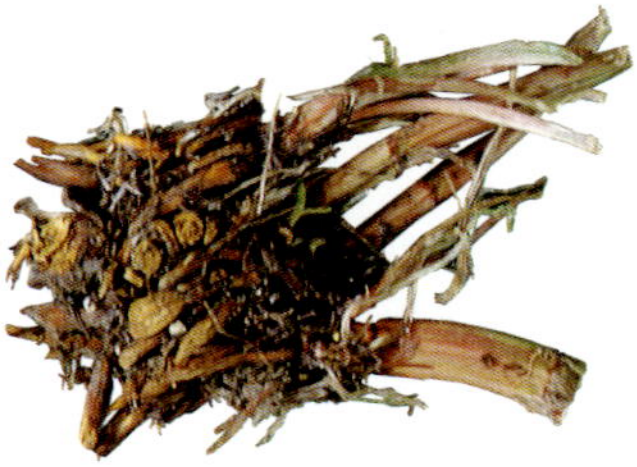

酸模根(산모근)

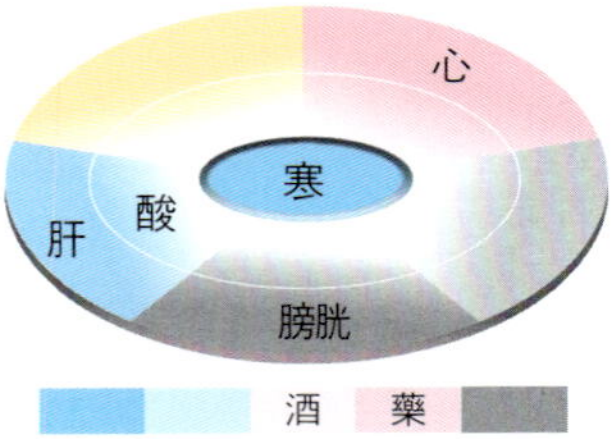

설사를 시키는 작용이 있어 변비에 쓰인다.

- 이뇨작용이 있어 열이 나고 소변이 시원하지 않을 때, 요로결석과 온 몸이 붓는 증상에 쓰인다.

6~12g

26-3 양제근(羊蹄根)

마디풀과(Polygonaceae)

소리쟁이(*Rumex crispus* L.)**의 뿌리**

잎은 **피침형** 또는 **긴 타원형**으로
표면은 울퉁불퉁하며 가장자리는 **매끈**하다.
열매는 세모진 난형이고 각모서리에 **날개**가 있다.

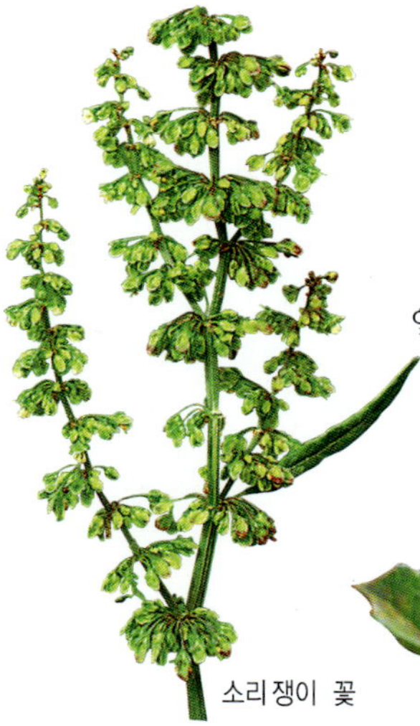
소리쟁이 꽃

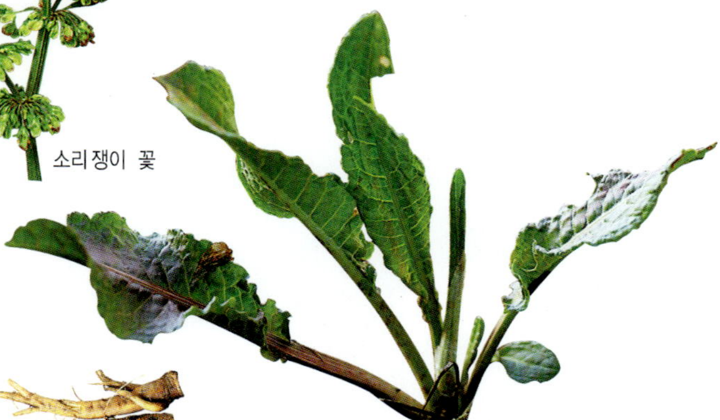
소리쟁이 전초

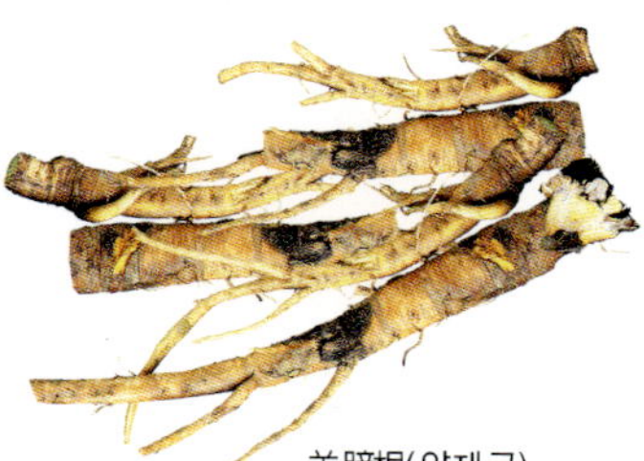
羊蹄根(양제근)

- 지혈(止血)작용이 있어 코피, 토혈, 각혈, 대변출혈, 자궁출혈 등 출혈성 질환에 쓰인다.
- –설사를 일으키는 작용이 있어 변비에 쓰인다.
- 9~15g

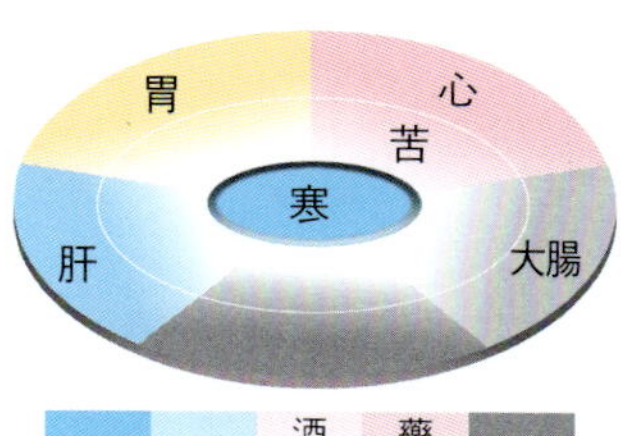

174쪽 참조

27-1 독활(獨活)

두릅나무과(Araliaceae)
땃두릅나무(뫼두릅나무, *Oplopanax elatus* (NAKAI) NAKAI)
(*Aralia continentalis* KITAG.)**의 뿌리**

잎은 크고 넓으며 **어긋난다.**
꽃은 **우산모양꽃차례**로 7~8월에
연한녹색으로 핀다.
열매는 9~10월에 **검은자주색**으로 익는다.

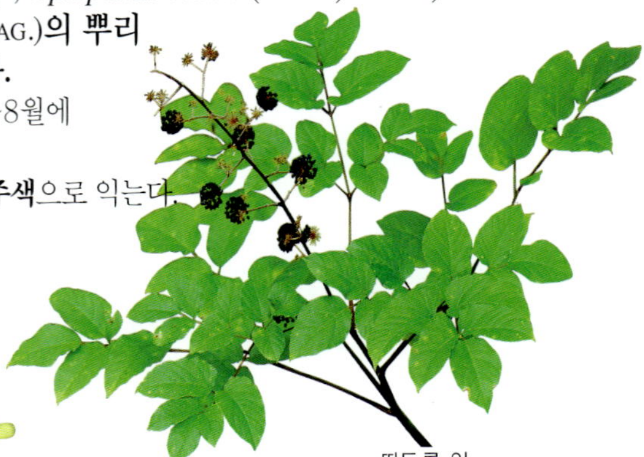
땃두릅 잎

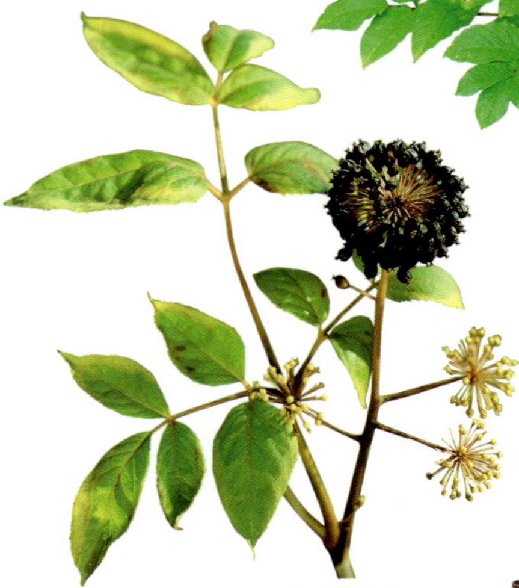
땃두릅 열매

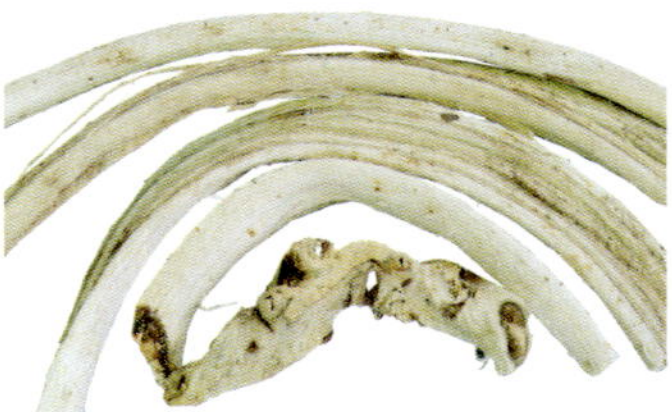
獨活(독활)

소염작용으로 관절염, 근육통, 요통 등에 쓰인다.

- 감기로 열이 나고 춥고 머리가 아프며 온몸이 쑤시고 아픈 데 쓰인다.
- 항균작용으로 충치생성을 억제하며 식품의 부패를 방지한다.

3~9g

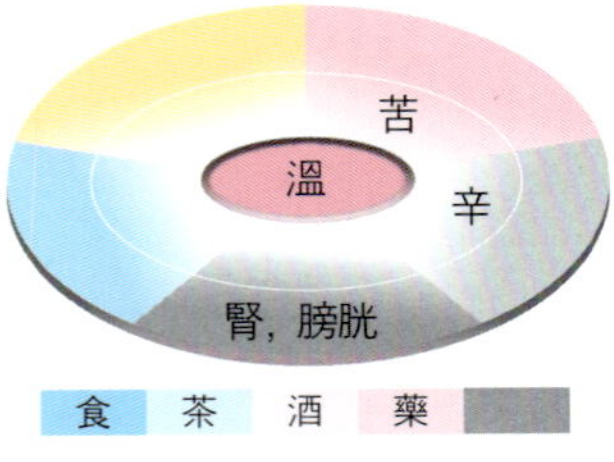

37쪽 참조

中 27-2 중국독활(中國獨活)

산형과(Umbelliferae)
중치모당귀(重齒毛當歸, *Angelica pubescens* MAXIM. for. *biserrata* SHAN et YUAN) (*A. pubescens* MAXIM.)**의 뿌리**
식물체는 1~2m로 자라고 **3출엽**이다. 소엽은 5~10cm로 자라고 꽃은 우산모양꽃차례로 **흰색**으로 핀다.

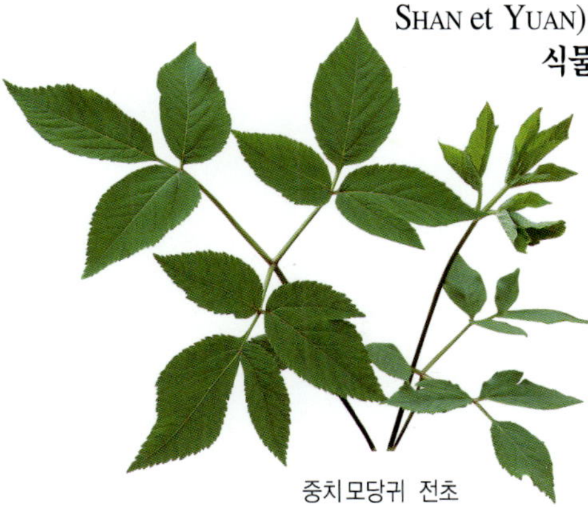
중치모당귀 전초

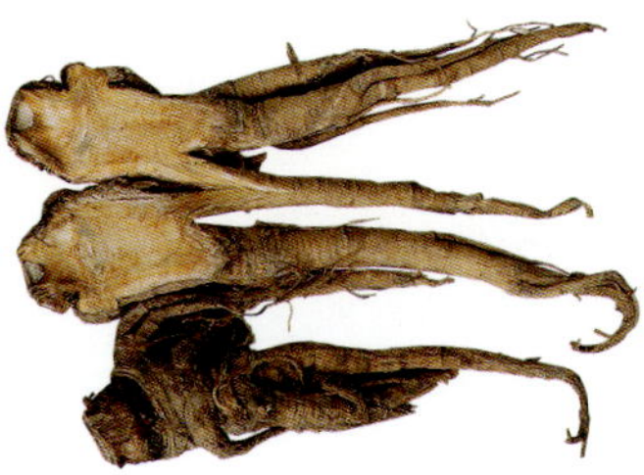
中國獨活(중국 독활)

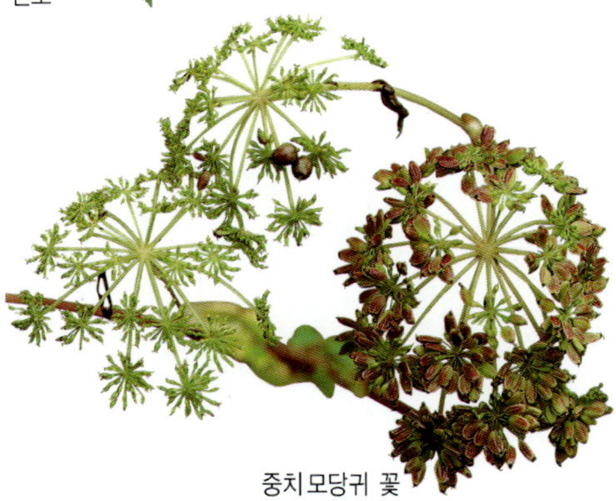
중치모당귀 꽃

대한약전(KP)에는 독활(땃두릅), 중국약전(CP)에는 독활(중치모당귀)로 표기되어 있다. 효능은 유사하다. 혈전생성 억제작용, 광민감작용이 독활과의 차이점이 있다.

3~9g

37쪽 참조

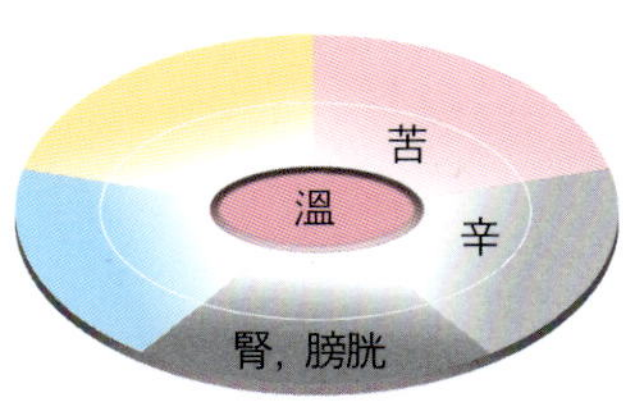

食 茶 酒 藥

28-1 등심초(燈心草)

골풀과(Juncaceae)

골풀(*Juncus effusus* L. var. *decipiens* BUCHENAU) (*J. effusus* L.)**의 줄기속 흰 부분**

잎은 없고 줄기 밑에 비늘 조각모양의 짙은 **갈색 엽초**가 있다.
꽃은 취산꽃차례로 **녹갈색**으로 핀다. 수술은 **3개**이다.
열매는 3실이며 **녹갈색**이다.

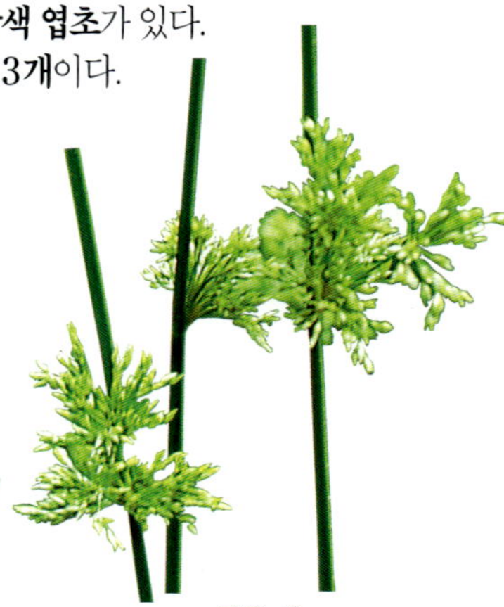

골풀 꽃

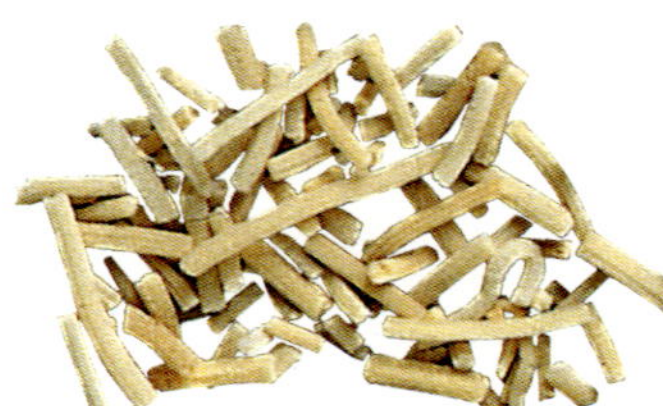

燈心草(등심초)

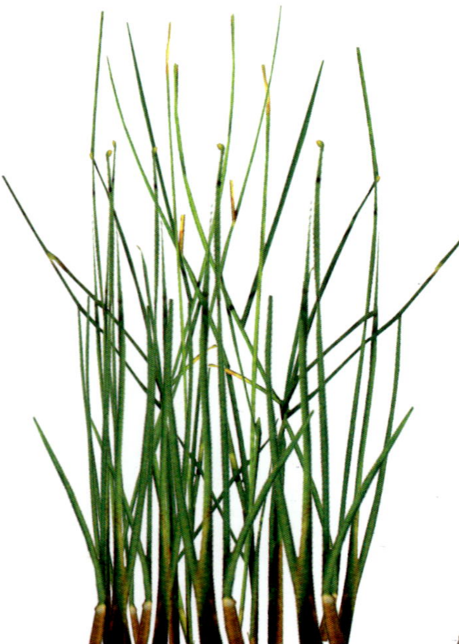

골풀 전초

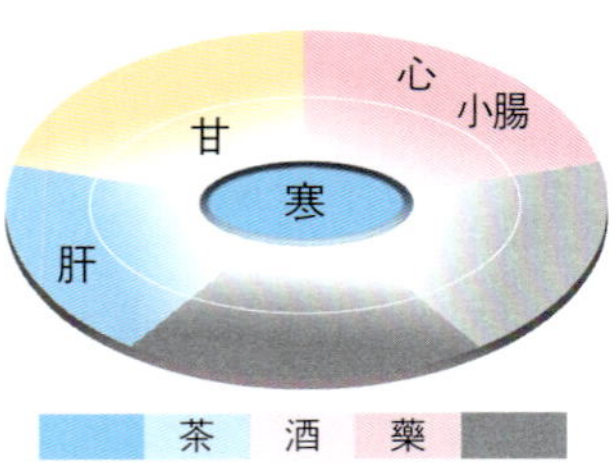

이뇨작용이 있어 방광염, 요도염 또는 온 몸이 부을 때 쓰인다.

- 잠이 잘 오지 않고 가슴이 답답한 데 쓰인다.
- 급성후두염, 편도선염 또는 혀에 염증이 생긴 데 쓰인다.

1~3g

201쪽 참조

28-2 목적(木賊)

속새과(Equisetaceae)

속새(*Equisetum hyemale* L.)**의 전초**

가지가 없다.

뚜렷한 마디와 **능선**이 있고 잎은 퇴화하여 잎집같다.

잎집은 **길이**와 **지름**이 비슷하다.

포자낭 이삭은 원줄기 끝에 달리고 원뿔 모양이며

녹갈색에서 **황색**으로 변한다.

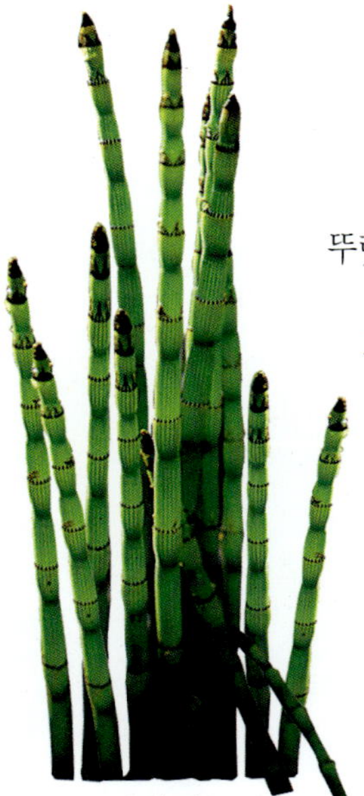

속새 전초

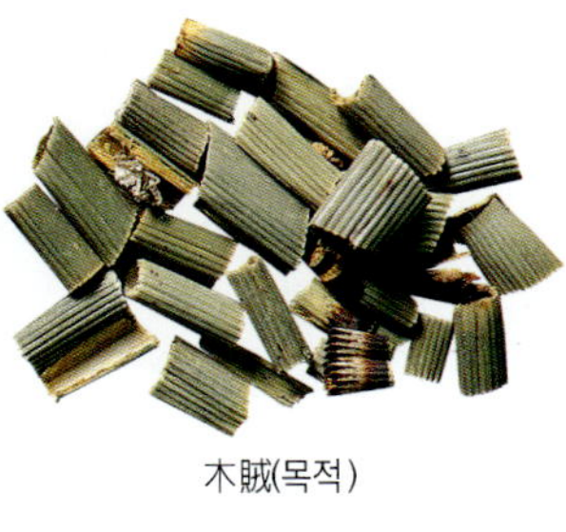

木賊(목적)

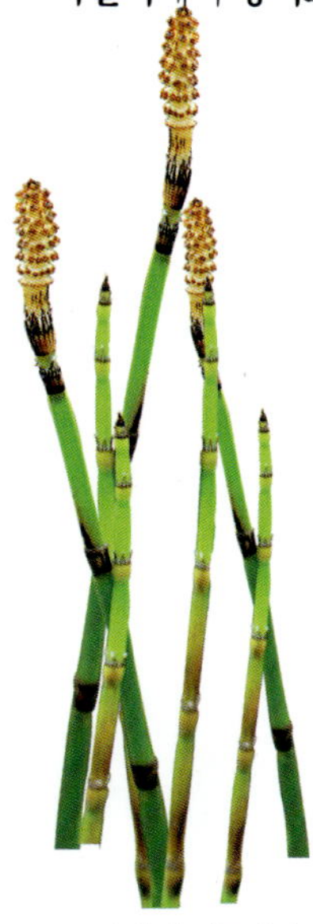

속새 홀씨주머니

시력감퇴, 눈이 충혈될 때 쓰인다.

- 혈압 강하작용이 있어 고혈압에 쓰인다.
- 이뇨작용이 있어 방광염, 요도염, 온 몸이 붓는 데 쓰인다.

3~10g

193쪽 참조

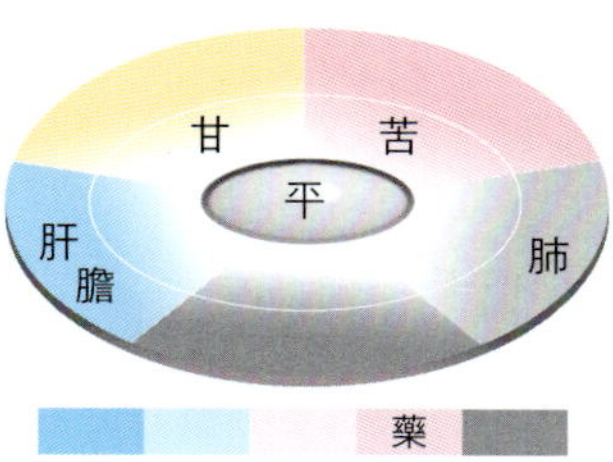

29-1 만삼(蔓蔘)

초롱꽃과(Campanulaceae)
만삼(*Codonopsis pilosula* (FRANCH.) NANNF.)**의 뿌리**
줄기와 잎에 **털**이 있다.
잎은 **난형** 또는 **긴난형**이다. **엽맥**이 많다.
꽃은 **흰색**이며 삼각형 갈래로 7~8월에 핀다.

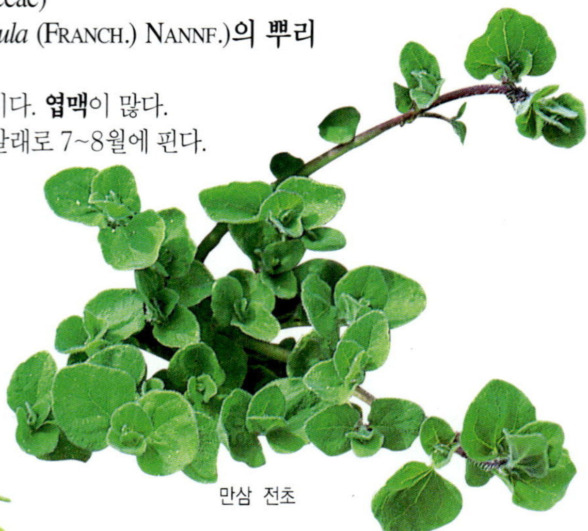
만삼 전초

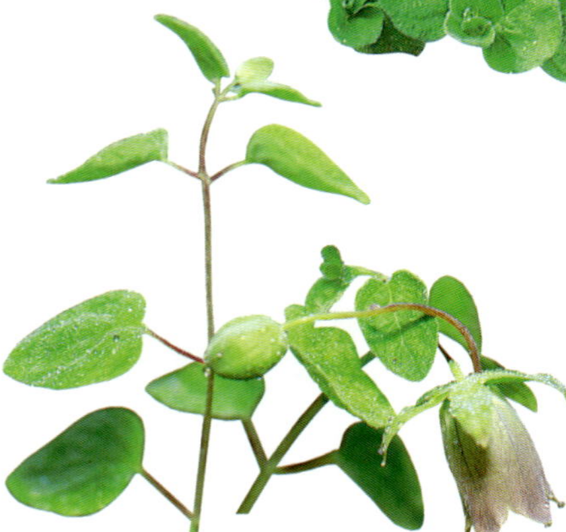
만삼 꽃

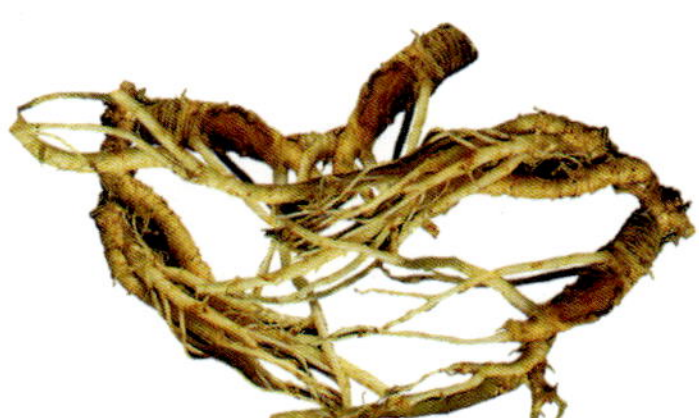
蔓蔘(만삼)

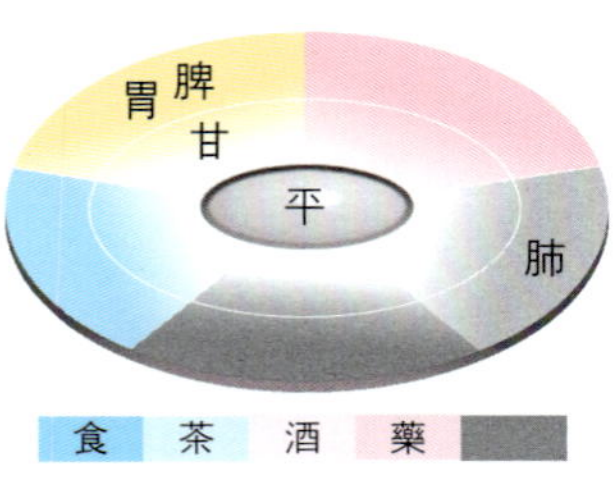

신진대사를 증진시켜 소화력을 높여주고 저항력을 길러주는 데 쓰인다.
- 폐기능을 활성화시켜 기관지염, 폐기종 등에 쓰인다.
- 체질상 인삼이 적합하지 않을 때 인삼 대용으로 기운을 돋우는 데 쓰인다.

당삼(黨蔘)이라고도 한다.

6~15g

29-2 사엽삼(四葉蔘)

초롱꽃과(Campanulaceae)
더덕(*Codonopsis lanceolata* (SIEBOLD & ZUCC.) TRAUTV.)**의 뿌리**

잎은 **피침형** 또는 **긴난형**이다.
뒷면은 분백색이며 **털**이 없다.
꽃은 겉이 **연한 녹색**이고
안쪽은 **자갈색점**이 있으며 뒤로 말린다.
꽃은 **8~9월**에 핀다.

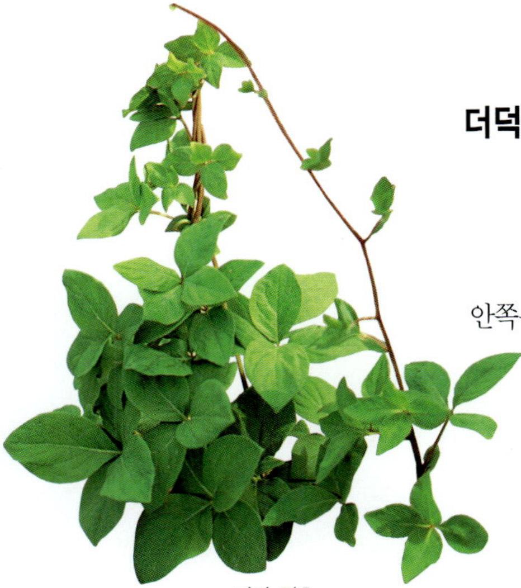
더덕 전초

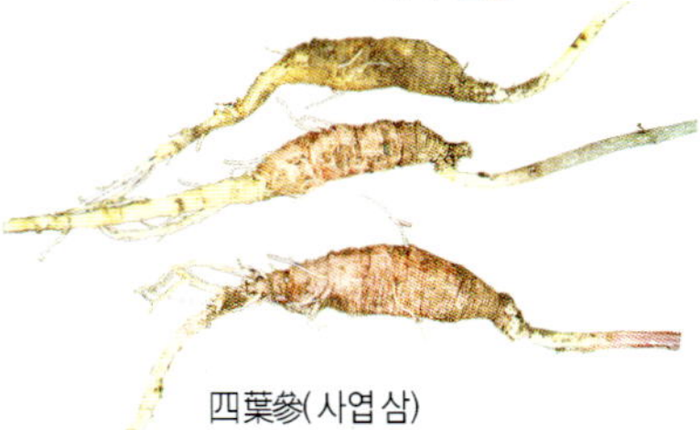
四葉蔘(사엽삼)

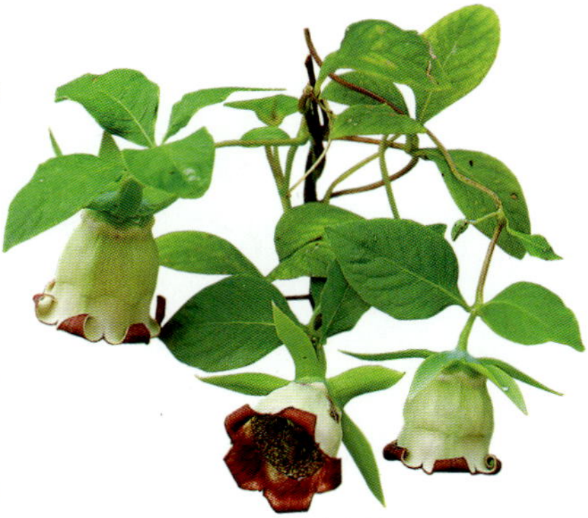
더덕 꽃

소종(消腫), 배농(排膿)작용이 있어 기관지염, 폐농양 등에 쓰인다.

- 유즙분비(乳汁分泌) 촉진작용이 있어 수유를 원활히 한다.
- 항 피로작용이 있어 피로회복에 쓰인다.
- 미백작용으로 피부미용에 쓰인다.

양유근(羊乳根)이라고도 하며, 시중에는 사삼(沙蔘)으로 통용되고 있다.

15~60g

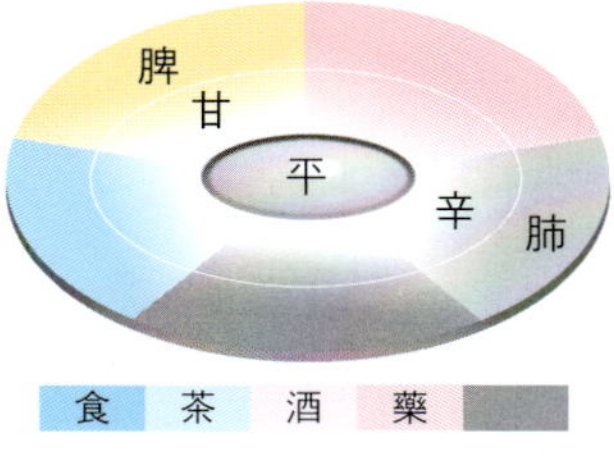

80쪽 참조

29-3 작삼(鵲蔘)

초롱꽃과(Campanulaceae)
소경불알(*Codonopsis ussuriensis* (RUPR. et MAXIM.) HEMSL.)**의 덩이뿌리**
잎은 **난형** 또는 **난상타원형**이다.
뒷면에 **흰털**이 많으며 **분백색**이다.
꽃은 끝갈래가 **자주색**이고 끝이 약간 뒤로 말리며 **7~9월**에 핀다.

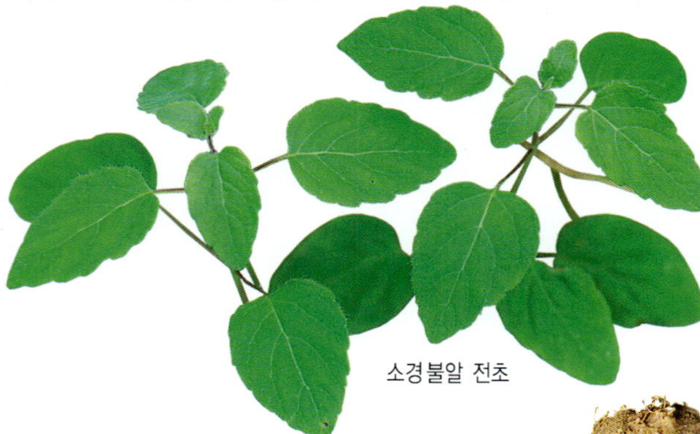
소경불알 전초

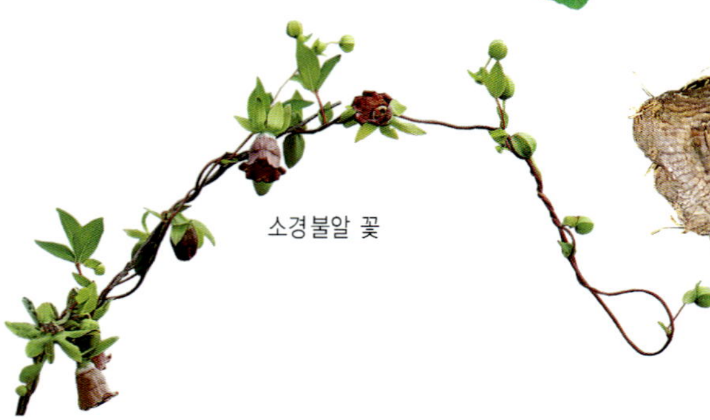
소경불알 꽃

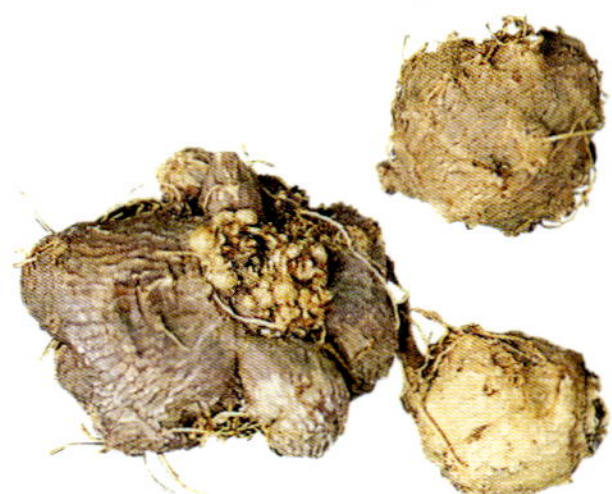
鵲蔘(작삼)

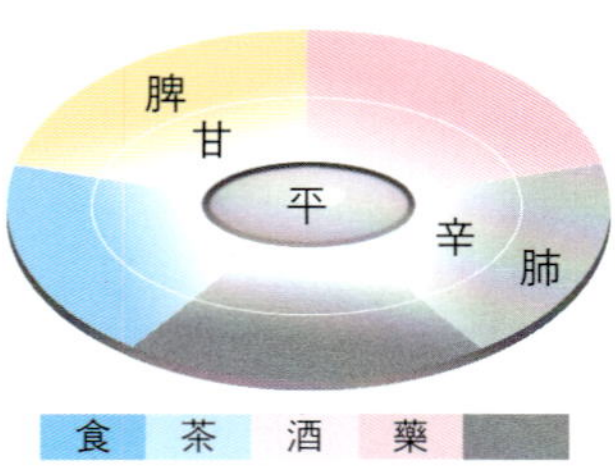

폐의 기능을 활성화시키므로 기관지염에 쓰인다.

- 소화기능의 허약에서 오는 위무력증에 쓰인다.

작반당삼(雀斑黨蔘), 만삼아재비라 하기도 한다.

만삼, 더덕, 소경불알

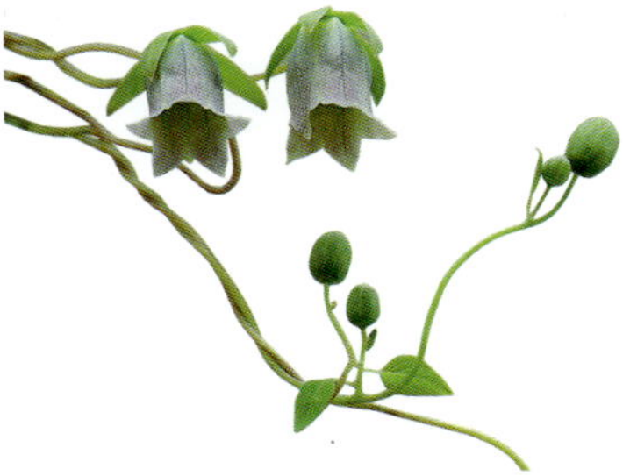

만삼 꽃

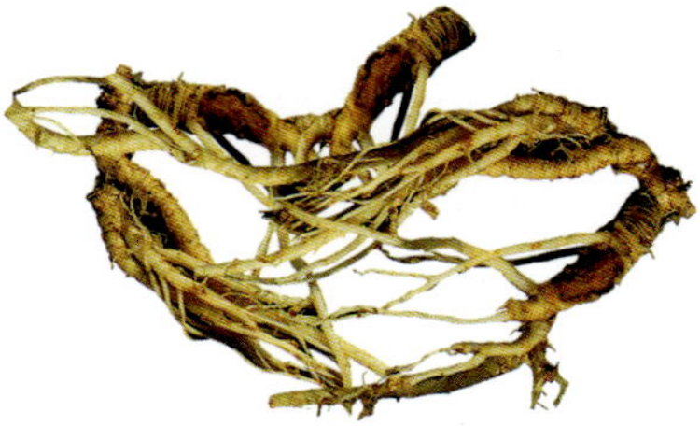

만삼(蔓蔘)

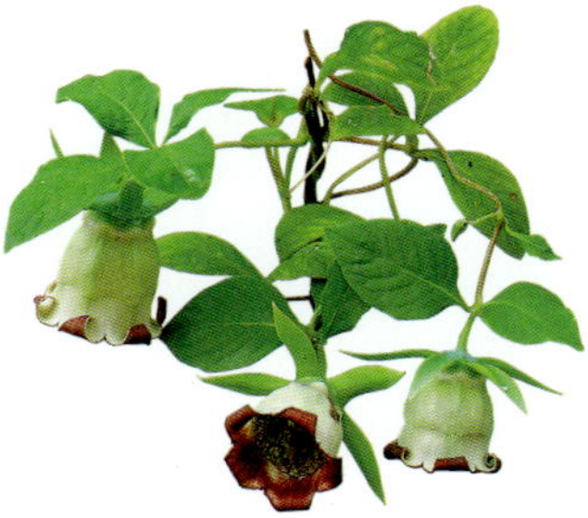

더덕 꽃

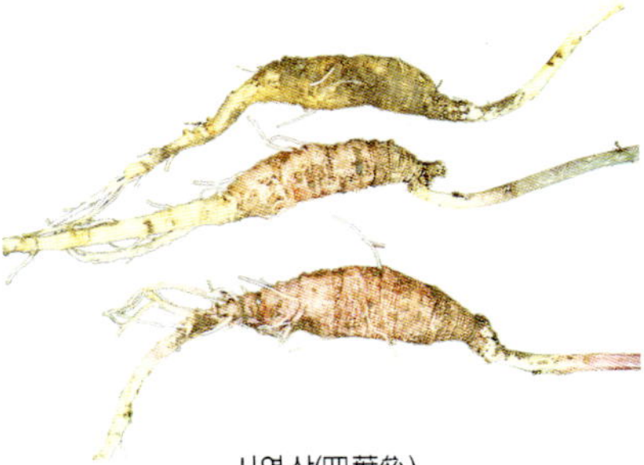

사엽 삼(四葉蔘)

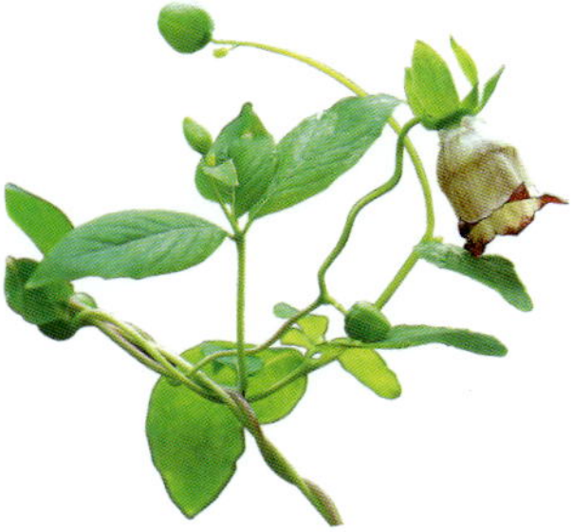

소경불알 꽃

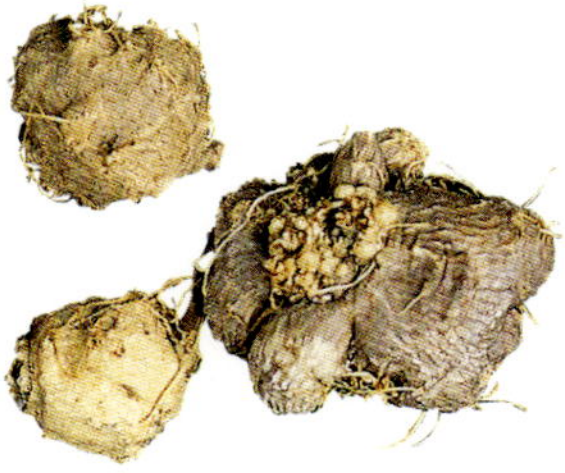

작삼(鵲蔘)

30-1 마두령(馬兜鈴)

취방울덩굴과(Aristolochiaceae)
취방울덩굴(*Aristolochia contorta* BUNGE)**의 열매**
전체에 **털**이 없다. 잎은 **심장형** 또는 **난형**이다.
꽃은 잎겨드랑이에 여러 송이가 달리고 7~8월에 **녹자색**으로 핀다.
수술이 **6개**이고 암술 **6개**는 합쳐진다.
열매는 **삭과**이다.

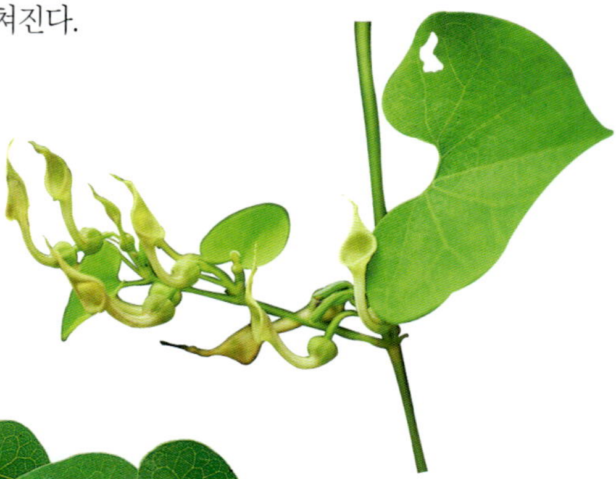
취방울덩굴 꽃

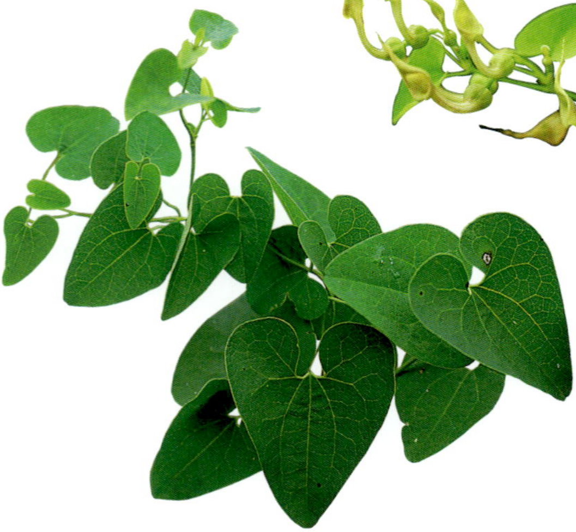
쥐방울덩굴 전초

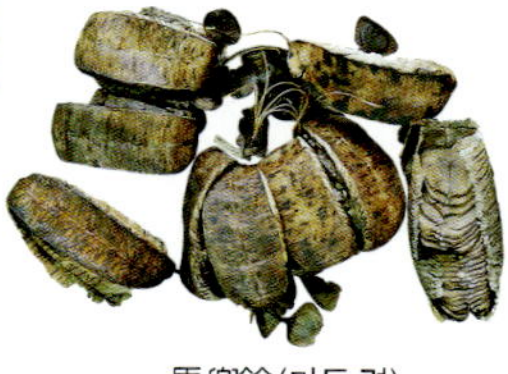
馬兜鈴(마두령)

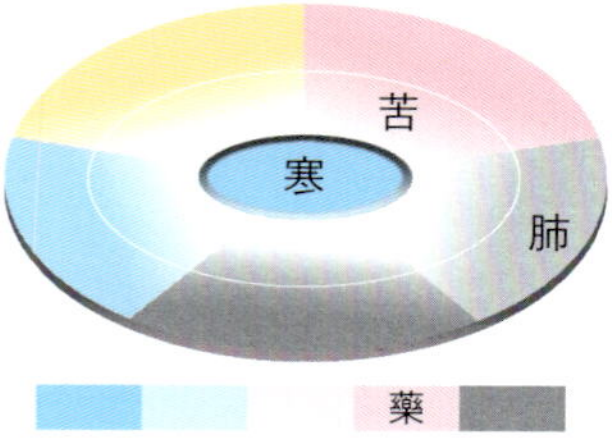

- 진해(鎭咳) 거담작용이 있어 폐렴, 급·만성기관지염 치료에 쓰인다.
- – 혈압 강하작용이 있어 고혈압에 쓰인다.
- 장복(長服)하면 간독성, 신독성으로 신장장애를 일으키므로 주의해야 한다.
- 1~3g

182쪽 참조

30-2 목방기(木防己)

방기과(Menispermaceae)

댕댕이덩굴(*Cocculus trilobus* (THUNB.) DC.)**의 뿌리**

줄기와 잎에 **털**이 있다. 잎은 **방패형**이 아니다.
꽃은 암수 딴 그루이며 취산꽃차례로 **황백색**으로 핀다.
수술은 **9개** 이하이고 암술머리가 갈라지지 않는다.
열매는 **핵과**이다.

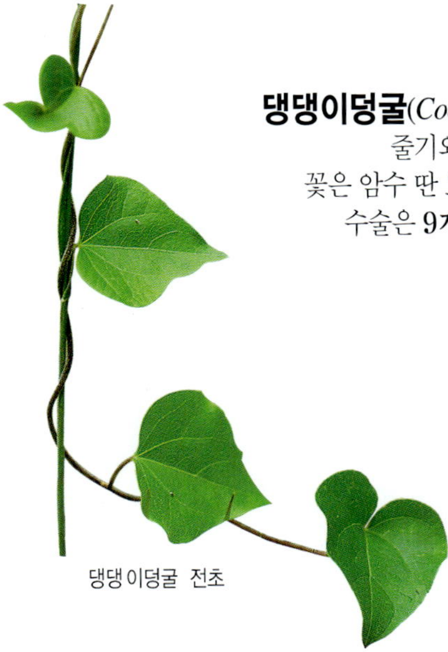

댕댕이덩굴 전초

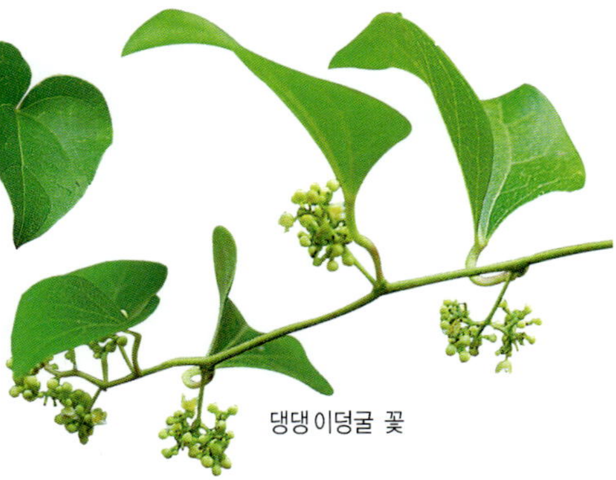

댕댕이덩굴 꽃

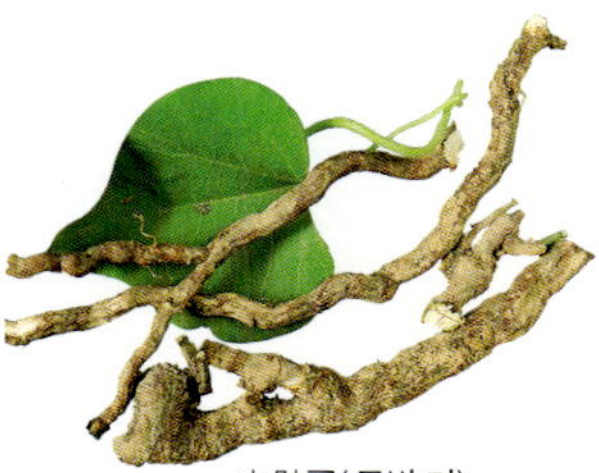

木防己(목방기)

- 혈압 강하작용이 있어 고혈압 치료에 쓰인다.
- 이뇨작용이 있어 몸이 붓고 소변이 잘 나오지 않을 때 쓰인다.
- 5~10g

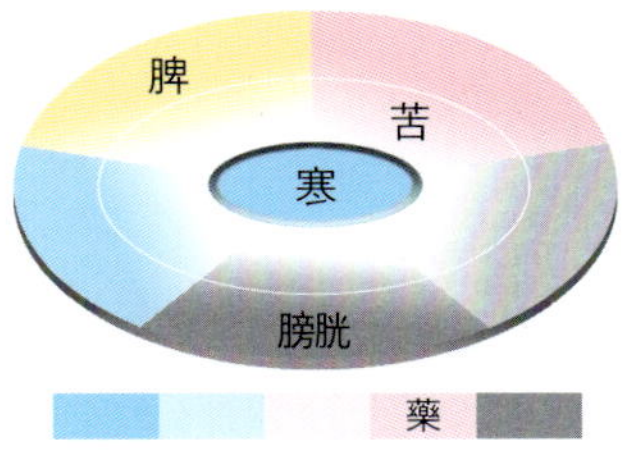

中 30-3 방기(防己)

새모래덩굴과(Menispermaceae)
방기(青風藤, *Sinomenium acutum* (THUNB.) REHDER & E. H. WILSON)**의 뿌리줄기**
잎은 **방패형**이 아니다.
수술은 9~12개이고 **암술머리**가 갈라진다.

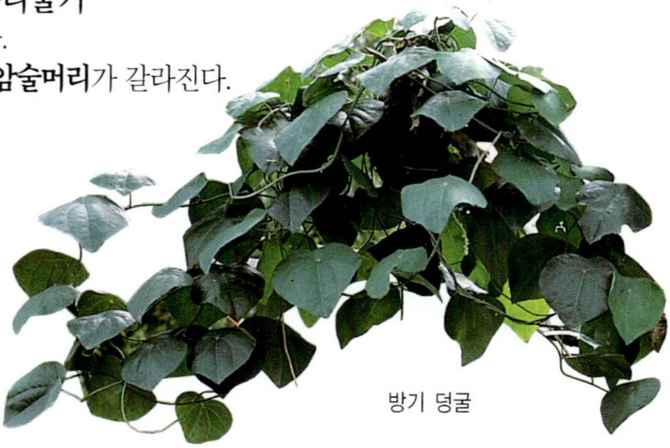
방기 덩굴

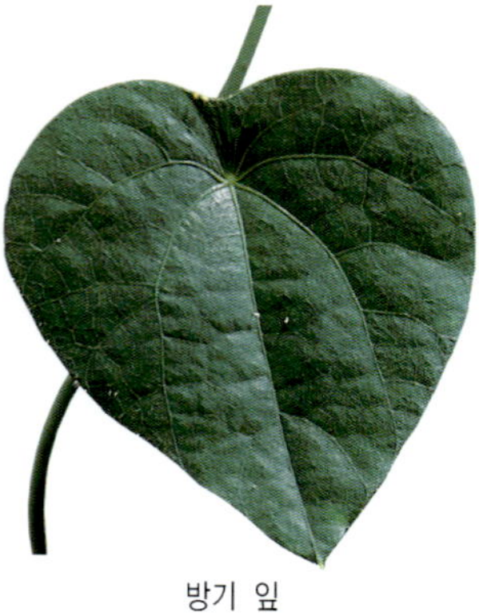
방기 잎

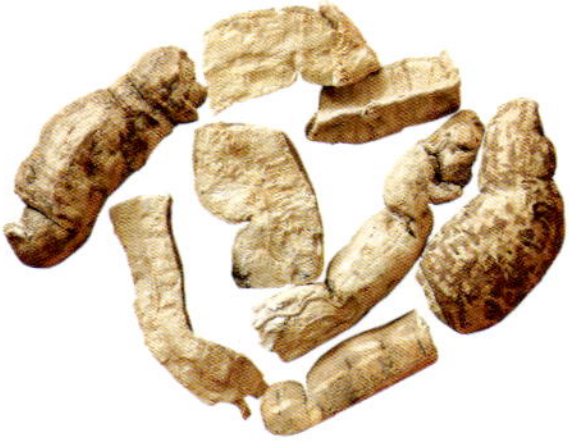
防己(방기)

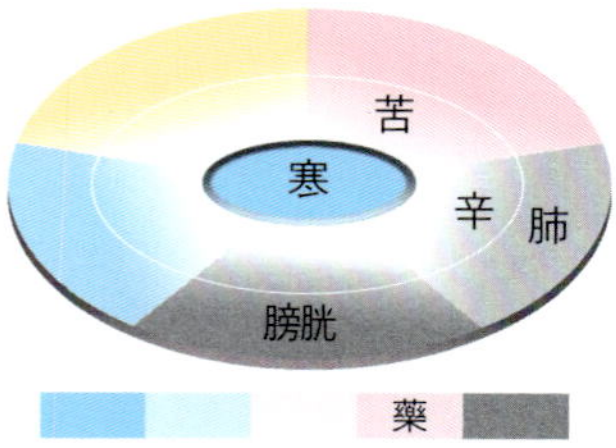

- 관절염, 신경통, 근육통에 쓰인다.
  - 사지경련, 구안와사에 쓰인다.
  - 이뇨작용으로 복수(腹水)와 각기병(脚氣病)에 쓰인다.
- 분방기(粉防己)라고도 한다.
- 6~12g

30-4 편복갈(蝙蝠葛)

방기과(Menispermaceae)

새모래덩굴(*Menispermun dauricum* DC.)**의 잎, 줄기**

줄기에 **털**이 없다. 잎은 **방패형**이다. 꽃은 암수한그루이며 원추꽃차례로 **연한 황색**으로 핀다. 헛수술이 있으며 수술은 12~20개이고 **이생**한다. 열매는 **핵과**이다.

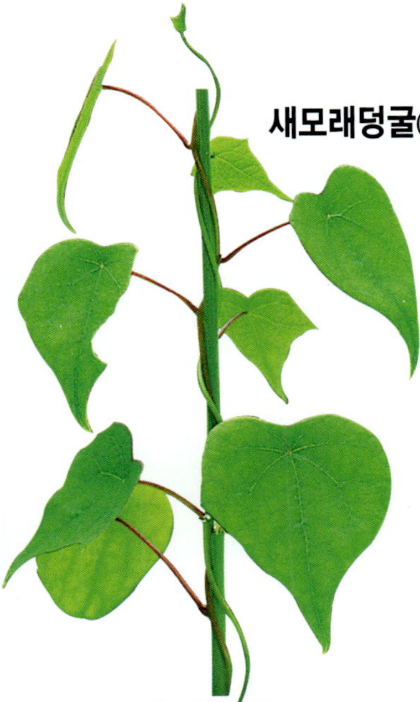

새모래덩굴 전초

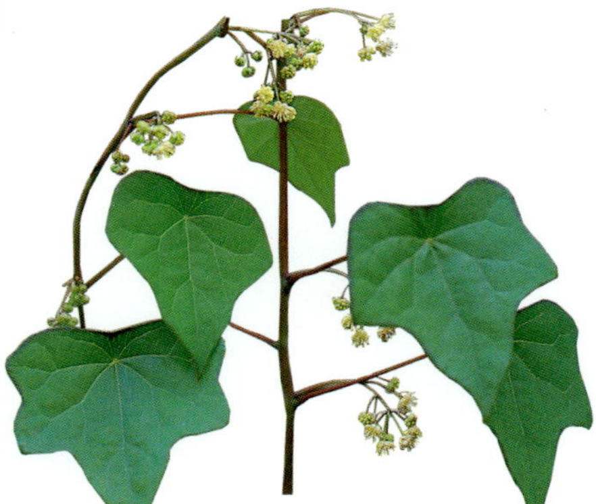

새모래덩굴 꽃

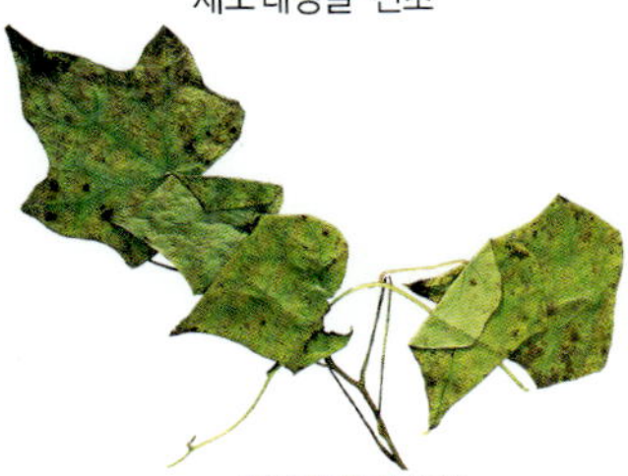

蝙複葛(편복 갈)

- 허리가 아픈 데나 신경통에 쓰인다.
  - 기관지염, 편도선염 또는 인후염에 쓰인다.
  - 콜레스테롤 수치를 내린다.
- 뿌리는 편복갈근(蝙蝠葛根)이라 하며 인후염, 편도선염에 쓰인다.
- 3~9g

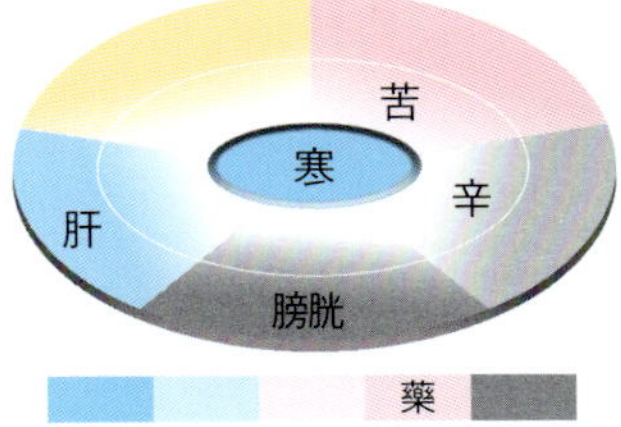

31-1 마제초(馬蹄草)

미나리아재비과(Ranunculaceae)
동의나물(*Caltha palustris* L. var. *palustris*)
(*C. palustris* L. var. *nipponica* HARA)
(*C. palustris* L. var. *membranacea* TURCZ.)**의 전초**
굵은 **흰 수염뿌리**가 발달해 있다.
잎은 **둥근신장형**이다.
경생엽은 잎자루가 거의 없다
꽃은 줄기 끝에 1~2송이가 **노란색**으로 핀다.
열매는 **골돌**이다.

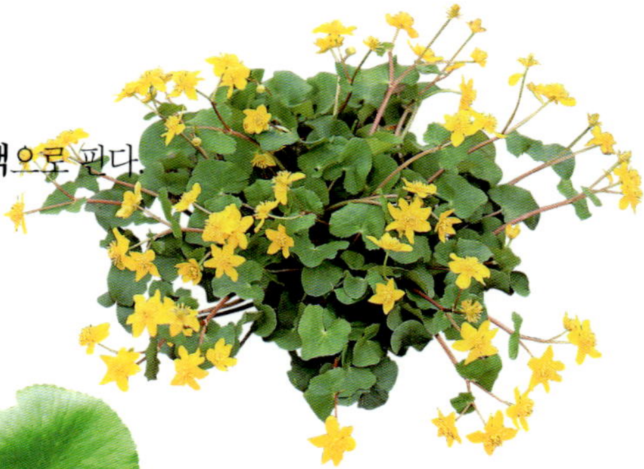
동의나물 꽃

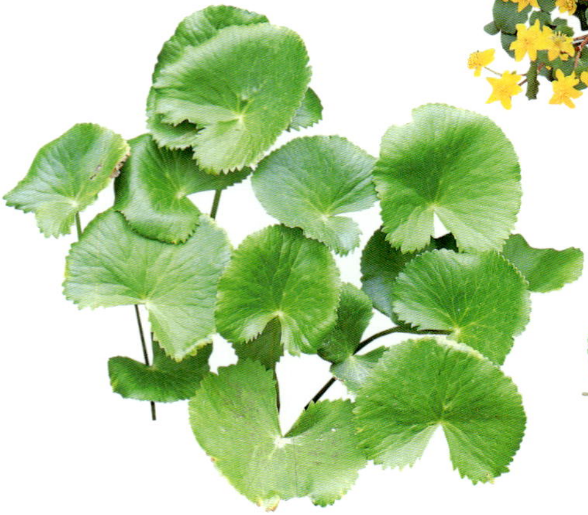
동의나물 전초

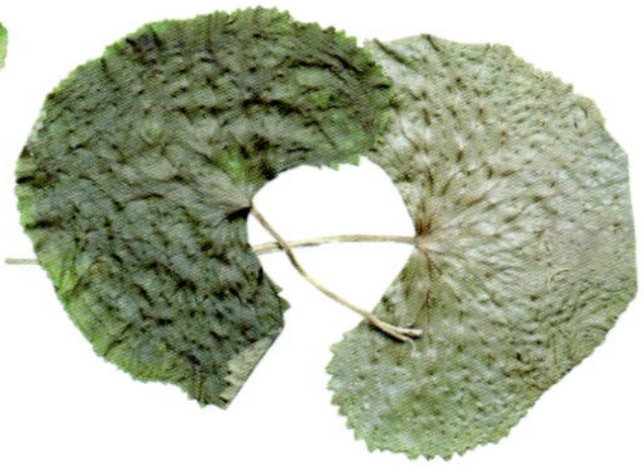
馬蹄草(마제초)

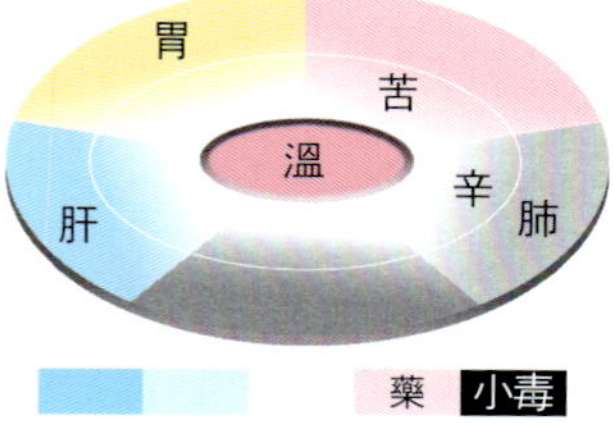

- 타박상, 염좌(捻挫, 관절을 삐는 일) 등에 술지게미를 넣어 찧어 아픈곳[患部]에 습포하는 데 쓰인다.
  –치질에 다려서 물을 복용한다.
- 곰취로 혼동하여 식용하지 않도록 주의해야 한다.
- 여제초(驪蹄草)라고도 한다.
- 3~6g

31-2 호로칠(胡蘆七)

국화과(Compositae)
곰취(*Ligularia fischeri* (LEDEB.) TURCZ.)**의 뿌리줄기**

근경은 굵고 이랫부분에 거미줄 모양의 **흰털**이 있다.
잎은 **신장상 심장형**이다.
꽃은 **두상화서**로 달리며 밑에서 위로 올라가면서 핀다.
열매는 **수과**이다.

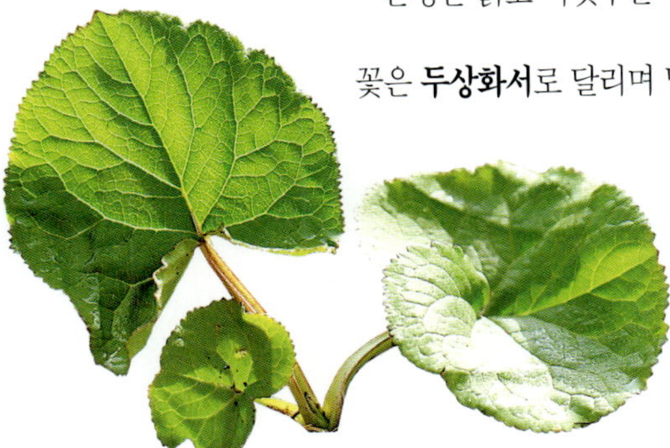
곰취 전초

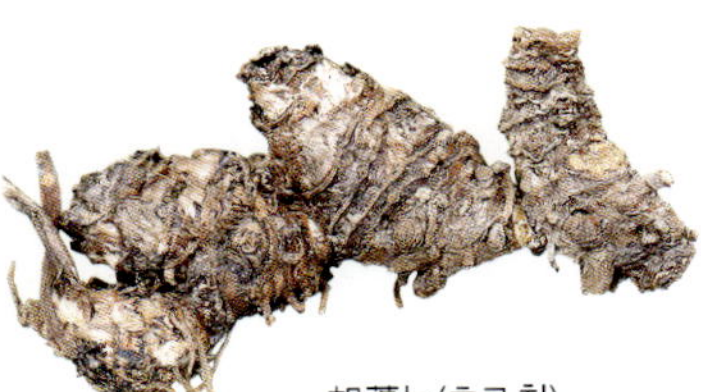
胡蘆七(호로칠)

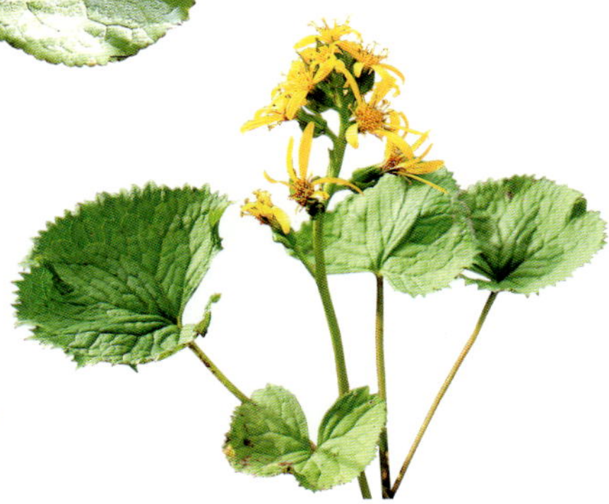
곰취 꽃

- 기혈(氣血)의 순환을 촉진시키는 데 쓰인다.
  - 진해거담작용이 있어 기관지염, 기관지천식 등에 쓰인다
  - 타박상과 허리, 다리통증에 쓰인다.
  - 황달과 요통, 관절염에 쓰인다.
- 산자원(山紫菀)이라고도 한다.
- 4~12g

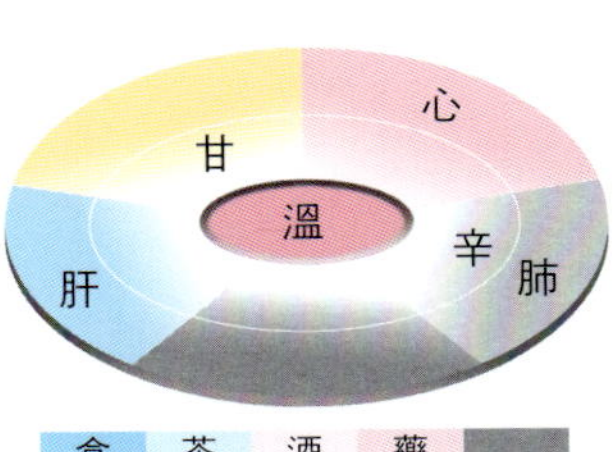

32-1 맥문동(麥門冬)

백합과(Liliaceae)
맥문동(*Liriope platyphylla* F. T. WANG. & T. TANG.)
소엽맥문동(*Ophiopogon japonicus* (L. f.) KERGAWL.)**의 덩이뿌리**

상록의 여러해살이풀로 옆으로 뻗어가는 **가지**가 없으며 잎은 너비 **8~12mm**이다.
꽃은 5~8월에 **연분홍색**이 1마디에 조밀하게 달린다.
열매는 10~11월에 **검은색**으로 익는다.

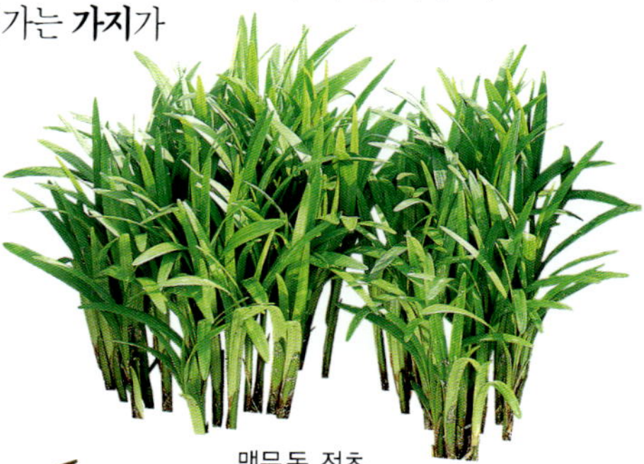
맥문동 전초

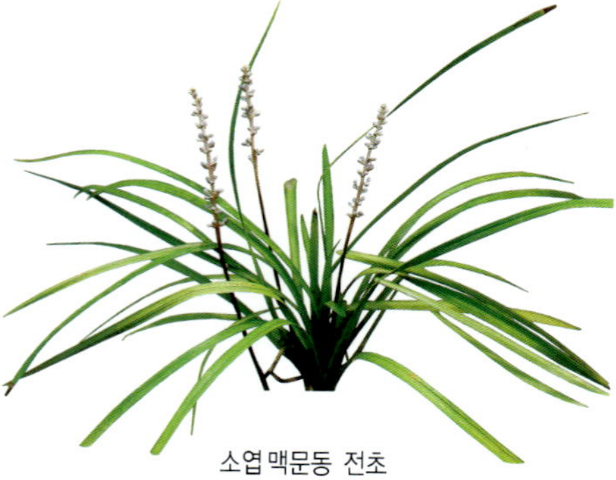
소엽 맥문동 전초

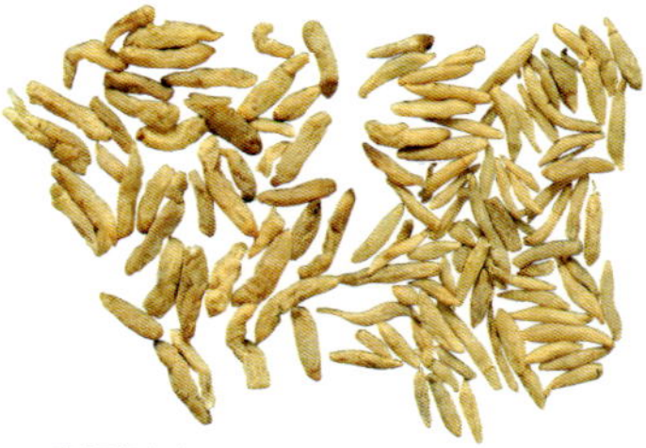
麥門冬(맥문동)/小葉麥門冬(소엽맥문동)

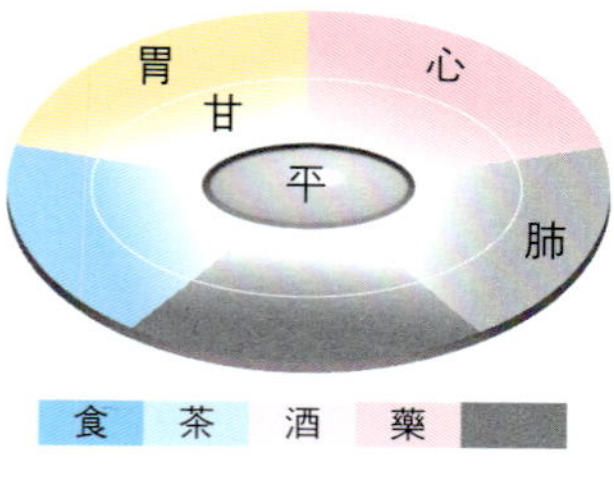

인후가 건조하여 마른기침이 나고 가래가 생길때 쓰인다.
- 당뇨병으로 입안이 잘 마르거나, 물을 많이 마시고 음식을 많이 먹는 데 쓰인다.
- 변비에 쓰인다.
- 스트레스로 생긴 기억력 감퇴 증상을 개선시키는 데 도움이 된다.

6~12g

36쪽 참조

32-2 천문동(天門冬)

백합과(Liliaceae)
천문동(*Asparagus cochinchinensis* (LOUR.) MERR.)**의 덩이뿌리**
잎같은 가지는 1~3개씩 모여달리고 잎이 뾰족하고 가늘며 매끈하고 **가시**가 있다. 꽃은 5~6월에 6장의 꽃잎이 **연한노란색**으로 피며 꽃자루는 2~5mm이고 중앙에 **관절**이 있다. 가을에 **검은열매**가 달린다. 뿌리는 **방추상**이다.

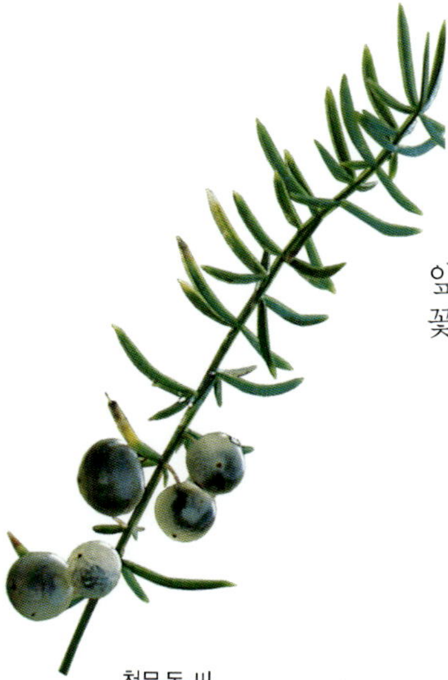
천문동 씨

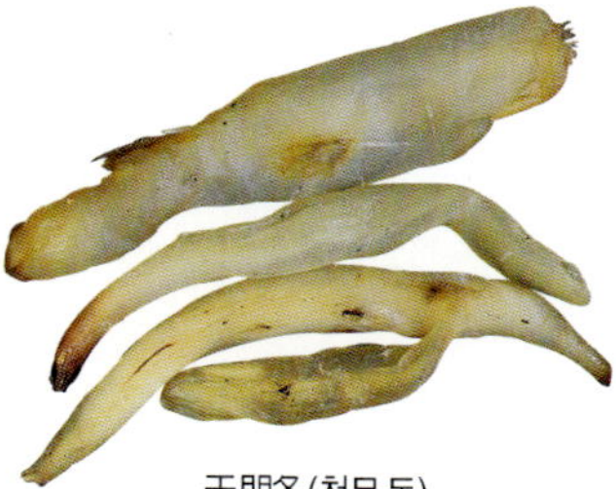
天門冬(천문동)

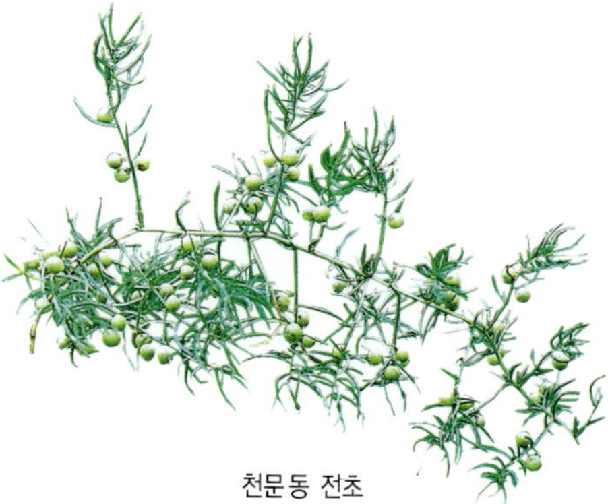
천문동 전초

폐[肺臟]기능을 도와 기침, 천식에 쓰인다.
- 당뇨병으로 입안이 잘 마르는 데 쓰인다.
- 장복하면 피부미용에 좋다.
- 껍질과 심을 제거하고 찹쌀과 누룩을 넣어 술을 담궈 천문동 분말을 술에 타서 마신다.

6~12g

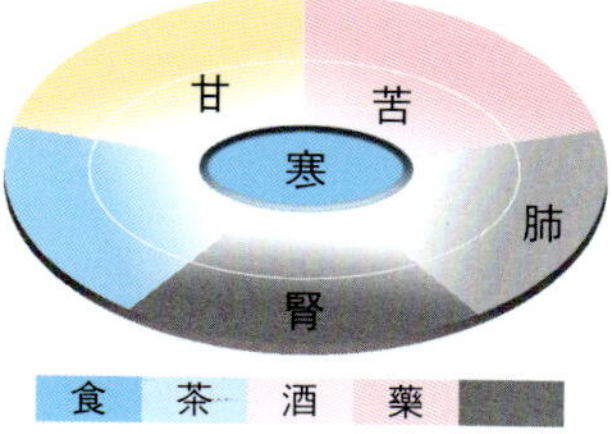

25쪽 참조

33-1 맥아(麥芽)

벼과(Gramineae)
보리(*Hordeum vulgare* L. var. *hexastichon* L. ASCH.)**를 발아시켜 볶은 것**
두해살이풀로 잎은 넓은 **총상 피침형**으로 뒤로 접혀지지 않는다.
밑부분이 원줄기를 둘러싸는 **엽초**로 된다.
꽃은 소화가 3개씩 화서축 좌우에 달리므로 6개의 **줄**로 나타난다.

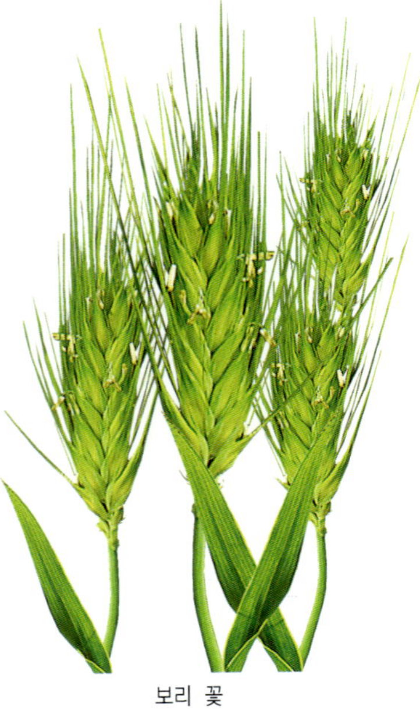

보리 꽃

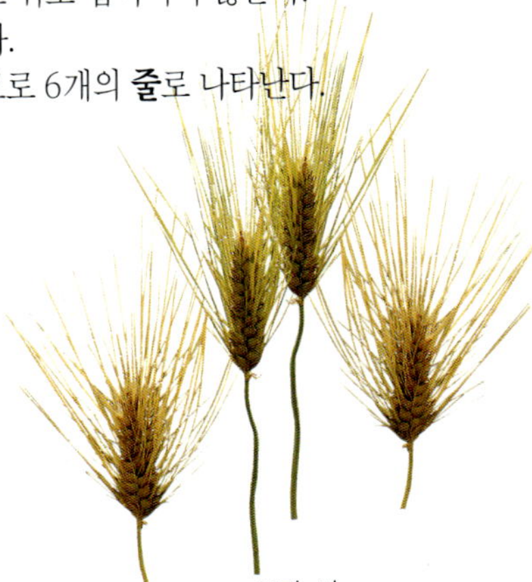

보리 씨

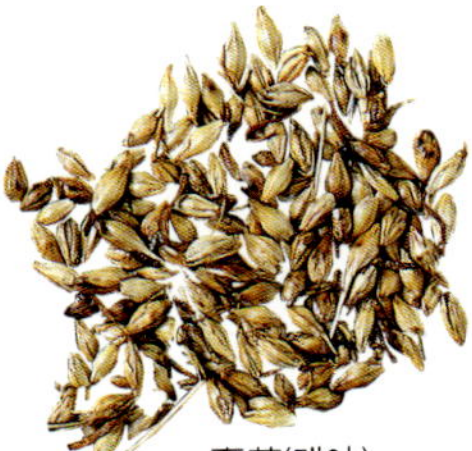

麥芽(맥아)

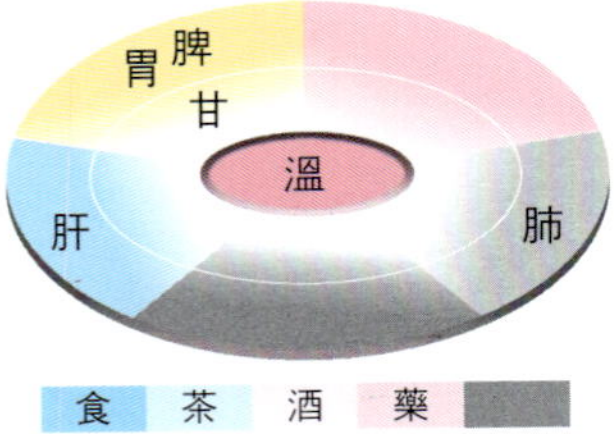

위산분비를 촉진시키므로 소화불량, 위염 등에 쓰인다.
- 식욕부진 또는 구토, 설사에 쓰인다.
- 1회에 10~15g을 복용하면 유즙이 증가하나, 과량(30~100g) 복용 시 유즙이 감소된다.

10~20g

329쪽 참조

33-2 부소맥(浮小麥)

벼과(Gramineae)
밀(*Triticum aestivum* L.)**이 물에 뜨는 것**
두해살이풀로 잎은 넓은 **피침형**이고 양면에 털이 없고 뒤로 처진다.
잎몸과 엽초 사이에는 얇은 **흰막**이 있어 줄기를 싼다.
소수는 1마디에 **1개**씩 달리거나
꽃차례 중부에서 **2개**씩 달린다.
소수는 3~10소화로 되어 있고 **넓은난형**이다.

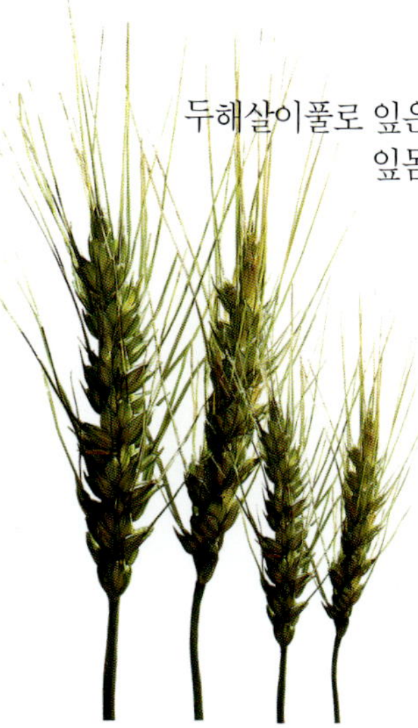
밀 씨

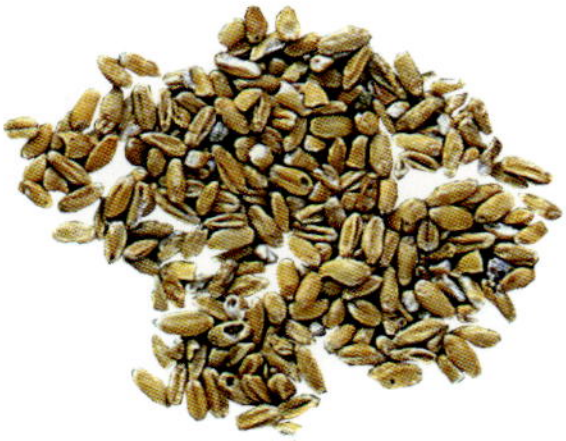
浮小麥(부소맥)

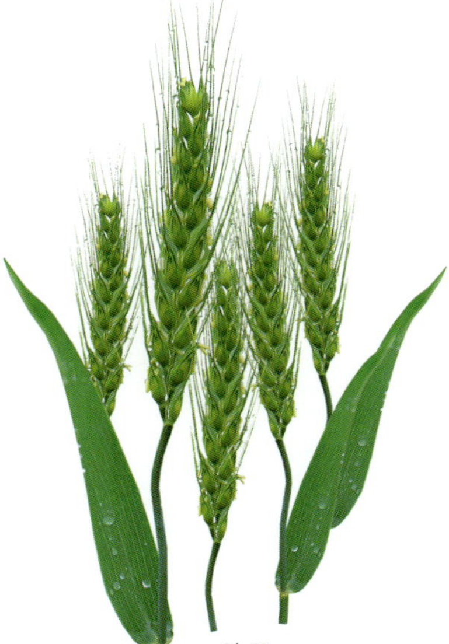
밀 꽃

자면서 땀을 흘릴 때[盜汗] 쓰인다.

- 밀[小麥]은 여성이 신경성으로 잠이 잘 오지 않고 가슴이 답답하고 우울할 때 감초, 대추와 함께 달여서 차[茶]용으로 쓰인다.(1일 복용량은 밀 20g, 감초 5g, 대추 6g)

15~30g

328쪽 참조

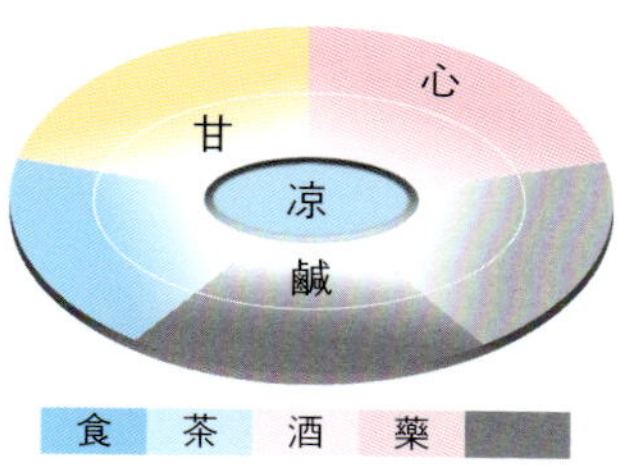

34-1 누호(蔞蒿)

국화과(Compositae)
물쑥(*Artemisia selengensis* TURCZ. ex BESSER)
(*A. vulgaris* L. var. *selengensis* (TURCZ.) REGEL for. *serratifolia* (REGEL) KOM.)**의 지상부**
여러해살이풀로 높이 120cm로 자란다.
잎은 어긋나고 **피침형** 또는 **선상피침형**이며 열편에 **잔거치**가 있다.
꽃은 8~9월에 지름 **2~2.5mm**로 핀다.
총포는 부분적으로 거미줄 같은 **털**이 있다.

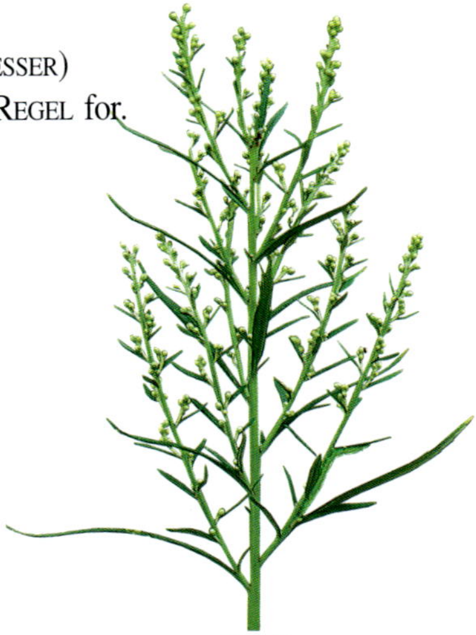
물쑥 꽃

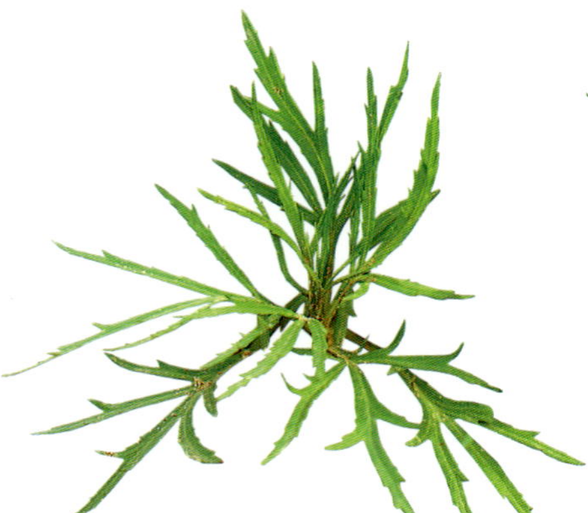
물쑥 전초

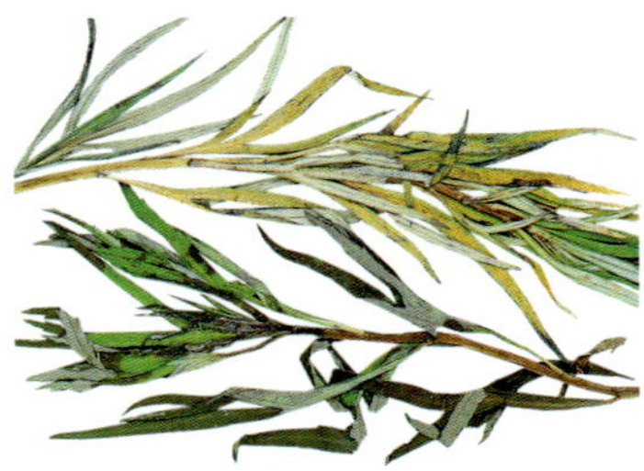
蔞蒿(누호)

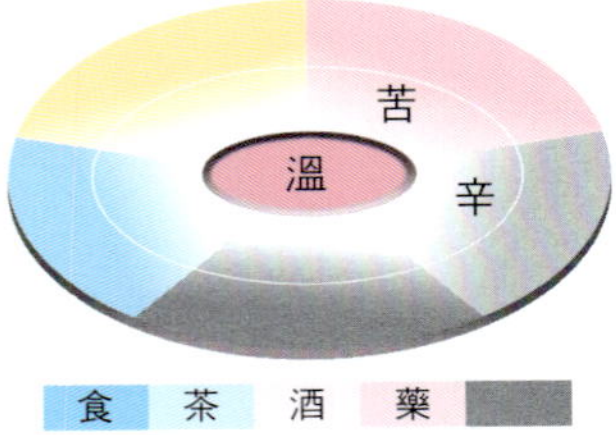

어혈(瘀血)로 인한 생리불순, 생리통에 쓰인다.
–식욕을 돋우어주며, 복어독을 풀어주는 데 쓰인다.

10~15g

34-2 모호(牡蒿)

국화과(Compositae)

제비쑥(*Artemisia japonica* THUNB.)**의 지상부**

여러해살이풀로 높이 30~90cm로 자란다.
잎은 어긋나고 **쐐기형** 또는 **도란형**이며 중열한다.
꽃은 7~9월에 지름 1.5mm로 핀다.
는 **털**이 없다. 중앙의 통상화는 열매를 맺지 못한다.

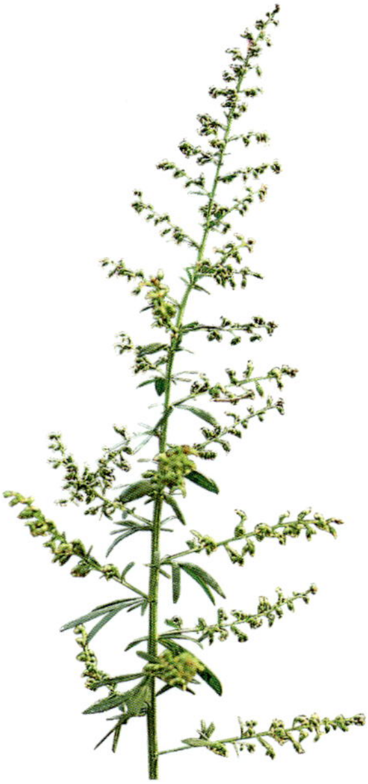

제비쑥 꽃

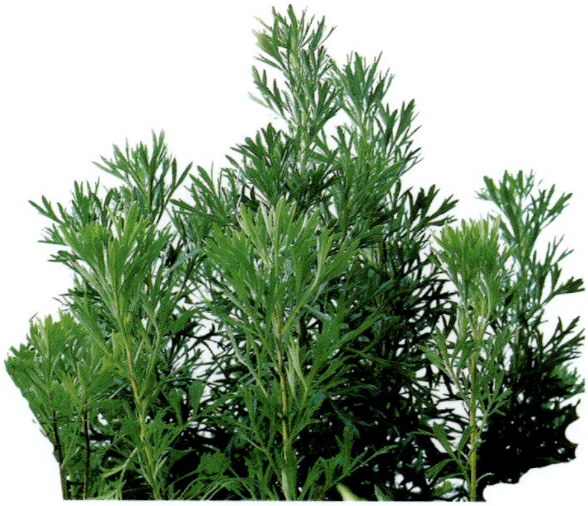

제비쑥 전초

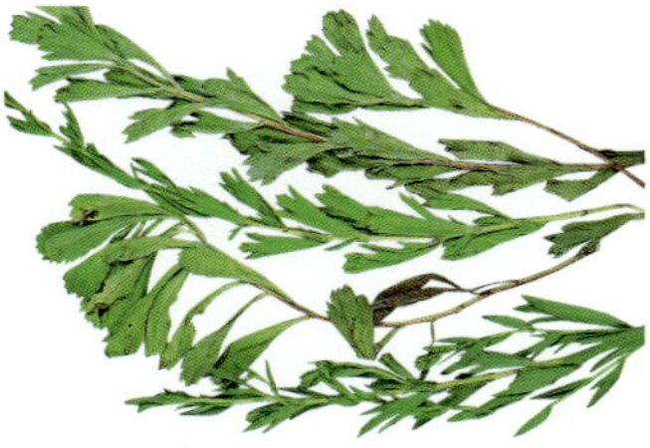

牡蒿(모호)

해열작용이 있어 감기로 인한 두통이 있고 온몸이 쑤시고 아픈 데 쓰인다.
-과로로 인한 기침에 쓰인다.
-기생충 구제에 쓰인다.

10~15g

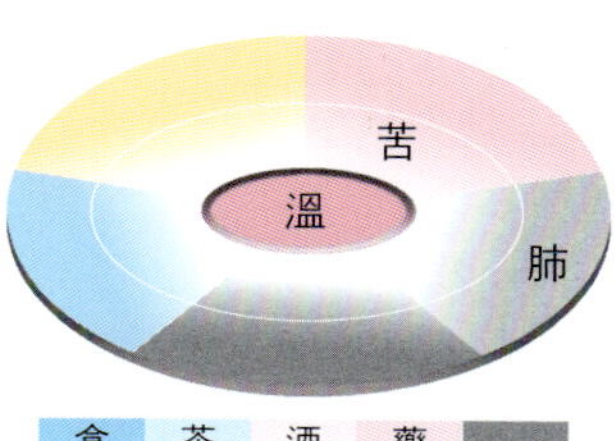

34-3 백호(白蒿)

국화과(Compositae)
산흰쑥(흰쑥, *Artemisia sieversiana* EHRH. ex WILLD.)
(*A. koreana* NAKAI)**의 전초**
두해살이풀로 높이는 **20~150cm**로 자란다.
잎은 어긋나고 가지는 갈라지며 잿빛을 띤 **흰색털**이 있다.
근생엽은 꽃 핀 후에 없어진다.
꽃은 8~9월에 황갈색으로 피고 두화는 **반구형**이다.
포편은 안의 것과 밖의 것이 비슷하다.

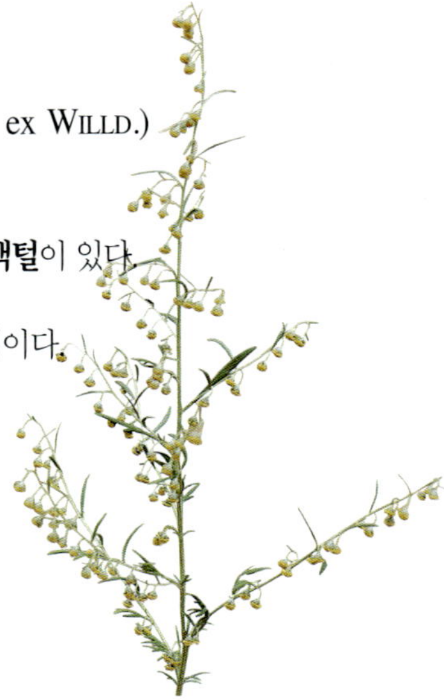
산흰쑥 꽃

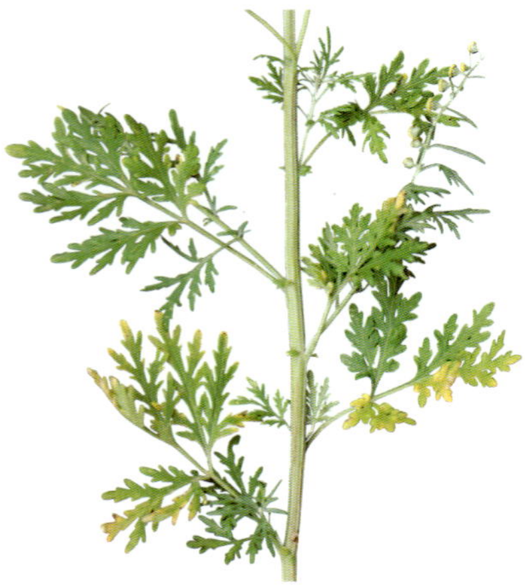
산흰쑥 전초

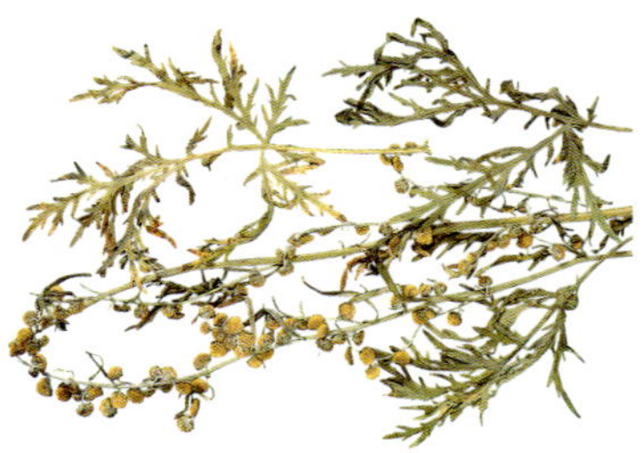
白蒿(백호)

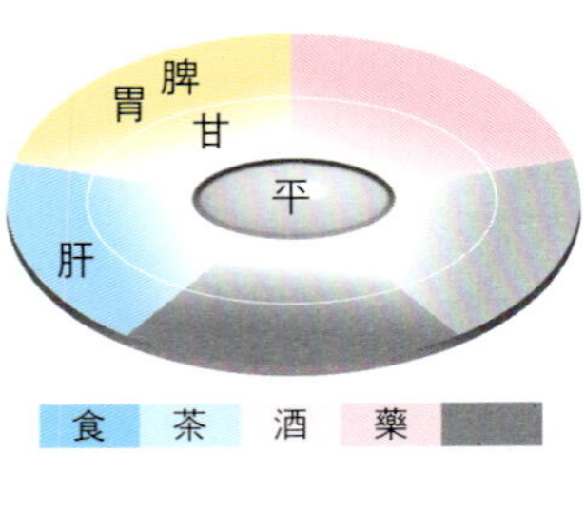

항균작용으로 세균성이질에 쓰인다.
-지혈작용으로 각종 출혈성 질환에 쓰인다.
-진정작용이 있다.

10~15g

34-4 암려자(菴藺子)

국화과(Compositae)
맑은대쑥(*Artemisia keiskeana* MIQ.)**의 씨**
여러해살이풀로 잎은 넓은
주걱모양으로 어긋난다.
결각이 없고 거치만 뚜렷하다.
꽃은 원추꽃차례으로 달리고
7~9월에 **연한노란색**으로 핀다.
암술머리는 **예형**이고 총포에 **털**이 없다.
중앙에 통상화는 **열매**를 맺는다.

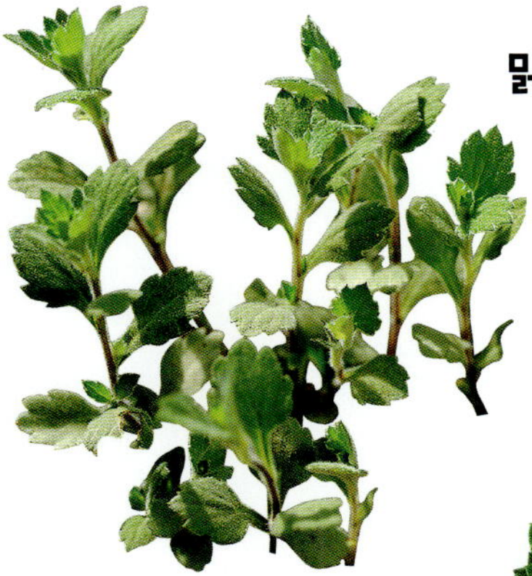

맑은 대쑥 전초

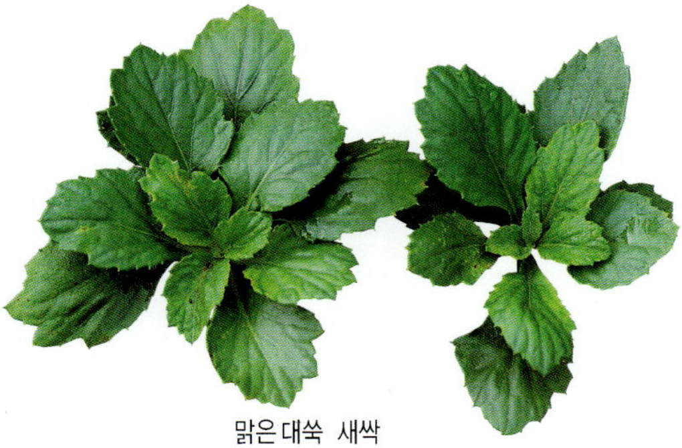

맑은 대쑥 새싹

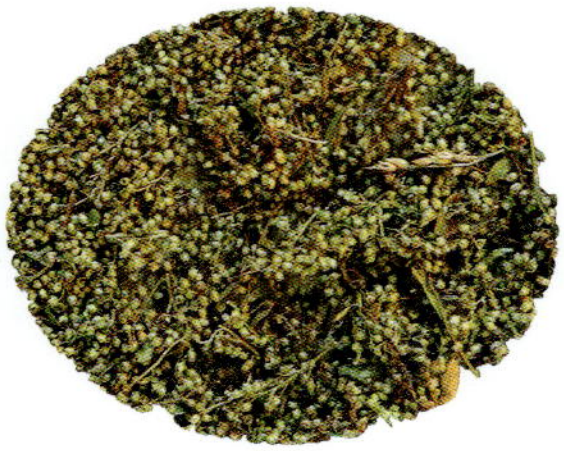

菴藺子(암려자)

어혈로 인한 산후복통, 생리불순과 생리통에 쓰인다.
- 타박상에 쓰인다.
- 소화기능을 촉진시키며 눈을 밝게 하는 데 쓰인다.

10~20g

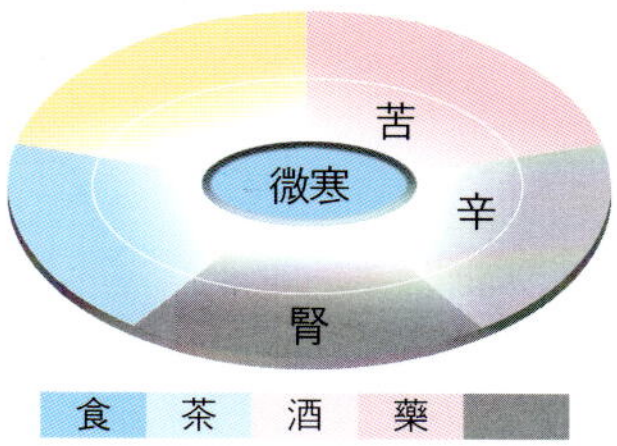

34-5 애엽(艾葉)

국화과(Compositae)
쑥(**약쑥**, *Artemisia princeps* PAMP.) (*A. princeps* PAMP. var. *orientalis* (PAMP.) HARA)**의 지상부**
여러해살이풀로 전체에 거미줄 같은 **털**로 덮여있다. 잎은 어긋나며 타원형으로 **깃모양**은 2~4쌍의 갈래로 갈라진다. 뒷면에 **흰털**이 밀생한다. 두상화는 7~10월에 **연한 홍자색**으로 핀다. 열매는 털이 없고 **수과**이다.

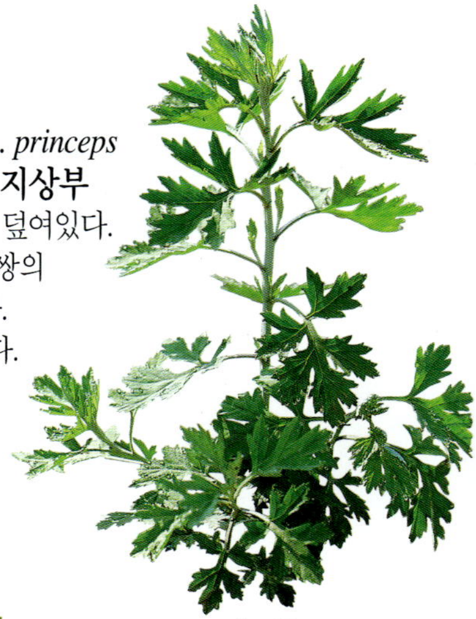
쑥 전초

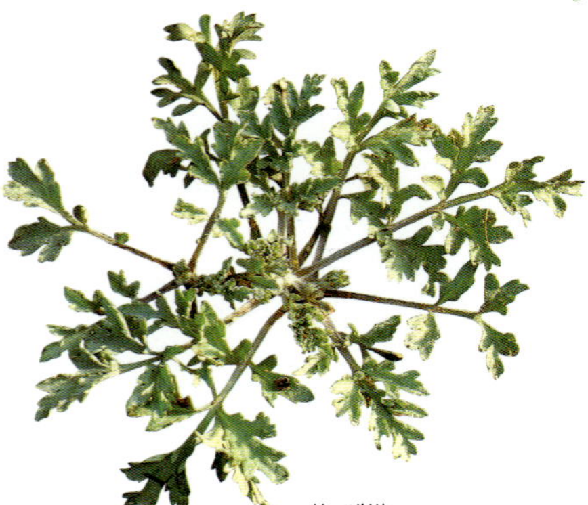
쑥 새싹

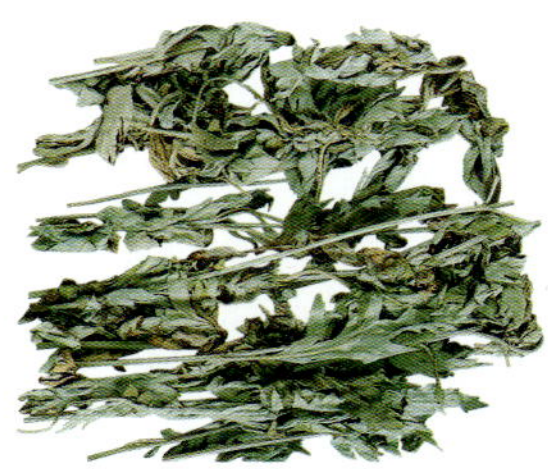
艾葉(애엽)

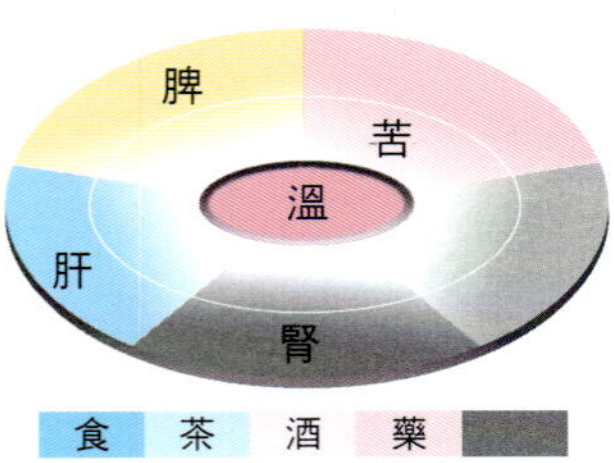

하복부가 냉(冷)하고 약하여 일어나는 임신 중 하혈, 자궁출혈 등에 쓰인다.
- 하복부가 냉(冷)하며 생리불순, 생리통에 쓰인다.
- 피부습진, 피부염에 훈증(燻蒸)하는 데 쓰인다.

3~9g

115쪽 참조

34-6 청호(靑蒿)

국화과(Compositae)

개똥쑥(*Artemisia annua* L.)의 지상부

한해살이풀로 잎은 어긋나며 3회 우상으로 갈라지며 표면에 가루 같은 **잔털**과 **선점**이 있다. 꽃은 두상화서가 총상으로 달려 원추꽃차례 모양이며 두상화는 6~9월에 **녹황색**으로 핀다. 두화의 지름은 1.5mm정도 이다. 열매는 **수과**이다.

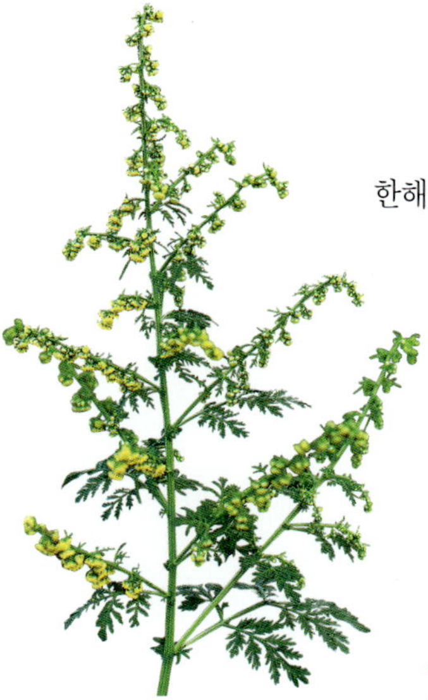
개똥쑥 꽃

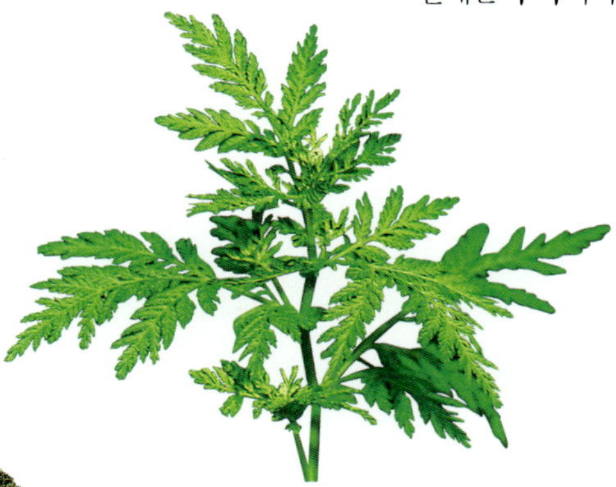
개똥쑥 전초

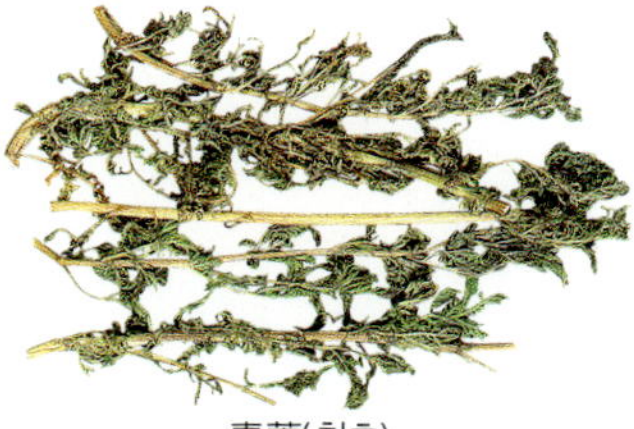
靑蒿(청호)

해열작용이 있어 감기에 쓰인다.
- 항균작용이 있어 이질, 설사에 쓰인다.
- 말라리아[학질]에 쓰인다.

초호(草蒿)라고도 한다.

6~15g

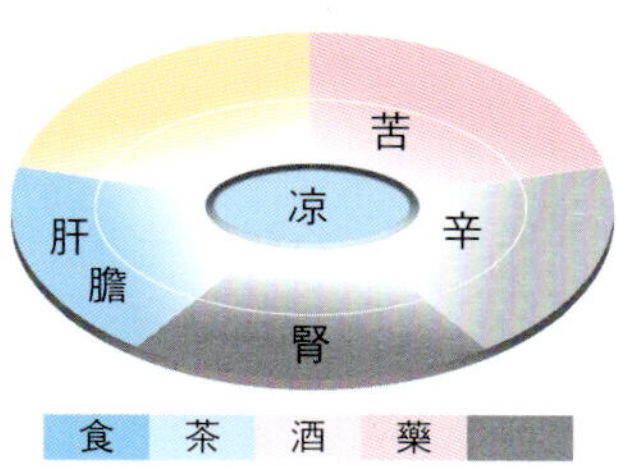

156쪽 참조

35 목향(木香) 청목향(靑木香) 토목향(土木香)

中 35-1 목향(木香)

국화과(Compositae)

운목향(*Saussurea lappa* C. B. CLARKE)**의 뿌리**

잎과 잎맥에 **털**이 있다.

잎은 **삼각상 난형** 또는 **긴 삼각형**이다.

꽃은 **암자색**이다.

열매는 **수과**이고 관모는 **황색**이다.

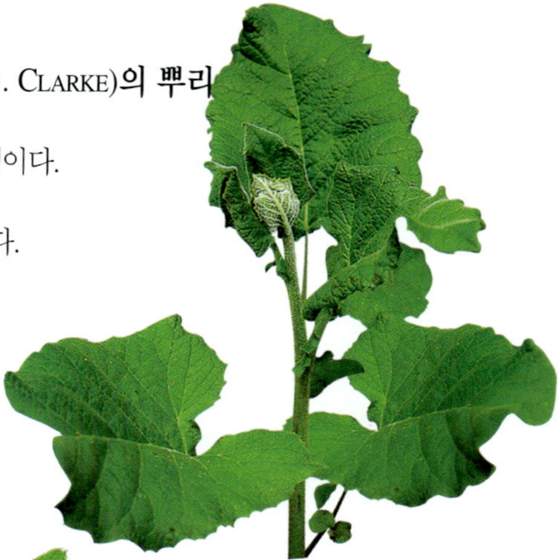

운목향 전초

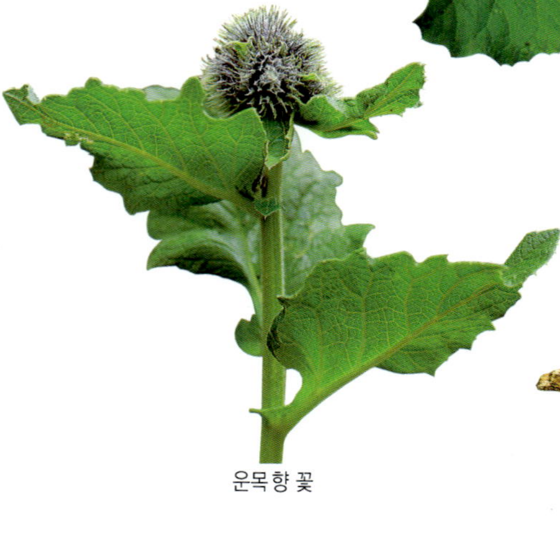

운목향 꽃

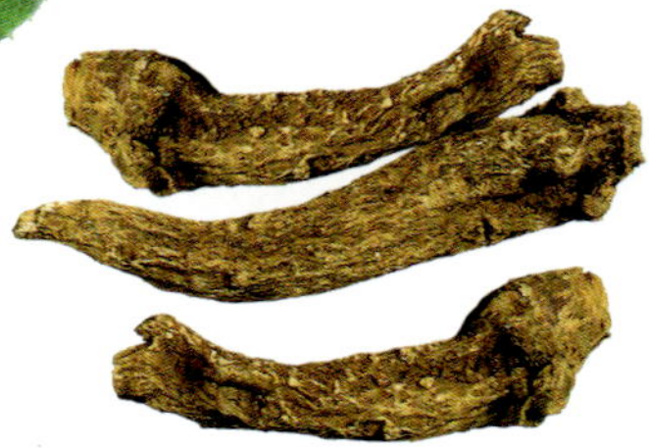

木香(목향)

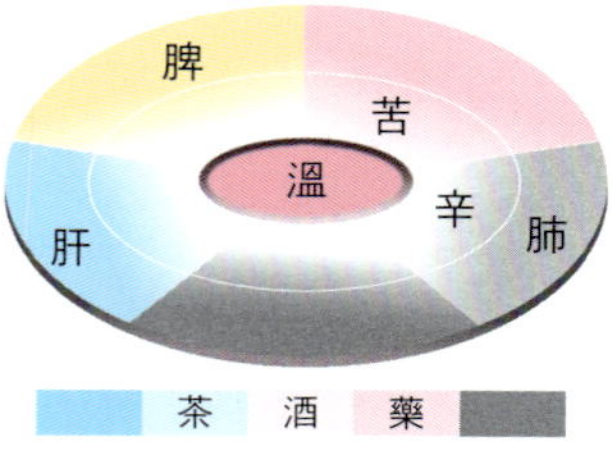

기(氣)의 순환을 촉진시키고 통증을 완화시키며 비위(脾胃) 장을 따뜻하게 한다.

- 건위(健胃)작용이 있어 구토, 설사, 소화불량, 위염, 장염에 쓰인다.
- 항균작용이 있어 이질에 쓰인다.

3~9g

35-2 청목향(青木香)

쥐방울덩굴과(Aristolochiaceae)

쥐방울덩굴(*Aristolochia contorta* BUNGE)**의 뿌리**

전체에 **털**이 없다.

잎은 **심장상 난형**이다.

꽃은 **녹자색**으로 핀다.

열매는 **삭과**이다.

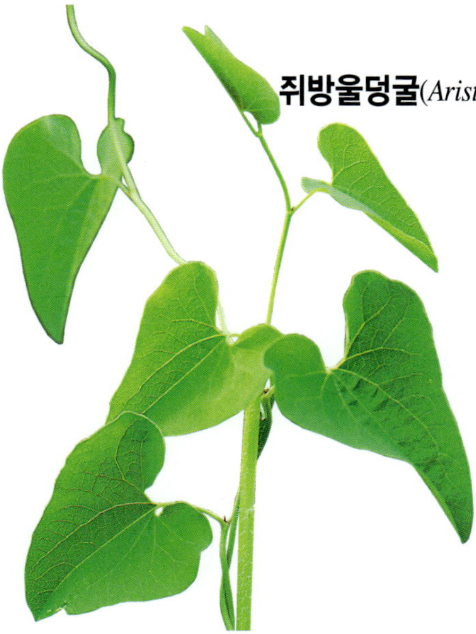

쥐방울덩굴 전초

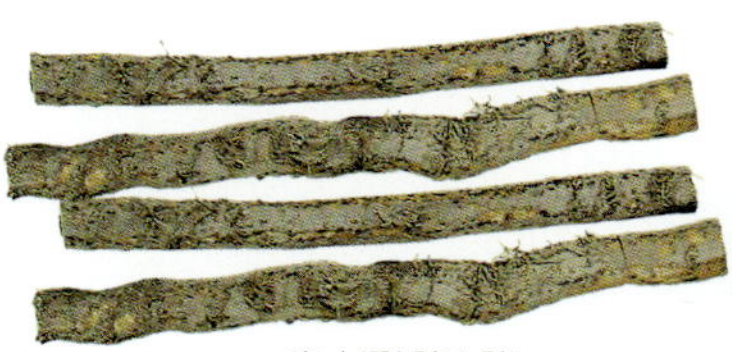

青木香(청목향)

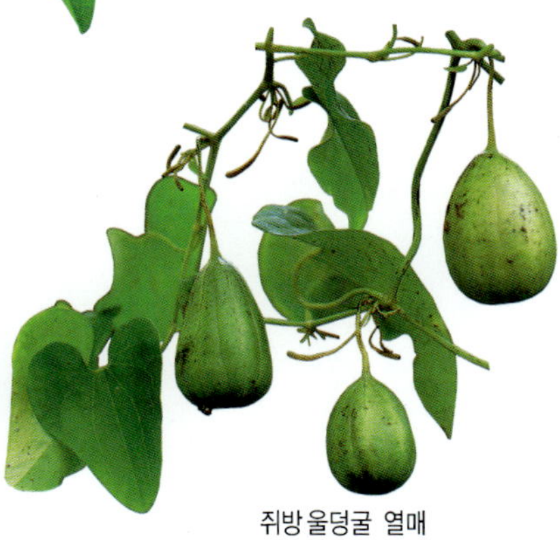

쥐방울덩굴 열매

혈압 강하작용이 있어 고혈압에 쓰인다.

- 소염 진통작용이 있어 종기, 치통에 쓰인다.

장복(長服) 시 신장장애를 일으킬 수 있어 약용이 금지되었다.

3g

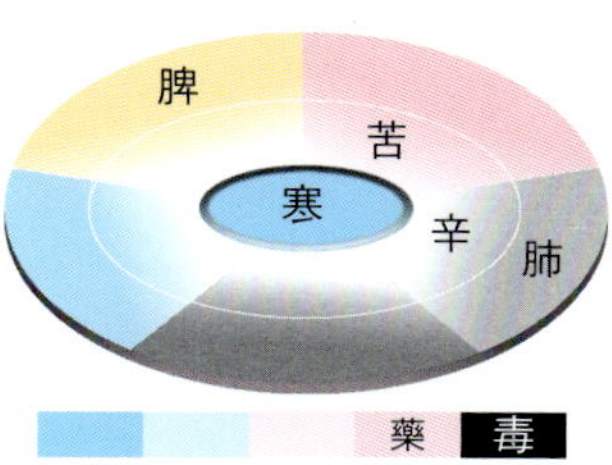

182쪽 참조

35-3 토목향(土木香)

국화과(Compositae)
목향(*Inula helenium* L.)의 **뿌리**
전체에 짧은 **털**이 밀생한다.
잎은 넓은 **타원형** 또는 **긴 타원형**이다.
두상화는 **노란색**이고 열매는 **수과**이고 털이 없고 5면형이다.
관모는 연한 **적갈색**이다.

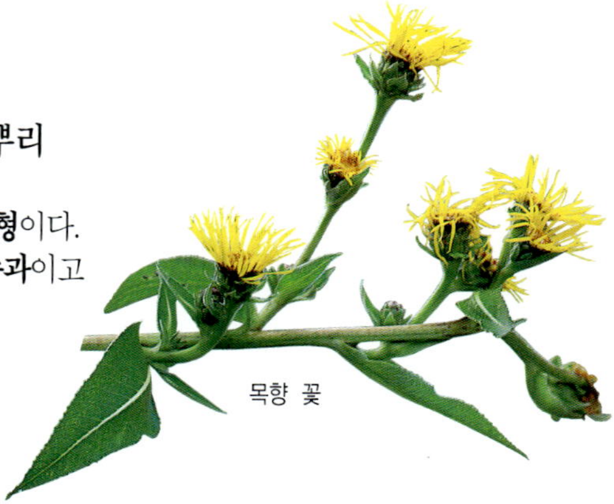
목향 꽃

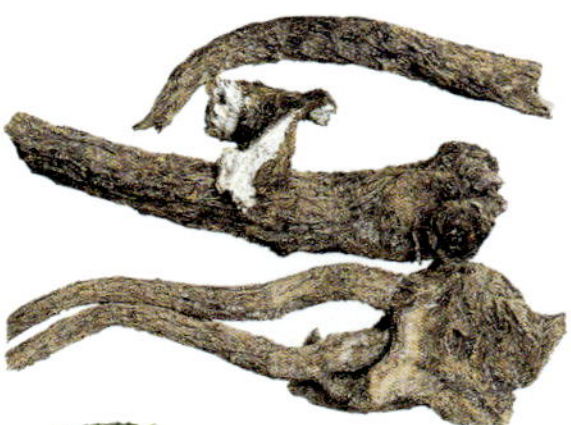
土木香(토목향)

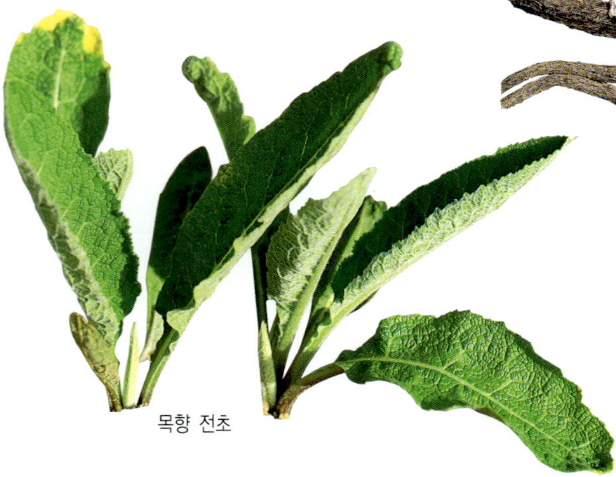
목향 전초

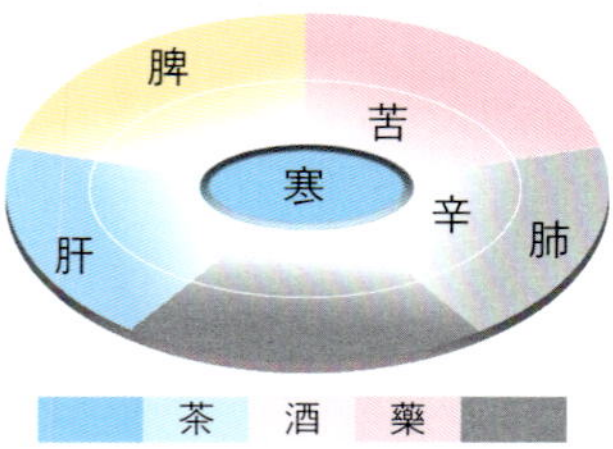

건위작용이 있어 소화불량, 위염, 장염, 구토, 설사에 쓰인다.
- 구충작용이 있어 회충, 촌충 등의 구제에 쓰인다.

3~9g

⊕中 36-1 방풍(防風)

산형과(Umbelliferae)
방풍(*Ledebouriella seseloides* (HOFFM.) H. WOLF)
(*Saposhnikovia divaricata* (TURCZ.) SCHISCHK.)**의 뿌리**

전체에 **털**이 없다.
뿌리는 굵고 **갈색**이며 잎자루 흔적이 있다.
잎은 **삼각상 난형**이고 2~3회 **깃꼴**로 갈라진다. 열매는 **분과**로 능선은 실같이 가늘고 **짧은 털**이 있다.

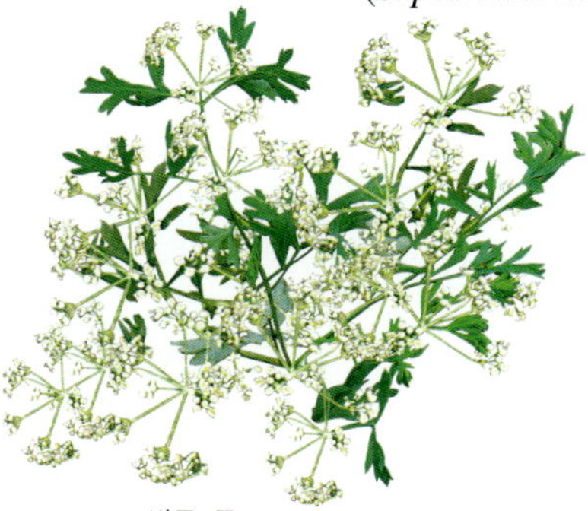

방풍 꽃

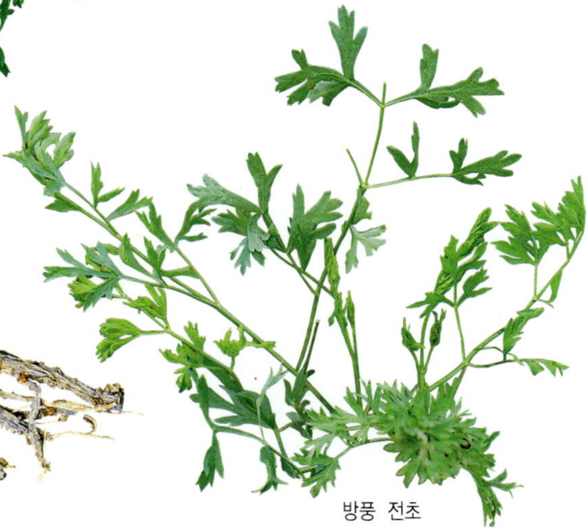

방풍 전초

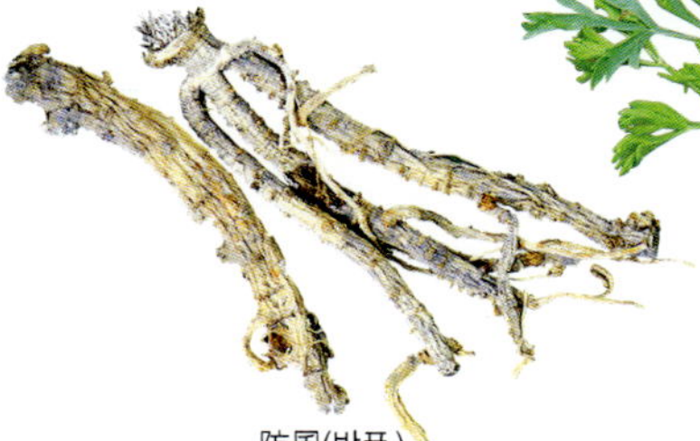

防風(방풍)

- 해열작용이 있어 몸살감기에 쓰인다.
  - 중풍으로 인한 반신불수, 관절통과 사지 경련에 쓰인다.
  - 류마티스관절염 증상에 쓰인다.
- 5~10g

60쪽 참조

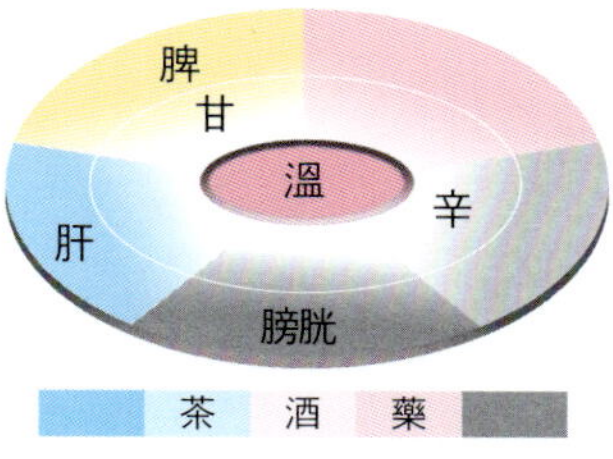

36-2 식방풍(植防風)

산형과(Umbelliferae)

갯기름나물(*Peucedanum japonicum* THUNB.)**의 뿌리**

털이 없다. 잎은 **도란형**이고 3갈래로 갈라진다.
꽃은 **총포**가 없다. 열매는 **현수과**로 8개의 유선이 있고 **잔털**이 있다.

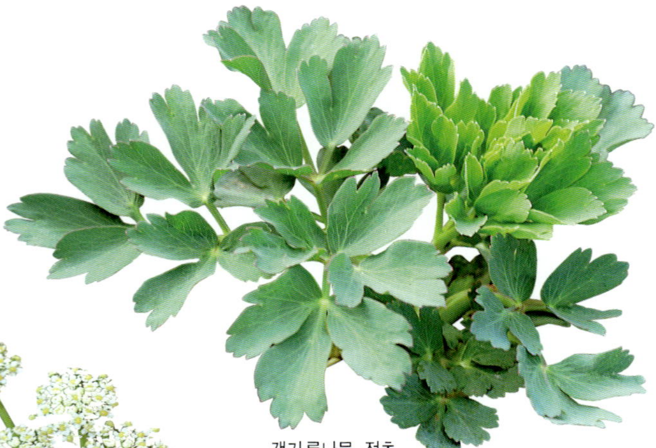

갯기름나물 전초

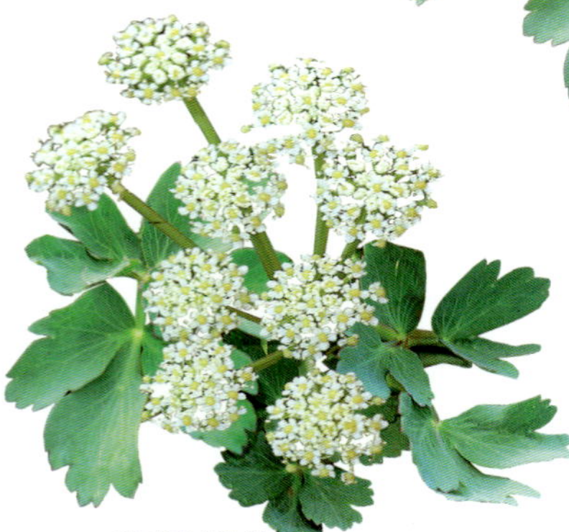

갯기름나물 꽃

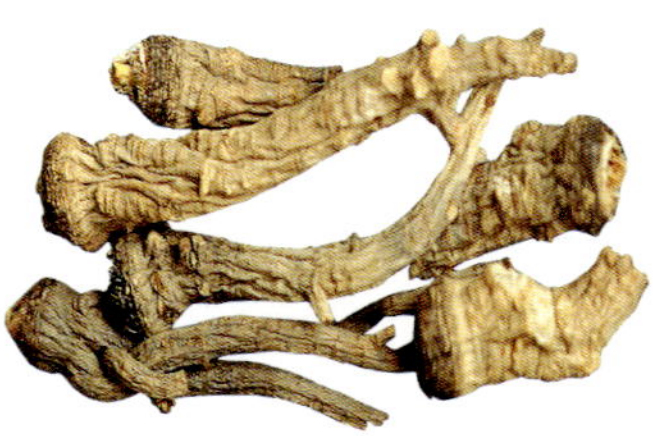

植防風(식방풍)

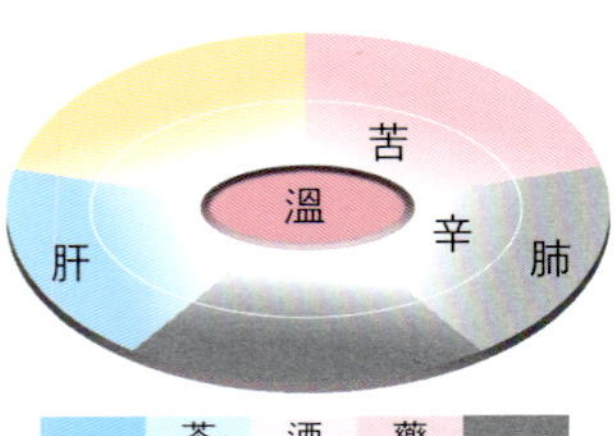

폐기능을 도우며 가래가 나오고 기침할 때 쓰인다.

- 이뇨작용이 있어 요로감염에 쓰인다.
- 해독작용이 있다.

6~15g

62쪽 참조

36-3 해방풍(海防風)

산형과(Umbelliferae)

갯방풍(방풍나물, *Glehnia littoralis* F. SCHMIDT. ex MIQ.)**의 뿌리**

전체에 **긴 흰털**이 밀생한다.
뿌리는 굵고 **노란색**이다. 잎은 **삼각형** 또는 **난상 삼각형**이고 둔하다.
열매는 **분과**로 능선이 굵으며 **긴털**이 밀생한다.

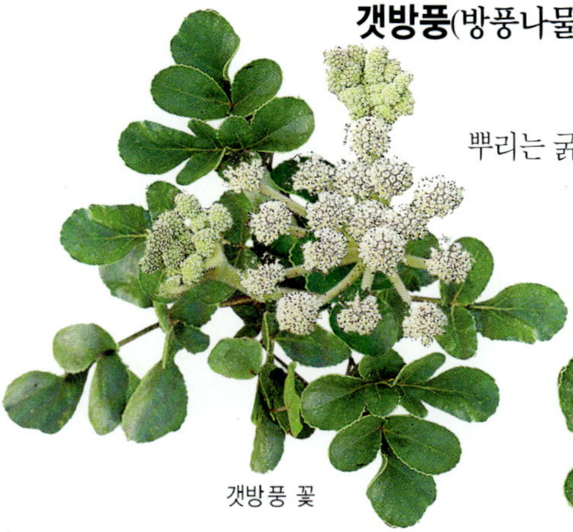
갯방풍 꽃

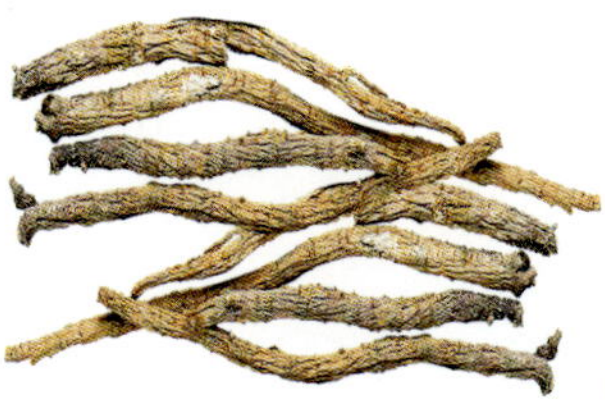
海防風(해방풍)

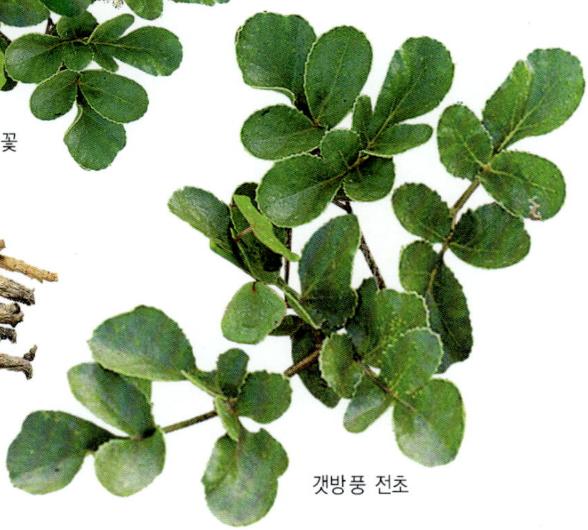
갯방풍 전초

- 폐기능을 도우며 만성기관지염, 폐결핵, 폐농양 등에 쓰인다.
- –병후 식욕부진, 입과 목이 마르는 데 쓰인다.
- 중국에서는 해방풍을 북사삼(北沙蔘), 잔대를 남사삼(南沙蔘)이라 한다.
- 5~10g

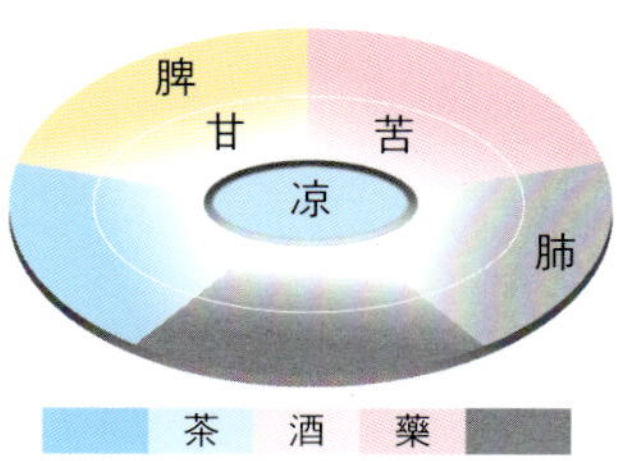

61쪽 참조

中 37-1 백두구(白豆蔻)

생강과(Zingiberaceae)
백두구(白豆蔻, *Amomum kravanh* PIERRE ex GAGNEP.)**의 열매속의 씨**

상록교목의 암수딴그루로 높이는 10~20m이고 잎은 두껍다. 꽃은 **흰색**의 단성화가 핀다.
열매는 10~12월에 **황색**으로 익는다.

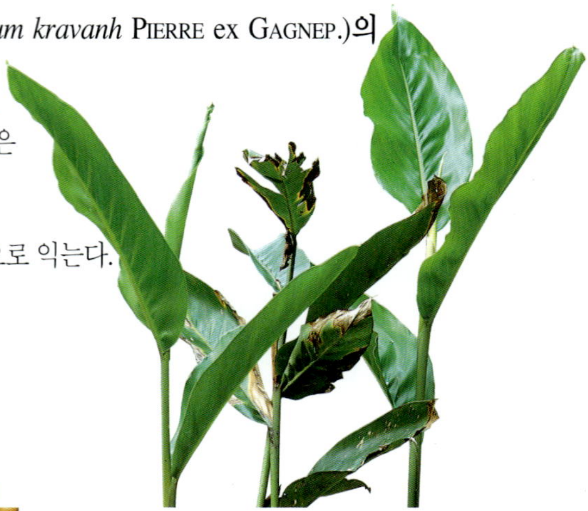
백두구 전초

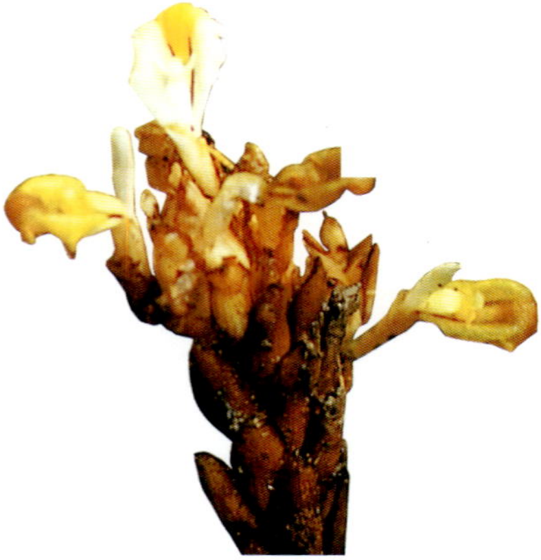
백두구 꽃

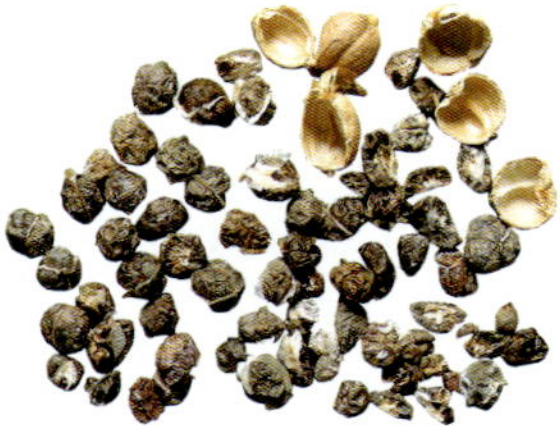
白豆蔻(백두구)

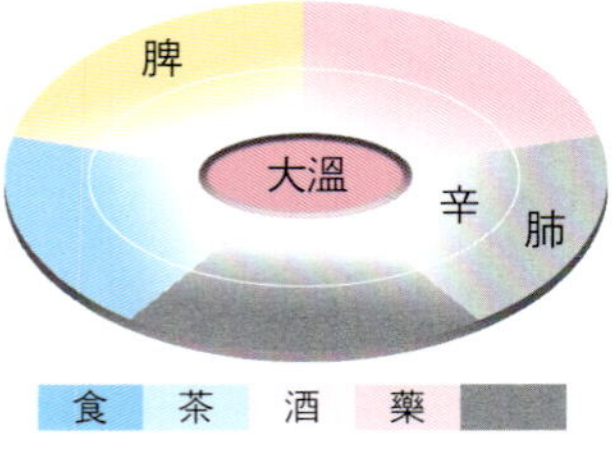

- 방향성 건위(健胃)작용이 있어 위염, 장염 등에 쓰인다.
  - 위장이 차서 일어나는 구토, 복통에 소엽과 함께 쓰인다.
  - 임신구토, 딸꾹질에 죽여(竹茹)와 함께 쓰인다.
- 3~6g

中 37-2 초두구(草豆蔻)

생강과(Zingiberaceae)

초두구(草豆蔻, *Alpinia katsumadai* HAYATA)**의 열매속의 씨**

여러해살이풀로 **근경**은 굵고 짧다.
잎은 2줄로 나오고 엽설은 **난형**이다.
꽃은 총상꽃차례가 **흰색**으로 핀다.
꽃줄기에 황백색의 굵고 **부드러운털**이 밀생한다.
열매는 **구형**으로 거친털이 덮혀있으며 **황록색**으로 익는다.

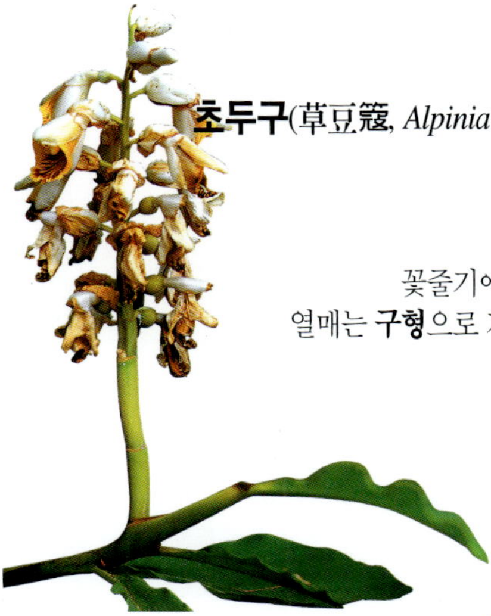

초두구 꽃

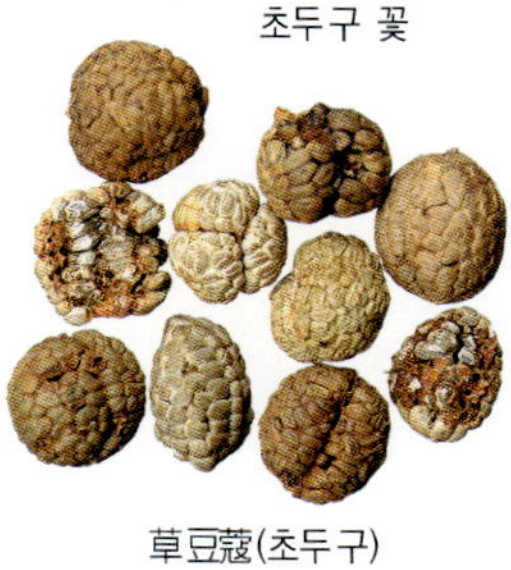

草豆蔻(초두구)

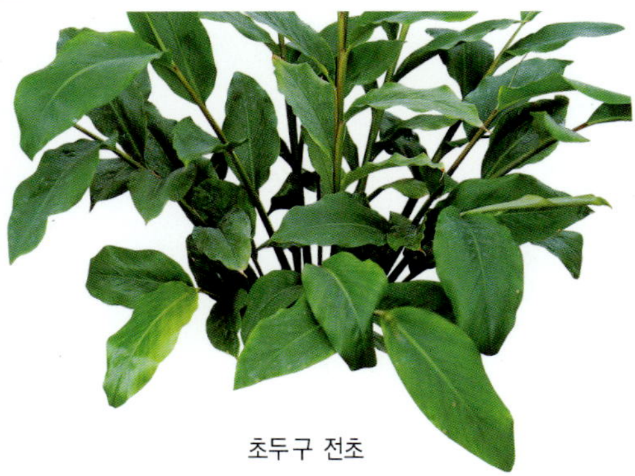

초두구 전초

위장이 차서 일어나는 복통에 후박과 함께 쓰인다.
- 음식을 토하거나[嘔吐], 설사 하는 데 쓰인다.
- 허약하여 식욕이 없는 데와 술독[酒毒]을 풀어주는 데 쓰인다.

3~6g

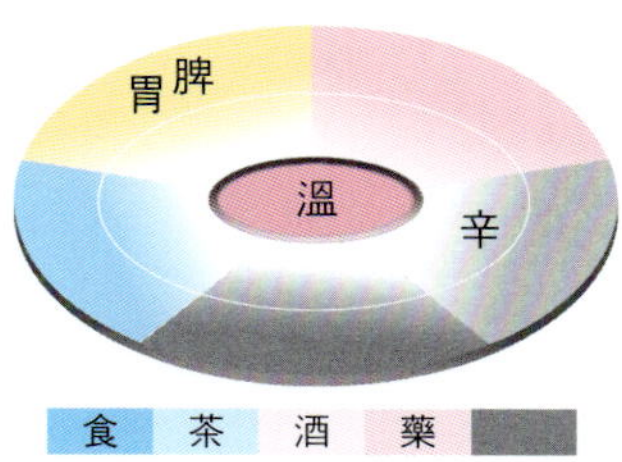

38-1 백미(白薇)

박주가리과(Asclepiadaceae)
백미꽃(*Cynanchum atratum* BUNGE)**의 뿌리**
잎은 뒷면에 **짧은 털**이 밀생한다.
꽃은 잎겨드랑이에 밀생하고 **검은 자주색**으로 핀다.
열매는 **골돌**로 넓은 피침형이고 **잔털**이 밀생한다.
꽃부리는 겉에 **털**이 있고 안쪽에 **털**이 없다.

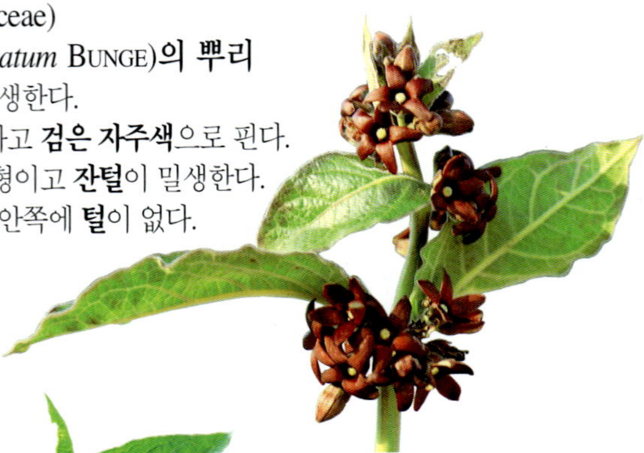
백미 꽃

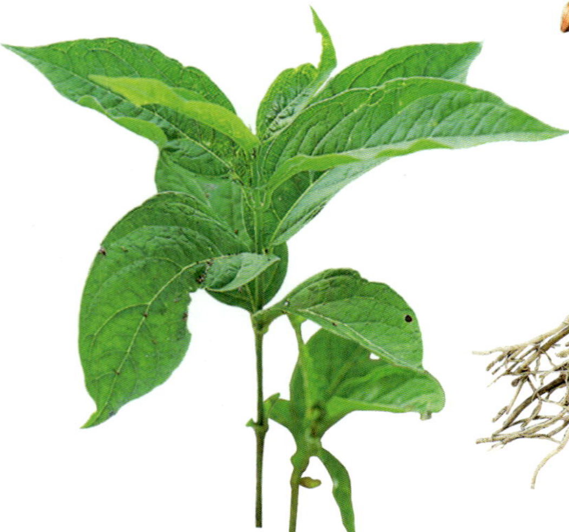
백미 꽃 전초

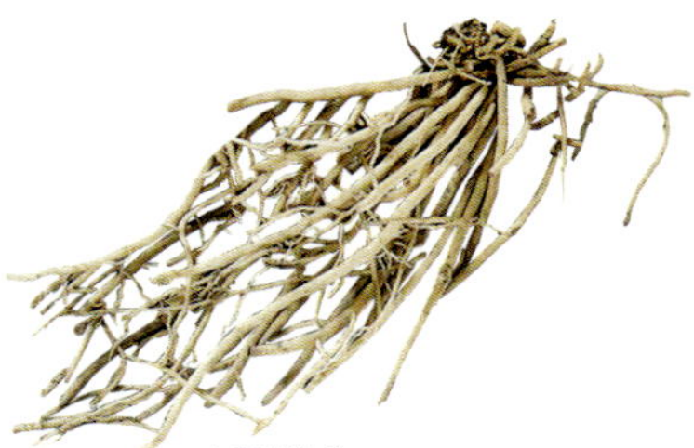
白薇(백미)

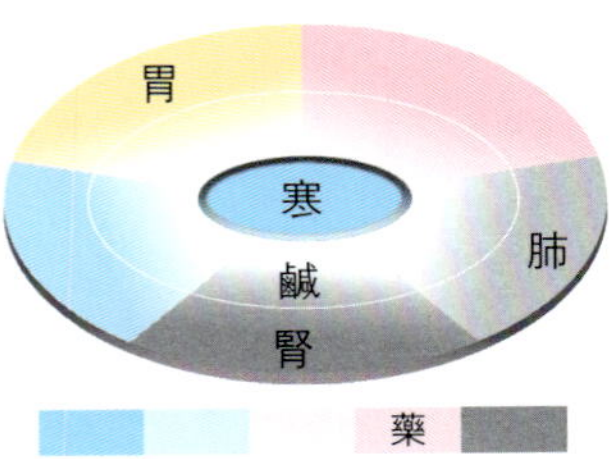

해열작용이 있어 감기로 열나는 데와 폐렴, 기관지염 등에 쓰인다.
- 이뇨작용이 있어 요로감염, 전신부종에 쓰인다.

3~15g

114쪽 참조

38-2 백전(白前)

박주가리과(Asclepiadaceae)

민백미꽃(*Cynanchum ascyrifolium* (FRANCH. & SAV.) MATSUM.)**의 뿌리**

꽃은 취산꽃차례이고 **화경**이 있고
지름 2cm의 **흰색**으로 핀다.
열매는 **골돌**로 뿔모양이고 **털**이 없다.
꽃부리는 **털**이 없거나 맥상에 **털**이 있다.

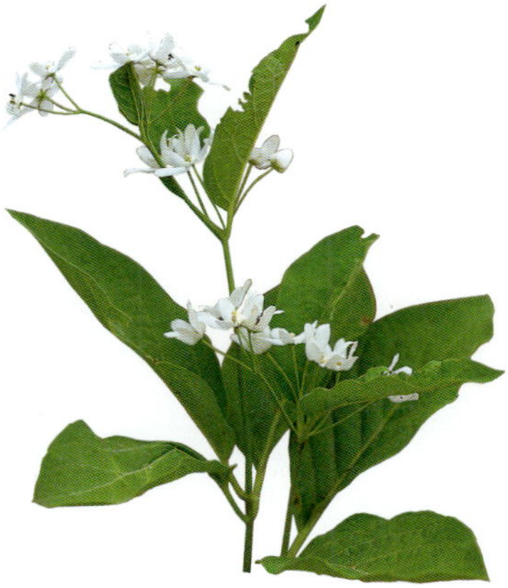

민백미 꽃

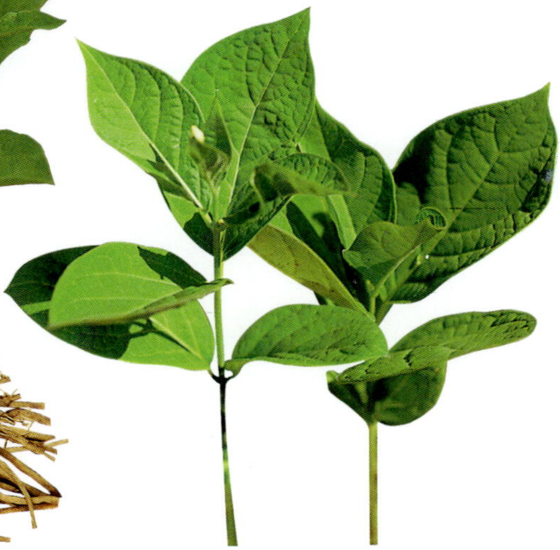

민백미꽃 전초

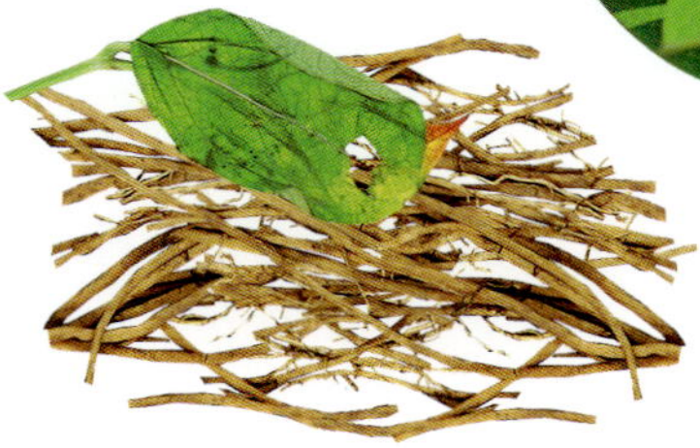

白前(백전)

- 진해(鎭咳) 거담(祛痰)작용이 있어 해수천식 치료에 쓰인다.
- – 감기로 인한 기침에 쓰인다.
- – 건위(健胃)작용이 있어 소화불량에 쓰인다.
- 4~12g

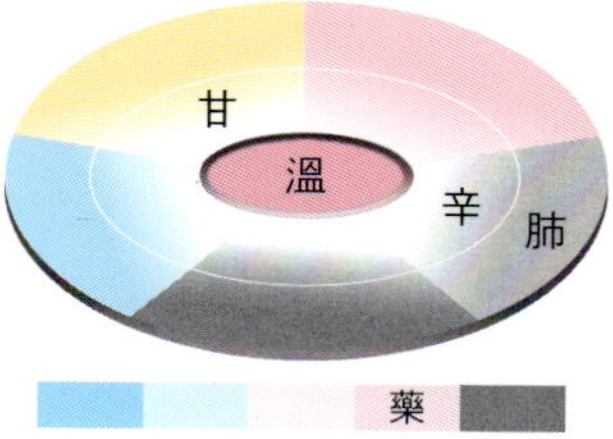

39-1 백작약(白芍藥)

미나리아재비과(Ranunculaceae)
작약(*Paeonia lactiflora* PALL.)의 뿌리
뿌리는 **붉다**. 잎은 1~2회 3출의 작은 잎이 **깃 모양**으로 갈라진다.
잎자루와 꽃은 원줄기에 1송이씩 달리고 대형으로 **흰색** 또는 **적색**으로 핀다.
꽃받침은 **5장**이다.

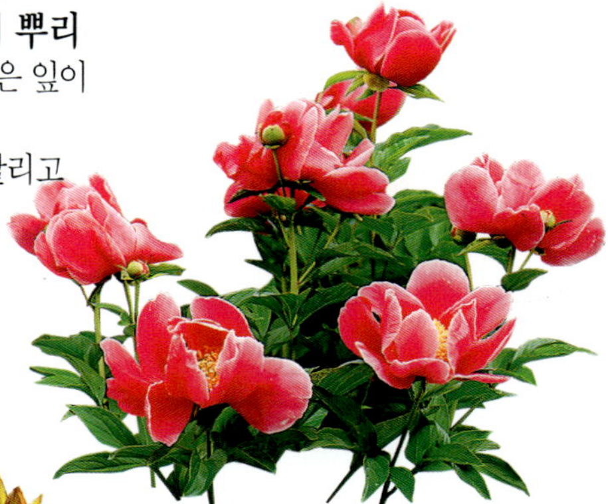
작약 꽃

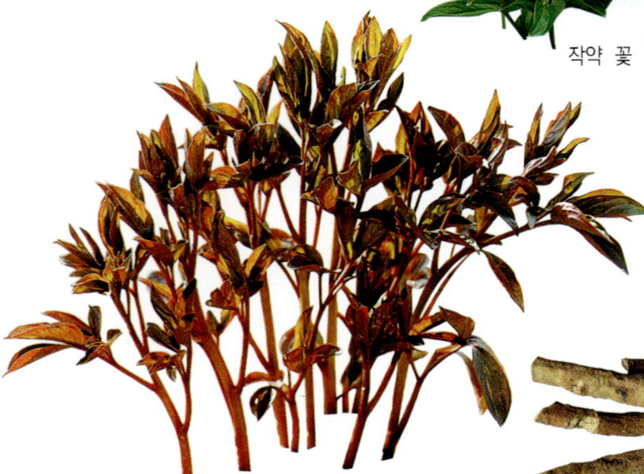
작약 새싹

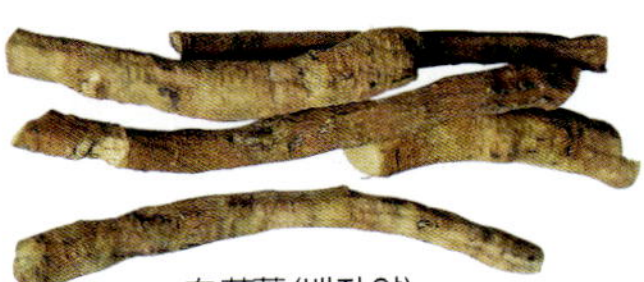
白芍藥(백작약)

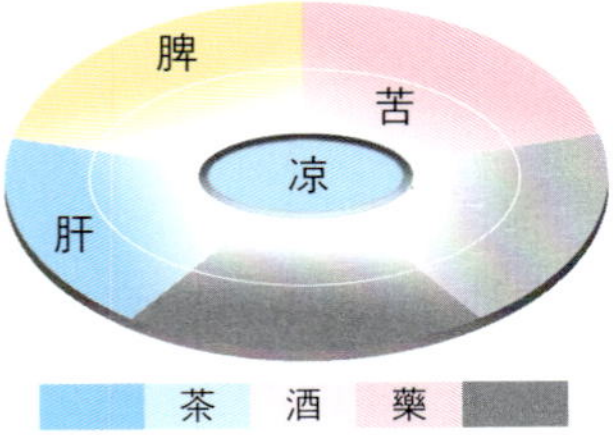

생리불순, 자궁출혈증, 부인병에 쓰인다.
- 진통작용이 있어 스트레스로 인한 두통에 쓰인다.
- 조혈작용이 있어 빈혈에 쓰인다.

6~12g

94쪽 참조

39-2 초작약(草芍藥)

미나리아재비과(Ranunculaceae)

백산작약(*Paeonia japonica* (MAKINO) MIYABE & TAKEDA)**의 뿌리**

뿌리는 **희고** 길게 뻗지 않는다.
꽃잎은 **백색**으로 암술머리가 짧고
바깥쪽으로 약간 젖힌다.
꽃받침은 **3장**이다.

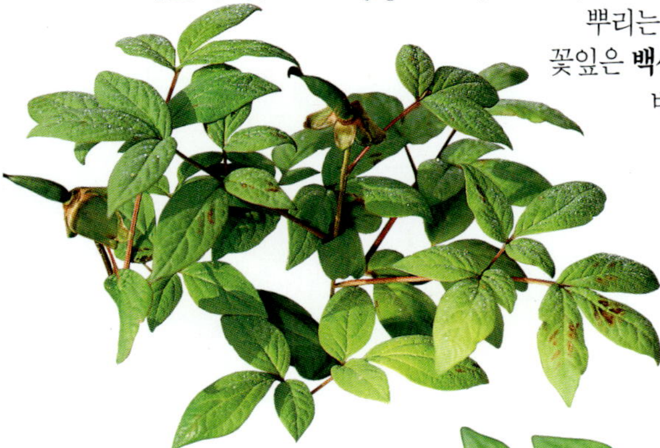

백산 작약 전초

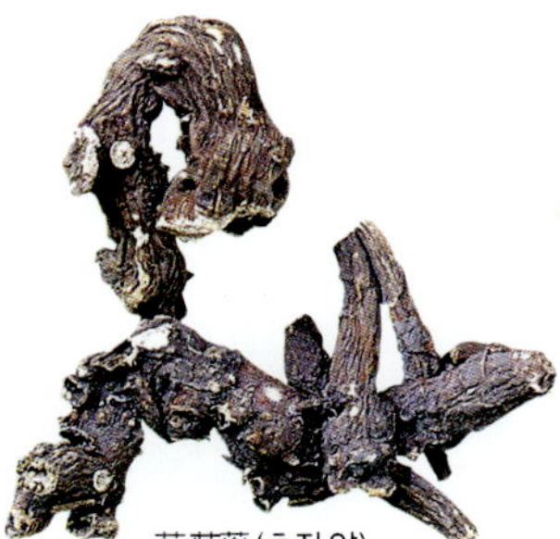

草芍藥(초작약)

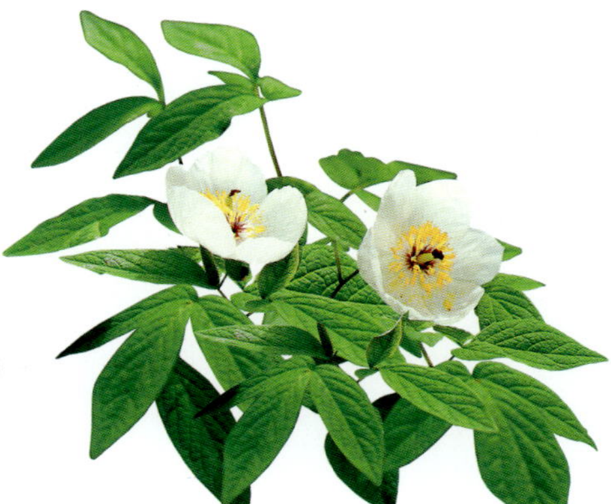

백산 작약 꽃

- 활혈(活血)작용이 있어 생리불순, 생리통 또는 타박상에 쓰인다.
  - 혈전생성을 억제하여 협심증 등 관상동맥질환에 쓰인다.
- 작약(芍藥)보다 약효가 더 우수하다.
- 3~12g

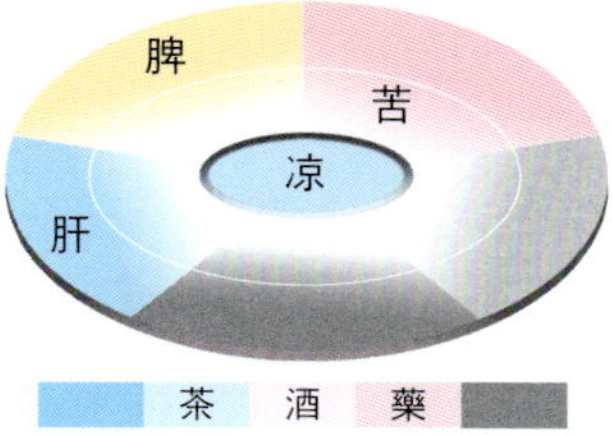

95쪽 참조

40-1 백창(白菖)

천남성과(Araceae)
창포(*Acorus calamus* L.)
(*A. calamus* L. var. *angustatus* Bess.)**의 뿌리줄기**
잎은 **주맥**이 있고 길이 60~90cm이고 너비 1~2cm이다.
꽃은 **연한 황록색**으로 핀다.

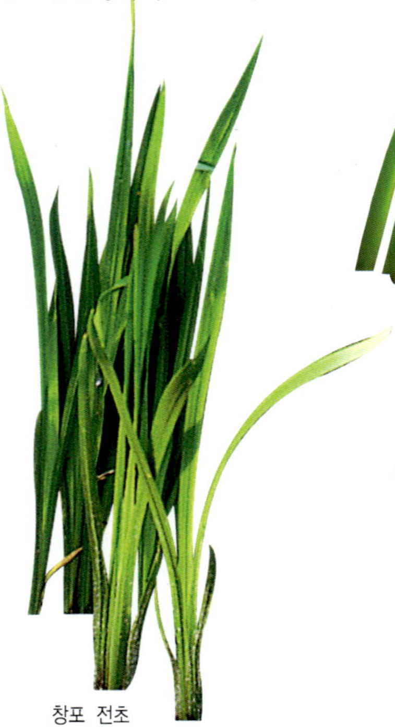
창포 전초

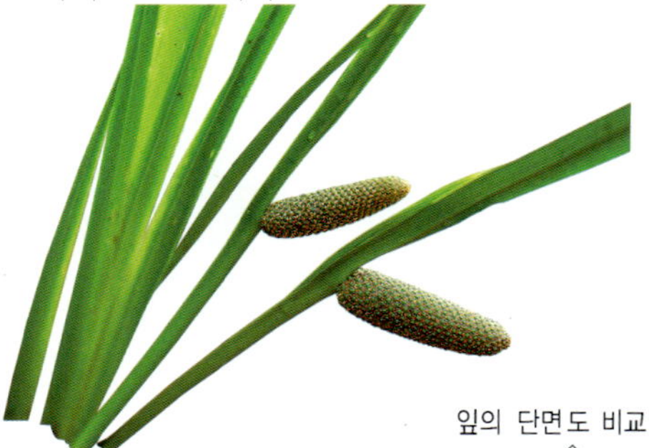
창포 꽃

잎의 단면도 비교

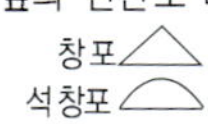

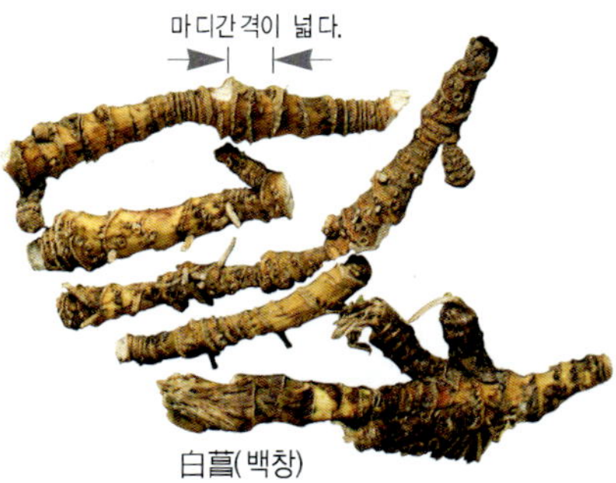

白菖(백창)

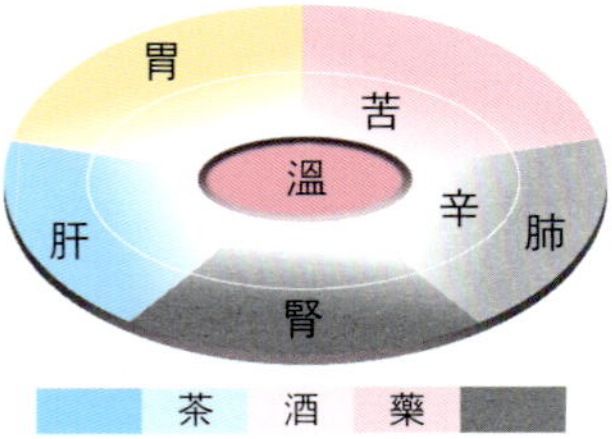

위액분비를 촉진시키는 작용이 있어 식욕부진과 건위제로 쓰인다.
- 기억력 개선작용이 있어 치매 또는 건망증 예방에 쓰인다.

수창포(水菖蒲)라고도 한다.

3~6g

19쪽 참조

40-2 석창포(石菖蒲)

천남성과(Araceae)

석창포(*Acorus gramineus* SOL.)의 **뿌리줄기**

잎은 **주맥**이 없고 길이 20~50cm이고 너비 2~8mm이다.

꽃은 **연한 황색**으로 핀다.

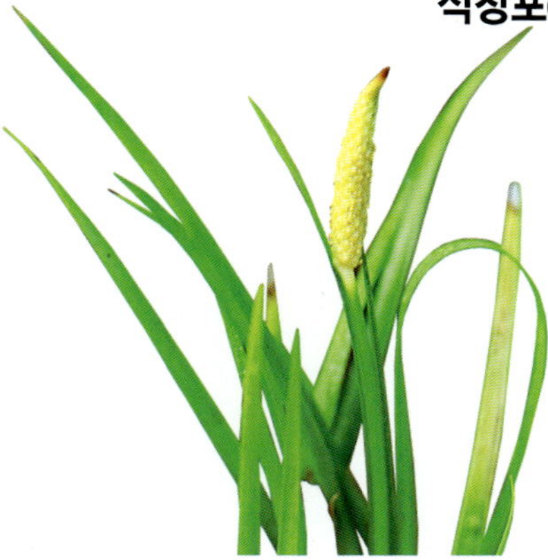

석창포 꽃

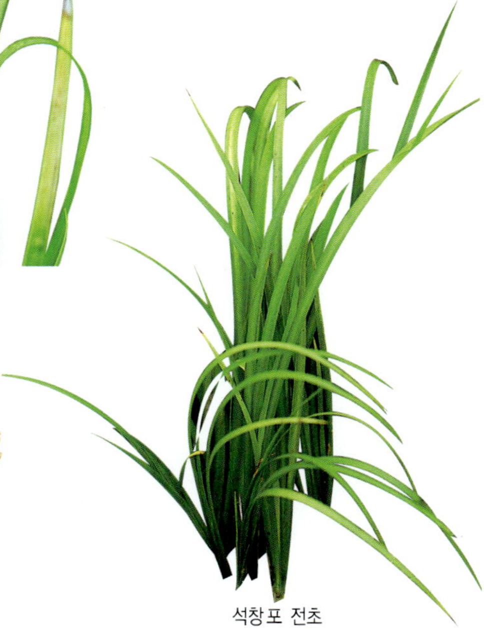

석창포 전초

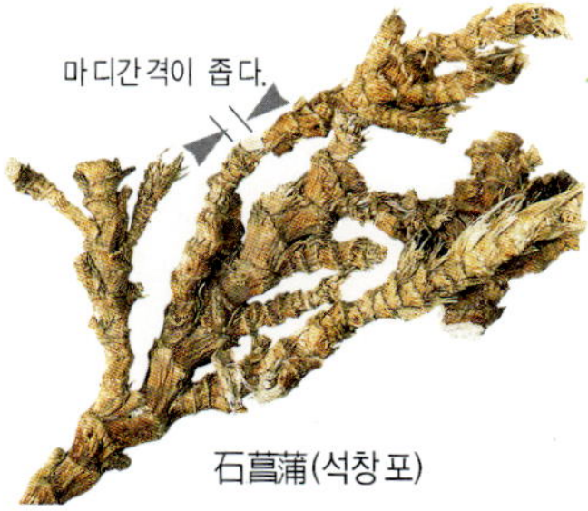

石菖蒲(석창포)

뇌신경(腦神經) 보호작용과 기억력을 개선시키는 작용이 있어, 치매 또는 건망증 예방에 쓰인다.

- 뇌(腦)의 비정상적인 흥분에 의한 집중력 장애를 개선시키며 잠이 잘 오지 않을 때 쓰인다.

3~6g

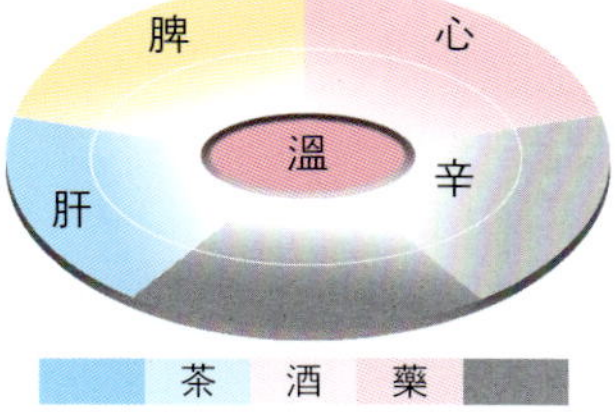

18쪽 참조

41-1 백합(百合)

백합과(Liliaceae)
백합(*Lilium longflorum* THUNB.) (*L. brownii* F. E. BROWN ex MIELLEZ var. *viridulum* BAKER)**의 비늘줄기**
식물체에 **털**이 없고 잎은 어긋난다.
잎자루가 없다.
꽃은 옆을 향하고 5~6월에 **흰색**으로 핀다.
꽃은 **통상**이며 끝이 넓어진다.

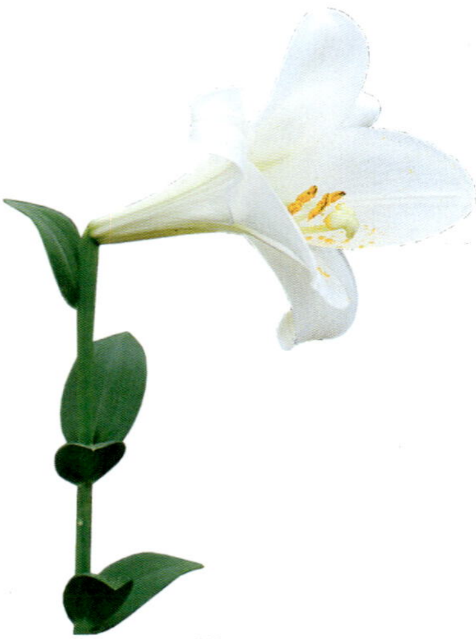
백합 꽃

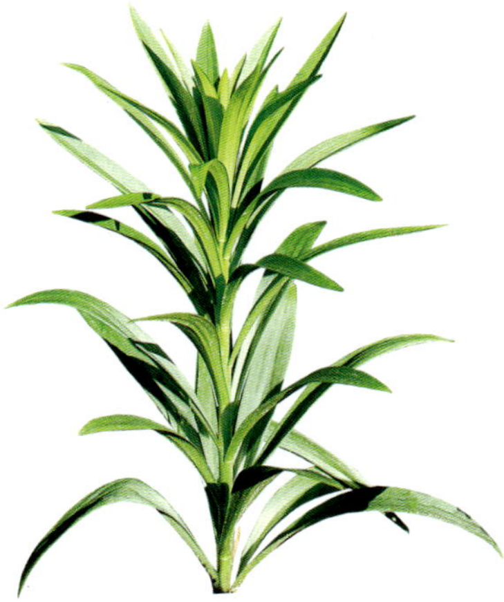
백합 전초

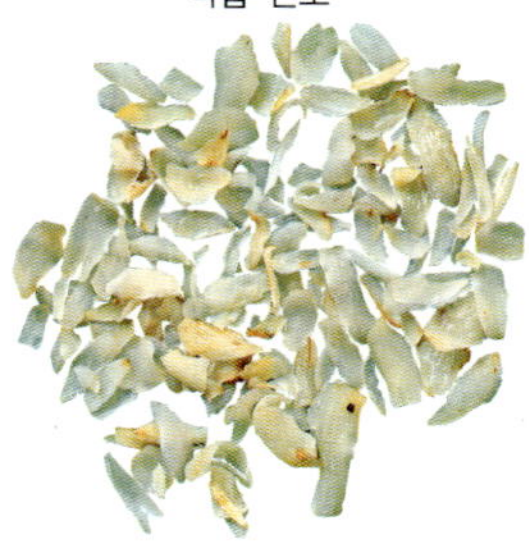
百合(백합)

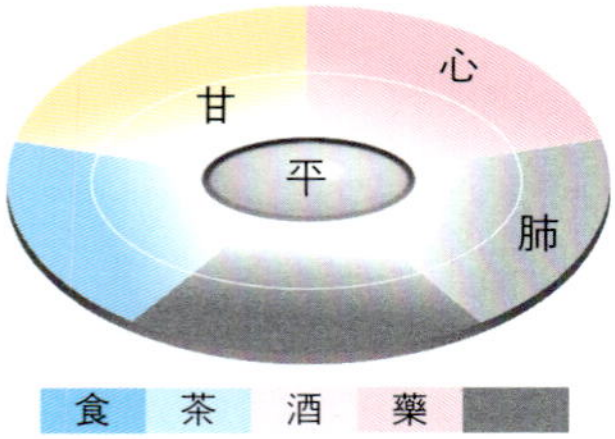

폐(肺)기능을 도와 기침[咳嗽], 마른기침에 쪄서 말린뒤 쓴다.
-대변, 소변을 잘나오게 하며 전신부종에 쓴다.
-불안초조에 쓰인다.

6~12g

101쪽 참조

41-2 산단(山丹)

백합과(Liliaceae)

참나리(*Lilium lancifolium* THUNB.)의 비늘줄기

식물체에 **털**이 없고 잎은 어긋난다. 잎자루가 없다. 꽃은 옆을 향하고 5~6월에 **황적색** 바탕에 **흑자색 점**이 있게 핀다.

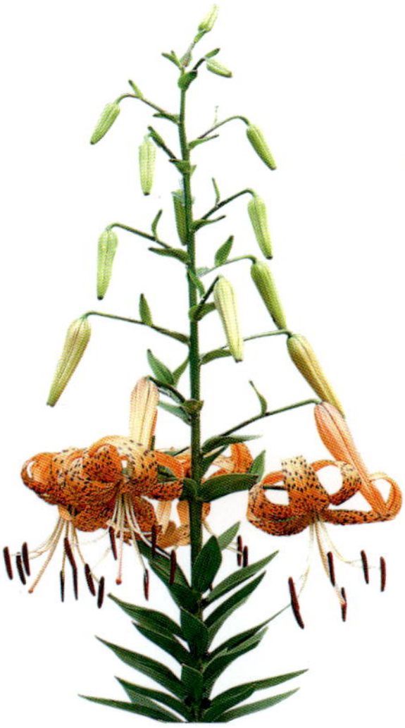

참나리 꽃

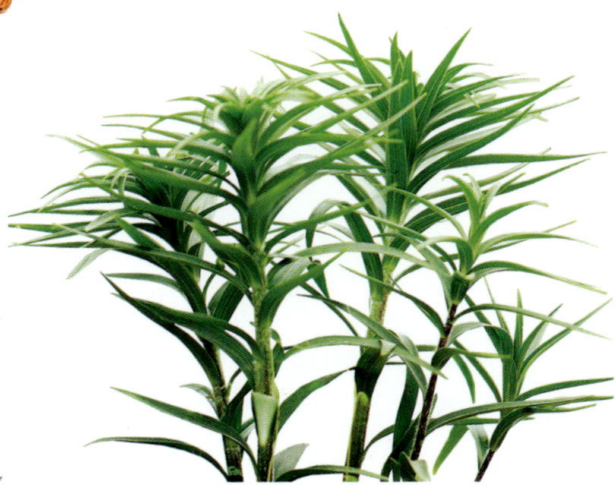

참나리 전초

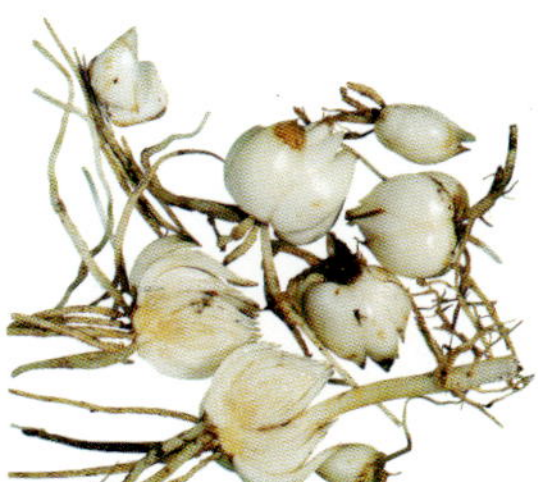

山丹(산단)

효능은 백합과 같다.

동의보감 〈탕액편〉에 흰꽃은 백합, 붉은 꽃은 산단이라 하고, 흰꽃을 약용으로 하며 붉은꽃이 피는 산단은 약용으로 쓰는 것은 좋지 못하다고 되어 있다.

6~12g

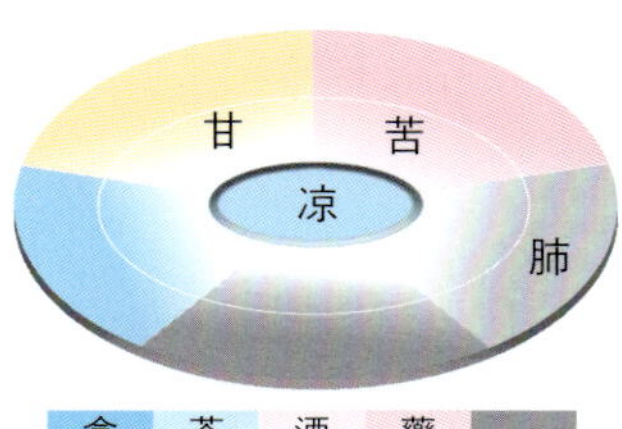

食	茶	酒	藥	

101쪽 참조

中 42-1 백출(白朮)

국화과(Compositae)

큰꽃삽주(*Atractylodes macrocephala* KOIDZ.)**의 뿌리줄기**

잎은 어긋나며 가장자리에 가시 모양의 **톱니**가 있다.
두상화서는 **자웅이주**이며 자색의 꽃이 9~10월에 핀다.
열매는 **황백색 선모**로 덮여 있다.

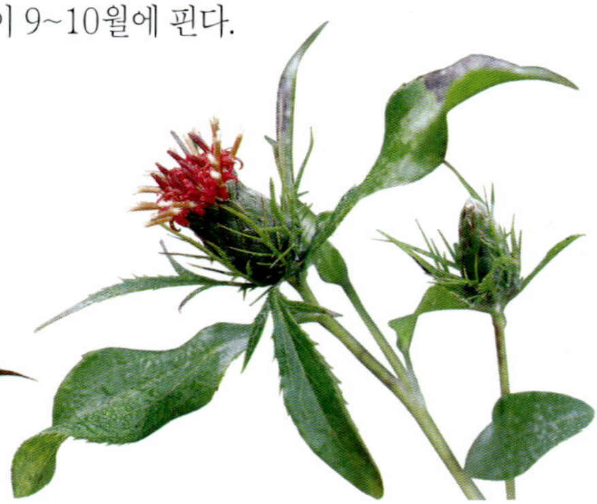

큰꽃삽주 꽃

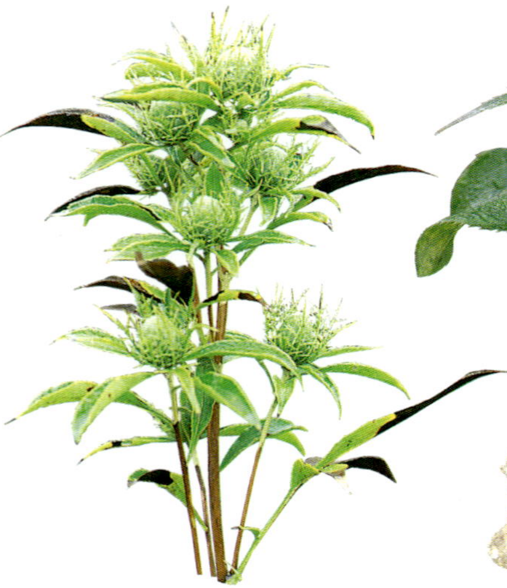

큰꽃삽주 전초

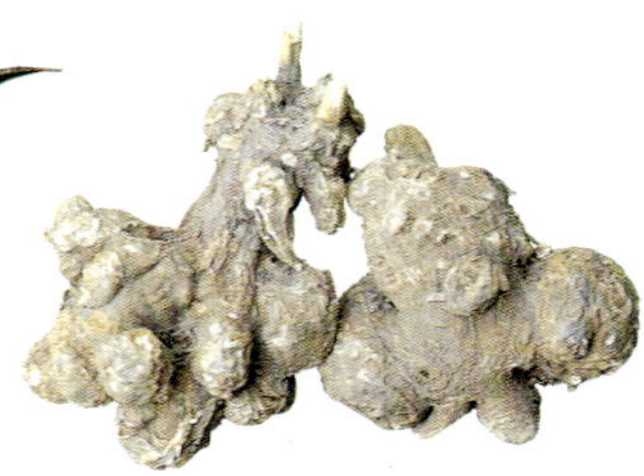

白朮(백출)

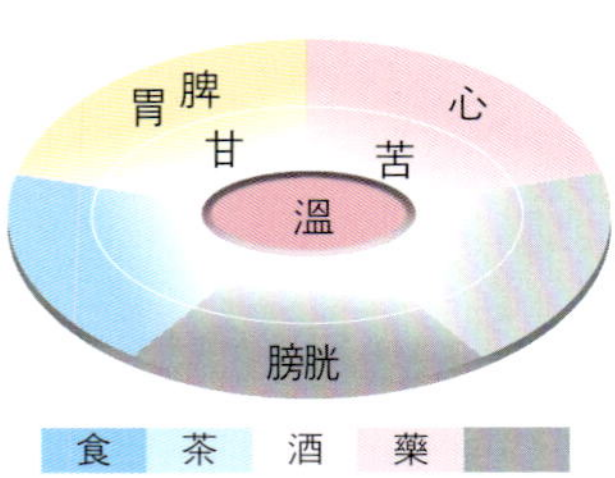

비위(脾胃)의 기능을 도와 식욕이 없고 권태(倦怠)를 자주 느끼며 얼굴색이 누렇고 헛배가 부른 증상에 쓰인다.

- 대변이 묽거나 설사하는 데 쓰인다.
- 안태(安胎)작용이 있어 임신태동 또는 임신구토에 쓰인다.

3~15g

29쪽 참조

中 42-2 창출(蒼朮)

국화과(Compositae)
가는잎삽주(*Atractylodes lancea* DC.)**의 뿌리줄기**

전체에 털이 없고 **엽병**이 없다.
아랫잎은 갈라지지 않고 윗잎은 **3~5갈래**로 갈라진다.
꽃은 두상화로 **백색** 혹은 **담자색 띠**가 있다.
열매는 장타원형이며 **흰털**이 있다.

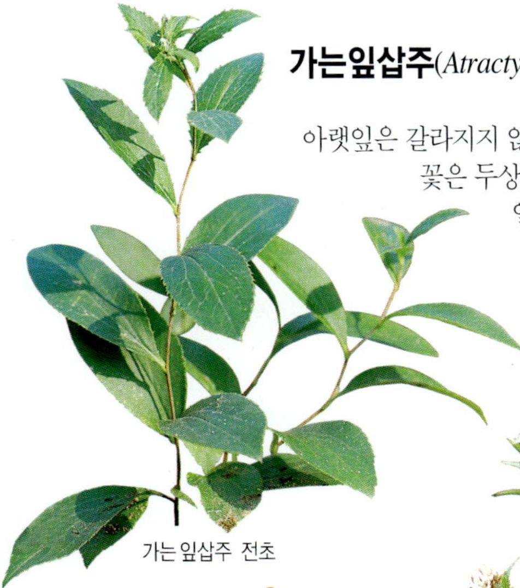
가는잎삽주 전초

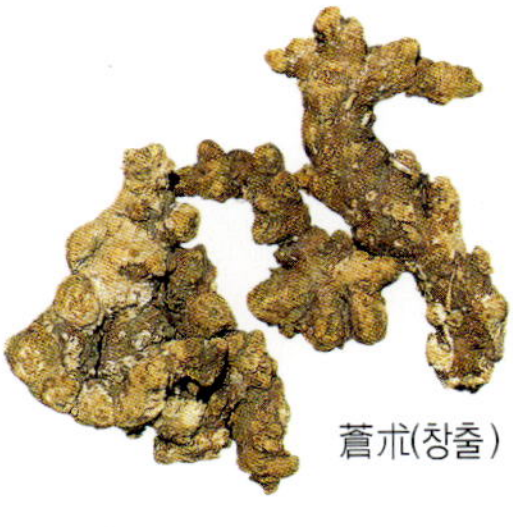
蒼朮(창출)

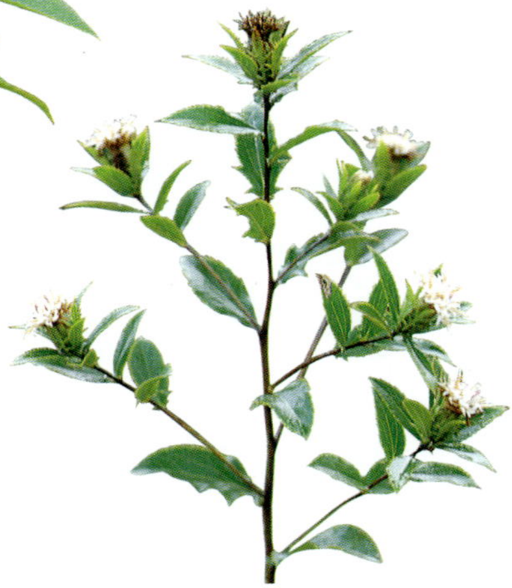
가는잎삽주 꽃

건위작용이 있어 위염, 위궤양, 장염 등에 쓰인다.
- 이뇨작용, 소염작용이 있어 관절염, 류마티스성 관절염 등에 쓰인다.
- 항암효과가 있어 암 치료 후유증에 인삼과 함께 쓰인다.

3~9g

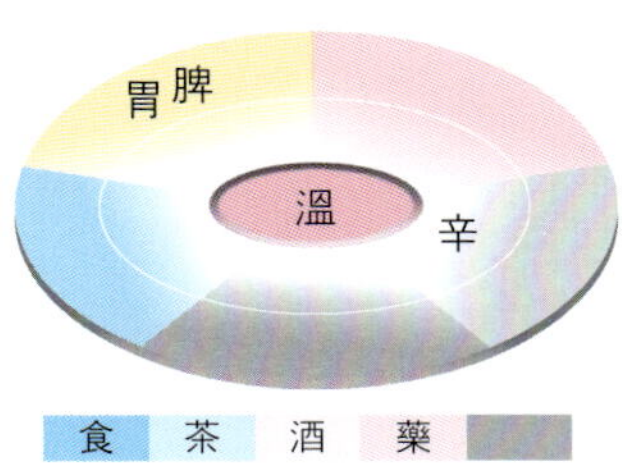

30쪽 참조

42-3 백·창출(白·蒼朮)

국화과(Compositae)
삽주(*Atractylodes ovata* (THUNB.) DC.)
(*A. japonica* KOIDZ.)**의 뿌리**
(신생둥근뿌리를 백출, 뿌리줄기를 창출)
잎은 **타원형**이고 중하부의 잎은 **3~5갈래**로 갈라지기도 한다.
꽃은 7~10월에 **흰색** 또는 **붉은색**으로 핀다.
열매는 **털**이 밀생한다.

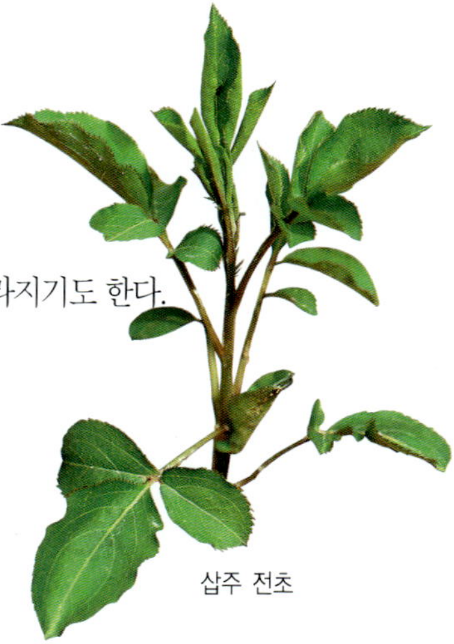

삽주 전초

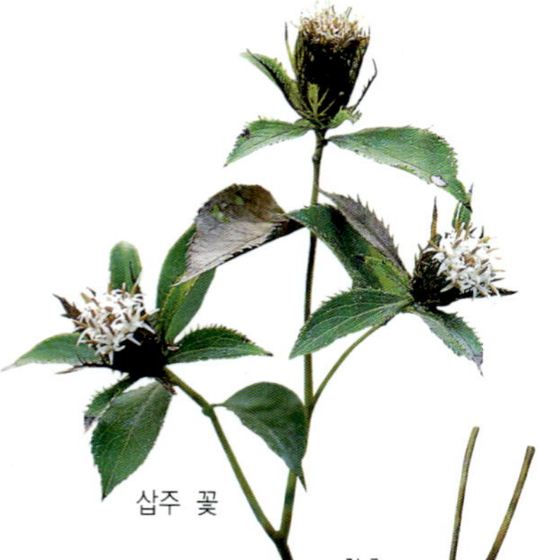

삽주 꽃

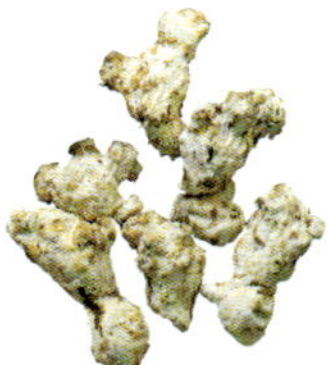

白朮(백출)
코르크층 제거

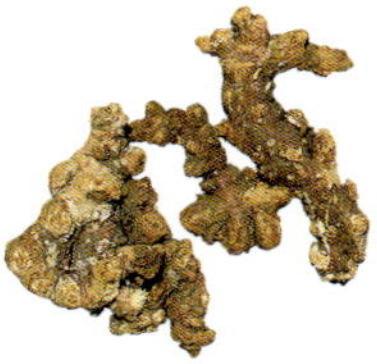

蒼朮(창출)
코르크층 유(有)

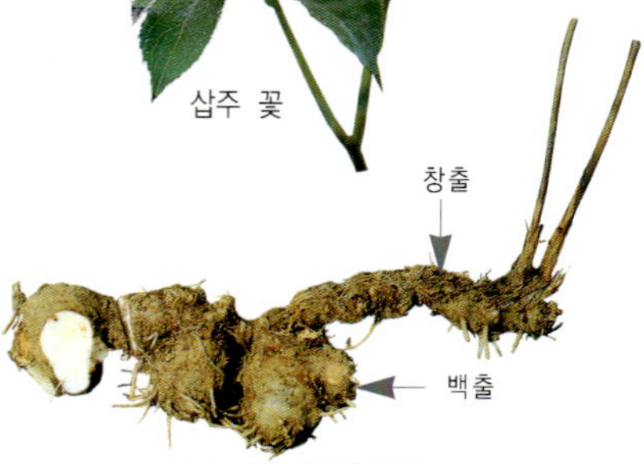

창출, 백출(약용부위)

창 · 백출의 효과는 비슷하나 백출은 보(補)하는 작용이 더 많고, 창출은 이뇨작용이 더 많은 것으로 알려져 있다. 중국 또는 일본에서는 큰꽃삽주를 백출, 가는잎삽주를 창출로 사용하고 있으나, 우리나라에서는 삽주뿌리에서 창출, 백출을 구분하여 사용하고 있다.
☞ 삽주 뿌리(창출, 백출 구분) 참조.
옛날에는 삽주뿌리를 출(朮)로 사용하여 오다 중국 남북조시대 도홍경(452~536)이 창출(삽주뿌리줄기)과 백출(신생둥근뿌리)을 분리하여 사용해 오고 있다.

3~15g

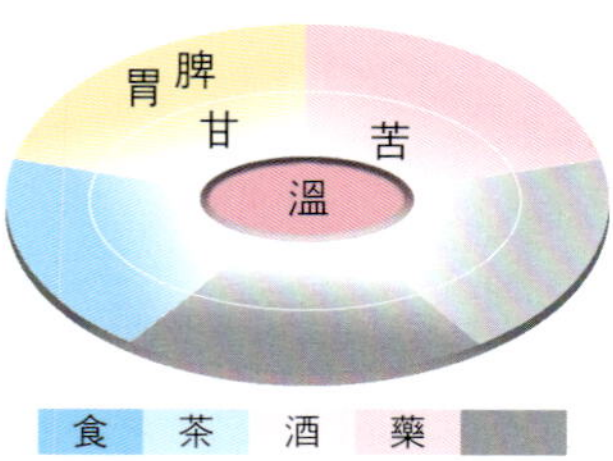

28쪽 참조

43-1 반하(半夏)

천남성과(Araceae)

반하(*Pinellica ternata* (THUNB.) BREITENB.)**의 덩이뿌리**

여러해살이풀로 잎자루 아래의 안쪽에 1개의 **육아**가 나온다.
잎은 **3소엽**이다.
꽃은 육수꽃차례로 **연한 황백색**으로 핀다.
녹색 또는 **자색**의 불염포
안에 **화서**가 들어 있다.

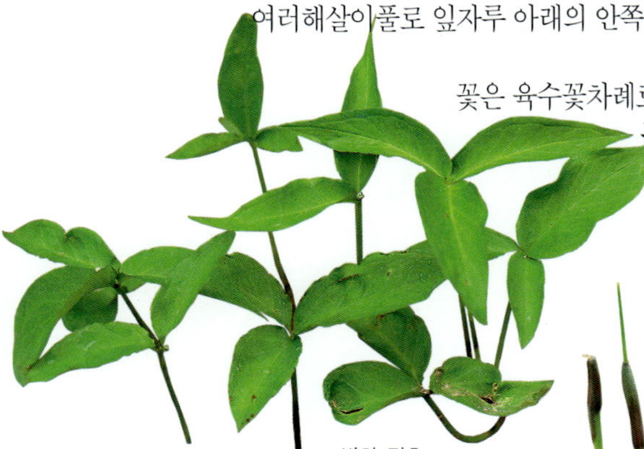

반하 전초

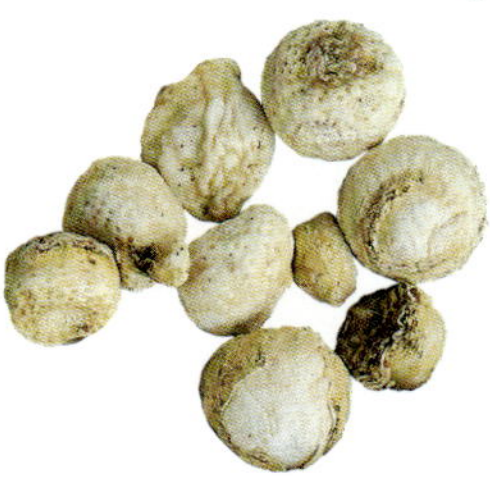

半夏(반하)

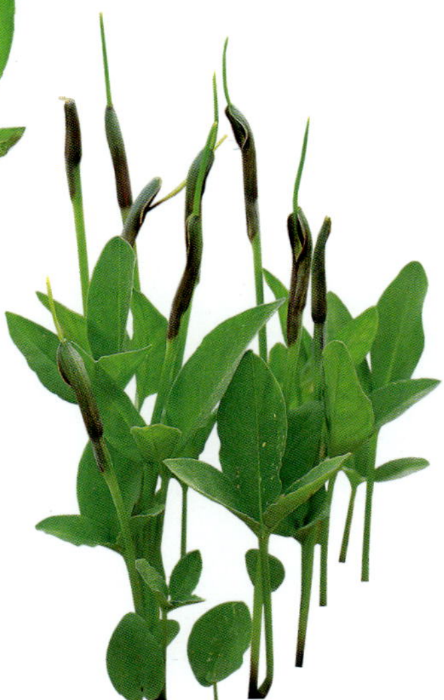

반하 꽃

- 거담(祛痰) 진해(鎭咳)작용이 있어 기침 해수(咳嗽)에 쓰인다.
- 구토 억제작용이 있어 구토, 멀미에 쓰인다.

생 반하는 독이 있다. 반드시 거품을 제거한뒤 복용해야 한다. 반하 독은 목안이 바늘로 찌르는 것 같은 통증을 느낀다. 이때 생강즙을 먹으면 통증이 완화된다.

3~9g

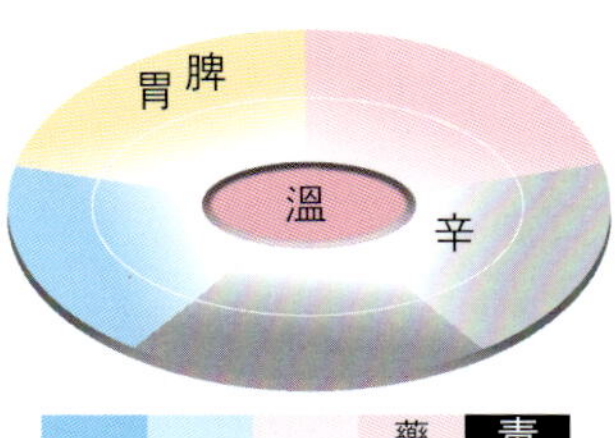

148쪽 참조

中 43-2 수반하(水半夏)

천남성과(Araceae)

수반하(*Typhonium flagelliforme* (LODD.) BLUME)**의 덩이뿌리**

여러해살이풀로 불염포는 **녹백색**이다.

꽃은 육수꽃차례로 **연한 황색**으로 핀다.

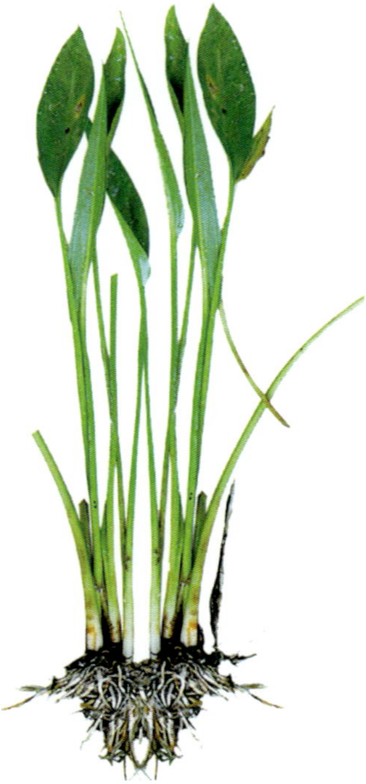

수반하 전초

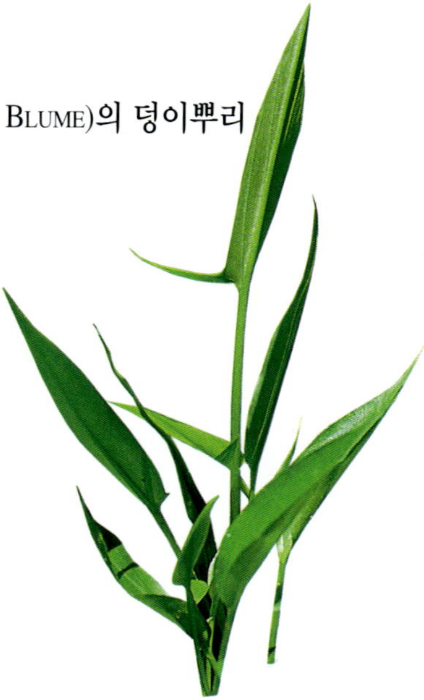

수반하 전초

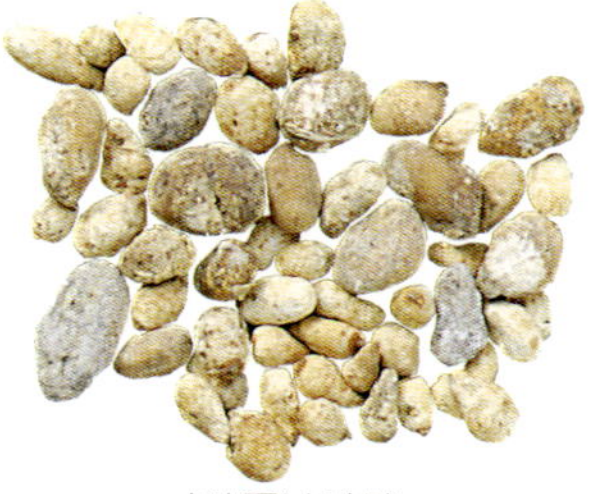

水半夏(수반하)

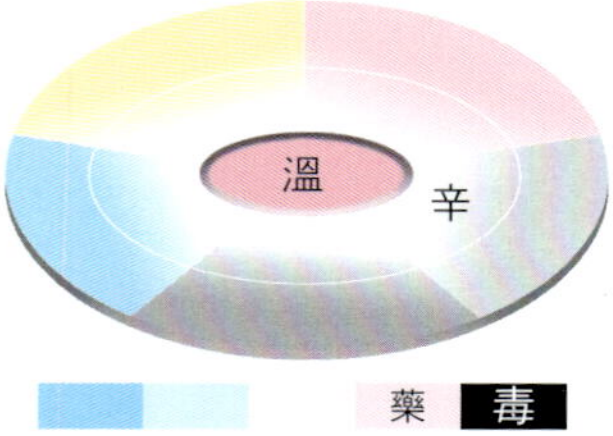

- 지해(止咳)작용이 있어 기관지염 치료에 쓰인다.
- 독이 있다.
- 시중에는 반하로 오용(誤用)되는 경우가 있으니 시정되어야 한다.

149쪽 참조

中 43-3 장엽반하(掌葉半夏)

천남성과(Araceae)

호장(虎掌, *Pinellia pedatisecta* SCHOTT)의 **덩이줄기**

여러해살이풀로 원자루는 45~65cm이다.
잎은 손바닥 모양으로 분열하고 소엽은 9~11개이다.
꽃은 6~7월에 상단에 **수꽃**이 하단에는 **암꽃**이 붙어있다.
불염포는 연한녹색이고 **피침형**이다.

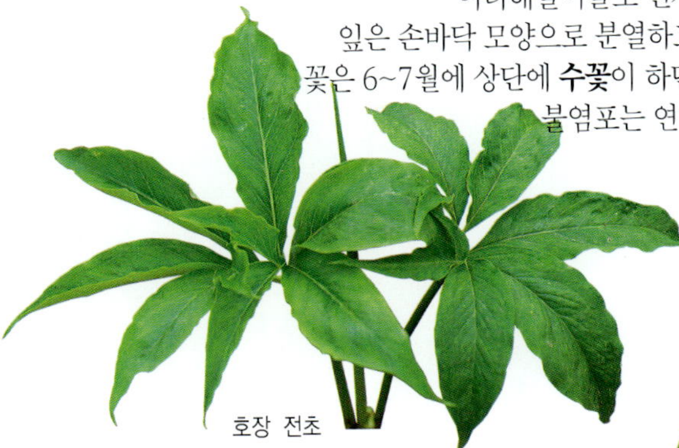
호장 전초

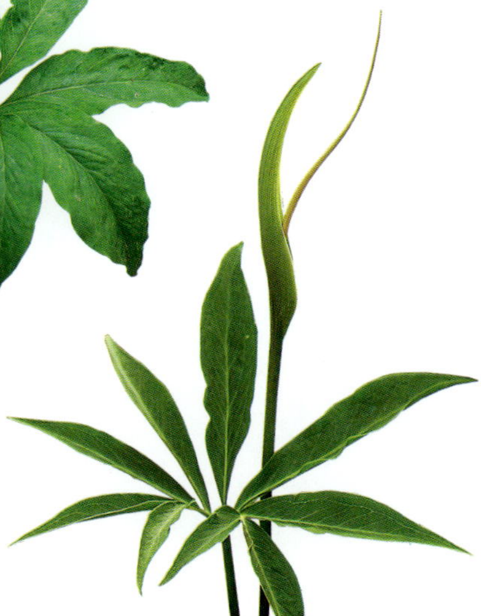
호장 꽃

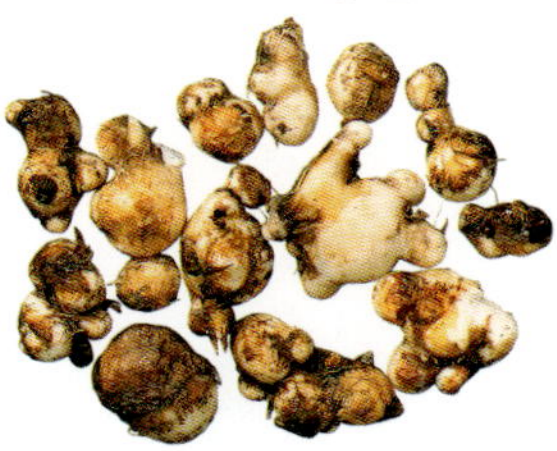
掌葉半夏(장엽반하)

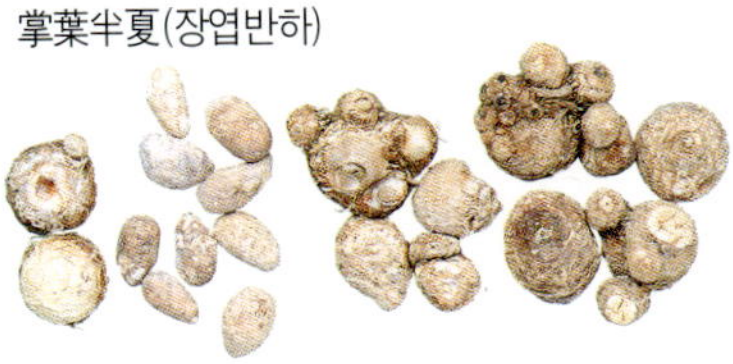
남성 / 수반하 / 장엽반하 / 대반하 비교

지해(止咳)작용이 있어 기침[咳嗽]에 쓰인다.

-구안와사, 중풍으로 반신불수에 쓰인다.

시중에 반하로 오용(誤用)되는 경우가 있으니, 시정되어야 한다.

3~6g

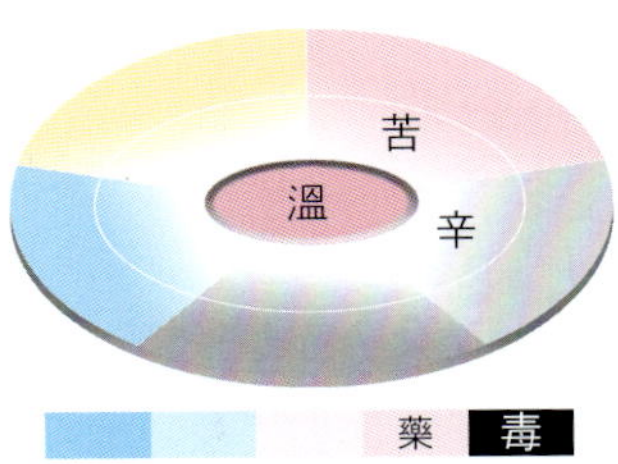

44-1 반지련(半枝蓮)

꿀풀과(Labiatae)

반지련(*Scutellaria barbata* D. DON)**의 지상부**

식물체는 12~55cm까지 자라고 줄기에 털이 없다.
잎은 마주나고 삼각모양의 **난형**이다.
꽃은 통꽃이고 5~10월에 **남자색**으로 핀다.
열매는 **소견과**이고 갈색으로 익는다.

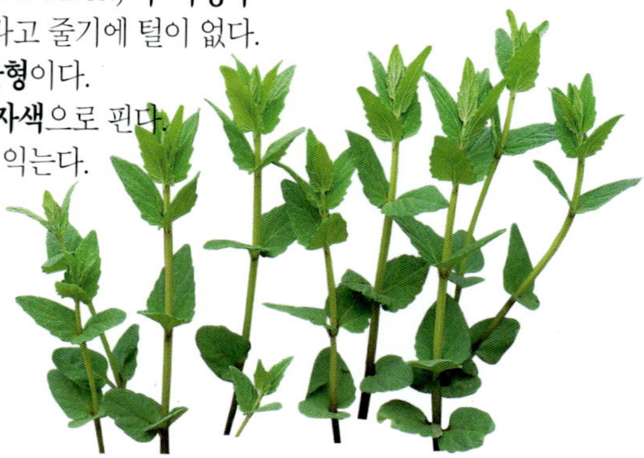

반지련 전초

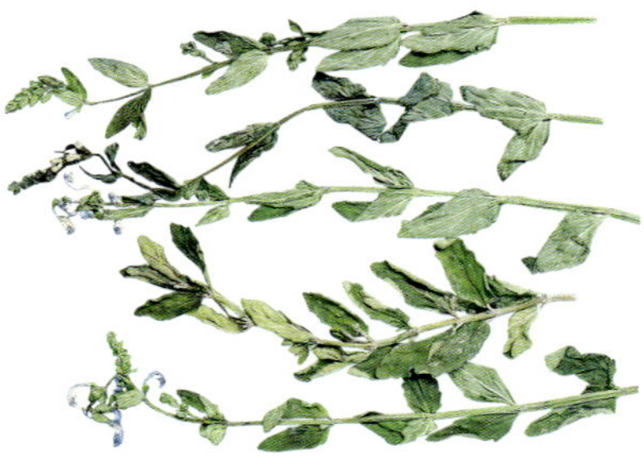

半枝蓮(반지련)

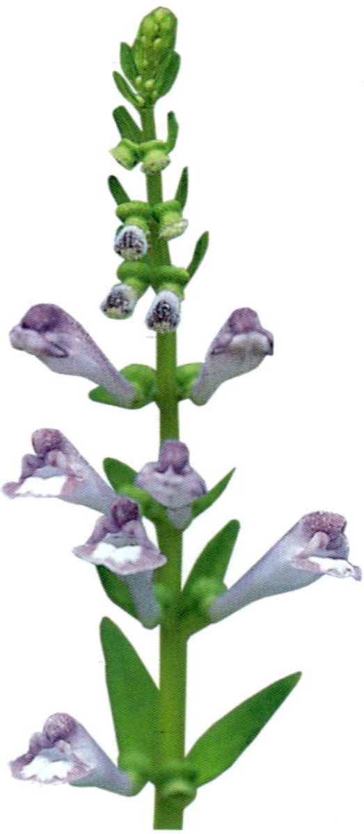

반지련 꽃

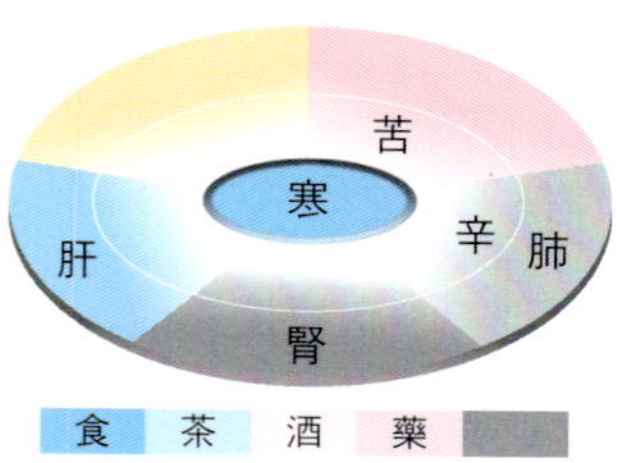

지혈작용으로 각종 출혈(토혈, 각혈, 비혈)증상에 쓰인다.

- 항암작용으로 자궁, 난소암에 쓰인다.
- 이뇨작용으로 부종에 택사(澤瀉)와 함께 쓰인다.
- 열(熱)을 내리게 하고 해독작용이 있다.

15~20g

44-2 한신초(韓信草)

꿀풀과(Labiatae)
골무꽃(*Scutellaria indica* L.)
참골무꽃(*S. strigillosa* HEMSL.)**의 지상부**

근경은 잘록하지 않고 전체에 짧은 **흰털**이 있다.
잎은 마주나고 **넓은 난형**이다.
꽃은 잎겨드랑이에 1송이 씩
달리고 **자주색**으로 핀다.
열매는 **소견과**로 원추형의
돌기가 많다.(참골무꽃)

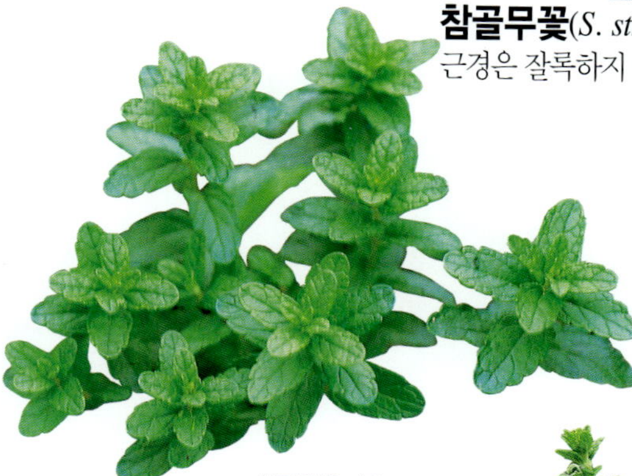
참골무꽃 전초

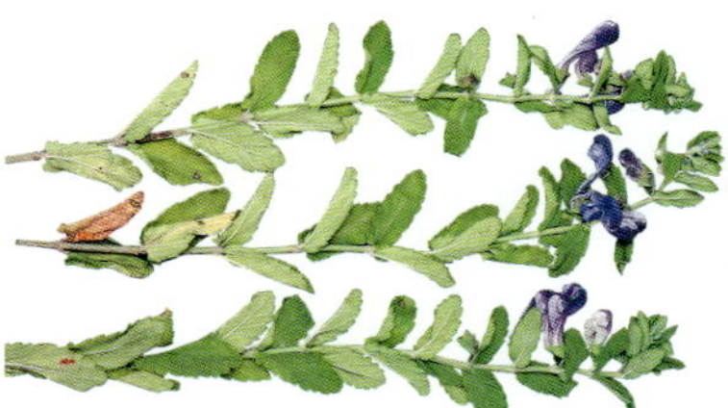
韓信草(한신초)

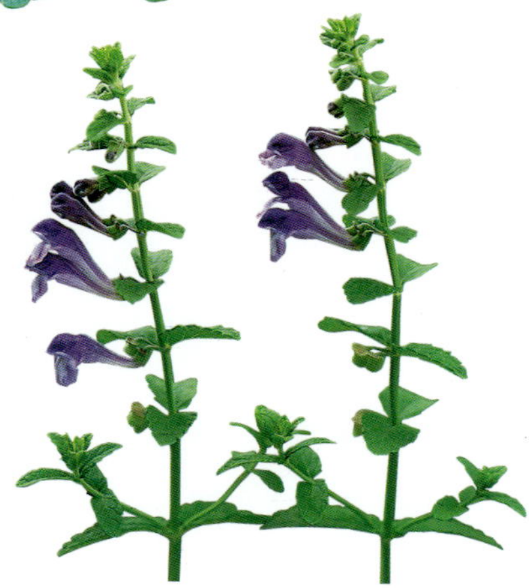
참골무꽃

- 이질, 장염에 쓰인다.
  - 지혈작용이 있어 토혈, 각혈에 쓰인다.
  - 뼈와 근육을 튼튼하게 하고 부기를 가라앉히는 데 쓰인다.
- 중국 일부지역에서 반지련(半枝蓮)으로 유통되고 있으나 이는 비정품이다.
- 15~20g

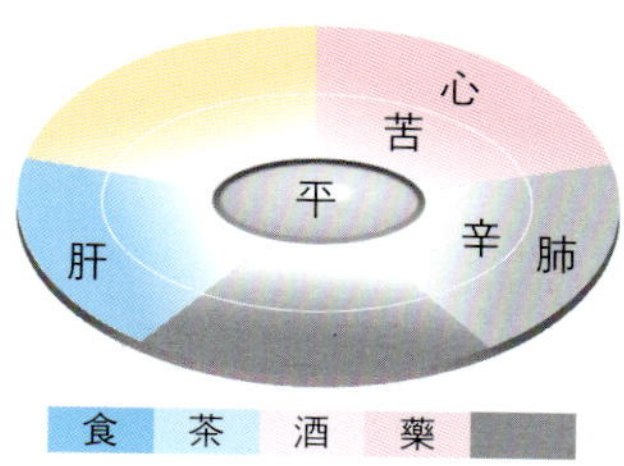

45-1 번백초(翻白草)

장미과(Rosaceae)
솜양지꽃(*Potentilla discolor* BUNGE)**의 뿌리**
줄기는 길이 **40cm 이하**이다.
잎은 **1~3개**씩 달린다.
작은 잎은 **타원형**이고 3~7(9)개이다.
잎 뒷면에 **흰색 솜털**이 밀생한다.
포복지가 없다.

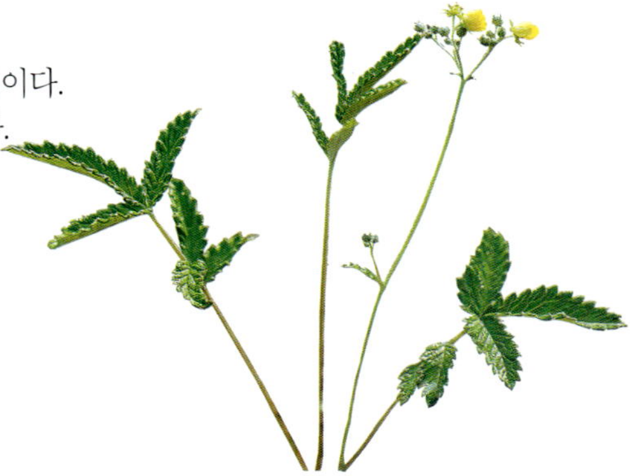
솜양지꽃

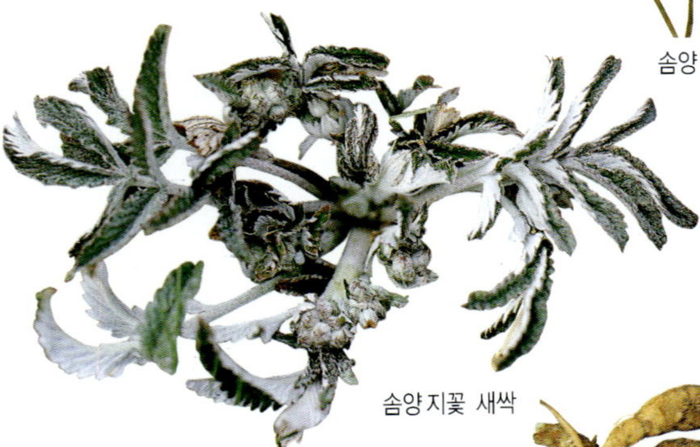
솜양지꽃 새싹

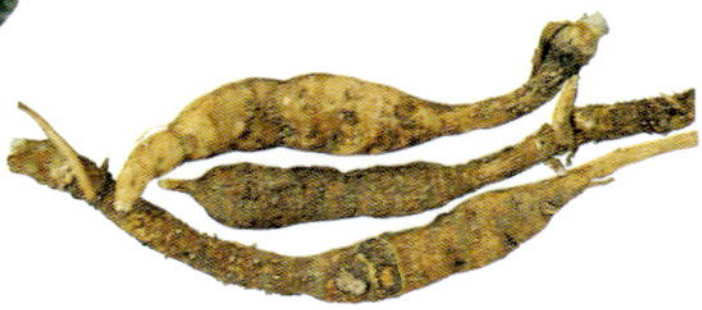
飜白草(번백초)

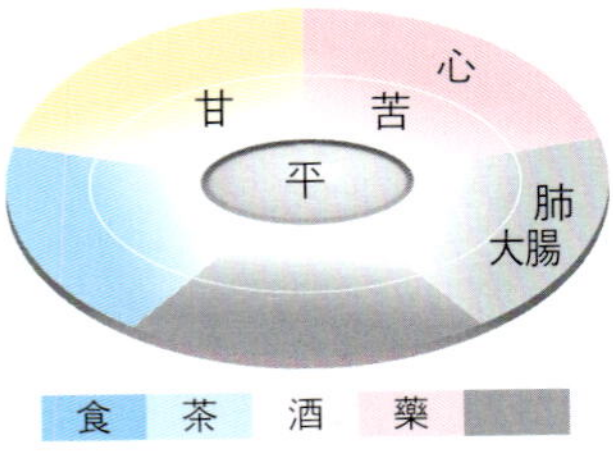

- 지혈작용이 있어 토혈, 하혈, 장출혈, 자궁출혈 등에 쓰인다.
  - 보혈작용이 있어 빈혈에 쓰인다.
  - 폐농양, 폐결핵, 기관지염에 쓰인다.
- 원삼(元蔘)이라고도 한다.
- 9~15g

45-2 사매(蛇莓)

장미과(Rosaceae)
뱀딸기(*Duchesnea indica* (ANDR.) FOCKE)
(*D. chrysantha* (ZOLL. et MORR.) MIQ.)**의 지상부**

가는 줄기이고 잎은 3장의 작은 잎으로 된 **겹잎**이고 **난형**이다. 꽃받침은 **난형**이고 부꽃받침은 꽃받침 갈래보다 약간 **큰난형**이다. 잎 뒷면에 비스듬히 누운 **긴털**이 퍼져 난다.

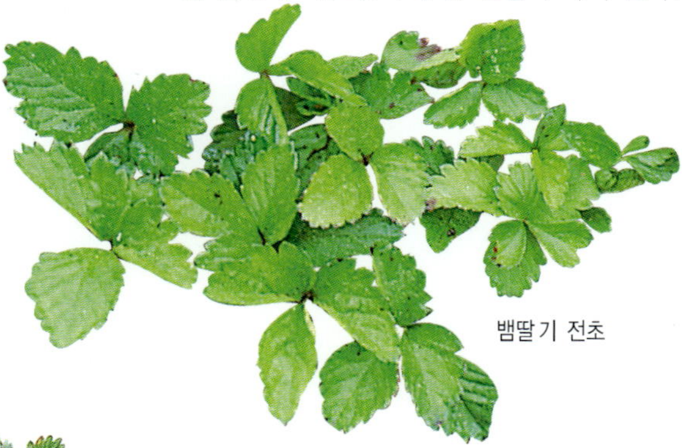
뱀딸기 전초

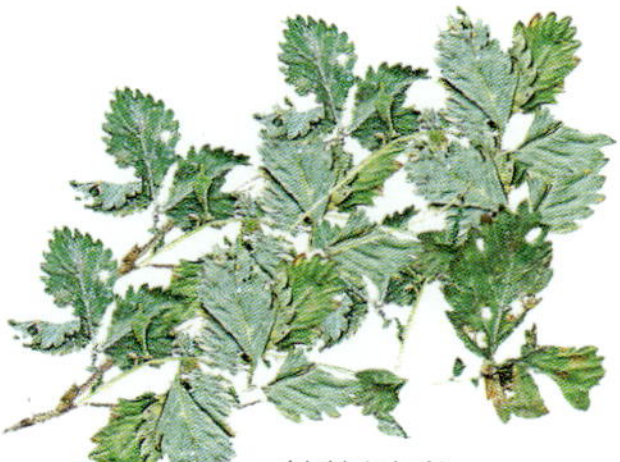
蛇莓(사매)

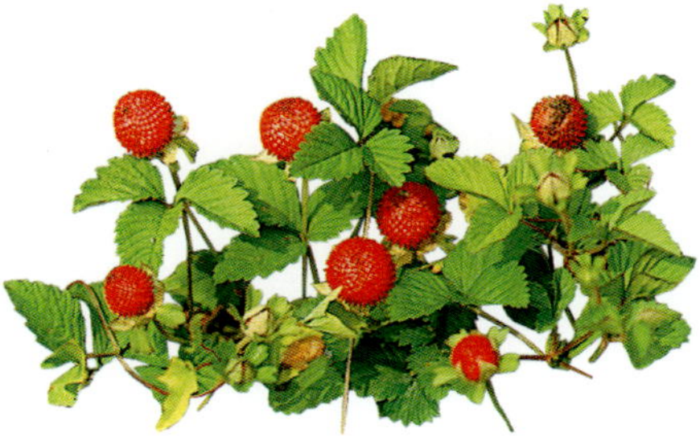
뱀딸기 열매

- 지혈작용이 있어 자궁출혈, 생리불순에 쓰인다.
- 벌레 물린 데나 화상에 즙을 내어 상처에 바른다.
- 세균성이질, 장염에 쓰인다.

9~15g

186쪽 참조

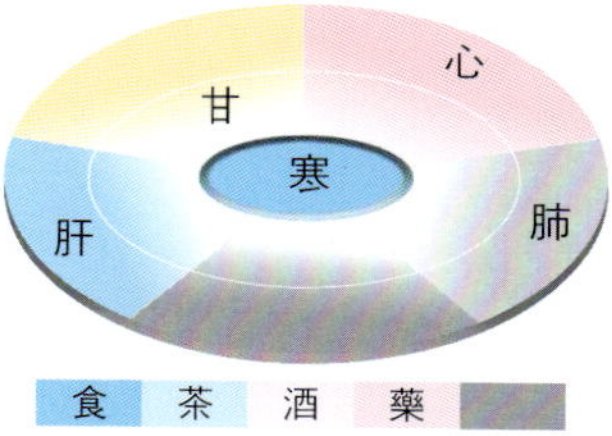

45-3 사함(蛇含)

장미과(Rosaceae)
가락지나물(*Potentilla anemonefolia* LEHM.)
(*P. kleiniana* WIGHT & ARN.)**의 전초**
높이가 20~60cm이다.
소엽은 5개로 **손바닥모양**으로 배열한다.
잎 표면에는 **털**이 없고 뒷면 맥 위에
긴 털이 있고 가장자리에 **톱니**가 있다.
꽃은 5~7월에 **황색**으로 가지끝에
지름 8mm로 자란다.

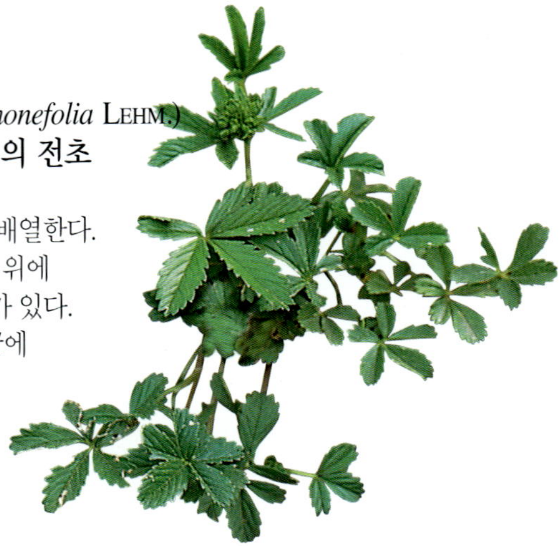

가락 지나물 전초

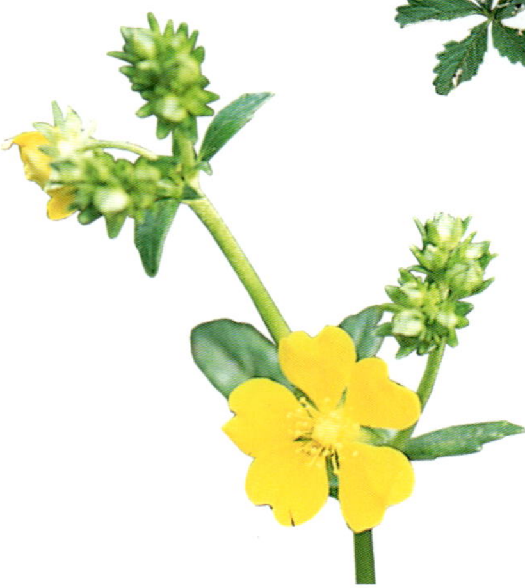

가락 지나물 꽃

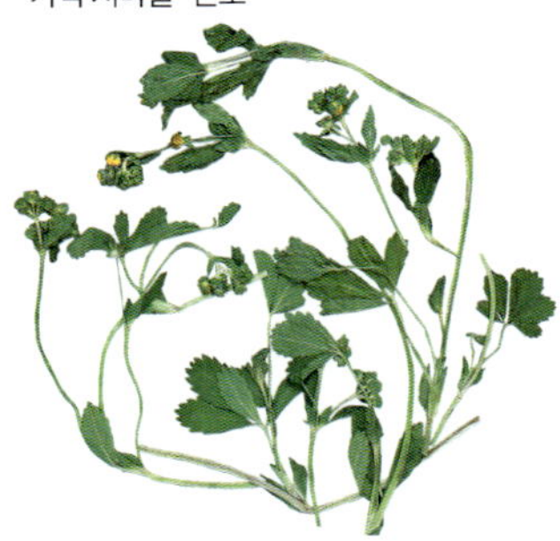

蛇含(사함)

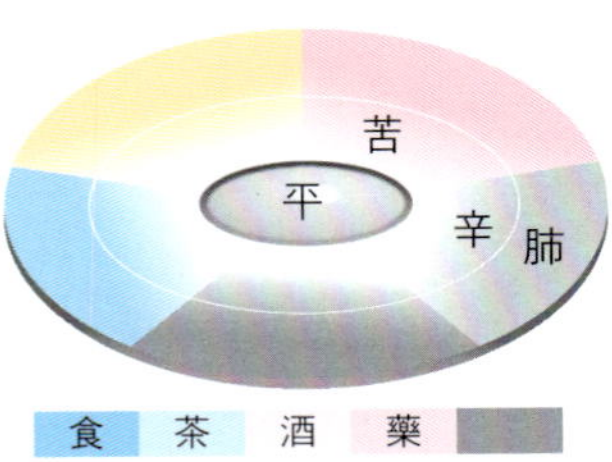

해열작용이 있어 백일해, 감기, 인후통 등에 쓰인다.
- 해독작용이 있어 뱀이나 벌레에 물린 상처에 짓찧어 붙인다.

9~15g

45-4 위릉채(萎陵菜)

장미과(Rosaceae)
딱지꽃(*Potentilla chinensis* SER.)**의 뿌리**
높이가 **30~60cm**이다.
잎은 **깃꼴겹잎**이고 작은 잎이 다시 깊게 **깃 모양**으로 갈라진다.
작은 잎은 **15~27**개이다.
잎 뒷면에 **흰색 솜털**이 밀생한다.
꽃은 6~7월에 지름 1~2cm로
황색으로 핀다

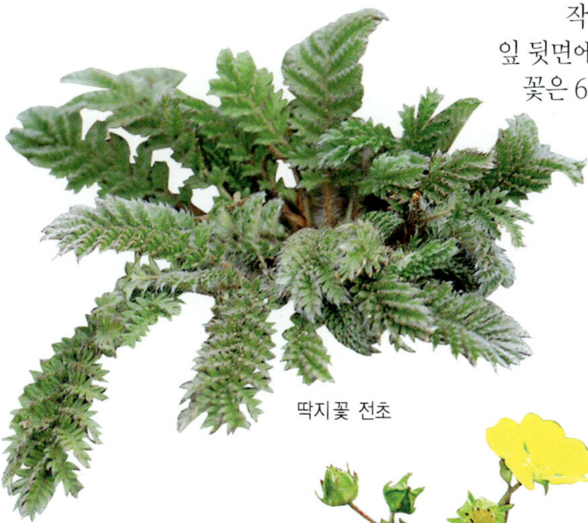
딱지꽃 전초

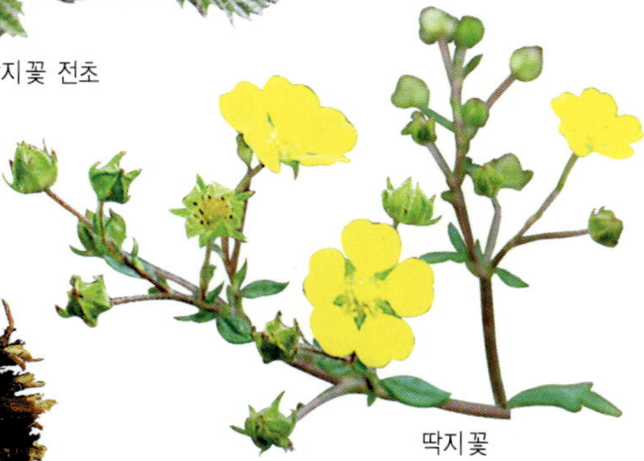
딱지꽃

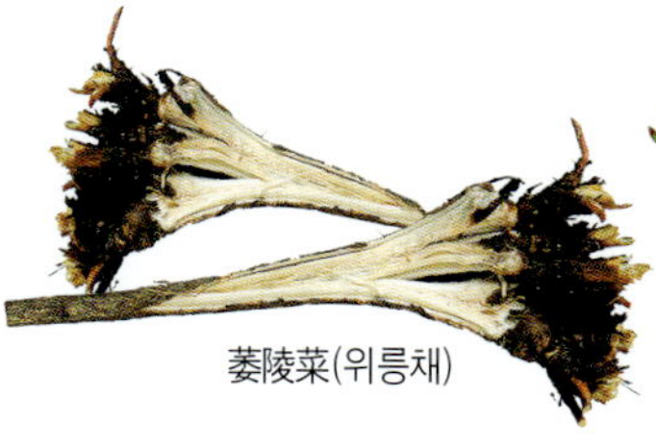
萎陵菜(위릉채)

- 지혈작용이 있어 장출혈, 자궁출혈, 소변출혈 또는 토혈에 쓰인다.
- 세균성 급 · 만성이질에 쓰인다.

15~30g

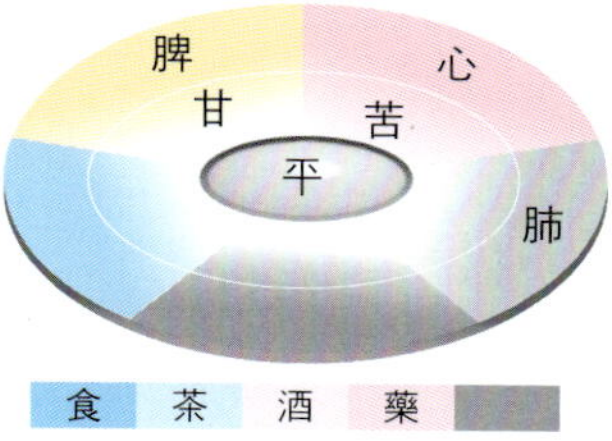

46-1 봉두채(蜂斗菜)

국화과(Compositae)
머위(*Petasites japonicus* (SIEBOLD & ZUCC.) MAXIM.)**의 뿌리줄기**
땅속줄기가 사방으로 뻗어서 **번식**한다.
잎은 땅속줄기에서 나오고 **신장상 원형**이며 지름은 15~30cm이다.
암꽃은 **흰색**이고 수꽃은 **연한 흰색**이다.
열매는 **수과**로 원통형이며 털이 없다.

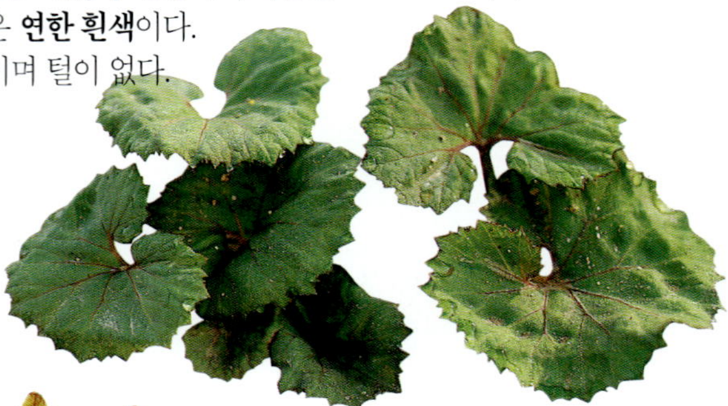
머위 새싹

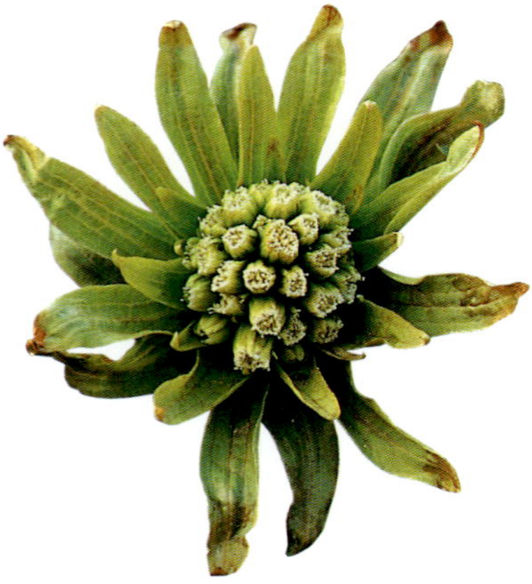
머위 꽃

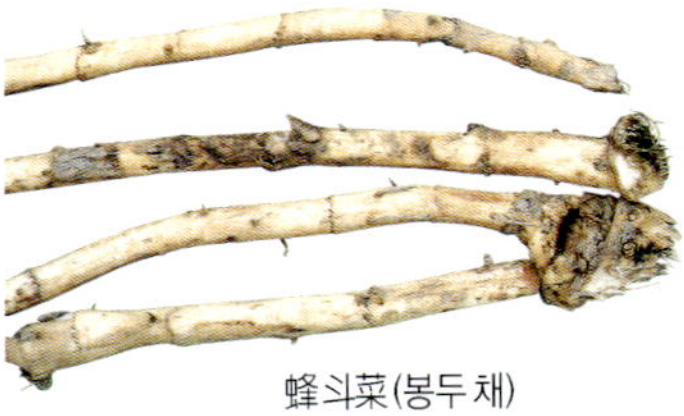
蜂斗菜(봉두채)

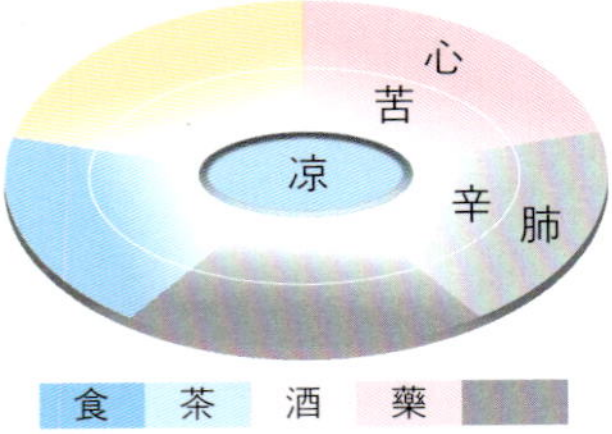

부기를 앉히고 통증을 완하시키며 해독 작용이 있다.
- 타박상, 편도선염, 독사에 물린 데 쓴다.
- 옻오른 데, 기관지 천식에 쓰인다.
- 알콜섭취로 인한 간손상을 보호하며 항암작용이 있다.

털머위와 혼동하여 식용하지 않도록 주의해야 한다.

15~20g

46-2 연봉초(蓮蓬草)

국화과(Compositae)

털머위(*Farfugium japonicum* (L.) KITAM.)의 지상부

전체에 연한 갈색 **솜털**이 있다.
어린잎은 안으로 말린다.
잎은 심장형 또는 신장형으로 두껍고 **광택**이 난다.
두상화는 노란색으로
산방화서 모양으로 달린다.
열매는 **수과**로
갈색의 긴 **관모**가 있다.

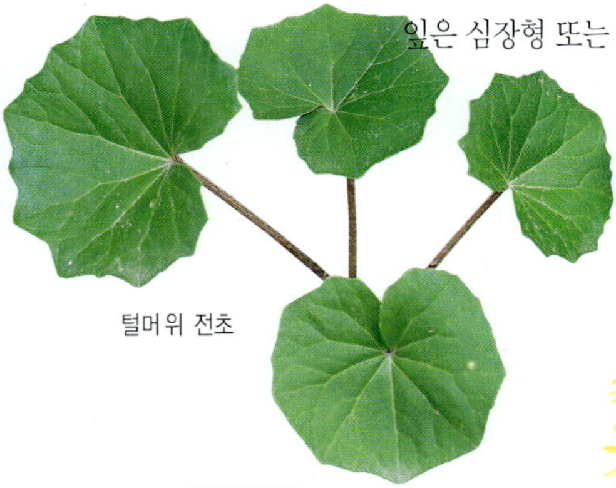

털머위 전초

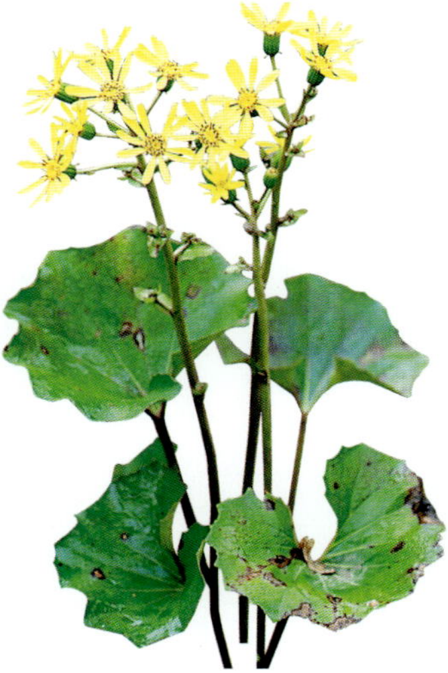

털머위 꽃

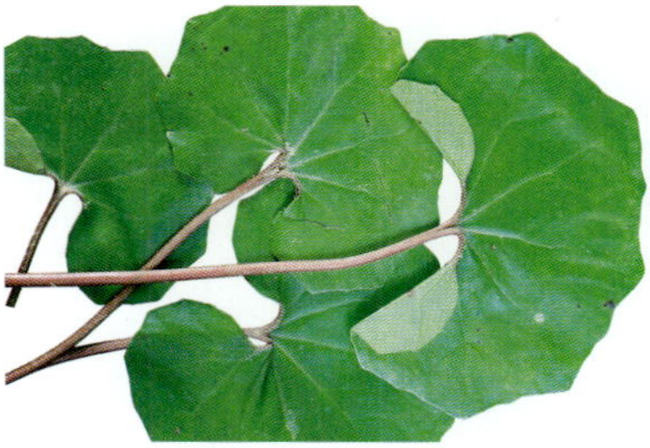

蓮蓬草(연봉초)

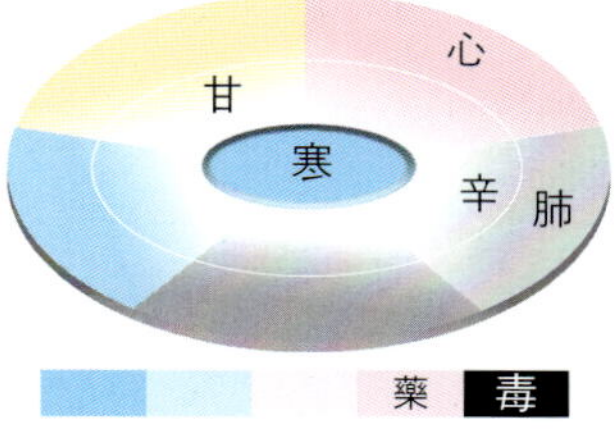

지혈작용이있다.

- 감기, 인후염, 편두선염 등에 쓰인다.
- 타박상에 신선한 연봉초 뿌리를 짓찧어 환부에 붙이는 데 쓰인다.

독성이 있으며, 머위 잎으로 오인하여 쌈 채로 먹을 수 있기 때문에 채취에 유의해야 한다.

3~5g

47-1 불로초(不老草)

열당과(Orobanchaceae)
오리나무더부살이(*Boschniakia rossica* (CHAM. & SCHLTD) B. FEDTSCH.)의 두메오리나무에 기생하는 전초

여러해살이풀로 뿌리는 **둥근 기둥 모양**이고 높이는 약 30cm이다.
잎은 비늘쪽 모양이며 기와 모양으로 줄지어 **누른 밤색**이다.
꽃은 7~8월에 **보라밤색**의 입술 모양으로 핀다.

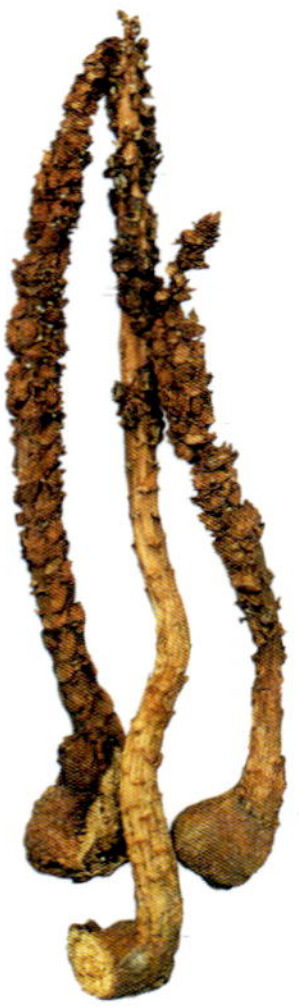

不老草(불로초)

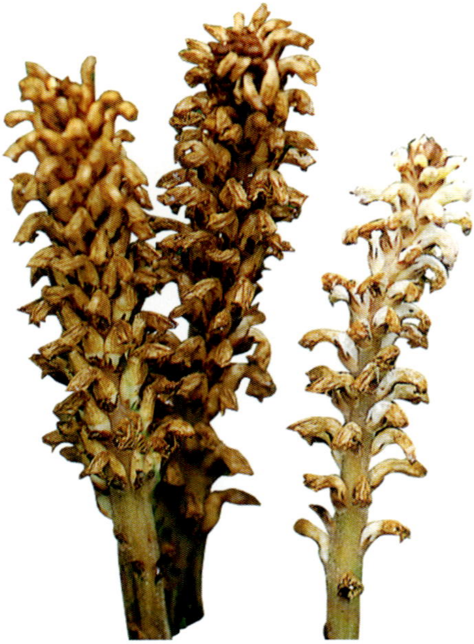

오리나무더부살이 전초

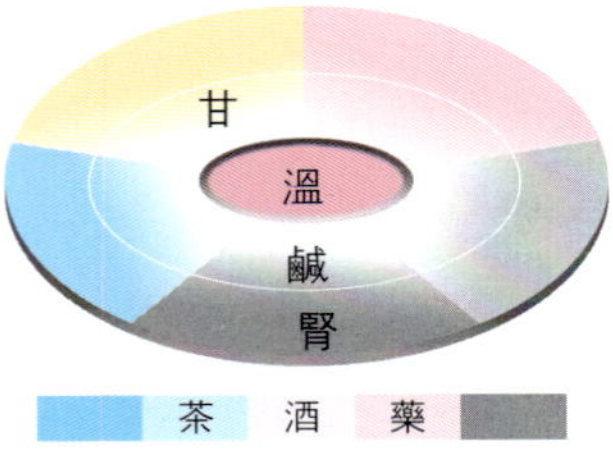

- 남성의 성기능을 도와주는 작용이 있어 음위(陰痿), 유정(遺精)에 쓰인다.
- 지혈작용이 있어 장출혈, 자궁출혈에 쓰인다.
- 노인성 변비에 쓰인다.

10~20g

47-2 열당(列當)

열당과(Orobanchaceae)
초종용(*Orobanche coerulescens* STEPHAN)**의**
사철쑥 뿌리에 기생하는 전초

여러해살이풀로 원줄기는 **가지**가 없고 굵다.
잎은 **비늘 모양**이다. **긴털**이 드문드문 난다.
꽃은 **옅은 보라색**이고 솜같은 긴털이 있다.

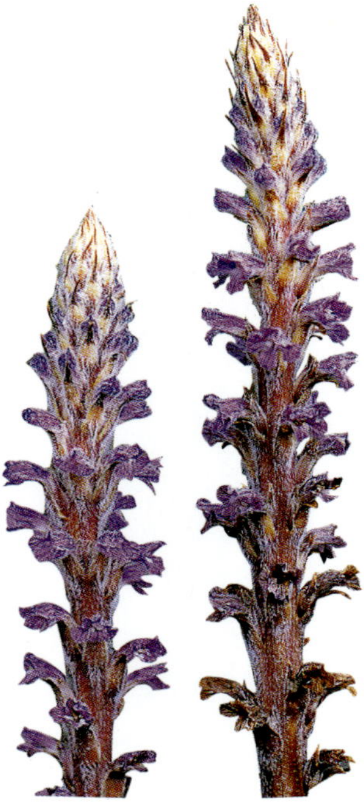

초종용 전초

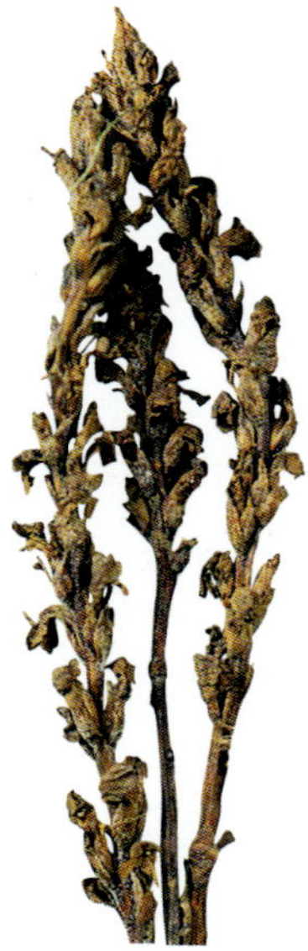

列當(열당)

남성의 성기능을 도와주는 작용이 있어 음위(陰痿), 유정(遺精)에 가루를 술에 타서 마신다.

- 허리가 아프고 다리에 힘이 없을 때 쓰인다.

민가에서 불로초(不老草)로 불린다.

3~9g

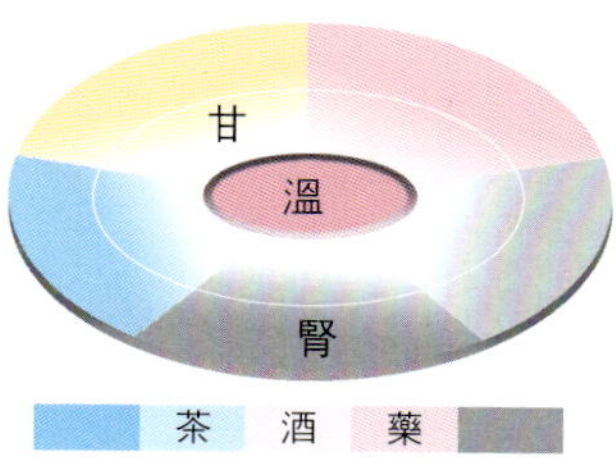

中 47-3 쇄양(鎖陽)

열당과(Orobanchaceae)
쇄양(*Cynomorium songaricum* RUPR.)**의**
백자(白刺)나무에 기생하는 육질줄기
여러해살이풀로 줄기는 원주형으로 **녹홍색**이다.
잎은 **삼각형** 또는 **난형**이다.
꽃은 6~7월에 **암녹색**으로 핀다.

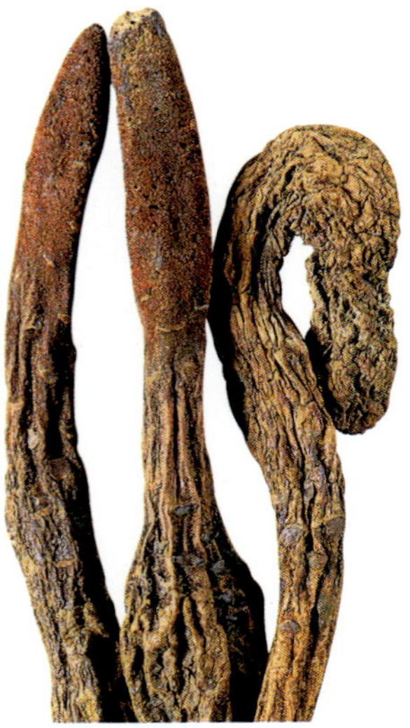

鎖陽(쇄양)

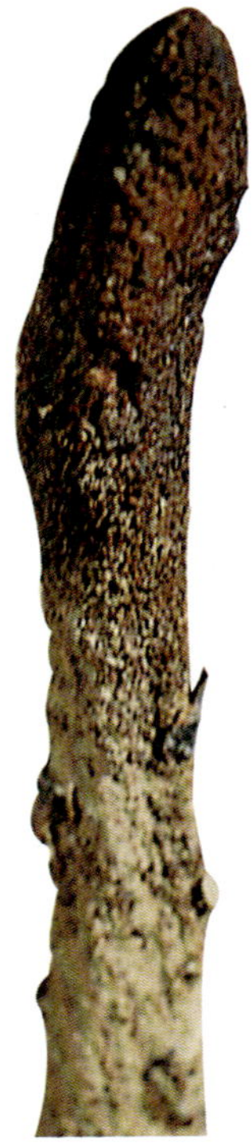

쇄양 싹

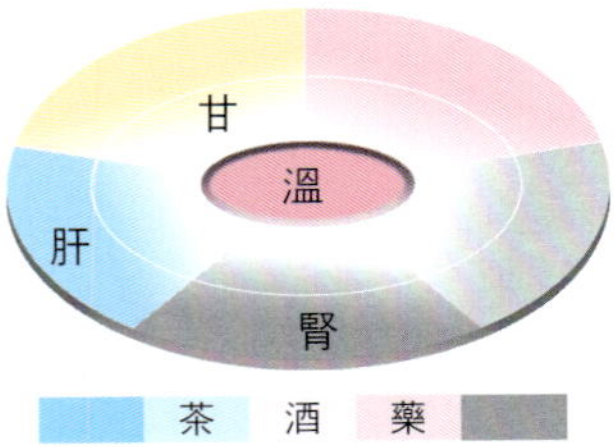

성기능을 도와 남자의 유정(遺精), 여자의 불임(不姙)과 대하증(帶下症)에 쓰인다.

- 신장기능을 도와 허리가 아프고 다리에 힘이 없는 증상에 쓰인다.
- 노인성 변비에 쓰인다.

3~9g

中 47-4 육종용(肉蓯蓉)

열당과(Orobanchaceae)
육종용(*Cistanche salsa* BENTH. et HOOK. fil)**의**
사사(梭梭)나무에 기생하는 육질줄기

한해살이풀로 뿌리줄기는 **덩이줄기**이다.
줄기는 **육질**이다.
잎은 노란 밤색의 **비늘 모양**이다.
꽃은 **암자색**이다.

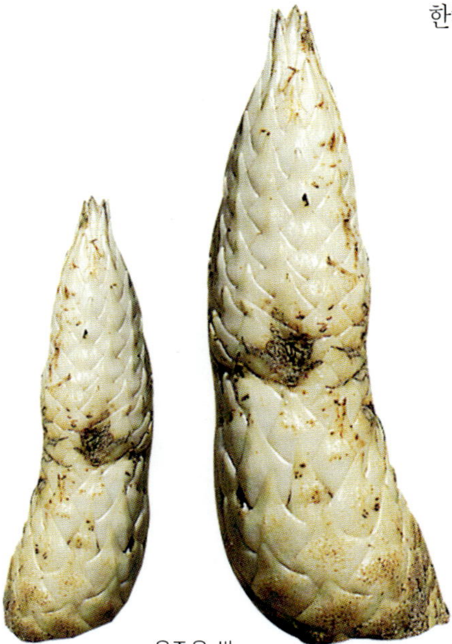
육종용 싹

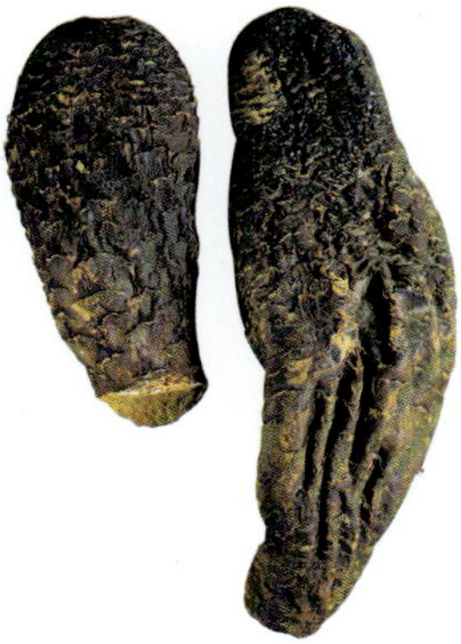
肉蓯蓉(육종용)

성기능을 도와 남자의 음위(陰痿), 유정(遺精), 여자의 불임(不姙)과 대하증(帶下症)에 쓰인다.

- 신장기능을 도와 허리가 아프고 다리에 힘이 없으며 귀에 소리가 나는 데 쓰인다.

10~30g

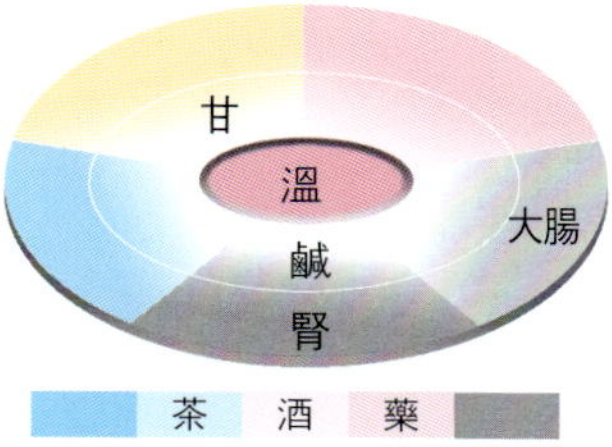

47-5 천마(天麻)

열당과(Orobanchaceae)
천마(*Gastrodia elata* BLUME)**의 덩이뿌리**
여러해살이풀로 잎은 퇴화되어 **비늘**같다.
땅속에 있는 **덩이줄기**는 고구마같다.
꽃은 이삭꽃차례이고 6~7월에 **황갈색**으로 핀다.
열매는 길이 3㎝정도이고 짧은 **자루**가 있다.

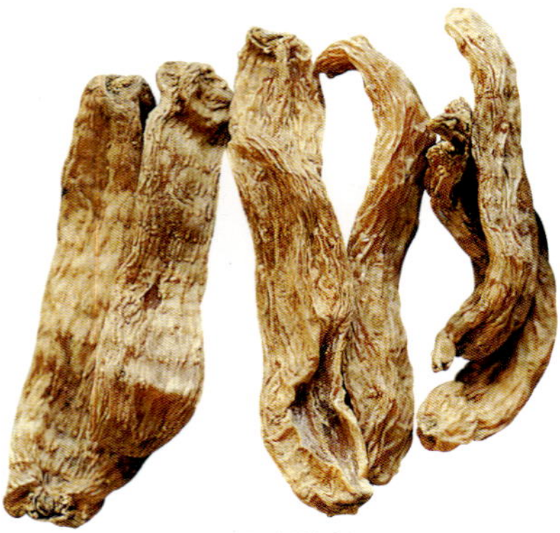

天麻(천마)

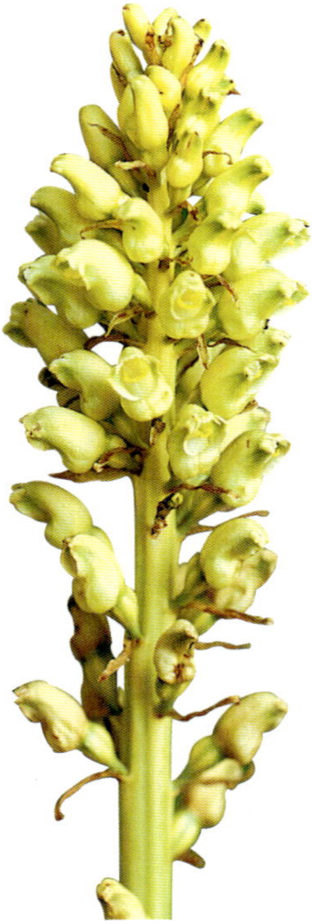

천마 꽃

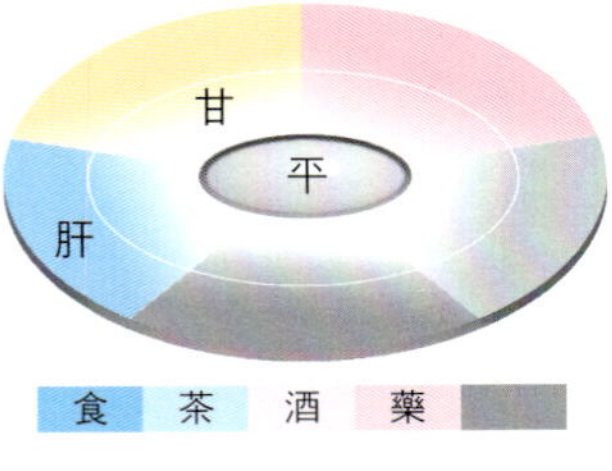

뇌혈관과 관상동맥혈류량을 증대시켜 고혈압으로 인한 두통과 어지럼증에 쓰인다.

– 신경성으로 인한 두통과 어지럼증에 쓰인다.
– 소아경기에 쓰인다.
– 면역증가 및 항피로(抗疲勞)작용이 있어 보약의 의미를 가진다.

천마싹은 적전(赤箭)이라 한다.

3~9g

124쪽 참조

48-1 석명자(菥蓂子)

십자화과(Cruciferae)

말냉이(*Thlaspi arvense* L.)**의 씨**

두해살이풀로 전체에 **털**이 없다.
잎은 넓은 **주걱 모양**이고 윗부분의 것은 줄기를 감싼다.
열매는 원판상의 방패모양으로 **각과**이며 넓은 날개가 있다.
종자는 각 실에 **2개** 이상씩 들어있다.

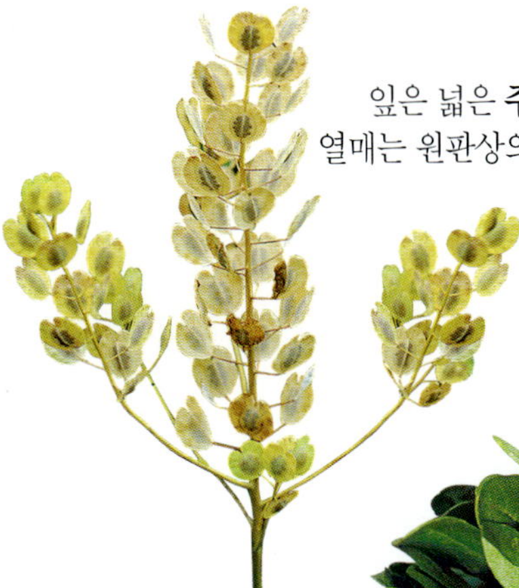

말냉이 씨

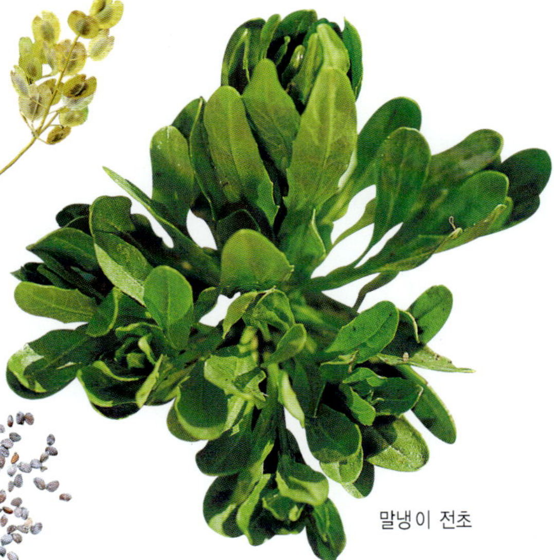

말냉이 전초

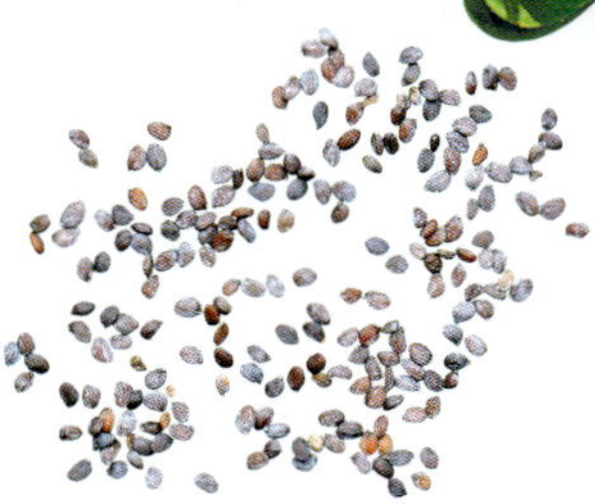

菥蓂子(석명자)

- 요산(尿酸) 배설을 증가시키므로 통풍(痛風)에 쓰인다.
- 충혈되며 눈물이 나고 아픈 증상과 눈을 밝게 하는 데 쓰인다.
- 15~30g

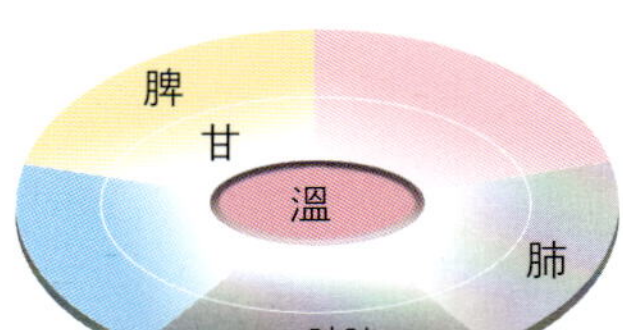

食 茶 酒 藥

50쪽 참조

48-2 정력자(葶藶子)

십자화과(Cruciferae)
다닥냉이(*Lepidium apetalum* WILD.)
(*Draba nemorosa* L. var. *hebecarpa* LEDEB.)**의 씨**
두해살이풀로 전체에 **털**이 없으며 잎은 줄기를 감싸지 않는다.
잎은 밑에서부터 위로 올라갈수록 좁아져 **선형**이 된다.
꽃잎의 길이는 **꽃받침** 길이와 같거나 길다.
열매는 적갈색이며 **원판상각과**로 흰막질의 날개가 있다.

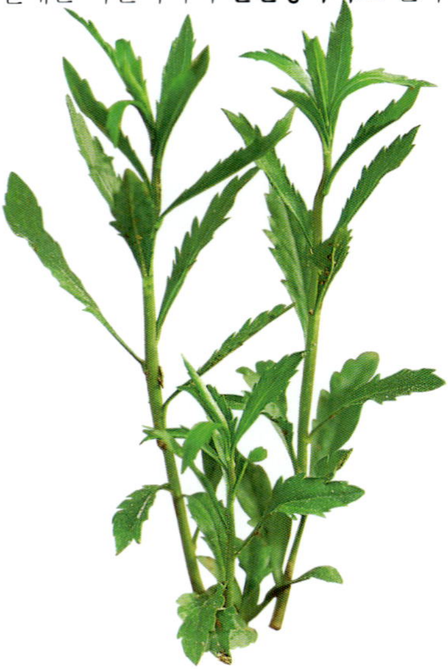

다닥냉이 전초

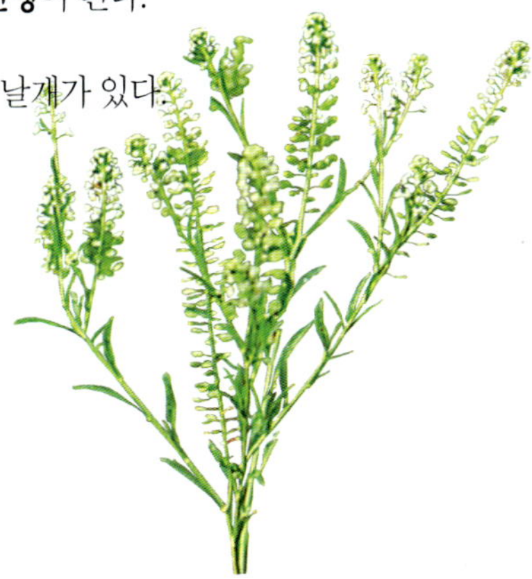

다닥냉이 씨

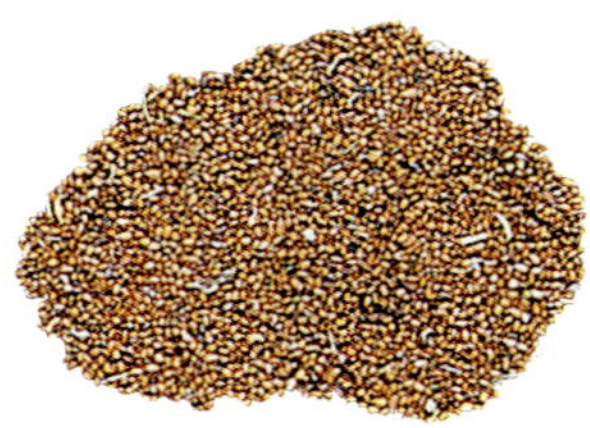

葶藶子(정력자)

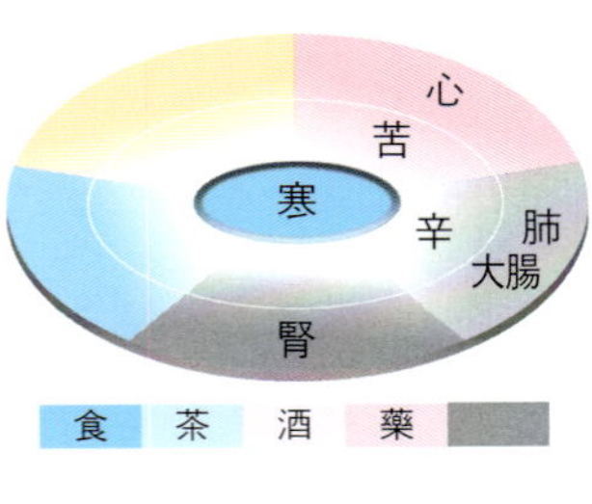

폐기능을 도와 해수(咳嗽), 천식(喘息) 또는 만성기관지염에 쓰인다.
- 강심이뇨(强心利尿) 작용이 있어서 온몸이 붓고 소변이 잘 나오지 않을 때 쓰인다.

3~9g

153쪽 참조

48-3 제채자(薺菜子)

십자화과(Cruciferae)

냉이(*Capsella bursapastoris* (L.) L. W. MEDICUS)**의 씨**

한두해살이풀로 전체에 **털**이 있다.
잎은 **피침형**이며 원줄기를 반 정도 감싼다.
열매는 **단각**으로 편평한 삼각형이다.

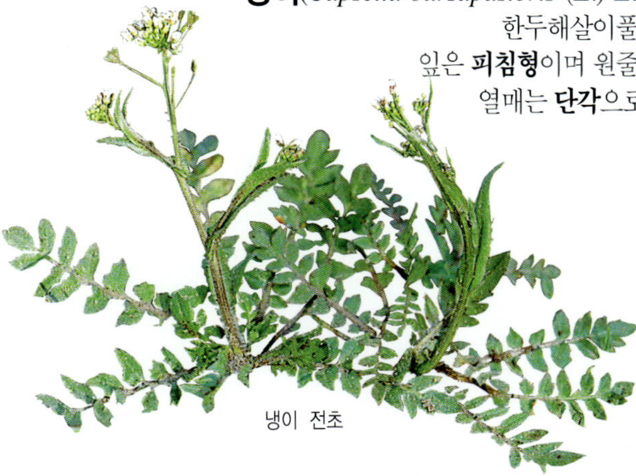

냉이 전초

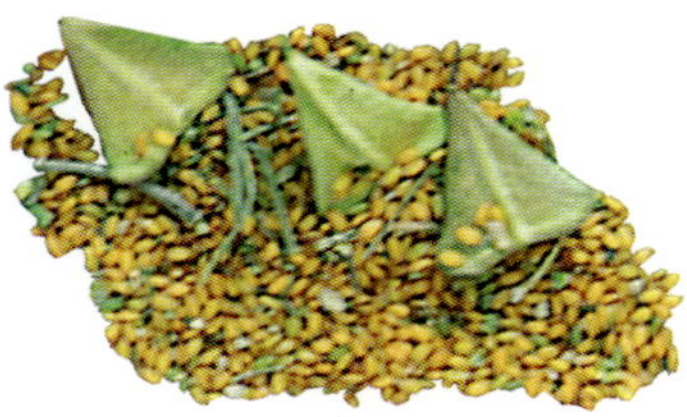

薺菜子(제채자)

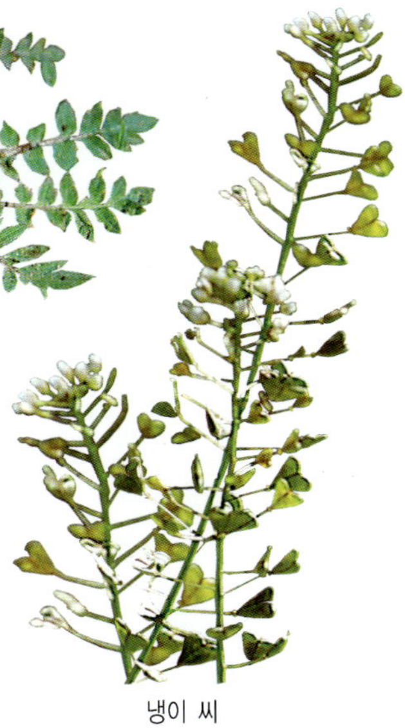

냉이 씨

눈이 충혈(充血)되고 아프며, 눈물이 나는 데 쓰인다.

- 염증을 완화시켜 간염, 황달에 쓰인다.
- 혈관 벽을 튼튼하게 해주는 작용이 있다.
- 눈을 밝아지게 하는 데 쓰인다.

9~15g

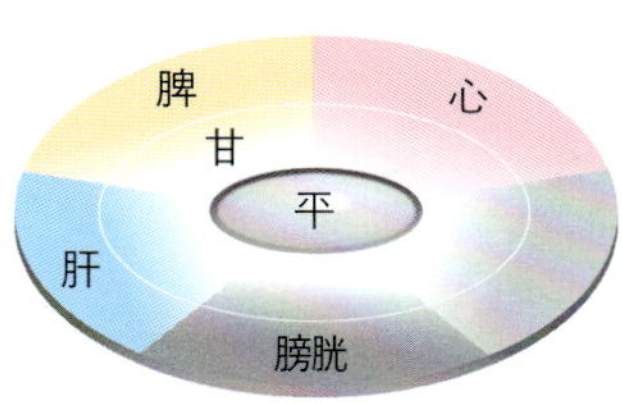

食 茶 酒 藥

361쪽 참조

49-1 산약(山藥)

마과(Dioscoreaceae)
마(*Dioscorea batatas* DECNE.)
참마(*D. japonica* THUNB.)**의 덩이뿌리**

뿌리는 **덩이뿌리**이다. **구슬눈**이 있다.
잎은 마주나며 **심장상난형**이다.
암꽃은 밑으로 처진다.
열매는 지름 18~20mm이다.

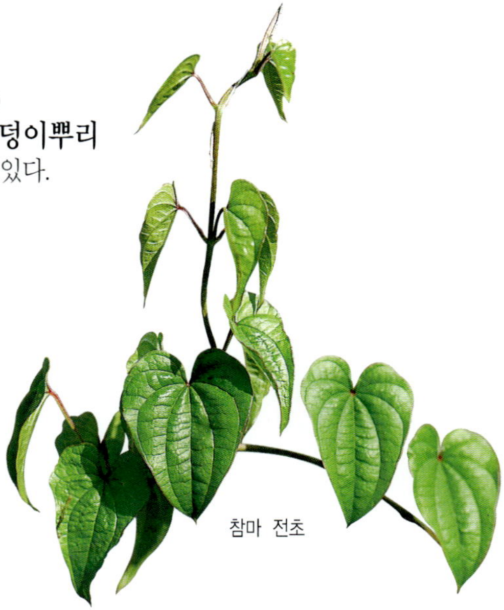

참마 전초

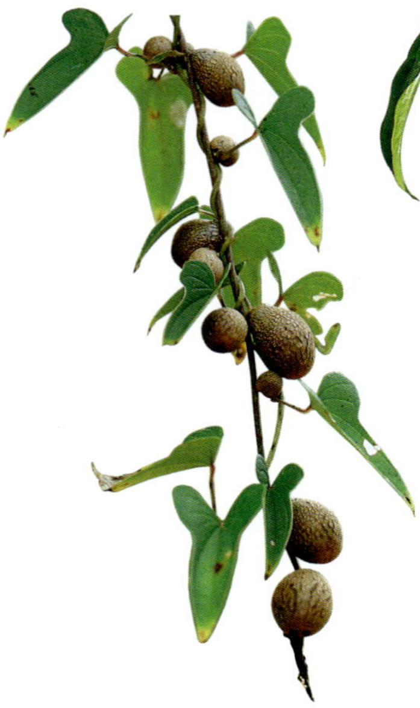

마 주아

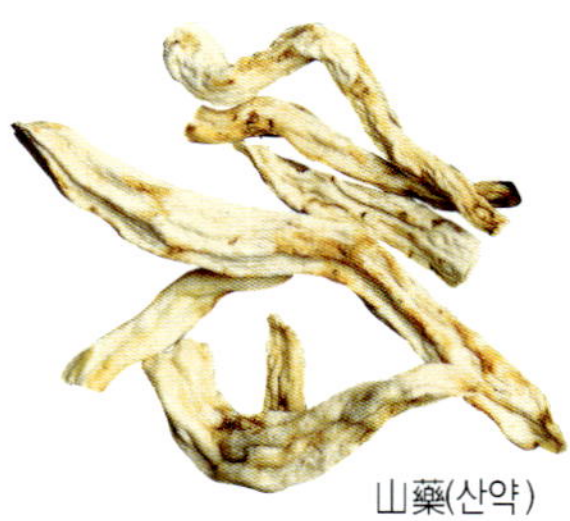

山藥(산약)

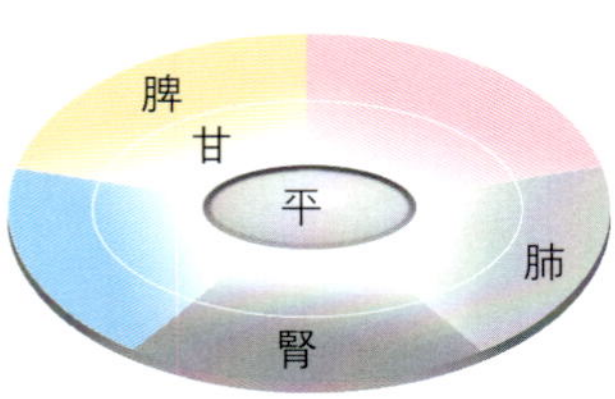

소화기 계통을 도와 권태감, 위 무력증과 설사에 쓰인다.
- 항노화작용이 있어 피부미용에 쓰인다.
- 혈당을 강하시키므로 당뇨병에 쓰인다.

서여(薯蕷)라고도 한다.

10~20g

40쪽 참조 食 茶 酒 藥

49-2 천산용(穿山龍)

마과(Dioscoreaceae)
부채마(*Dioscorea nipponica* MAKINO)**의 뿌리줄기**
땅줄기가 가늘다. **구슬눈**이 없다.
잎은 어긋나며 **손바닥 모양**으로 갈라지고 **털**이 있다.
꽃은 황록색이고 **수평**으로 퍼지지 않는다.
종자는 한쪽에만 **날개**가 있다.

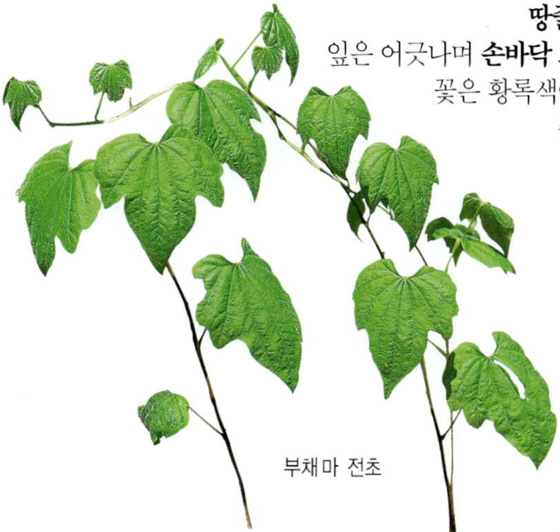
부채마 전초

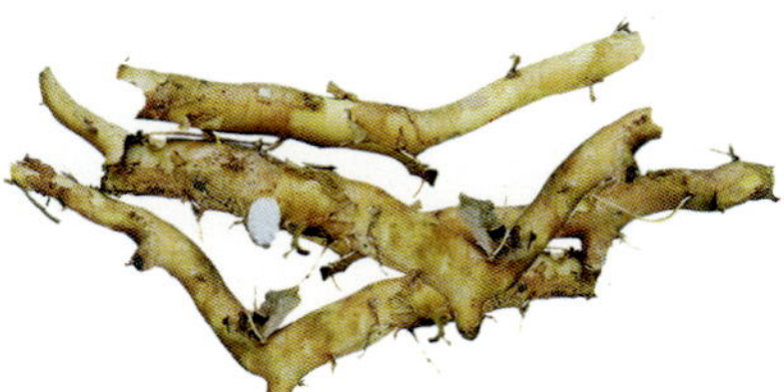
穿山龍(천산용)

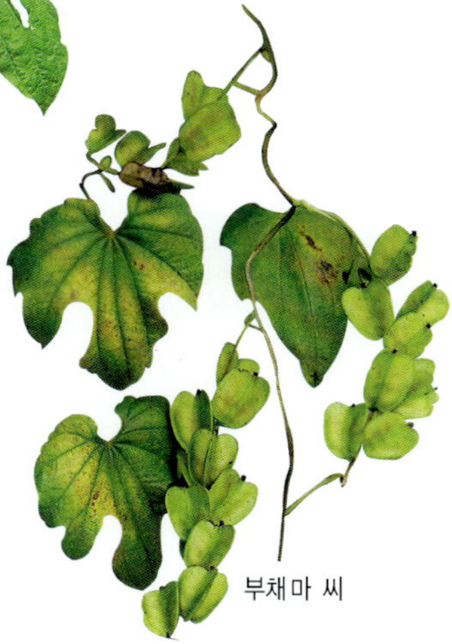
부채마 씨

- 혈액순환을 잘 시켜 근육을 이완시키므로 근육마비와 저린 증상에 쓰인다.
- 진해(鎭咳) 거담작용이 있어 기관지염에 쓰인다.
- 관상동맥 장애로 오는 심장통증 완화에 쓰인다.
- 혈압 강하작용이 있어 고혈압에 쓰인다.

6~9g

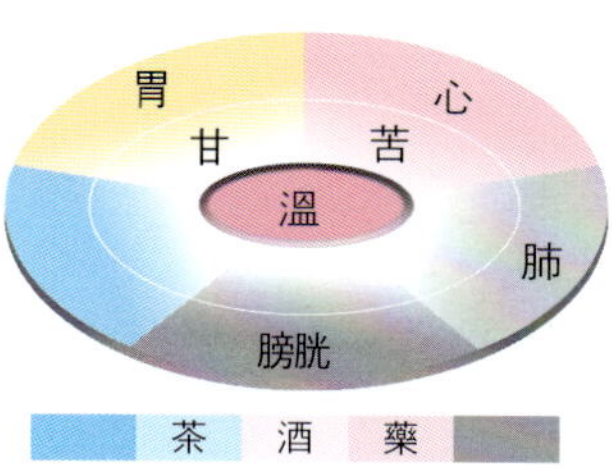

50-1 삼백초(三白草)

삼백초과(Saururaceae)
삼백초(*Saururus chinensis* (LOUR.) BAILL.)**의 지상부**
근경은 옆으로 뻗는다.
잎은 어긋나며 **긴 난상타원형**이다.
윗부분의 2~3장의 잎이 **흰색**이다.
꽃은 길이 10~15cm로 6~8월에
흰색으로 밑으로 처지다가
곧게 서고 **총포**가 없다.

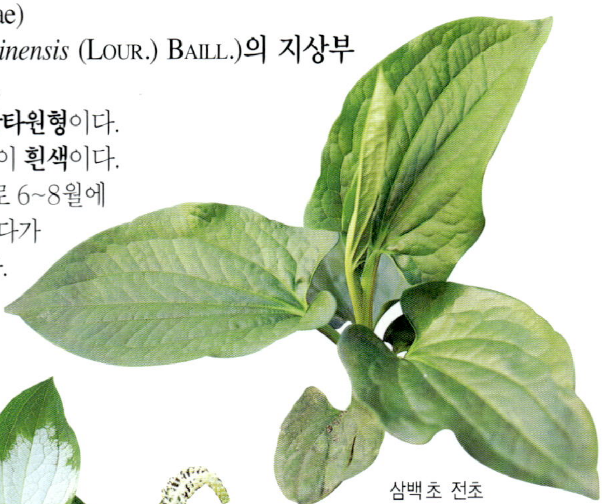
삼백초 전초

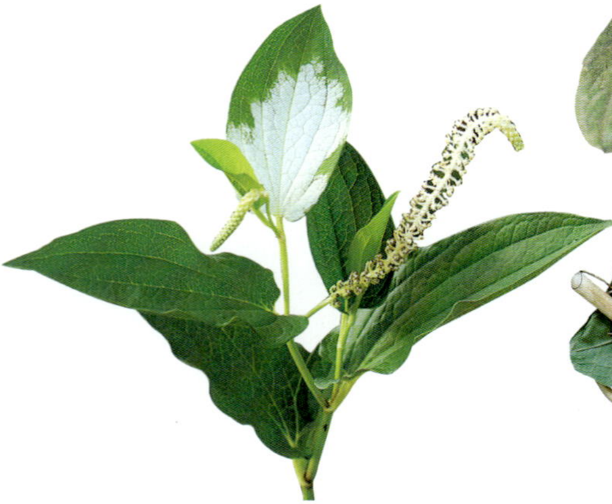
삼백초 꽃

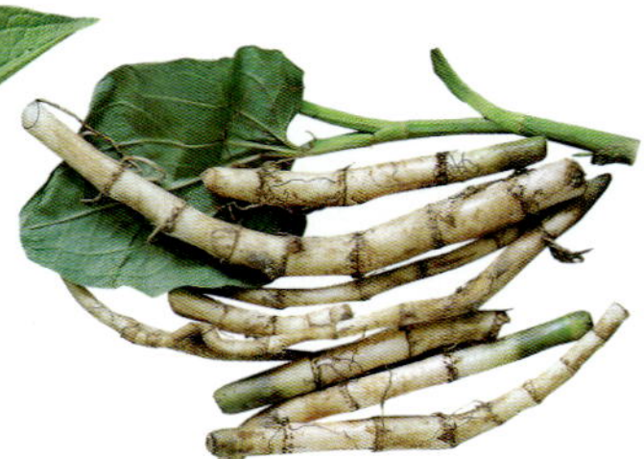
三白草(삼백초)

이뇨작용이 있어 소변이 잘 나오지 않고 온 몸이 붓는 데 쓰인다.
- 부인대하증(자궁내막염, 질염)에 훈증한다.
- 급성유선염에 뿌리를 달여서 복용한다. 즙(汁)을 환부에 바른다.

꽃, 잎, 뿌리가 희다고 삼백초라 한다.

9~15g

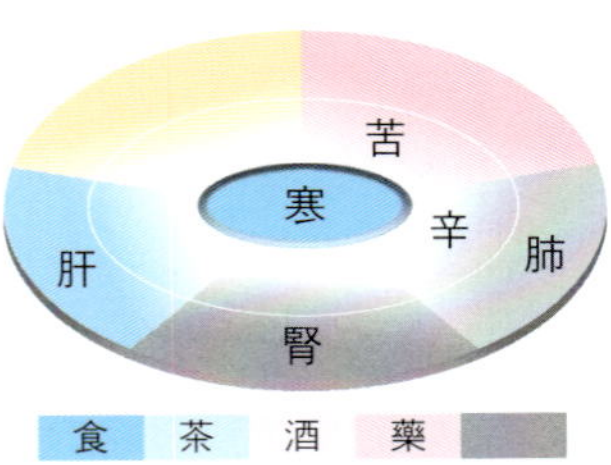

50-2 즙채(蕺菜)

삼백초과(Saururaceae)

약모밀(*Houttuynia cordata* THUNB.)**의 전초**

전체에 고약한 **냄새**가 난다.
땅속 줄기는 **희고** 땅위 줄기는 **곧게** 선다.
잎은 어긋나며 **심장형**이다.
꽃은 길이 1~3cm로 4~6개의 십자형의
흰 총포에 싸여 있다.

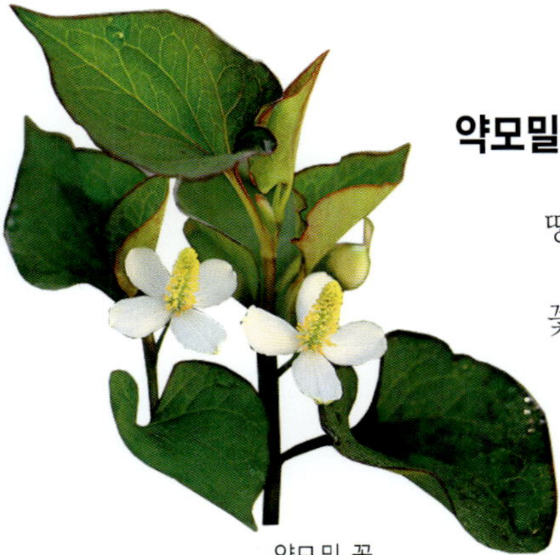

약모밀 꽃

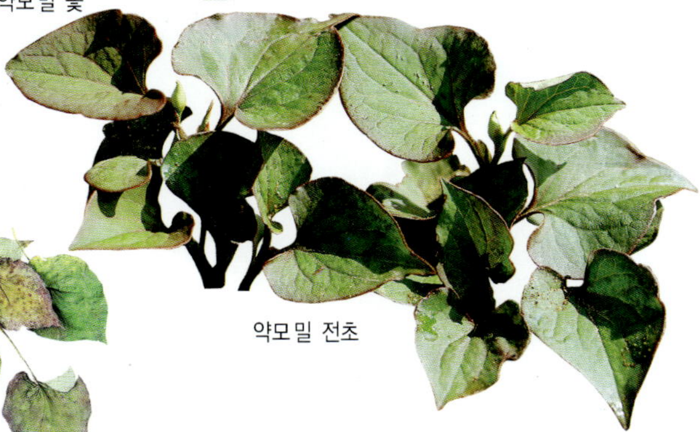

약모밀 전초

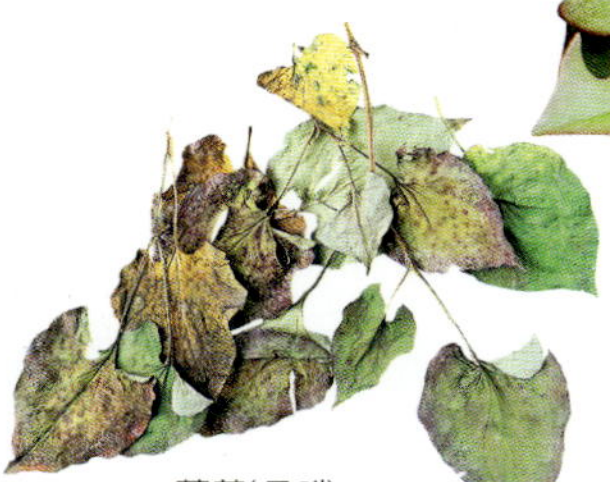

蕺菜(즙채)

항균작용으로 이질, 설사에 쓰인다.

- 항알러지작용이 있어 알러지성비염, 기관지염, 천식에 쓰인다.
- 지혈작용이 있어 코피가 나는 데 즙을 복용한다.

생선 비린내가 난다고 하여 어성초(魚腥草)라고도 한다.

9~15g

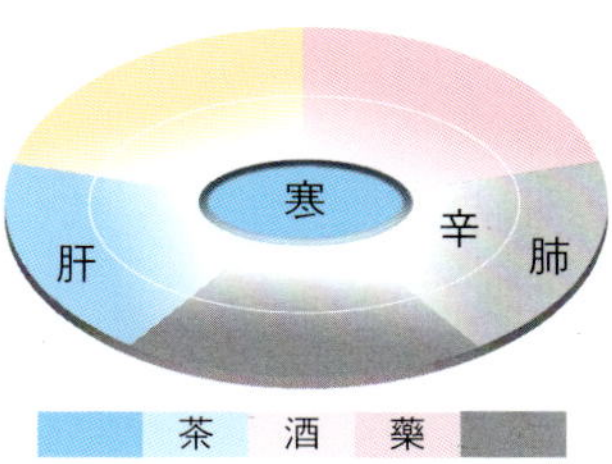

384쪽 참조

51-1 생강(生薑)

생강과(Zingiberaceae)
생강(*Zingiber officinale* ROSCOE)**의 뿌리줄기**
근경이 발달하였다.
잎이 **양하**보다 아주 작다.
지하경은 **육질**이다.
칼 모양의 잎이 줄기 양쪽에 어긋난다.
꽃은 **담황색**으로 핀다.

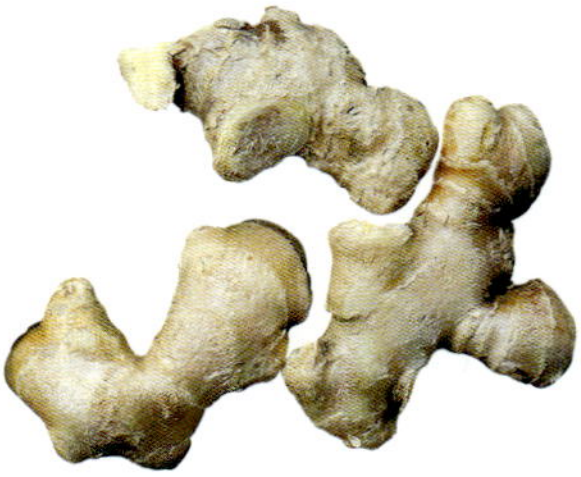
生薑(생강)

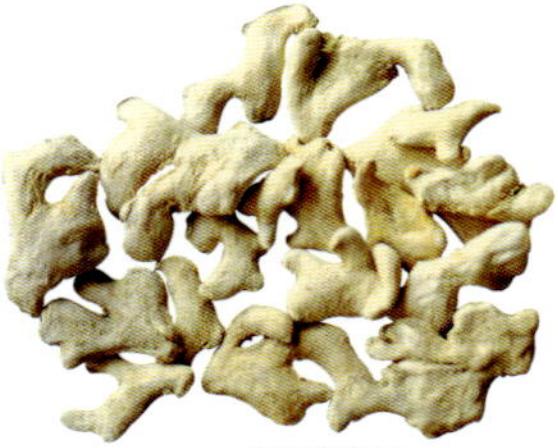
乾薑(건강)

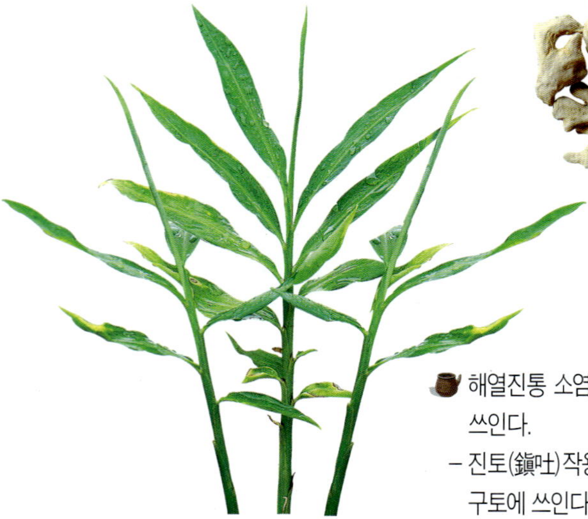
생강 전초

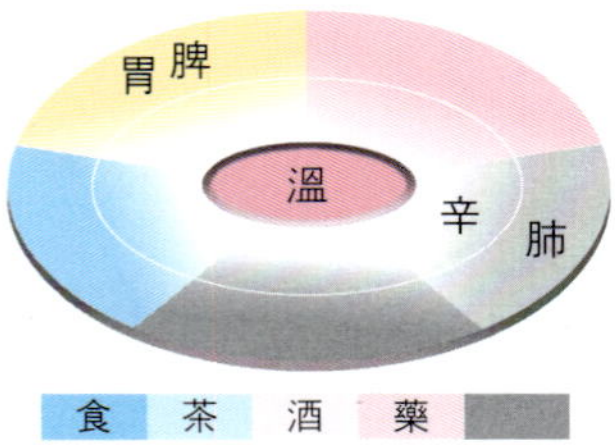

- 해열진통 소염작용이 있어 감기 몸살에 쓰인다.
  - 진토(鎭吐)작용이 있어 멀미예방, 임신 구토에 쓰인다.
- 적은 양은 위액 분비촉진과 장관의 연동 운동을 촉진시켜 소화를 돕는 작용이 있으나, 많은 양을 복용하면 위궤양의 우려가 있다.(1회 용량 5~10g)
- 생강의 뿌리줄기 말린 것을 건강(乾薑)이라 한다. 매운 맛은 건강이 더 강하다.
- 3~10g

83쪽 참조

51-2 양하(蘘荷)

생강과(Zingiberaceae)
양하(*Zingiber mioga* (THUNB.) ROSCOE)의 **뿌리줄기**

근경이 있다.
지하경은 옆으로 자라며 **비늘** 같은 잎으로 싸여 있다.
긴 타원형의 잎이 줄기 양쪽에 어긋난다.
꽃은 **분홍빛**이 도는 **황백색**으로 핀다.

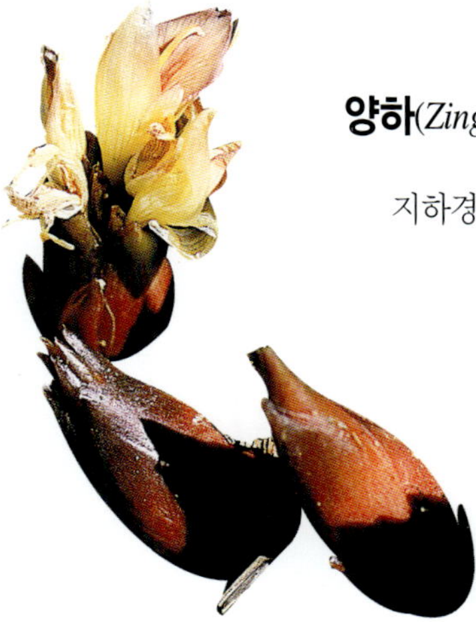
양하 꽃

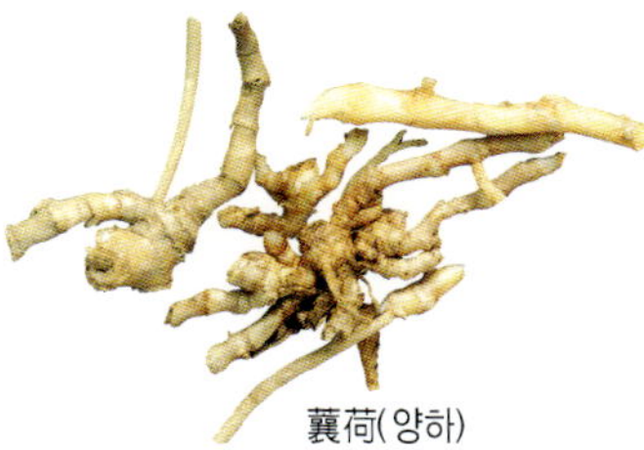
蘘荷(양하)

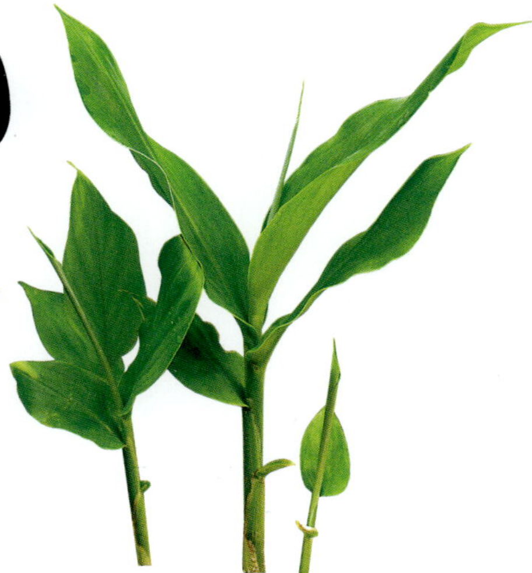
양하 전초

혈액순환을 촉진시키며 해수(咳嗽)를 멈추게 하고 가래를 삭이는 데 쓰인다.
- 콜레스테롤 대사를 촉진시켜 고지혈 예방에 쓰인다.
- 편도선염, 후두염, 식도염 등에 차[茶]용으로 복용하는 데 쓰인다.

6~15g

368쪽 참조

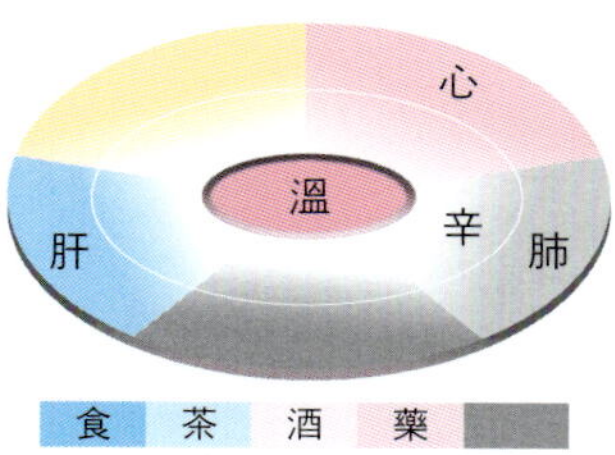

52-1 상사화(相思花)

수선화과(Amarylidaceae)
상사화(*Lycoris squamigera* MAXIM.)**의 비늘줄기**
비늘줄기는 둥글다.
꽃은 꽃줄기가 30~50cm로 잎이 없어진 비늘줄기에서 **연한 보라색**으로 핀다.
열매는 **11월**에 맺는다.

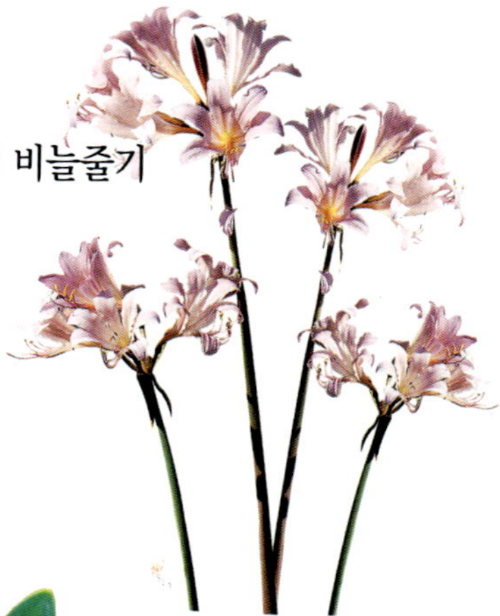
상사화 꽃

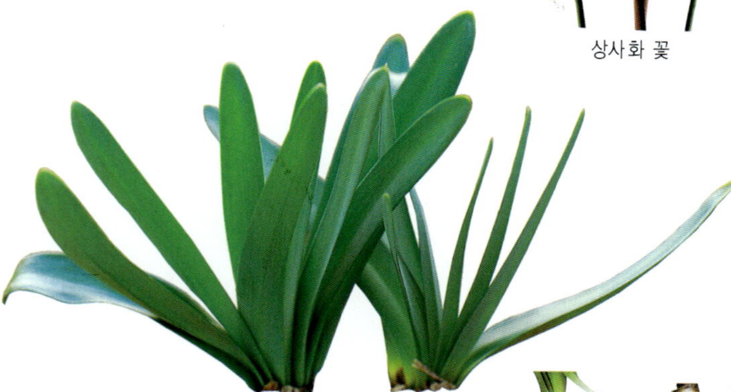
상사화 전초

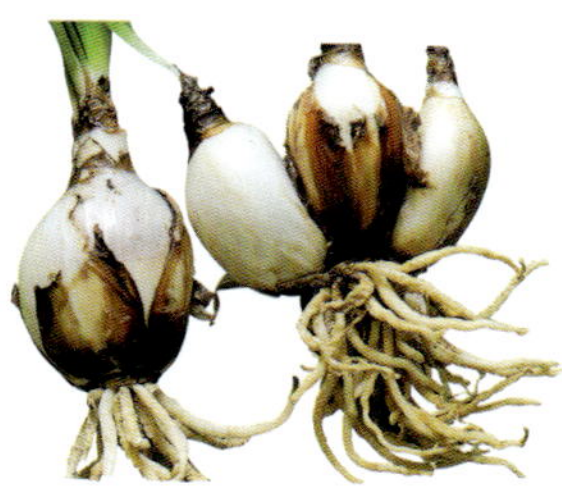
相思花(상사화)

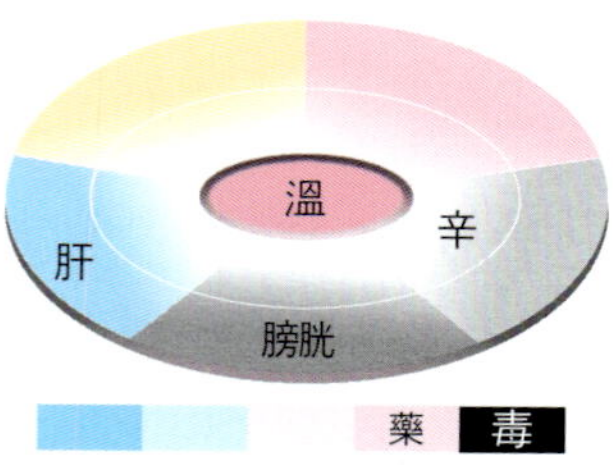

피부질환(옴, 버즘, 가려움증, 완선(頑癬)에 짓찧어서 환부에 바르거나 연고를 만들어 사용한다.

1~3g

52-2 석산(石蒜)

수선화과(Amarylidaceae)

석산(꽃무릇, *Lycoris radiata* HERB.)**의 비늘줄기**

비늘줄기는 **넓은 난형**이다.
꽃은 잎사이에서 나오는 높이 60cm 가량의 꽃줄기에 4~8송이가 **붉은색**으로 핀다.
열매는 **9월**에 맺는다.

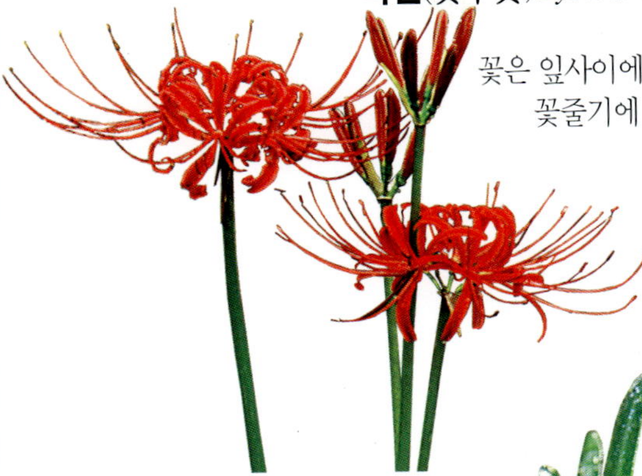

꽃무릇 꽃

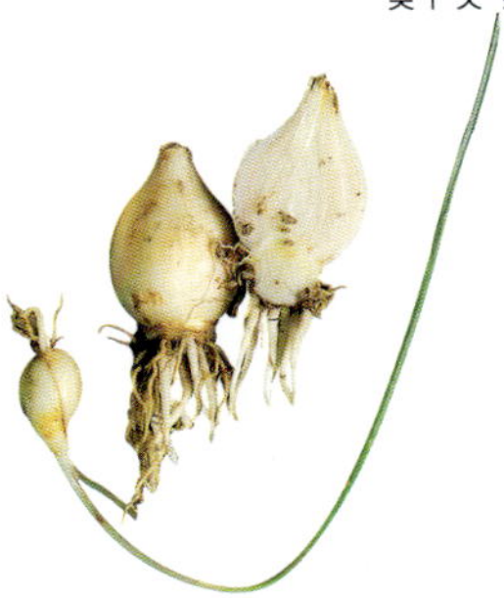

石蒜(석산)

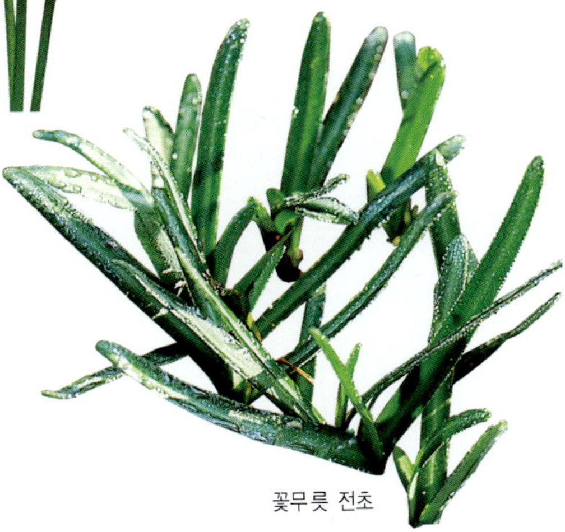

꽃무릇 전초

- 진정작용, 이뇨작용이 있어 소변불리, 전신부종에 쓰인다.
- 최토(催吐) 및 거담작용이 있어 토하게 할 때 쓰인다.
- 항균, 소염작용으로 편도선염, 인후염에 쓰인다.

임산부는 복용을 금한다.

1~5g

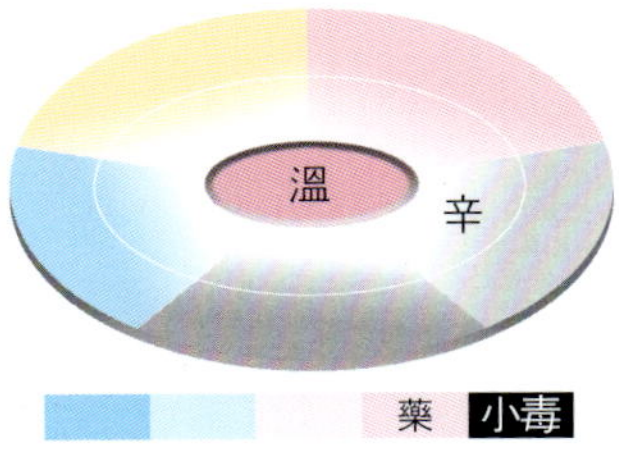

53-1 선황련(鮮黃連)

매자나무과(Berberidaceae)
깽깽이풀(*Jeffersonia dubia* (MAXIM.) BENTH. & HOOK. f. ex BAKER & S. MOORE) (*Plagiorhegma dubium* MAXIM.)**의 수염뿌리**

여러해살이풀로 단엽이며 긴엽병끝의 **원심형**이다.
꽃은 4~5월에 **홍자색**으로 잎보다 먼저 나와 1개씩 줄기 끝에 핀다.
열매는 **엽**으로 갈라진다.

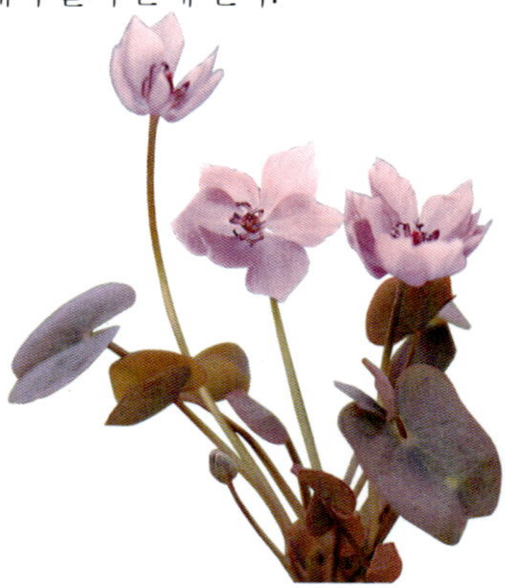
깽깽이풀 꽃

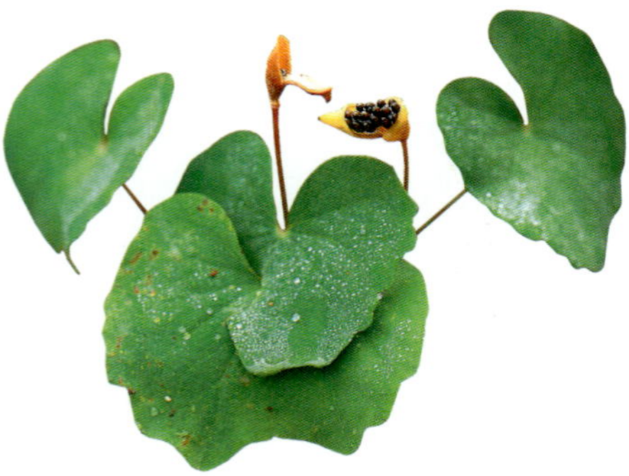
깽깽이풀 씨

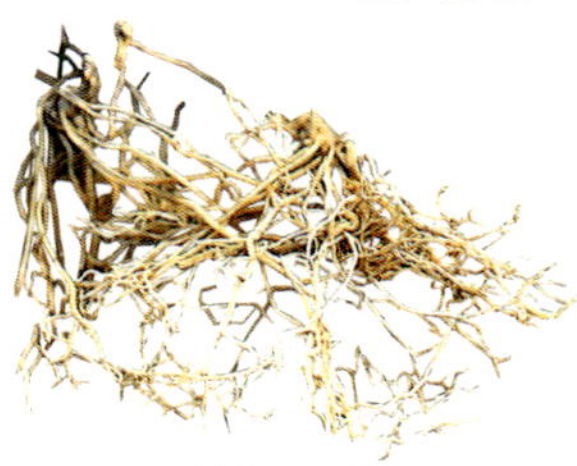
鮮黃連(선황련)

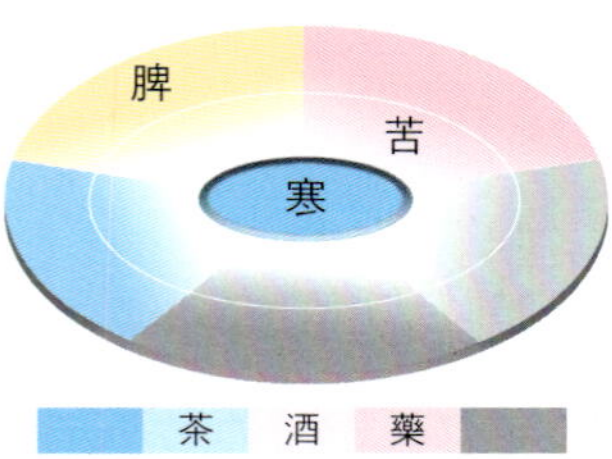

- 발한(發汗)작용이 있어 편도선염, 인후염, 결막염 등에 쓰인다.
- –청열(淸熱)작용이 있어 이질, 장염, 복통, 설사에 쓰인다.
- –코피, 토혈((吐血)에 쓰인다.
- 모황련(毛黃連)이라고도 한다.
- 2~6g

㊥53-2 황련(黃連)

미나리아재비과(Ranunculaceae)

황련(黃連, *Coptis japonica* (THUNB.) MAKINO)의 뿌리줄기

늘푸른여러해살이풀로 잎은 3장의 작은 잎으로 이루어진 겹잎이고 가장자리에 **톱니**가 있다. 암수딴그루이고 3~4월에 꽃줄기가 자라서 **하얀꽃**이 핀다. 열매는 방사상으로 달리고 씨앗이 **검고** 둥글다.

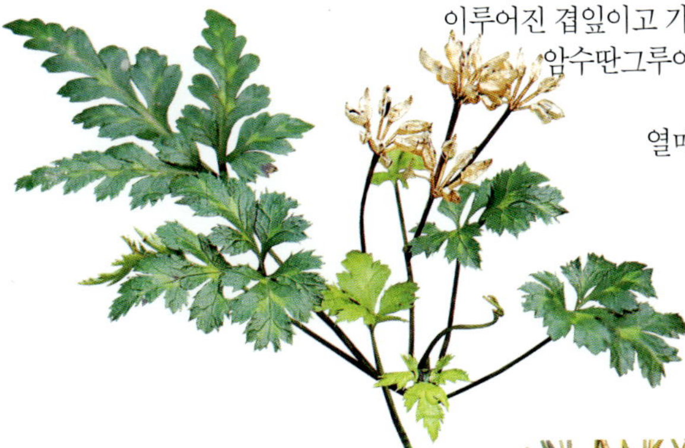

황련 씨

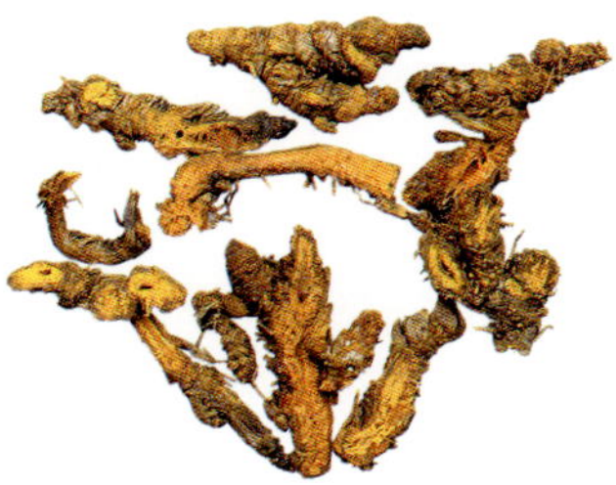

黃連(황련)

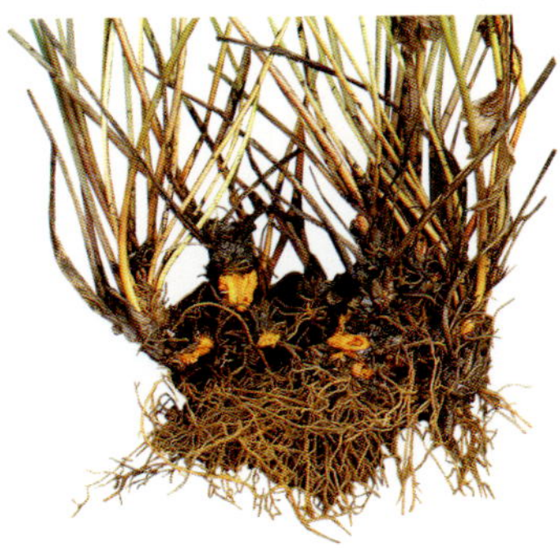

황련 뿌리

- 항균작용이 있어 세균성이질, 설사, 복통에 쓰인다.
- –화병[心火]으로 마음이 불안하여 생기는 불면증에 쓰인다.
- –열(熱)로 인하여 코피, 토혈, 변혈(便血) 등에 쓰인다.

1.5~3g

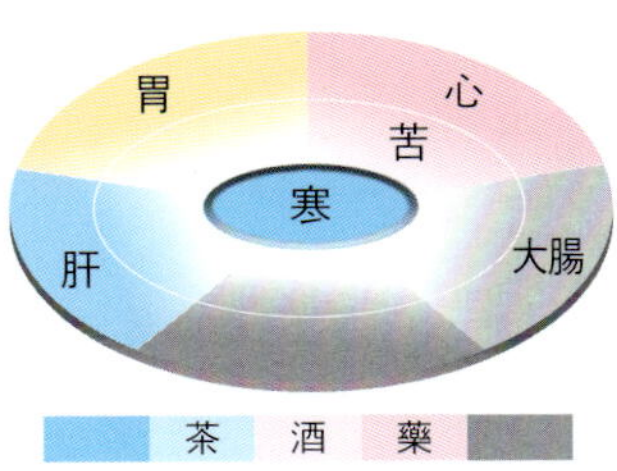

中 54-1 소회향(小茴香)

산형과(Umbelliferae)
회향(*Foenicum vulgare* MILL.)**의 씨**
여러해살이풀로 **녹색**을 띤 **흰색**이다.
잎의 자름면은 **둥근 모양**이다.
꽃은 5~7월에 **노란색**으로 핀다.
열매는 **원추형**에 가깝고 **늑선**이 5개이다.

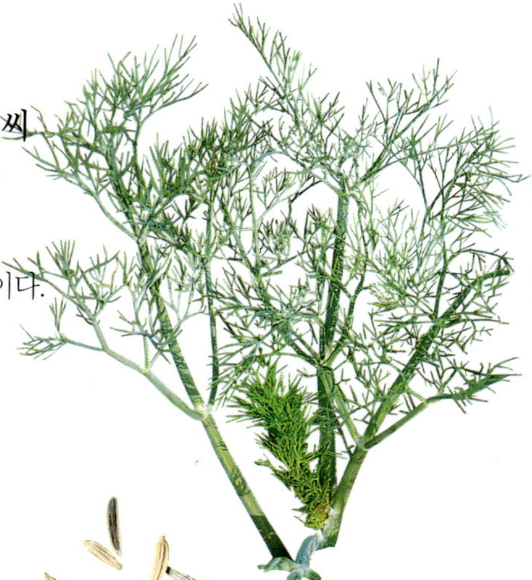

회향 전초

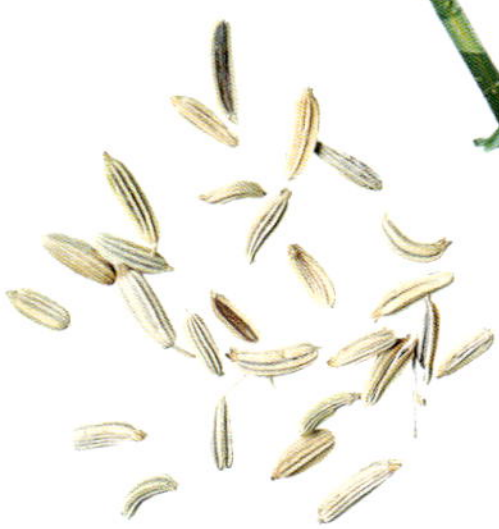

小茴香(소회 향)

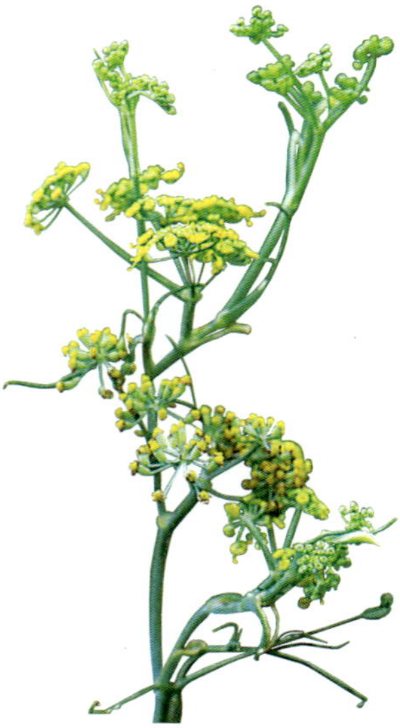

회향 꽃

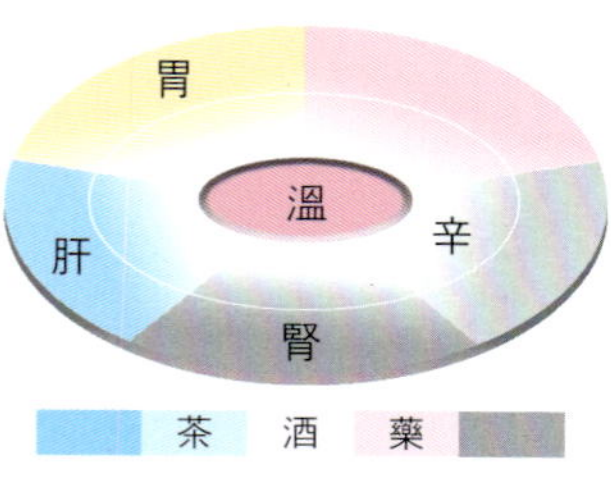

건위(健胃)작용이 있어 소화불량, 위염 또는 복부가 팽만한 데, 가스 배출을 촉진시키는 데 쓰인다.

– 하복부를 따뜻하게 하는 작용이 있어 만성장염 또는 허리 아픈 데 쓰며, 고환염(睾丸炎)에도 쓰인다.

《향약집성방》에는 회향자(懷香子)라고 기록되어 있으며, 회향(回香)이라고도 한다.

3~9g

125쪽 참조

中 54-2 팔각회향(八角茴香)

붓순나무과(Illiciaceae)
팔각회향나무(*Illicium verum* J. D. Hooker)**의 열매**
크기는 **15m**로 자란다.
잎은 말단절에 **3~6개**가 무리지어 있고 두껍고 **가죽질**이다.
화피는 7~12장이고 **분홍색**에서 **짙은 붉은색**을 띤다.
열매는 **대과**로 8개의 소낭으로 갈라지고 **팔각**을 이룬다.

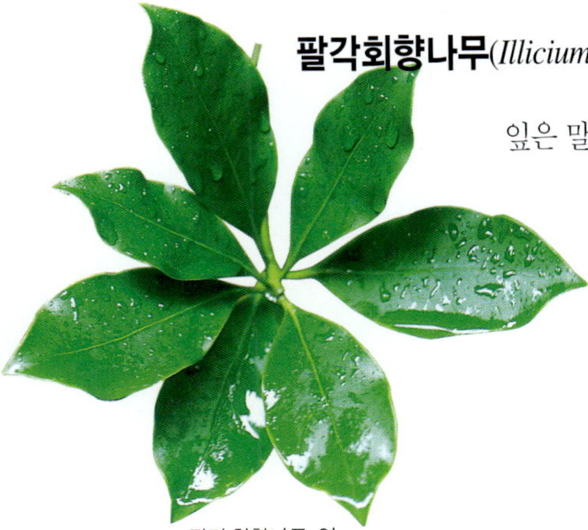
팔각 회향나무 잎

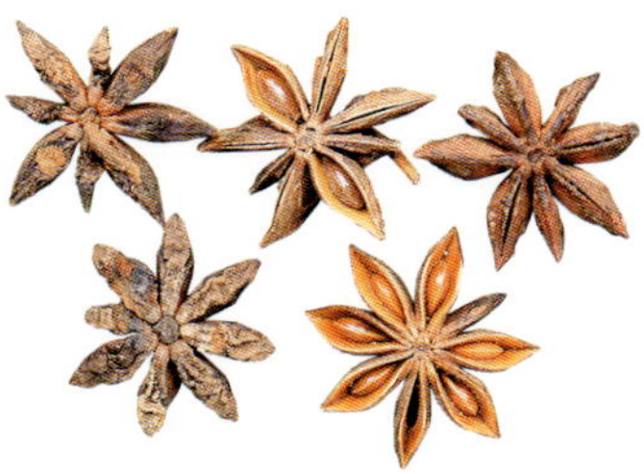
八角茴香(팔각 회향)

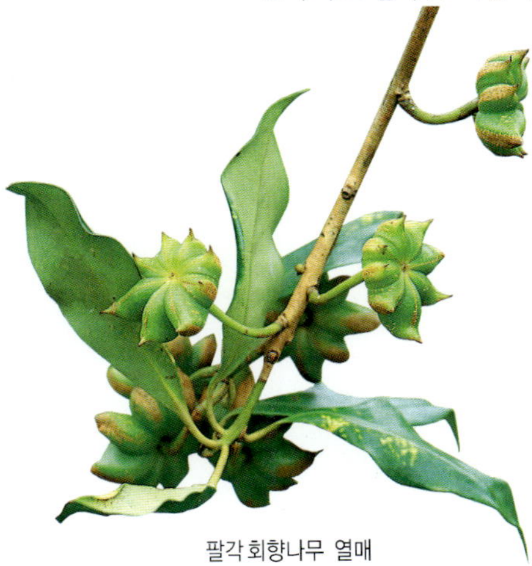
팔각 회향나무 열매

향신료로 이용한다.
- 여지핵과 함께 볶아서 고환통증에 쓰인다.
- 지사작용이 있어 설사에 쓰인다.
- 기(氣)의 순환을 촉진시키고 몸을 따뜻하게 하는 데 쓰인다.

대회향(大茴香)이라고도 한다.

3~6g

125쪽 참조

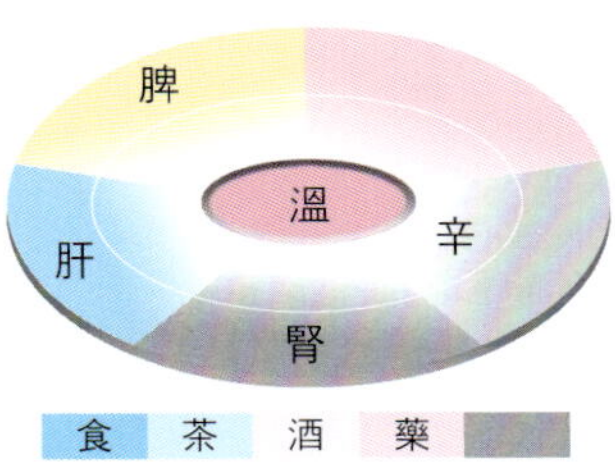

54-3 시라자(蒔蘿子)

산형과(Umbelliferae)
시라(*Anethum graveolens* L.)**의 씨**

한해살이풀로 경생엽은 잎자루가 위로 갈수록 짧아져 **엽초**가 된다.
잎의 자름면은 **넓적한 모양**이다.
꽃은 7~8월에 **노란색**으로 핀다.
열매는 **분과**로 난상타원형이다.

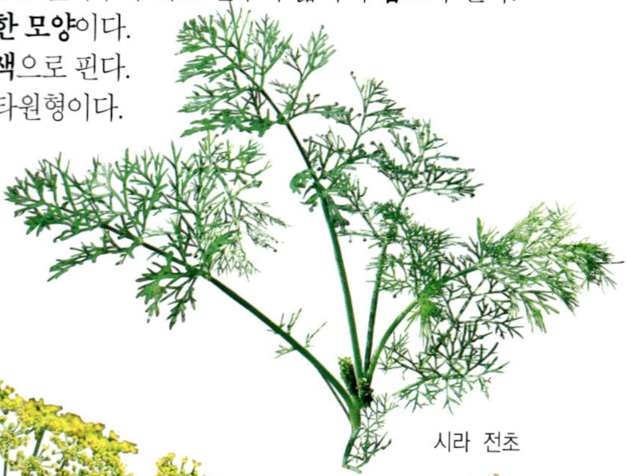
시라 전초

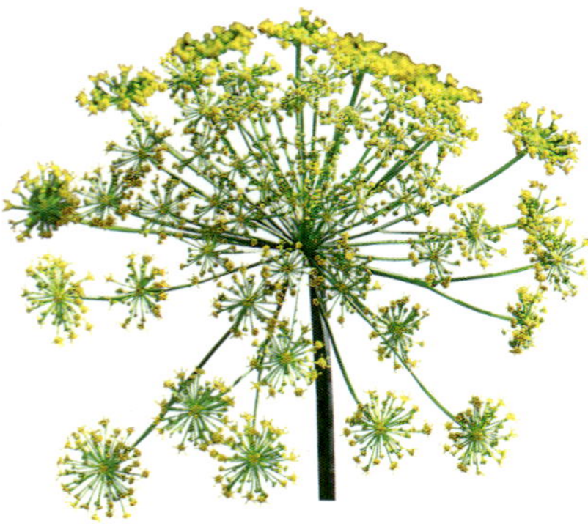
시라 꽃

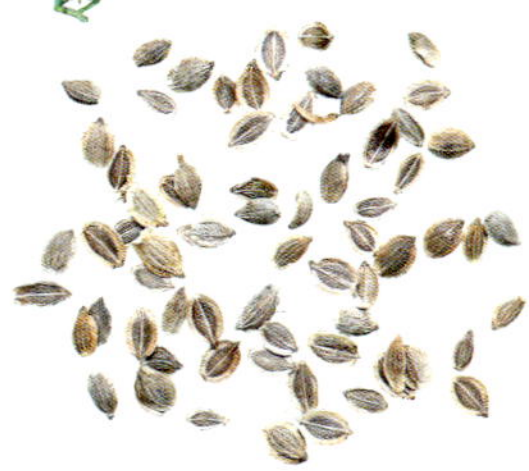
蒔蘿子(시라 자)

천식, 이뇨, 면역 증강작용이 시라자는 소회향과 효과가 비슷하거나 약하다고 알려져 있다.

_대하(질염) 유발 미생물을 억제하므로 대하에 훈증한다.

시중에는 시라자를 소회향으로 오용하는 경우가 많으므로 시정되어야 한다.

4~8g

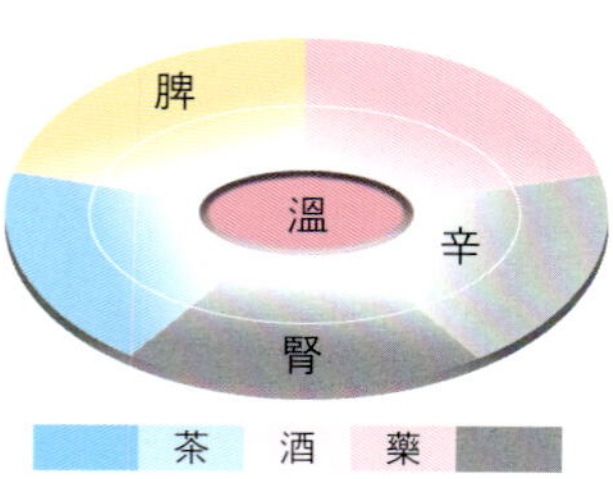

126쪽 참조

55-1 시호(柴胡)

산형과(Umbelliferae)

시호(*Bupleurum falcatum* L.)**의 뿌리**

줄기는 가늘고 길며 잎자루 밑부분은 **줄기**를 감싸지 않는다.
꽃은 8~9월에 **노란색**으로 겹우산모양꽃차례로 핀다.
열매는 **9~10**월에 맺는다.

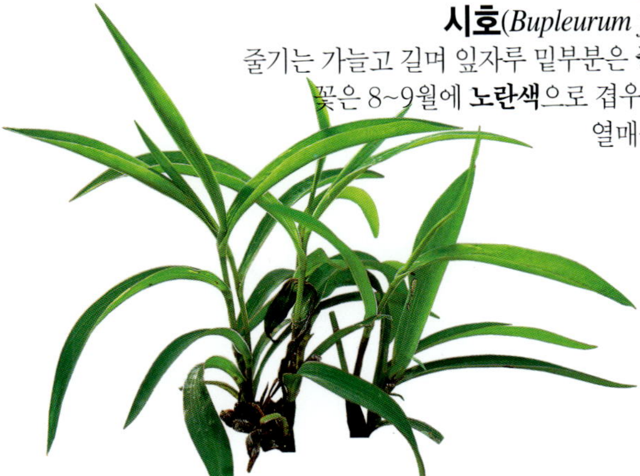

시호 전초

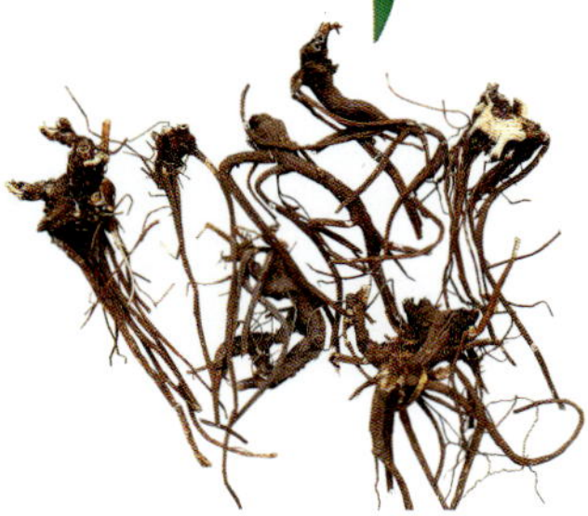

柴胡(시호)

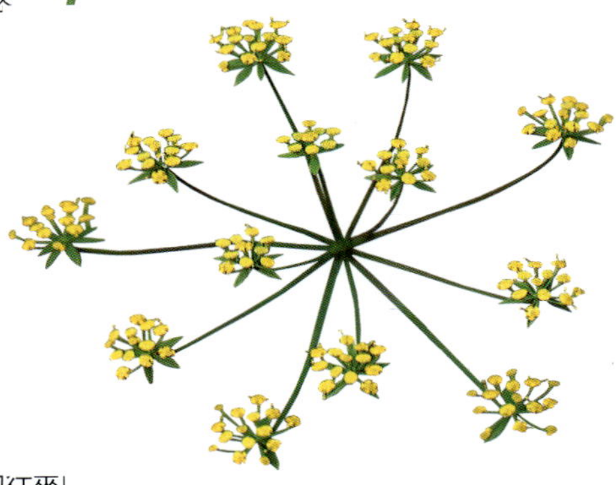

시호 꽃

열이 났다 추웠다하며 반복[寒熱往來] 되는 데 쓰인다.

- 간열(肝熱)로 인하여 입이 마르고 머리가 아프고 어지러운 데 쓰인다.
- 간열(肝熱)로 인하여 옆구리 통증, 생리불순, 생리통, 황달에 쓰인다.

3~9g

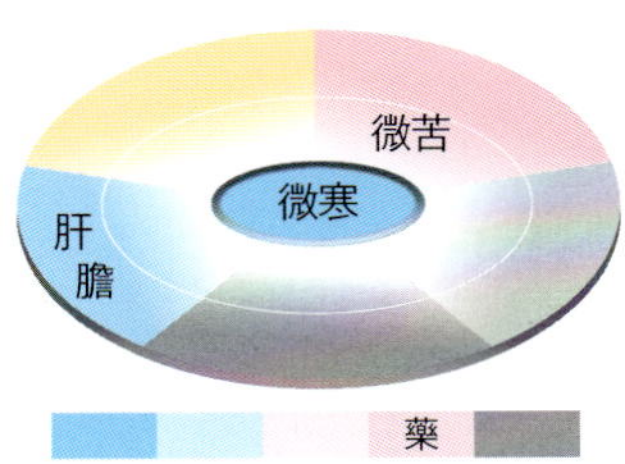

35쪽 참조

55-2 은시호(銀柴胡)

석죽과(Caryophyllaceae)

대나물(*Gypsophila oldhamiana* MIQ.)**의 뿌리**

잎은 **마주나고** 잎자루가 없으며 **피침형**의 3맥이 뚜렷하다.
꽃은 **흰색**으로 피고 암술대는 2개이다.
열매는 **삭과**로 둥근 모양이며
삭과끝의 **열편**은 5개이다.

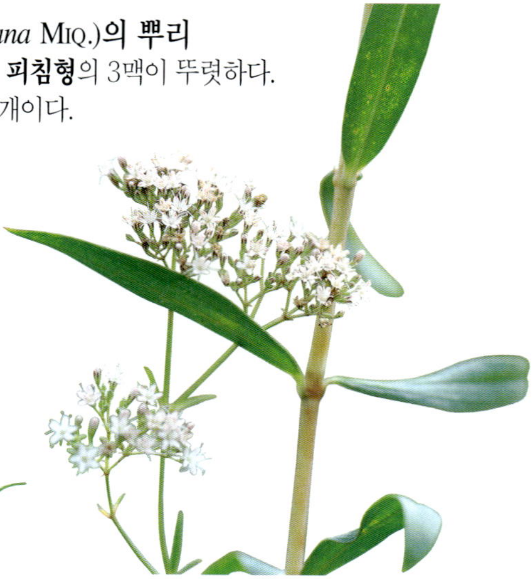

대나물 꽃

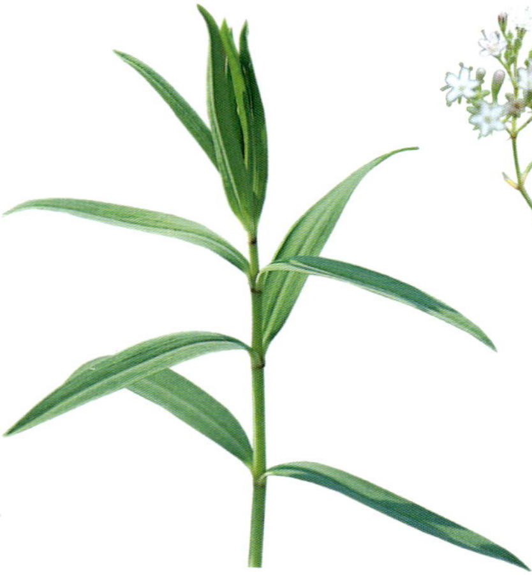

대나물 전초

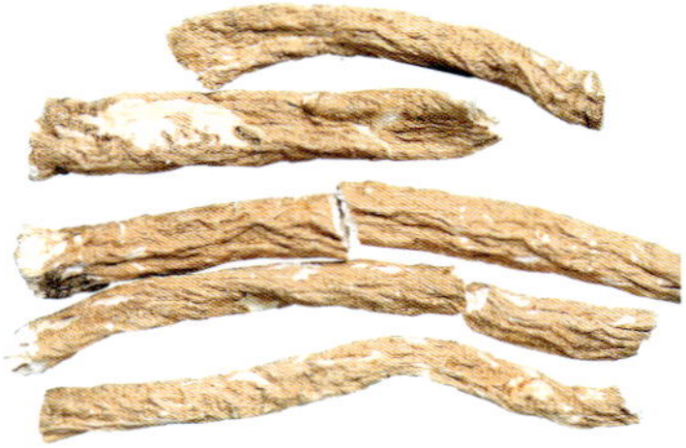

銀柴胡(은시호)

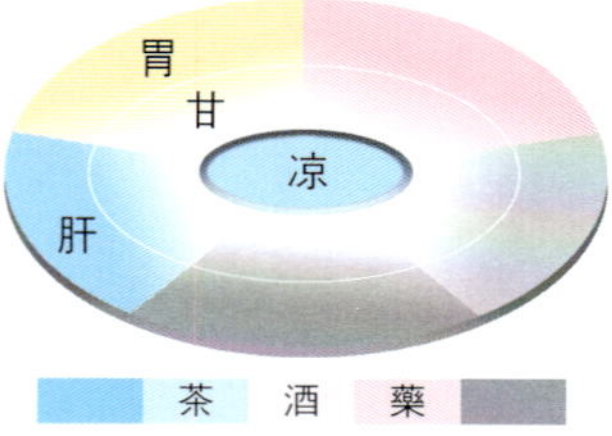

적혈구를 용해시키는 작용(용혈작용)이 있어 산후열증상에 쓰인다.
-해열작용이 있어 폐결핵과 소아의 발열에 의하여 몸이 여위어 지는 데 쓰인다.

3~9g

55-3 죽시호(竹柴胡)

산형과(Umbelliferae)
개시호(*Bupleurum longeradiatum* TURCZ.)**의 뿌리**
키는 40cm 이상이다.
잎자루 기부는 **줄기**를 감싼다.
잎은 **넓은피침형** 또는 **장타원형**이며
너비 2~3.5cm로써 **구두창**같이 생겼다.

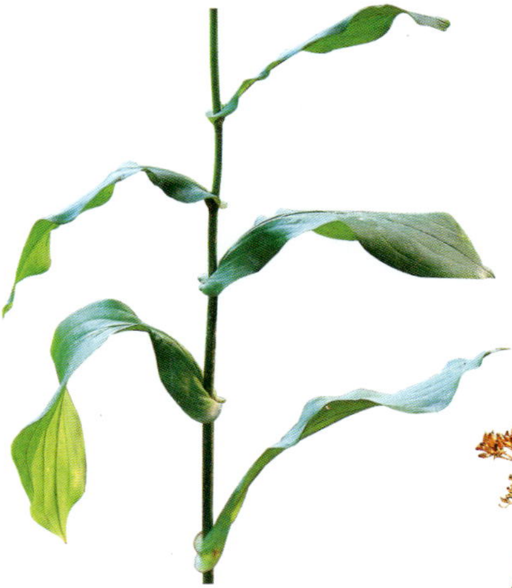
개시호 전초

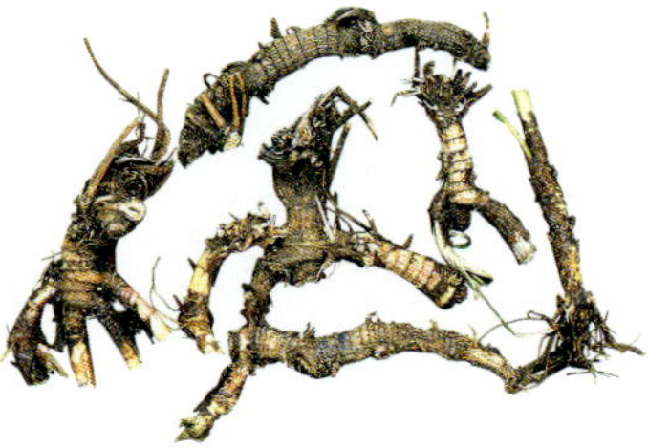
竹柴胡(죽시호)

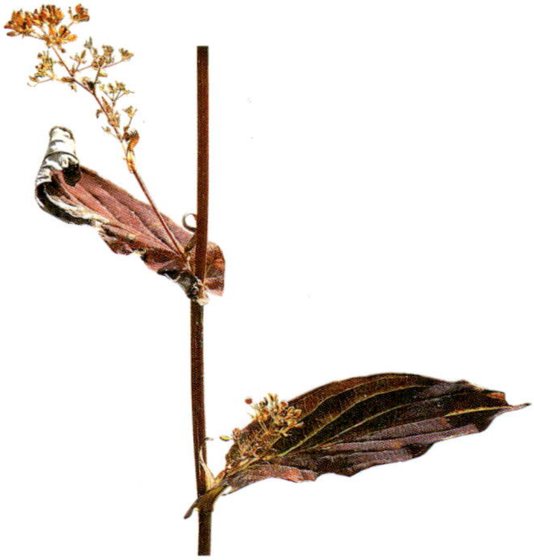
개시호 씨

해열작용이 있어 감기로 인하여 온 몸이 쑤시고 아픈 데 쓰인다.
-입이 쓰고 마르는 데 쓰인다.
-시호 대용(代用)으로 쓰이기도 한다.

3~9g

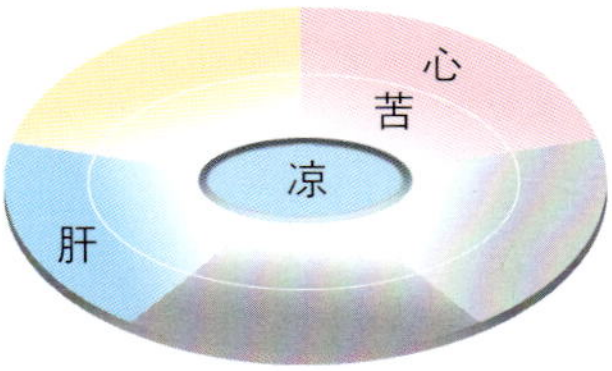

中 56-1 속단(續斷)

마타리과(Valerianaceae)
산토끼꽃(*Dipsacus japonicus* MIQ.) **천속단**(*D. asperoides* C. Y. CHENG et T. M. AI.)**의 뿌리**

여러해살이풀로 식물체에 거꾸로 향하는 **가시**가 드문드문 있다.
줄기윗부분 잎은 엽병이 짧고 **피침형**이다.
꽃은 **흰색**이 도는 **황색**으로 핀다.
(천속단)

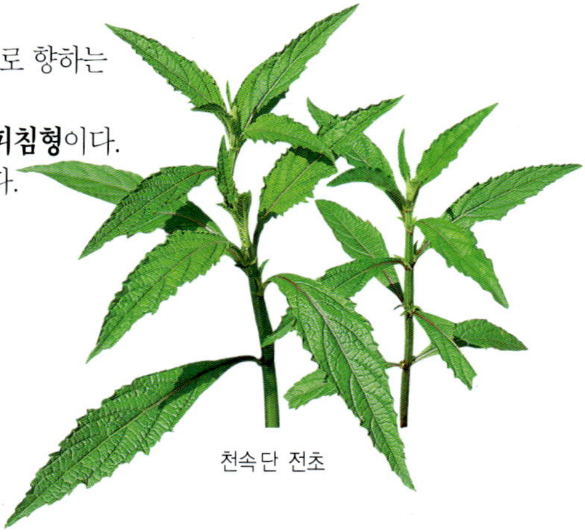

천속단 전초

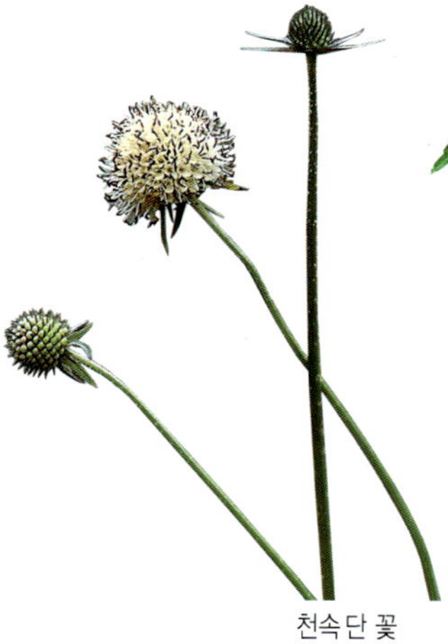

천속단 꽃

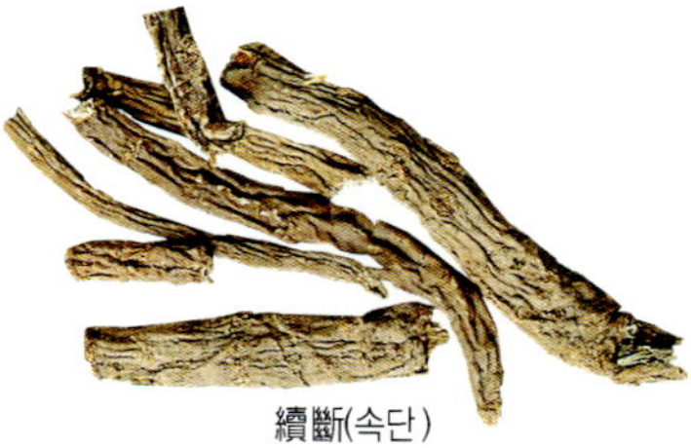

續斷(속단)

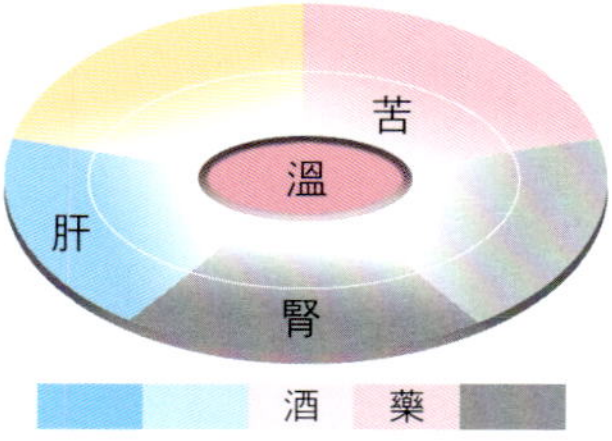

소염(消炎)작용이 있어 타박상 또는 관절염에 쓰인다.
- 혈압 강하작용이 있어 고혈압에 쓰인다.
- 여성의 출산전후의 자궁출혈에 쓰인다.

6~15g

65쪽 참조

56-2 한속단(韓續斷)

꿀풀과(Labiatae)
속단(*Phlomis umbrosa* Turcz.)**의 뿌리**
식물체에 **털**이 드문드문 있다.
잎은 마주나며 잎자루가 길고 **심장형** 또는 **난형**이다.
꽃은 입술 모양으로 잎겨드랑이에 돌려나며 **붉은색**으로 핀다.

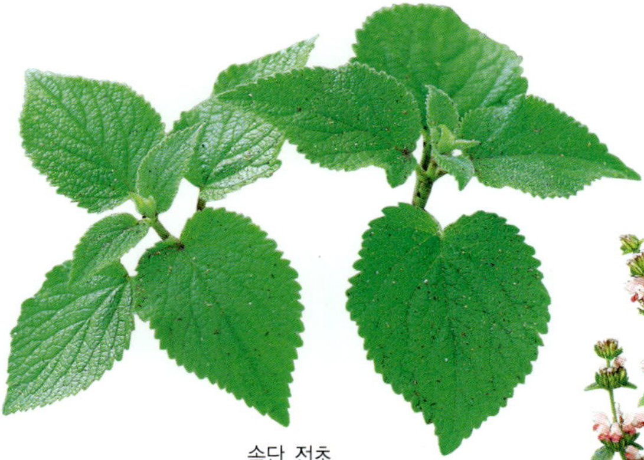
속단 전초

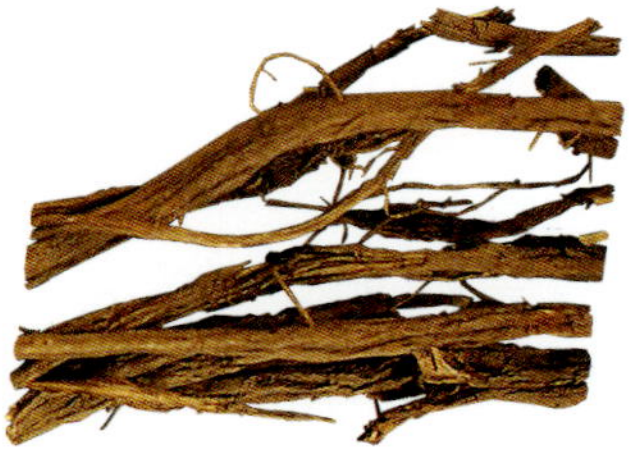
韓續斷(한속단)

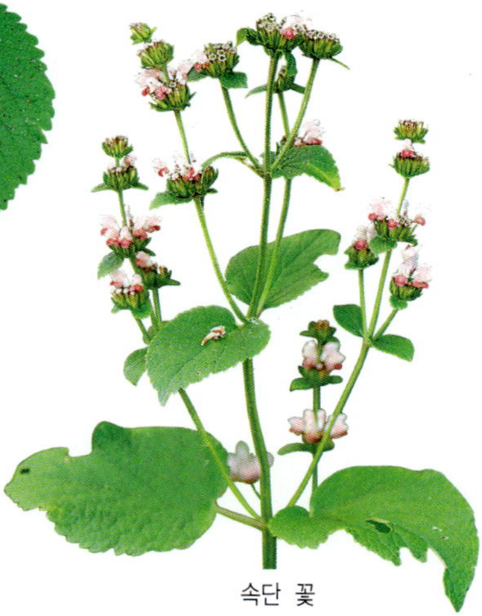
속단 꽃

항알러지작용이 있어 감기초기 증상과 기관지염에 쓰인다.
- 열을 내리고, 온 몸이 붓는 증상을 가라앉히는 데 쓰인다.

중국에서는 조소(糙蘇)라 한다.

3~10g

66쪽 참조

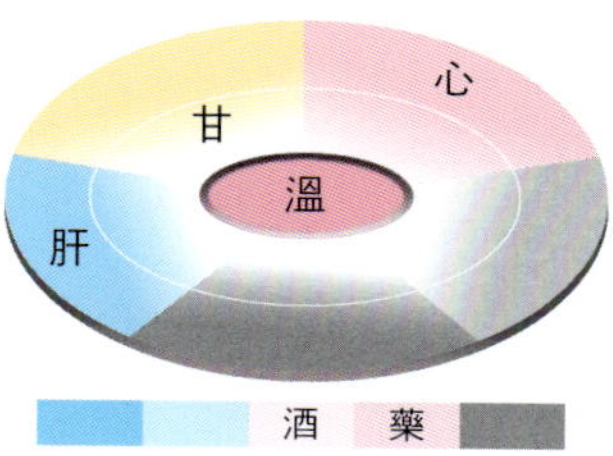

57-1 여로(黎蘆)

백합과(Liliaceae)
여로(*Veratrum maackii* BAKER var. *japonicum* (BAKER) T. SHIMIZU)**의 뿌리, 뿌리줄기**
잎은 폭이 3~8cm이며 좁은 피침형이고
엽초가 **줄기**를 감싼다.
줄기와 화서에 돌기 모양의 **털**이 있다.
꽃은 짙은 자주빛이 도는 **갈색**으로
총상원추화서이다.
열매는 **삭과**로 타원형이다.

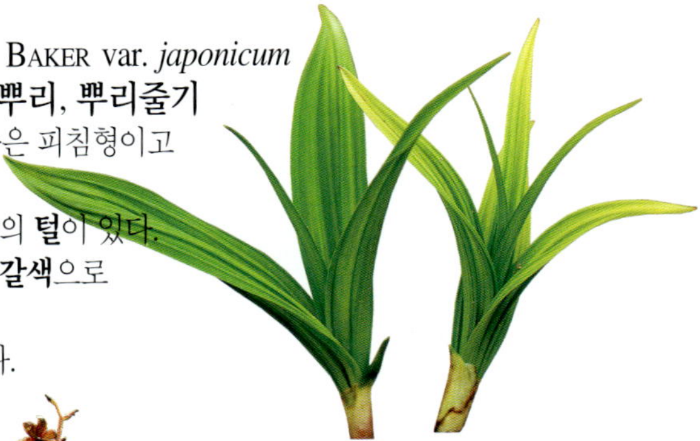
여로 전초

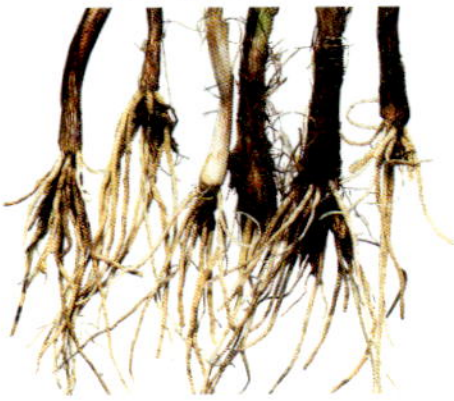
黎蘆(여로)

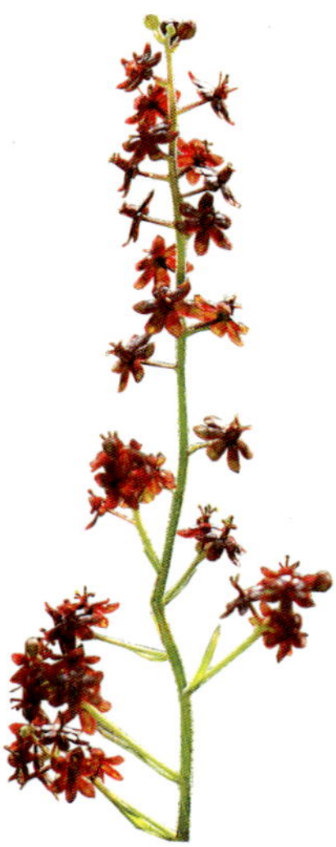
여로 꽃

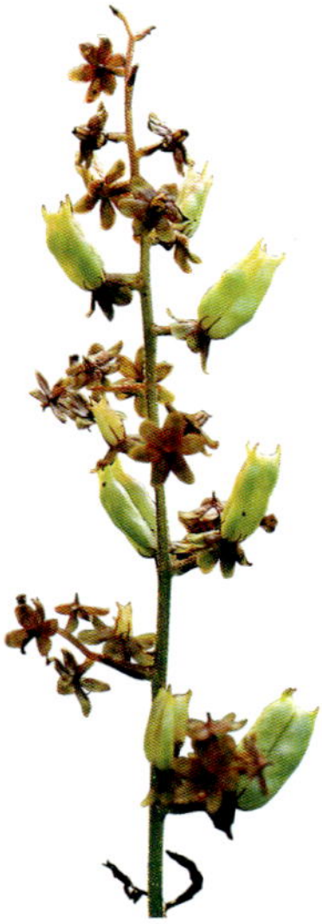
여로 열매

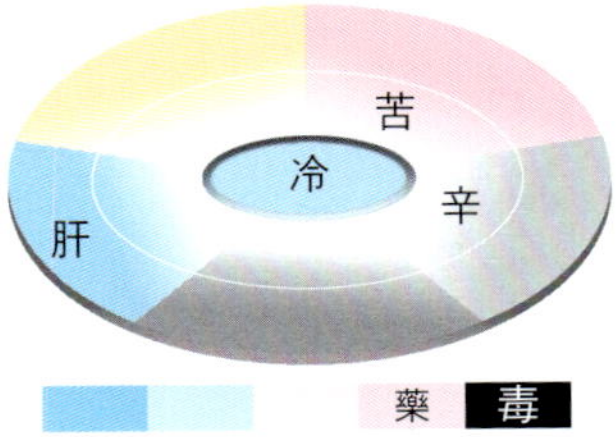

후두염, 인후염, 편도선염, 코막힘, 악성 종기 등에 쓰인다.
- 옴, 버즘, 대머리에 외용과 기생충 구제(驅除)에 쓰인다.
- 최토제로 쓰였으나 내복약보다 외용제로 쓰인다.

박새와 함께 여로(黎蘆)라고도 한다.

원추리로 오인하여 식용하는 사례가 있으므로 주의해야 한다.
- 독성이 있으므로 용량에 주의해야 한다.

0.3~0.6g

158쪽 참조

57-2 훤초근(萱草根)

백합과(Liliaceae)
원추리(*Hemerocallis fulva* (L.) L.)
노랑원추리(*H. thunbergii* BAKER)**의 뿌리**

뿌리는 **방추형**이다.
잎은 폭이 1.5~2.5cm으로 약간 두껍다.
꽃은 여러 송이가 꽃줄기 끝에 붙어 **노란색**으로 핀다.
열매는 세모진 **삭과**이다.

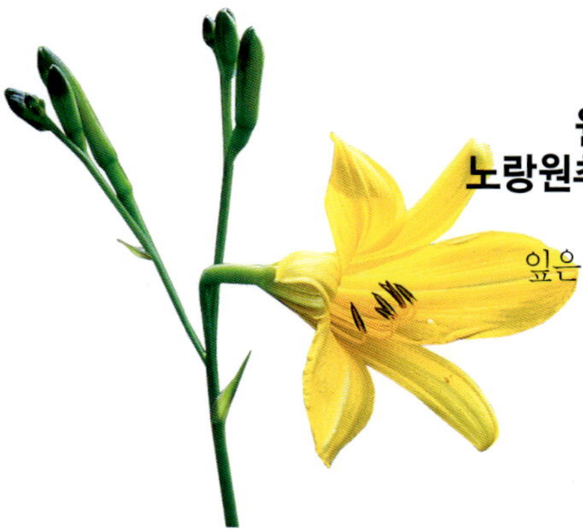

노랑 원추리 꽃

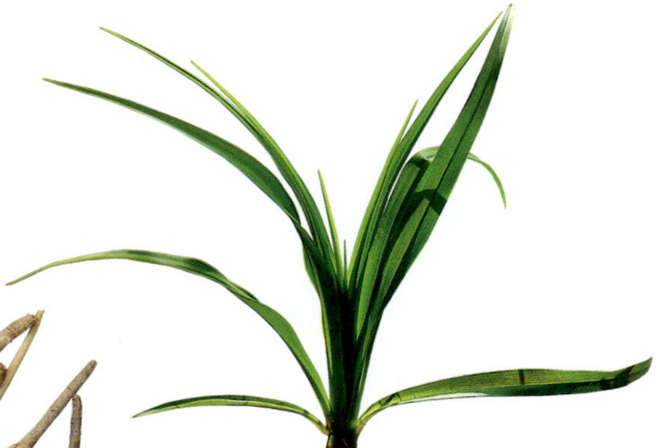

원추리 전초

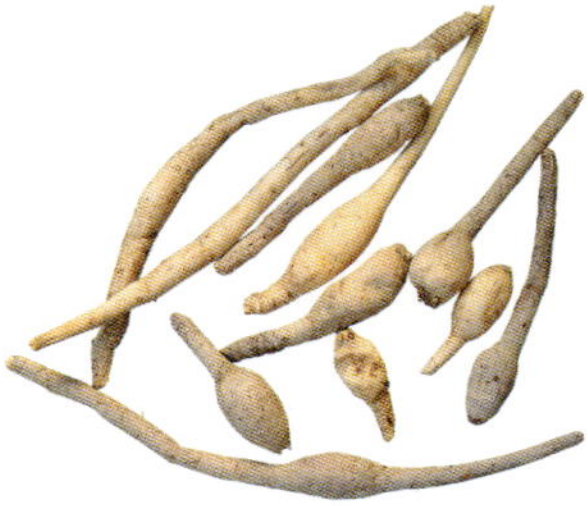

萱草根(훤초 근)

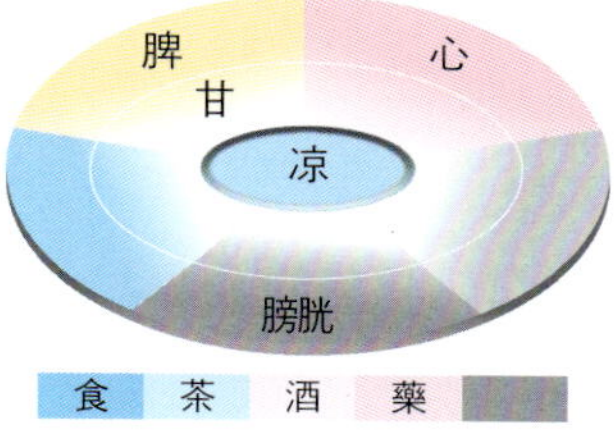

방광염, 부종, 배뇨장애에 복용한다.
- 유선염에 외용한다.

6~12g

207쪽 참조

58-1 여위(女萎)

미나리아재비과(Ranunculaceae)

사위질빵(*Clematis apiifolia* DC.)의 줄기

잎에 **톱니**가 있다.

3장의 작은 잎으로 된 **겹잎**이다. 뒷면 맥 위에 **잔털**이 있다.

꽃받침은 4장이고 넓은 **피침형**이며 표면에 **털**이 나있다.

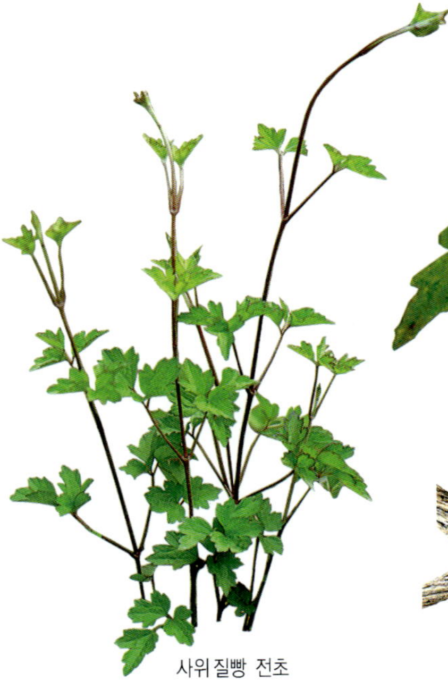

사위질빵 전초

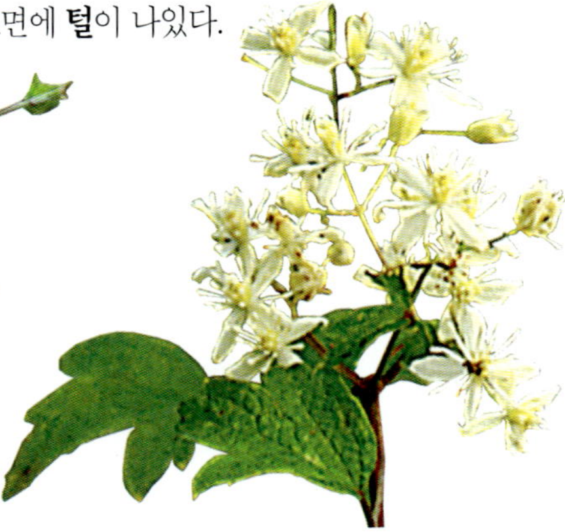

사위질빵 꽃

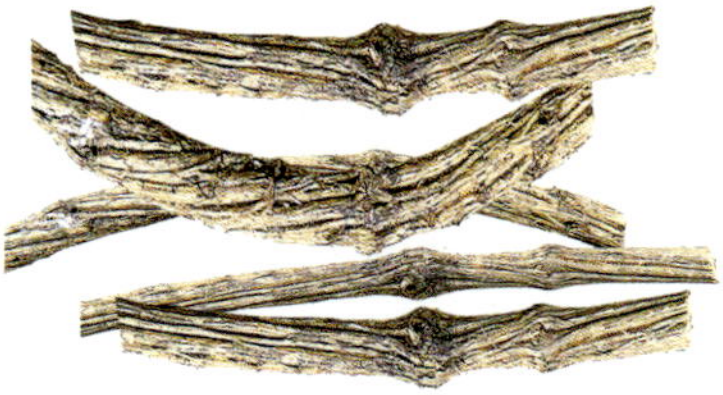

女萎(여위)

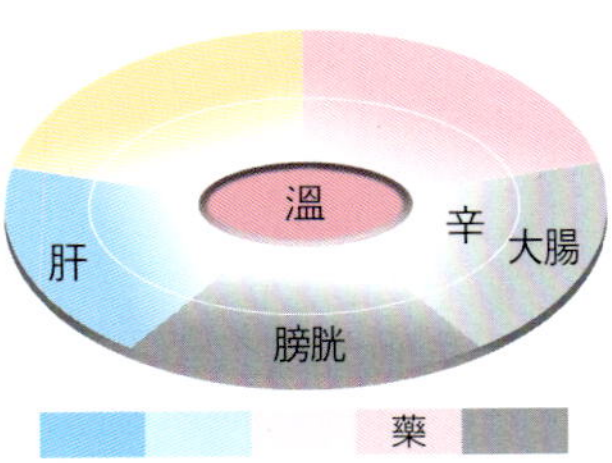

이뇨 및 소염작용 면에서 위령선과 유사하다. 효능면에서 위령선에 미치지 못하여 약용되지 않는 실정이다. 뿌리를 약용하면 위령선과 마찬가지로 관절염에 유효하리라 본다.

9~15g

58-2 위령선(威靈仙)

미나리아재비과(Ranunculaceae)
으아리(*Clematis terniflora* DC. var. *mandshurica* (RUPR.) OHWI)
(*C. mandshurica* RUPR.)**의 뿌리**

잎에 **톱니**가 없으며 5~6장의 작은 잎으로 된 **겹잎**이다. 양면에 **털**이 없다. 꽃받침은 4~5장이고 **도란상** 또는 **긴 타원형**이다.

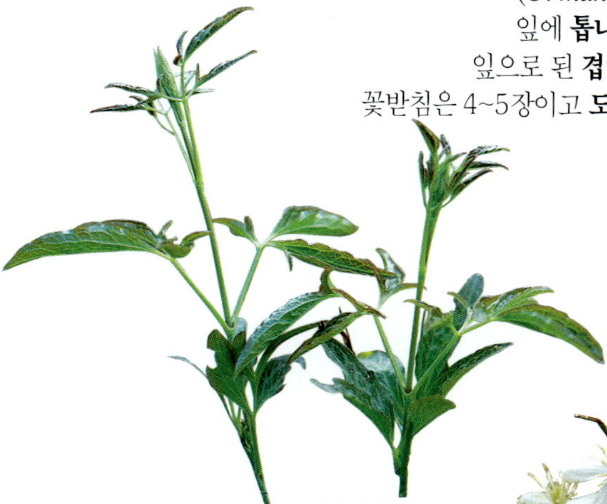
으아리 전초

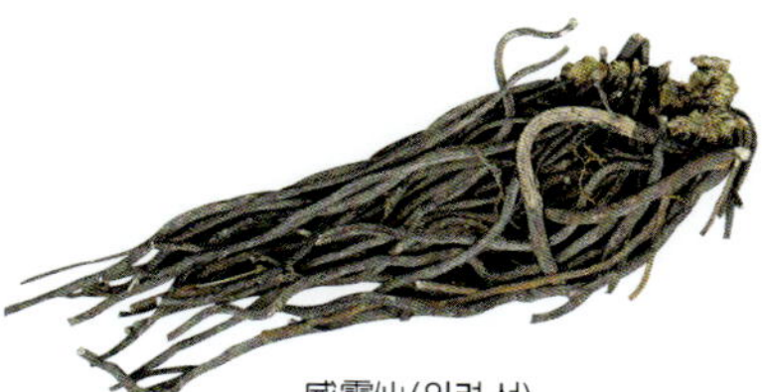
威靈仙(위령 선)

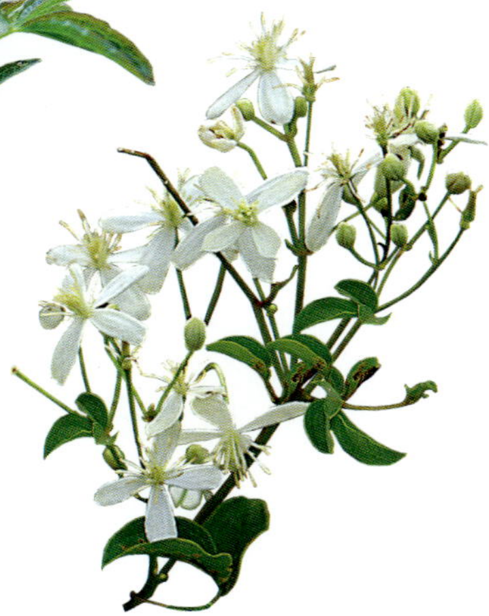
으아리 꽃

소염, 진통작용으로 근육통, 관절염 및 통풍에 쓰인다.
- 소변을 잘 나오게 하여 요로결석, 방광염 또는 고혈압에 쓰인다.
- 이담작용으로 담석증에 쓰인다.

3~9g

170쪽 참조

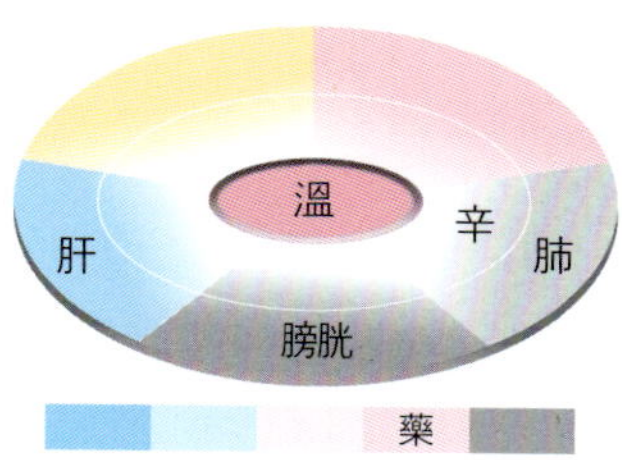

59-1 여춘화(麗春花)

양귀비과(Papaveraceae)

개양귀비(*Papaver rhoeas* L.)의 전초

식물체에 **털**이 많다.

잎은 깃 모양으로 갈라지고 갈래는 **선상 피침형**이다.

꽃은 **적색**이고 길이 3~4cm이다.

열매는 **넓은 도란형**이다.

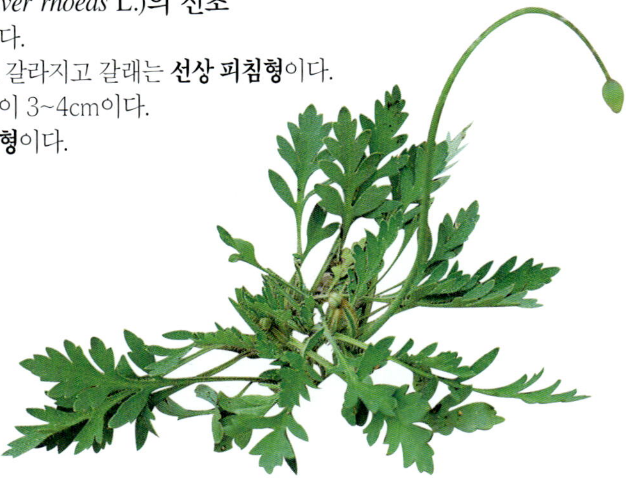

개양귀비 전초

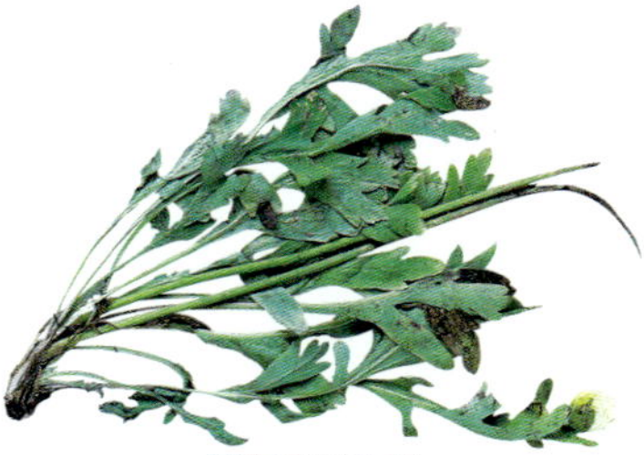

麗春花(여춘화)

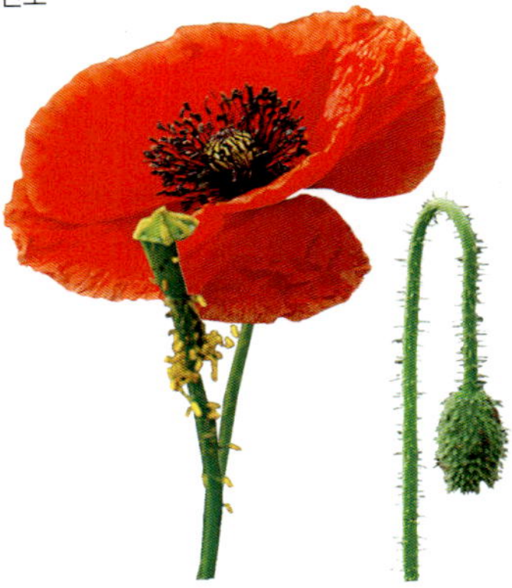

개양귀비 꽃

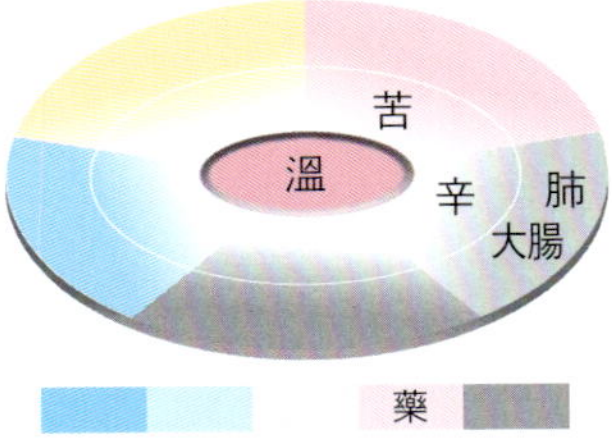

수렴(收斂)작용이 있어 설사와 기침에 쓰인다.

우미인(虞美人)이라고도 한다.

6~12g

59-2 앵자속(罌子粟)

양귀비과(Papaveraceae)
양귀비(*Papaver somniferum* L.)의 **열매껍질**

식물체에 **털**이 없다.
잎은 **긴난형**이고 밑부분이 원줄기를 반 정도 감싼다.
꽃은 주로 **흰색**이고 길이 5~7cm이다.
열매는 **난상 구형**이다.

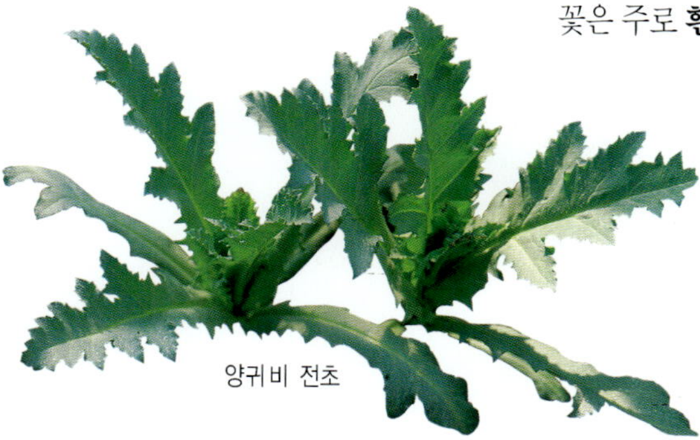
양귀비 전초

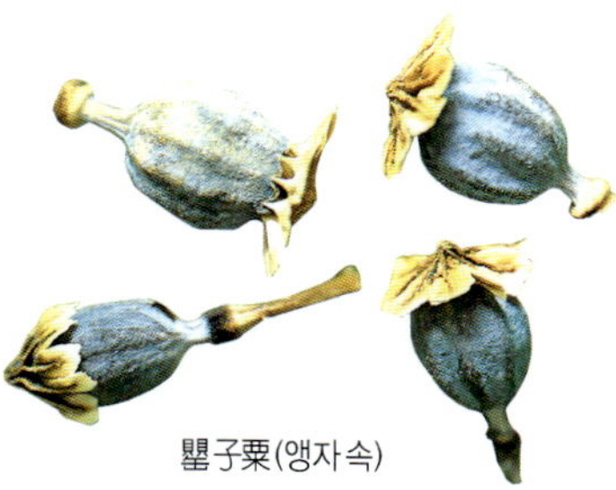
罌子粟(앵자속)

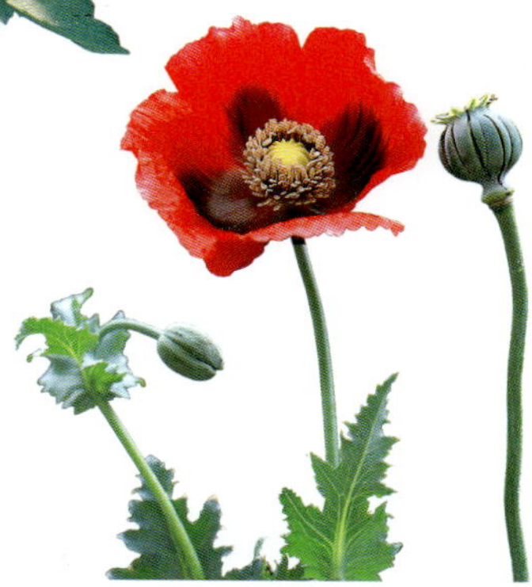
양귀비 꽃

- 수렴작용이 강하여 설사 이질에 쓰인다.
  - 진통작용이 강하여 복통, 근육통, 두통 등 격렬한 통증 완화에 쓰인다.
- 마약법에 의하여 취급이 금지되어 있다.
- 앵속각(罌粟殼)이라고도 한다.

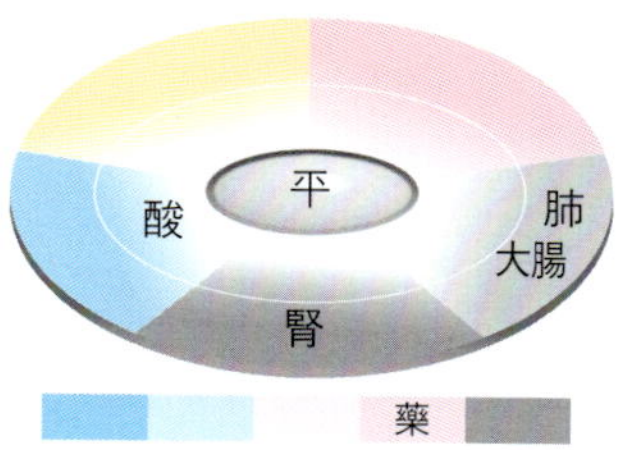

342쪽 참조

60-1 위유(萎蕤)

백합과(Liliaceae)
둥굴레(*Polygonatum odoratum* (MILL.) DRUCE var. *pluriflorum* (MIQ.) OHWI)**의 뿌리줄기**

줄기에 6개의 **능각**이 있고 끝이 비스듬히 처진다.
잎은 어긋나고 **긴 타원형**이다. **잎자루**가 없다.
꽃은 **흰색**으로 1~2송이씩 잎겨드랑이에 달린다.

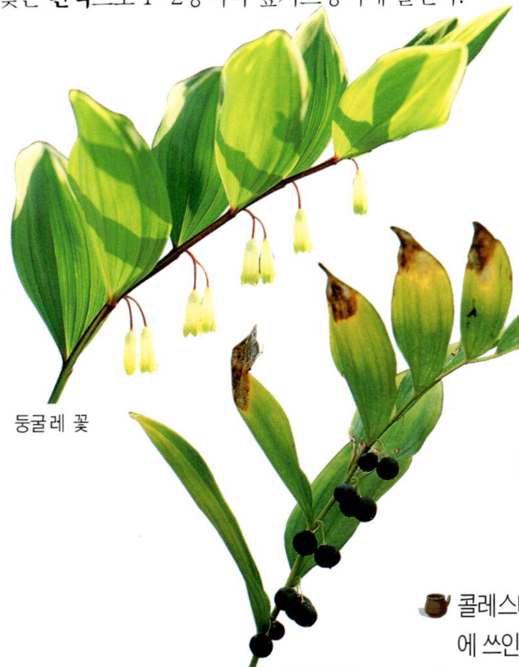

둥굴레 꽃

둥굴레 씨

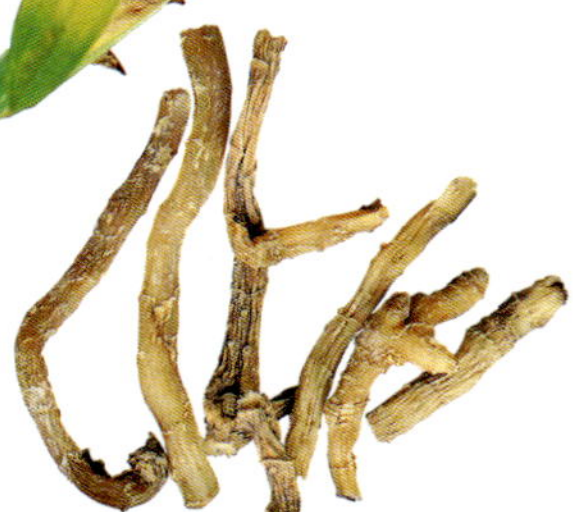

萎蕤(위유)

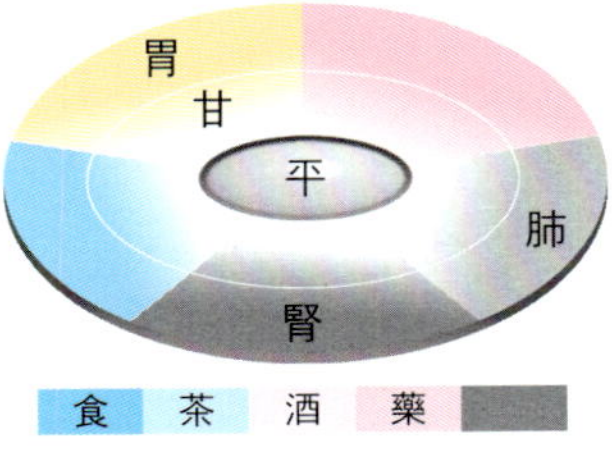

콜레스테롤을 저하시키므로 고지혈증에 쓰인다.

위유와 황정은 면역력을 증강시켜 병후 회복에 좋다. 약효면에서는 황정이 더 낫다.

– 옥죽(玉竹)이라고도 하며 《향약집성방》에는 여위(女萎)라 되어 있다.

10~15g

34쪽 참조

60-2 황정(黃精)

백합과(Liliaceae)
층층갈고리둥굴레(*Polygonatum sibiricum* DELAR.)
(*P. stenophyllum* MAXIM.)**의 뿌리줄기**

전체에 **털**이 없다.
잎은 돌려나고 **피침형**이다.
잎의 끝이 **갈고리** 모양이다.
꽃은 **녹백색**이고 짧은 꽃자루가 달린 여러 송이의 꽃이 핀다.

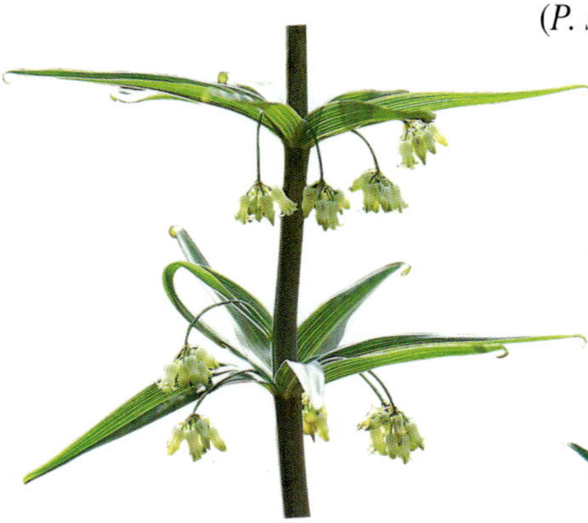
층층 갈고리둥 굴레 꽃

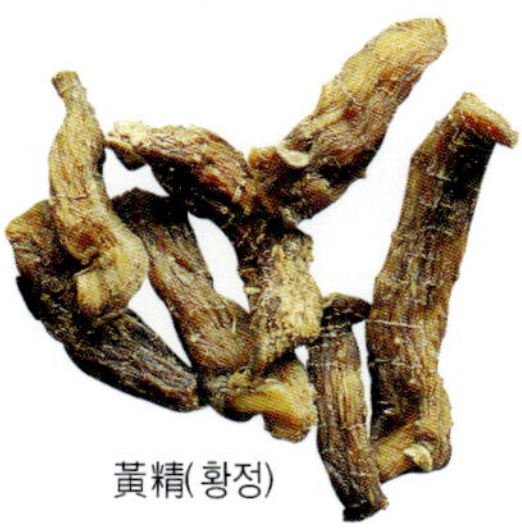
黃精(황정)

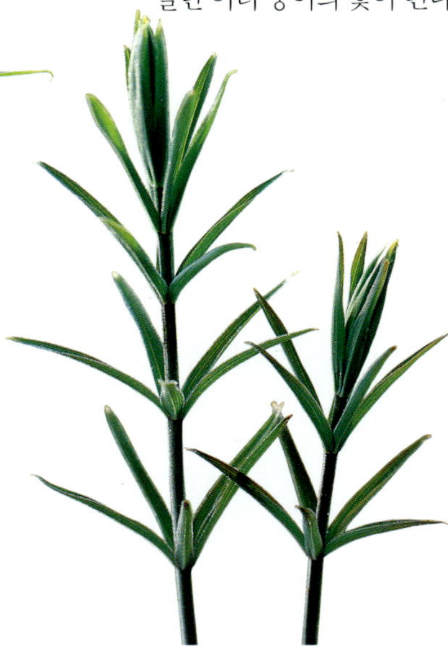
층층 갈고리둥 굴레 전초

폐기능을 도와 만성기관지염과 목안이 잘 마르는 데 쓰인다.

- 신장기능이 약하여 허리가 아프고 다리에 힘이 없으며, 귀에 소리나는 데 쓰인다.
- 관상동맥의 혈류량을 증가시키고 혈압을 내리게 하며, 동맥경화를 예방하는 데 쓰인다.

10~15g

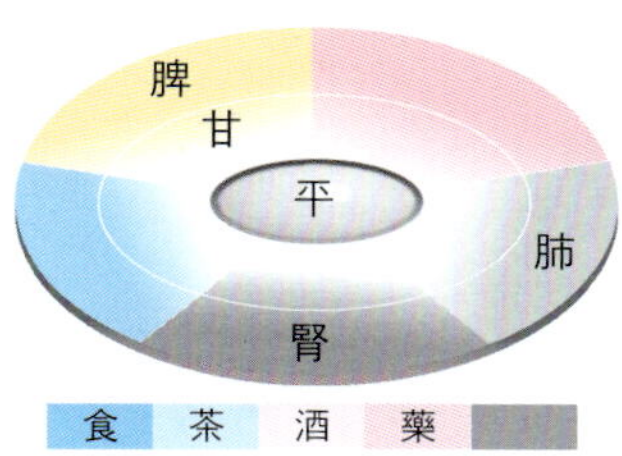

17쪽 참조

61-1 인삼(人蔘)

두릅나무과(Araliaceae)
인삼(*Panax ginseng* C. A. MEY.)
(*P. schin-seng* NEES)**의 뿌리**
잎은 줄기끝에 5장의 잎이 돌려나며 **장상복엽**이다. 꽃은 3~4월에 **녹백색**으로 피고 열매는 **7~8**월 늦가을에 푸르게 익고 빨개지면 저절로 떨어진다.

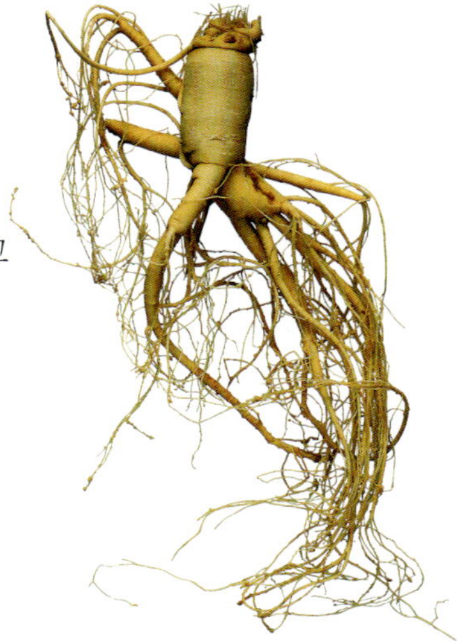

인삼 뿌리

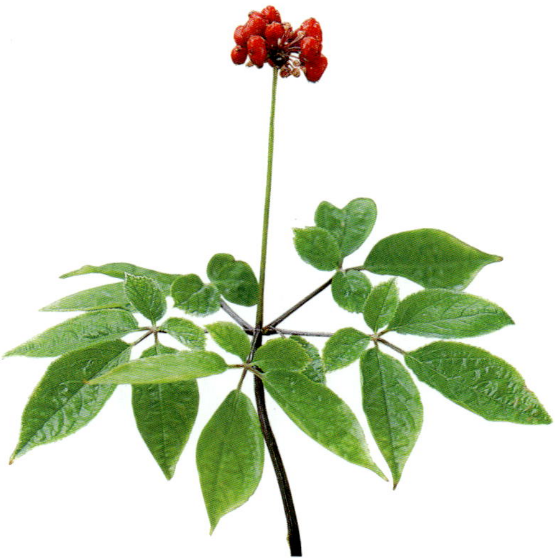

인삼 씨

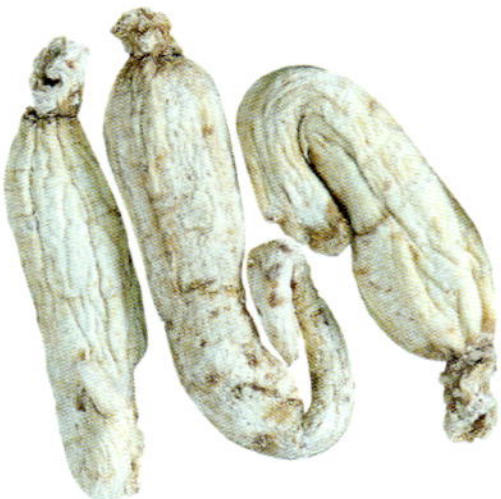

人蔘(인삼)

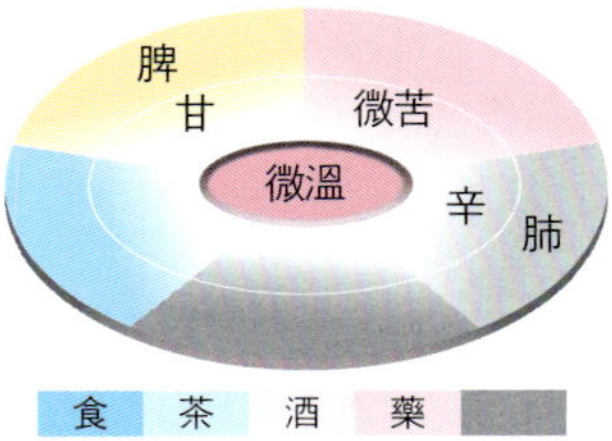

피로회복 및 운동능력 증진, 기억력증강, 혈당강하, 간보호, 위궤양개선, 고지혈증 및 동맥경화예방, 소염 및 항알러지작용, 항암작용, 갱년기장애 및 이로 인한 골다공증개선, 성기능개선 및 노화억제 등의 다양한 효능을 가진다.

2~10g

22쪽 참조

中 61-2 삼칠(三七)

두릅나무과(Araliaceae)

삼칠(三七, *Panax notoginseng* (BURKILL) F. H. CHEN ex C. Y. WU & K. M. FENG)**의 뿌리**

줄기 끝에 **7장**이 돌려난다.
장상복엽이다.
꽃은 7~8월에 꽃줄기끝에
80~100개의 꽃이 **우산 모양**으로 핀다.
열매는 8~10월에 **붉게** 익는다.

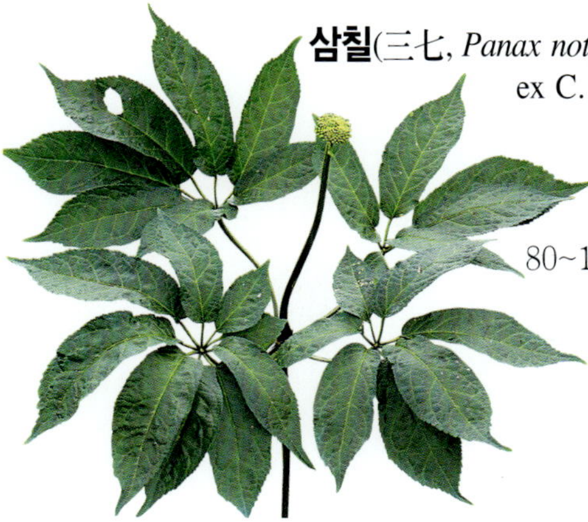

삼칠 꽃

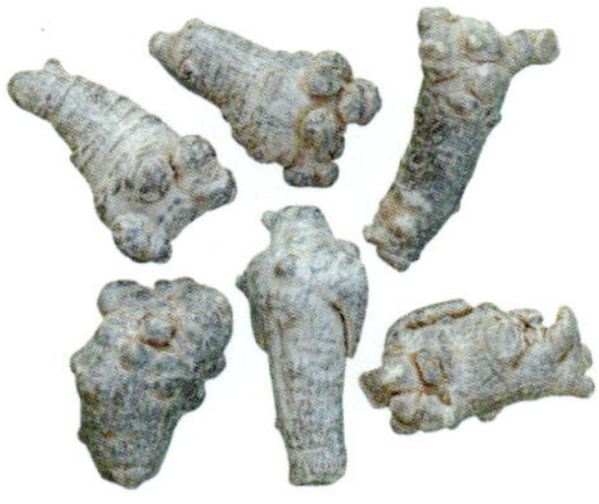

三七(삼칠)

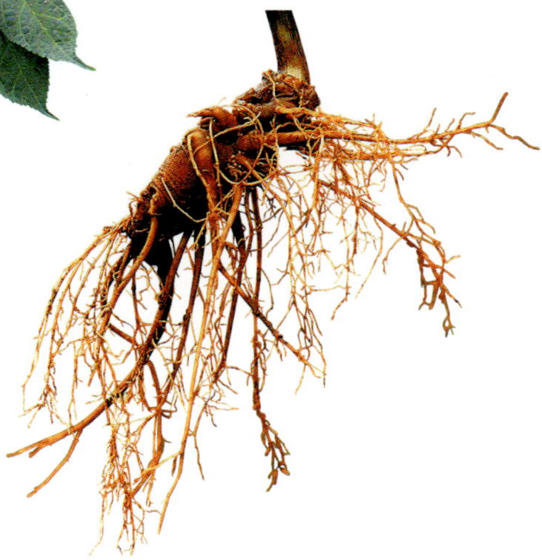

삼칠 뿌리

인삼과 유사한 효능으로는 진정, 기억력 증진, 강장작용, 면역조절작용, 혈압강하, 심근허혈개선, 진통작용이 있으나 인삼과는 달리 지혈작용이 있어 소화기출혈, 치은출혈, 혈변에 쓰이는 대표적인 지혈제이다.

6~12g

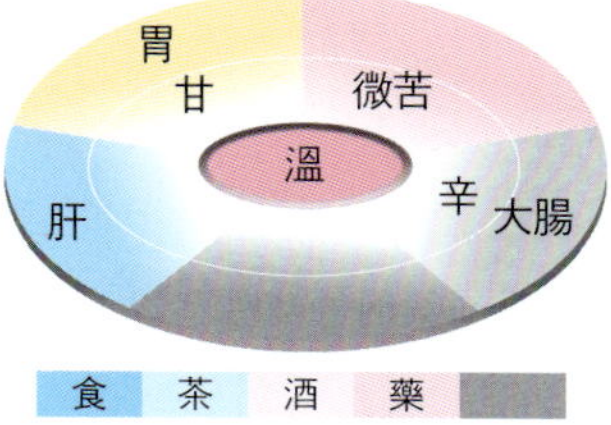

中 61-3 서양삼(西洋蔘)

두릅나무과(Araliaceae)
서양삼(*Panax quinquefolium* L.)**의 뿌리**
식물전체에 **털**이 없다. 뿌리는 다육질이며 **방추형**이다.
줄기는 약25㎝로 세로 간 무늬가
있거나 약간 **모**가 나 있다.
잎은 장상복엽으로 주로 3~4개가 **줄기끝**에 돌려난다.
소엽병은 약1.5cm이다.
열매는 편편한 원형이고 **선홍색**으로 익는다.
열매꼭지는 **길게** 자란다.

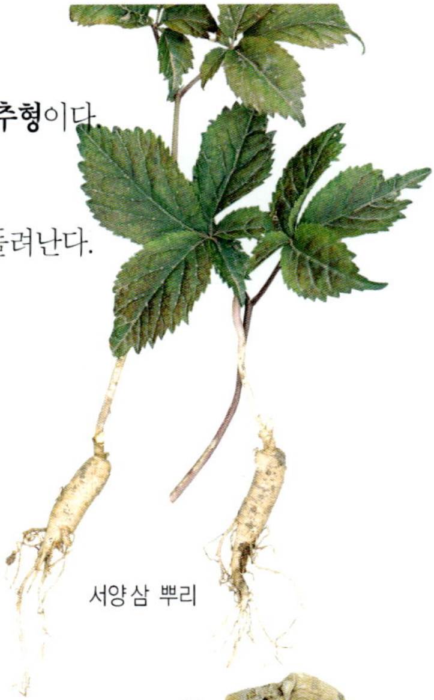
서양삼 뿌리

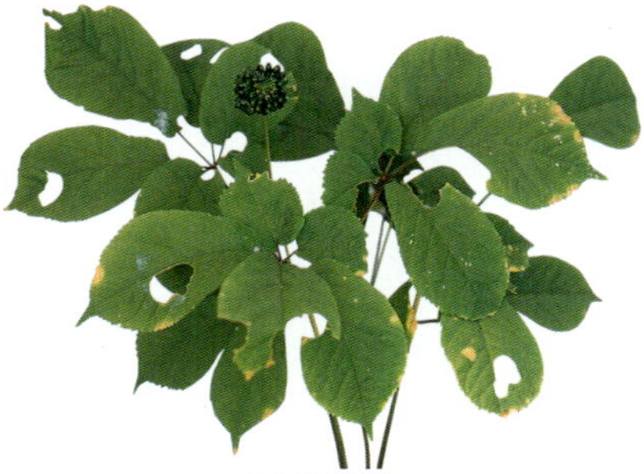
서양삼 전초

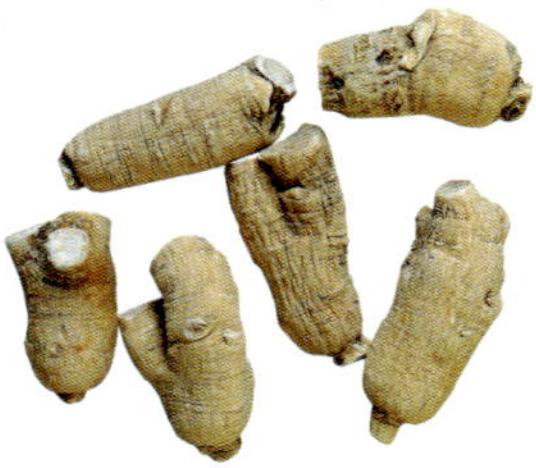
西洋蔘(서양삼)

폐의 호흡기능을 강화시키며 가래가 있고 기침 나는 데 쓰인다.
–몸의 기운을 도우며 피로를 풀어주는 데 쓰인다.
–술독[酒毒]을 풀어주는데 쓰인다.

광동인삼(廣東人蔘), 화기삼(花旗蔘)이라고도 한다.

3~15g

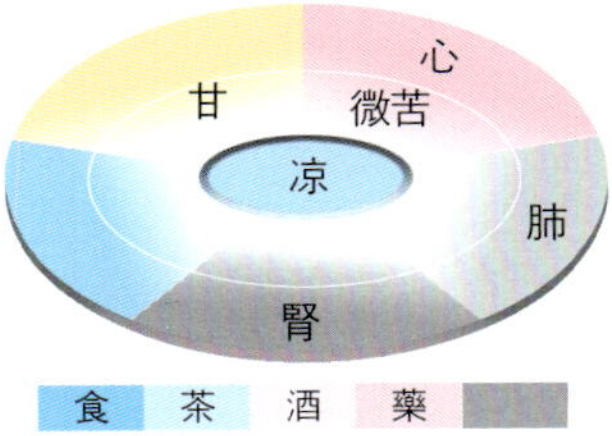

中 61-4 죽절삼(竹節蔘)

두릅나무과(Araliaceae)

죽절삼(竹節蔘, *Panax japonicus* C. A. MEY)**의 뿌리**

여러해살이풀로 높이 **50~80cm**로 자란다.
근경은 옆으로 누워 자란다. 줄기는 마디가 많고 **털**이 없다.
잎은 장상복엽으로 주로 5장의 **소엽**으로 구성된다.
소엽병은 **2~7cm**이다.
열매는 **털**이 없고 4~5mm로 길고
붉게 또는 위쪽이 **검게** 익는다.

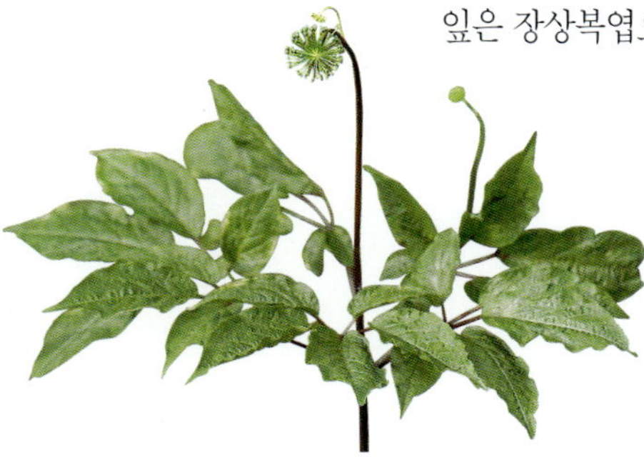

죽절삼 전초

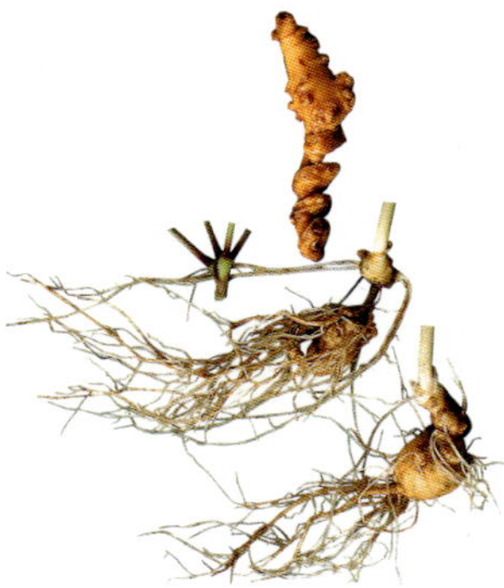

竹節蔘(죽절삼)

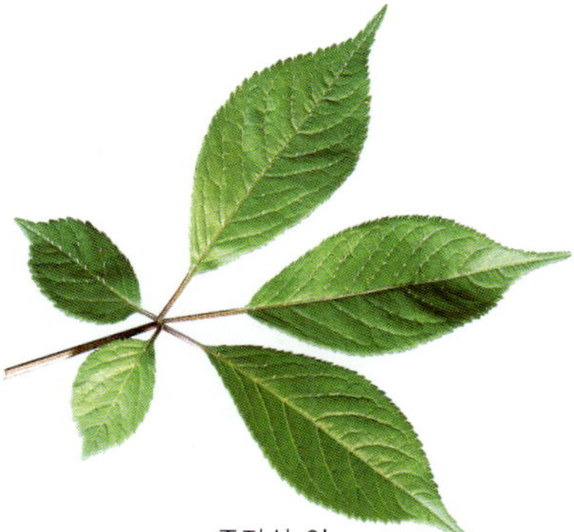

죽절삼 잎

어혈(瘀血)로 인한 복통, 생리통에 쓰인다.

- 지혈(止血)작용이 있어 토혈(吐血), 비혈(鼻血)에 쓰인다.
- 몸의 기운을 도우며 피로를 풀어주는 데 쓰인다.

3~9g

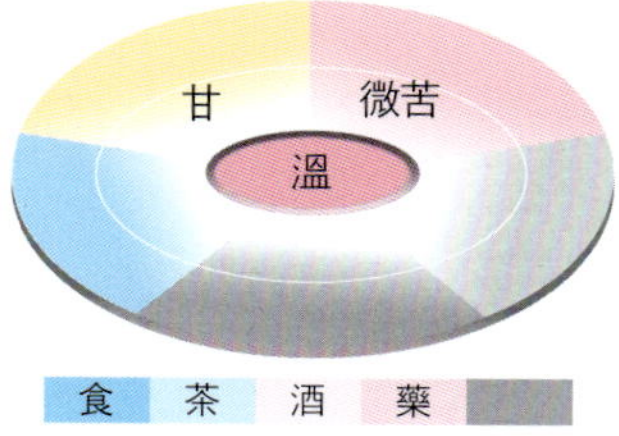

62-1 인진호(茵蔯蒿)

국화과(Compositae)

사철쑥(*Artemisia capillaris* THUNB.)**의 어린잎**

여러해살이풀로 줄기 밑은 목질이고 잎은 2회 우상으로 갈라지고 갈래는 **실**같다.

비단털이 밀생한다.

중앙에 **통상화**는 열매를 맺지 못한다.

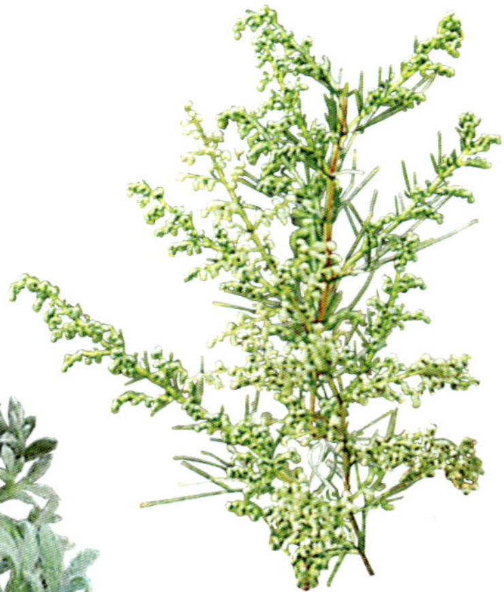

사철쑥 씨

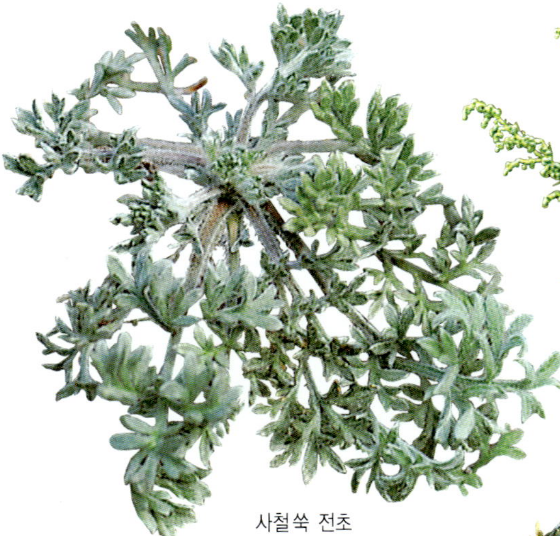

사철쑥 전초

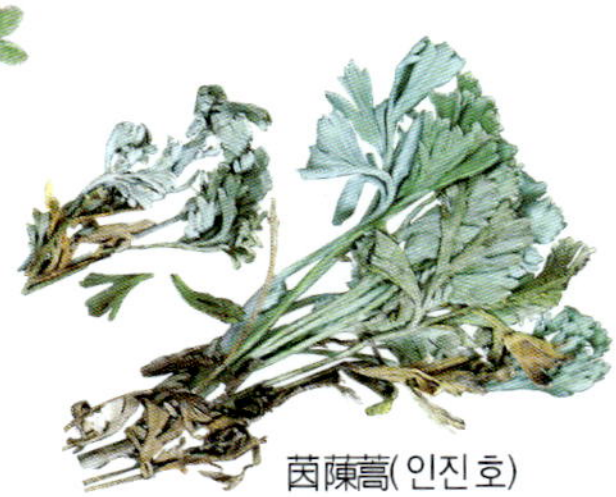

茵蔯蒿(인진호)

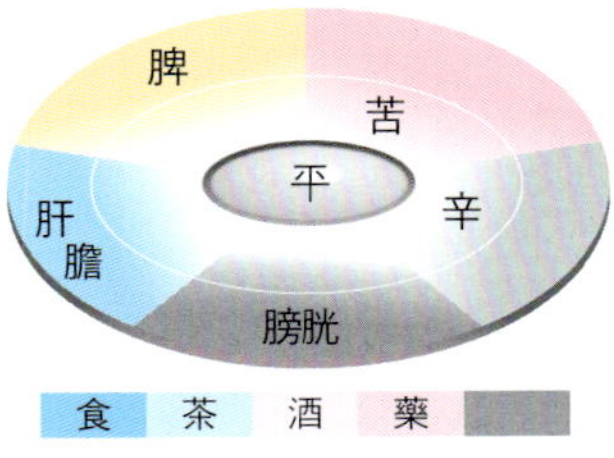

담즙분비를 촉진시키고 간보호작용이 있어 간염, 지방간, 황달에 쓰인다.

– 혈압을 내리고 관상동맥을 확장시켜 협심증, 고혈압에 쓰인다.

5~10g

77쪽 참조

62-2 한인진(韓茵蔯)

국화과(Compositae)
더위지기(*Artemisia gmelini* WEBER ex STECHM.)
(*A. iwayomogi* KITAM., **부덕쑥**)**의 지상부**

초본성 낙엽관목으로 잎은 어긋나고 **날개깃**처럼 갈라졌으며 잎의 앞뒷면에 거미줄같이 가는 **털**이 빽빽하게 나 있다. 중앙에 **통상화**는 열매를 맺는다.

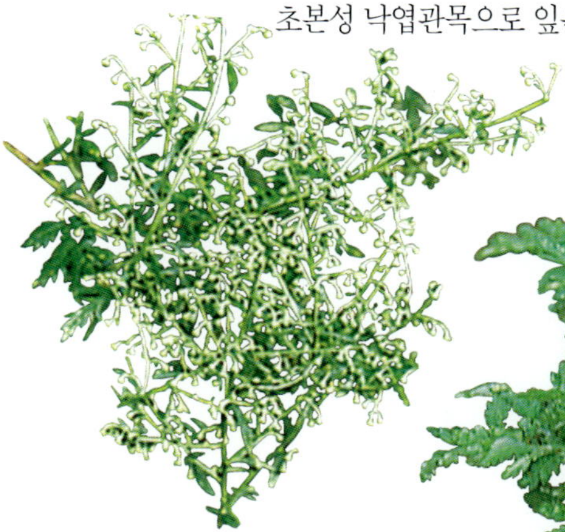

더위지기 꽃

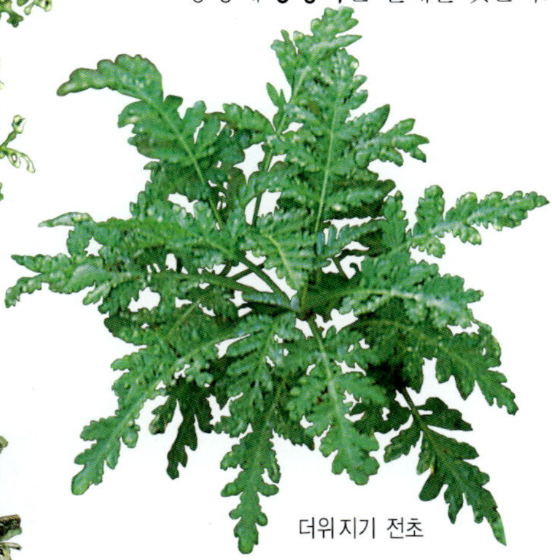

더위지기 전초

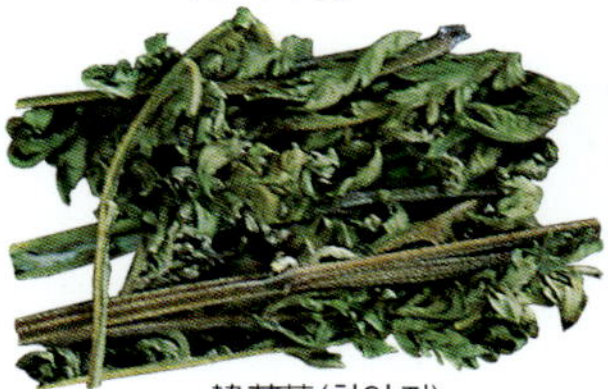

韓茵蔯(한인진)

- 콜레스테롤을 저하시키므로 고지혈증에 쓰인다.
  - 이뇨작용이 있어 몸이 붓거나 소변 보기 어려울 때 쓰인다.
- 시중에 인진은 대부분 더위지기이다. 따라서 간보호를 위해 복용할 때는 사철쑥인지 반드시 확인해야 한다.
- 5~10g

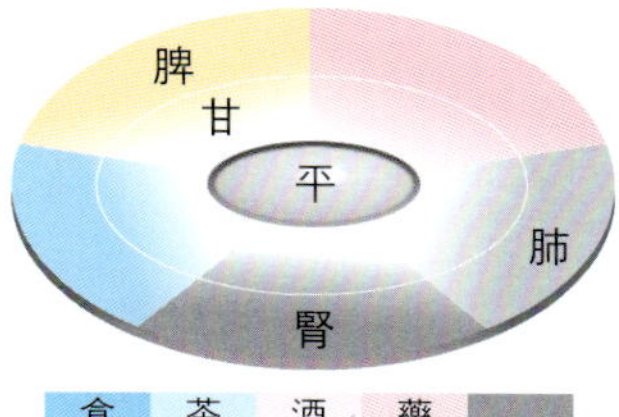

78쪽 참조

63-1 임자(荏子)

꿀풀과(Labiatae)
들깨(*Perilla frutescens* Britton var. *japonica* (Hassk.) Hara.)**의 씨**
줄기는 **가지**를 뻗는다.
잎은 녹색이며 뒷면에 **선점**이 있다.
꽃은 7~8월에 **흰색**으로 핀다.

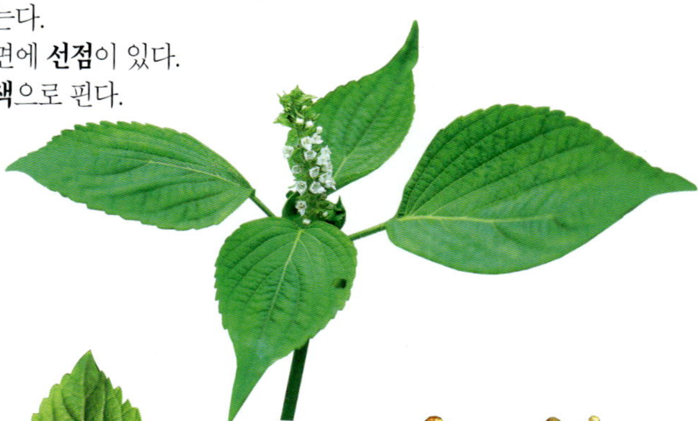
들깨 꽃

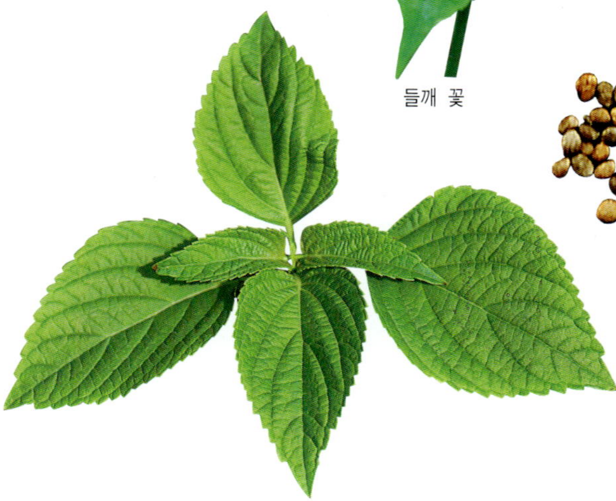
들깨 전초

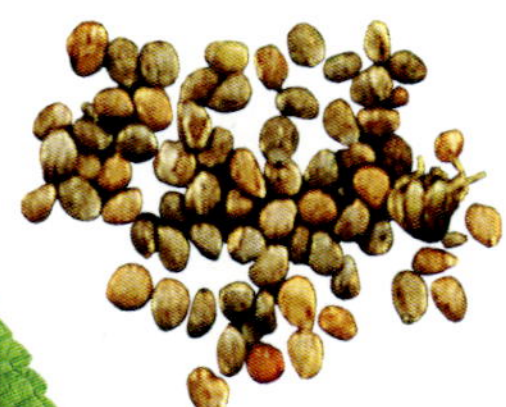
荏子(임자)

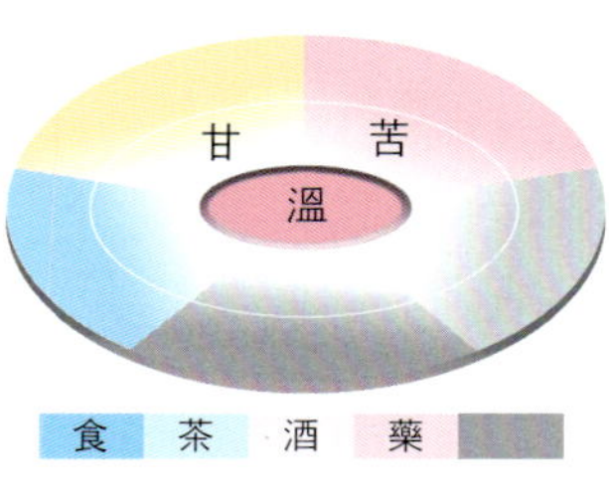

지해(止咳)작용이 있어 기침이 나는 데(해수천식, 기관지염, 기관지확장)에 쓰인다.

– 기름[油]은 대장암 예방에 좋다.

5~10g

354쪽 참조

63-2 자소엽(紫蘇葉)

꿀풀과(Labiatae)
소엽(차즈기, *Perilla frutescens* BRITTON var. *acuta* KUDO)**의 잎**
줄기는 **곧게** 선다.
잎은 **자줏빛**이 돈다.
꽃은 **연한 자주색**으로 8~9월에 핀다.

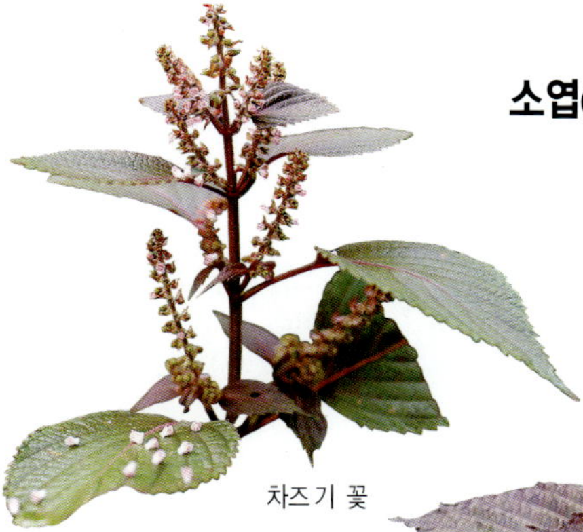
차즈기 꽃

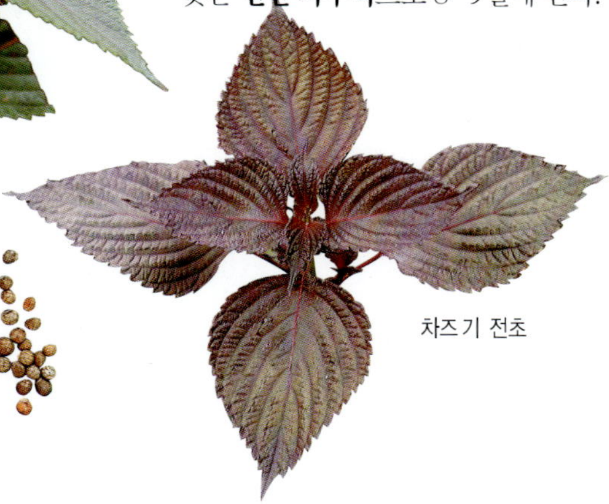
차즈기 전초

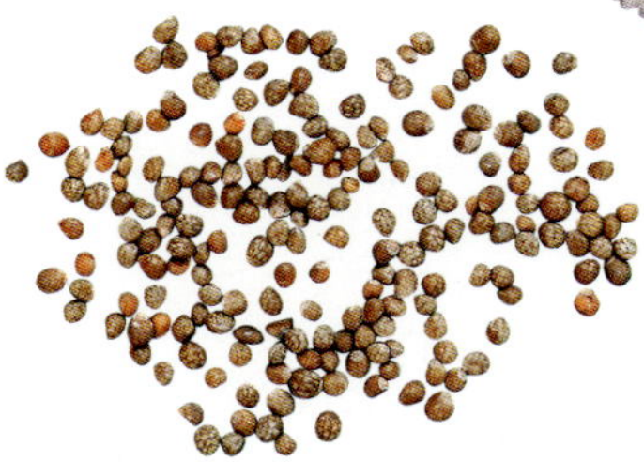
蘇子(소자)

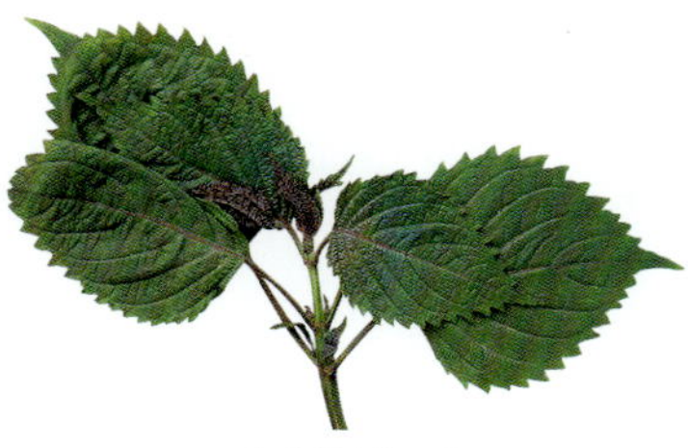
紫蘇葉(자소엽)

해열(解熱)작용이 있어 감기로 인하여 열이 나고, 코가 막히거나 머리가 아픈 데 쓰인다.

- 방향성 건위작용이 있어 위염, 장염, 또는 헛배가 부르고 소화가 잘 되지 않는 데 쓰인다.
- 아토피성피부염 및 천식에 쓰인다.

소엽(蘇葉)이라고도 하며, 씨는 소자(蘇子)라 하여 해수, 천식에 쓰인다.

6~12g

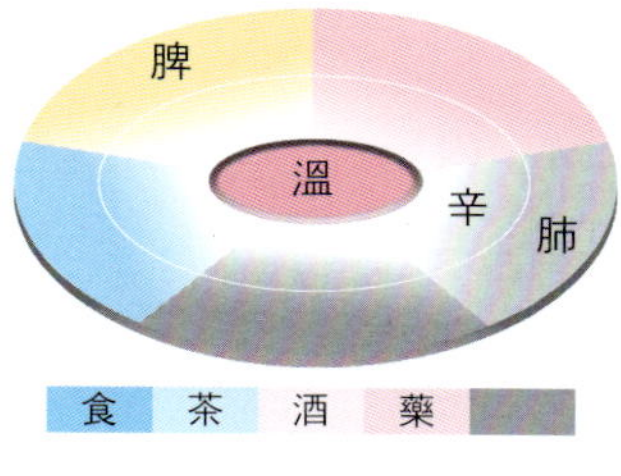

369쪽 참조

64-1 일천궁(日川芎)

산형과(Umbelliferae)
일천궁(*Cnidium officinale* MAKINO)**의 뿌리줄기**
높이 **30~60cm**로 자란다.
잎은 2~3회 갈라진 깃털모양이고
날카로운 **톱니**가 있다.
꽃은 겹우산꽃차례로
흰색으로 핀다.

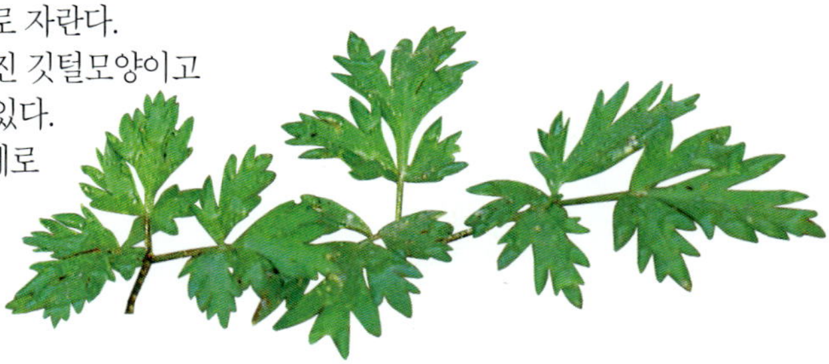
일천궁 잎

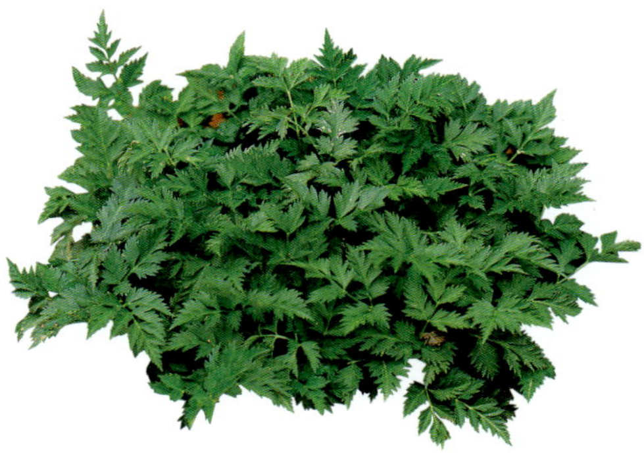
일천궁 전초

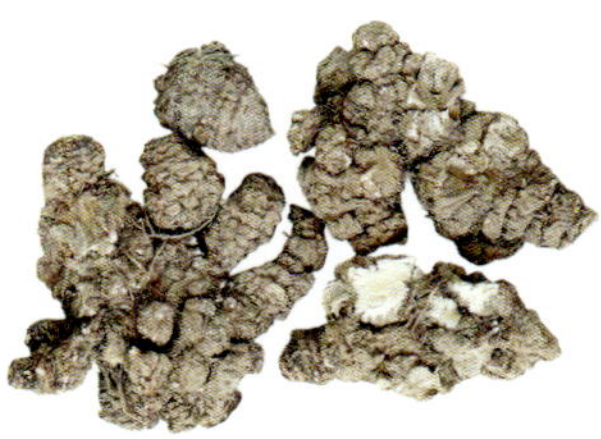
日川芎(일천궁)

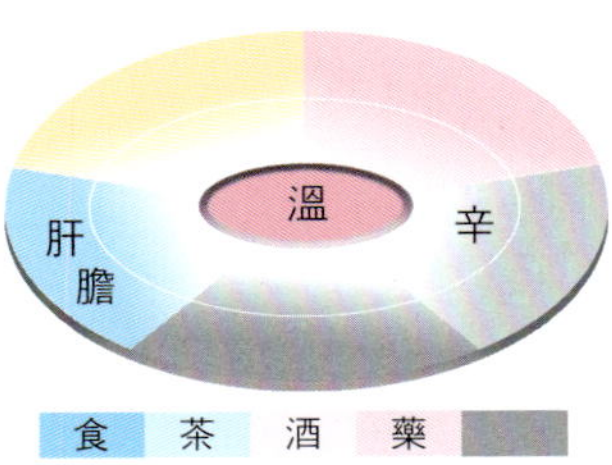

혈액순환을 원활하게 시키며 기운을 도우며, 통증을 제거 하는 데 쓰인다.
–감기로 인한 두통과 전신이 아픈 데 쓰인다.
–여성의 생리통, 생리불순에 쓰인다.
–타박상으로 인한 통증에 쓰인다.

3~12g

54쪽 참조

中 64-2 중국천궁(中國川芎)

산형과(Umbelliferae)

중국천궁(*Ligusticum chuanxiong* S. H. QIU, Y. Q. ZENG, K. Y. PAN, Y. C. TANG & J. M. XU)의 **뿌리줄기**

높이 20~40cm로 자란다.
잎은 2~3회 **우상복엽**이고 소엽은 3~5쌍이 **우상분열**한다.
잎맥에는 짧은 **털**이 나있다.
잎자루는 **자색**이다.
꽃은 겹우산꽃차례로 **흰색**으로 핀다.

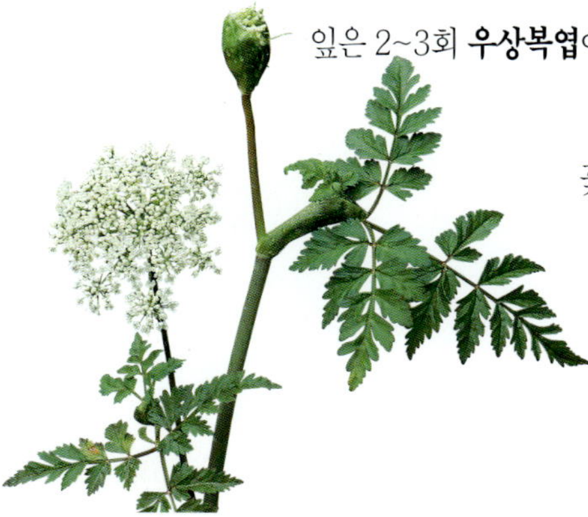

중국 천궁 꽃

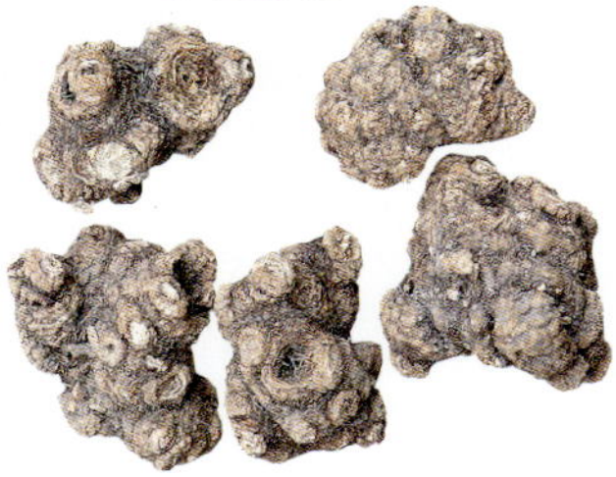

中國川芎(중국 천궁)

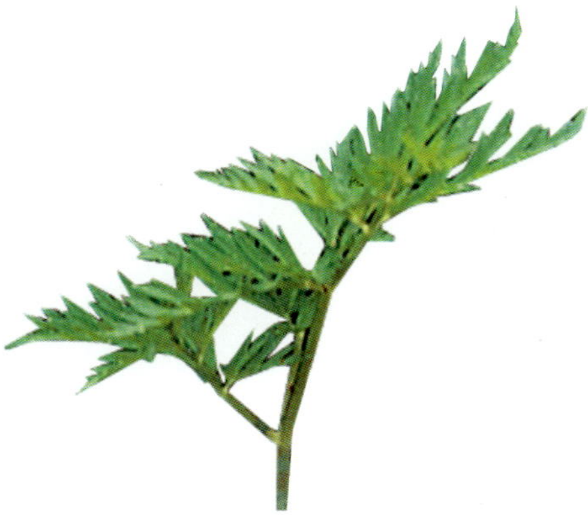

중국 천궁 새싹

효능은 일천궁과 유사하다고 여긴다.

대한약전(KP)은 천궁(중국천궁)과 일천궁(일천궁)을 약용하나, 중국약전(CP)에서는 일천궁은 약용하지 않는다. 국내에서는 재배가 용이한 일천궁을 위주로 재배되나 약성(향)은 토천궁이 더 강하다.

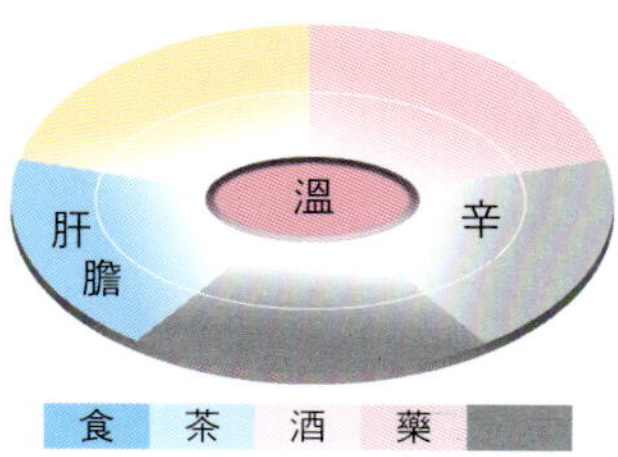

64-3 천궁(川芎)

산형과(Umbelliferae)
토천궁(*Ligusticum chuanxiong* S. H. Qɪᴜ, Y. Q. Zᴇɴɢ, K. Y. Pᴀɴ, Y. C. Tᴀɴɢ & J. M. Xᴜ)**의 뿌리줄기**

높이 20~40cm로 자란다.
잎은 2~3회 **우상복엽**이고 소엽은 3~5쌍이 **우상분열**한다.
잎맥에는 짧은 **털**이 나있다.
잎자루는 **자색**이다.
꽃은 겹우산꽃차례로 **흰색**으로 핀다.

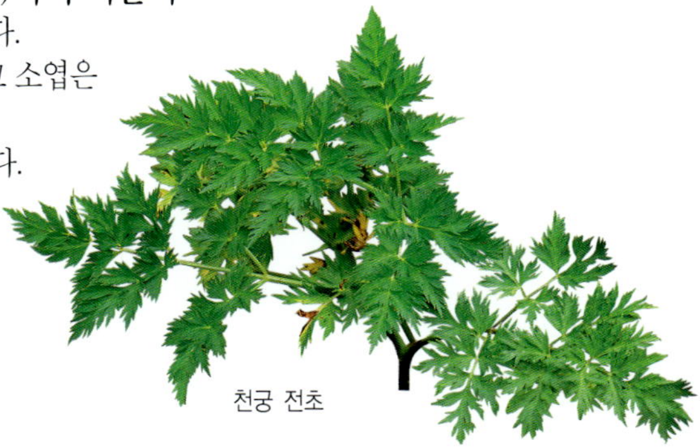

천궁 전초

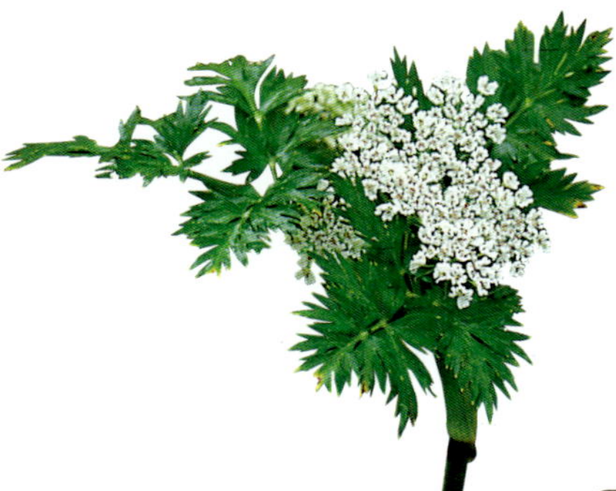

천궁 꽃

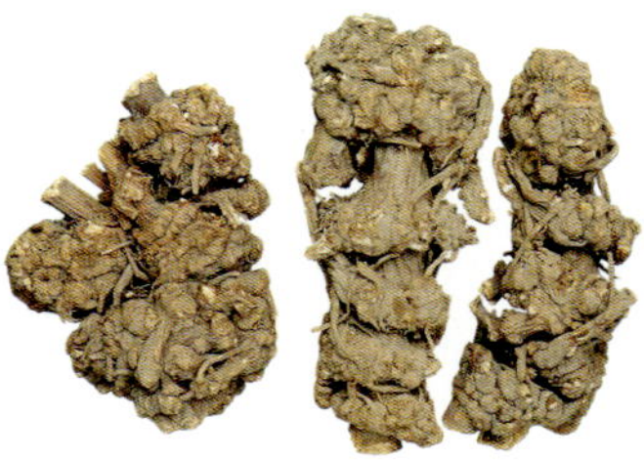

川芎(천궁)

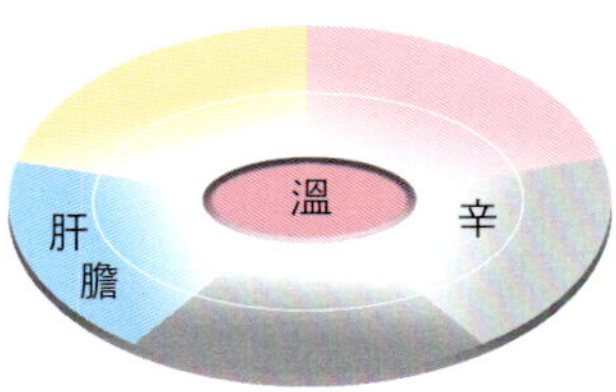

食	茶	酒	藥	

효능은 토천궁, 일천궁, 중국천궁이 유사하다고 여긴다.

대한약전(KP)에는 중국천궁과 일천궁의 뿌리줄기를 쓴다고 되어 있고 토천궁은 기재되어 있지 않으나 우리나라에서 재배되고 있는 토천궁(土川芎)은 중국천궁과 기원이 같은 것으로 본다.

3~6g

54쪽 참조

65-1 우슬(牛膝)

비름과(Amaranthaceae)

쇠무릎(*Achyranthes japonica* (MIQ.) NAKAI)**의 뿌리**

잎은 마주나며 끝은 **뾰족**하고 둥글다.
꽃은 원줄기 끝이나 잎겨드랑이에 달리는
이삭모양꽃차례로 8~9월에 **녹색**으로 핀다.

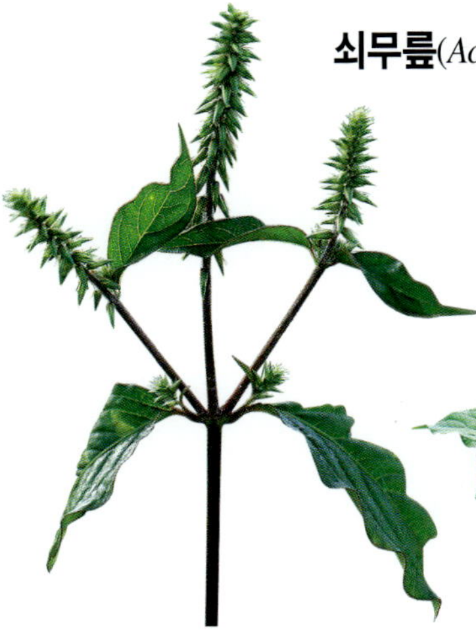
쇠무릎 꽃

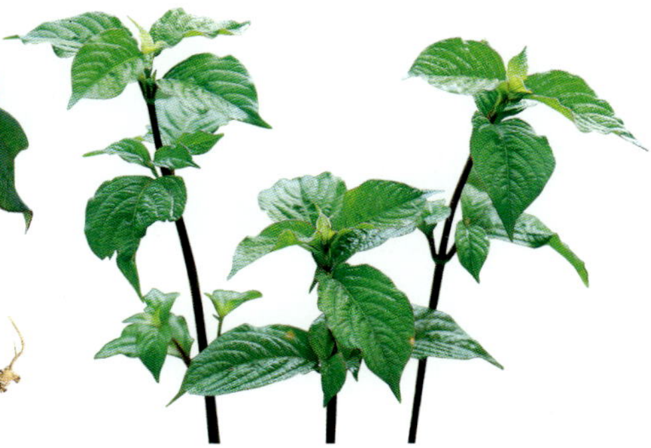
쇠무릎 전초

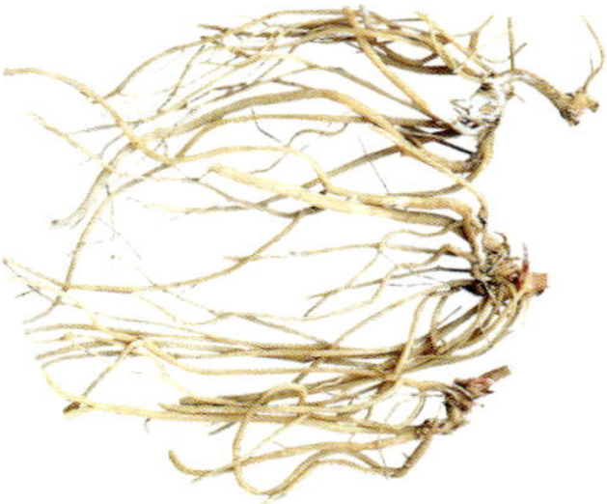
牛膝(우슬)

어혈(瘀血)로 인하여 오는 생리통, 산후 복통, 타박상 등에 쓰인다.

-신장 기능을 도와 요통, 관절염, 퇴행성 관절염 등에 쓰인다.

-이뇨작용으로 부종 및 요로감염에 쓰인다.

3~12g

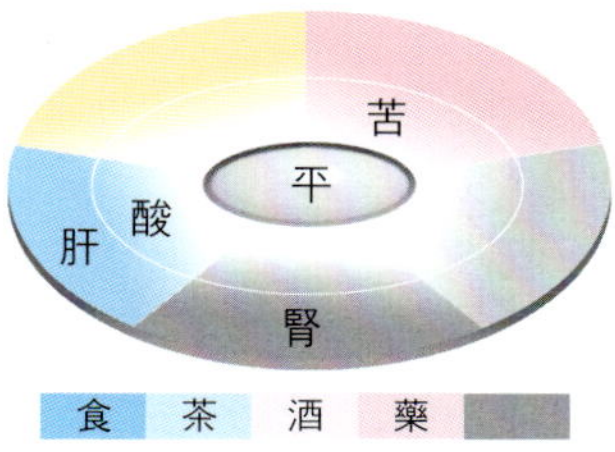

32쪽 참조

中 65-2 천우슬(川牛膝)

비름과(Amaranthaceae)
천우슬(川牛膝, *Cyathula officinalis* K. C. KUAN)**의 뿌리**
높이 50~100cm로 자란다.
줄기는 직립하고 약간 네모나며 **강모**가 있다.
잎은 타원형 또는 좁은타원형이고 양면에 **강모**가 있다.
꽃은 지름 1~1.5cm의 엷은 **녹색**으로 핀다.
포는 0.4~0.5cm이다

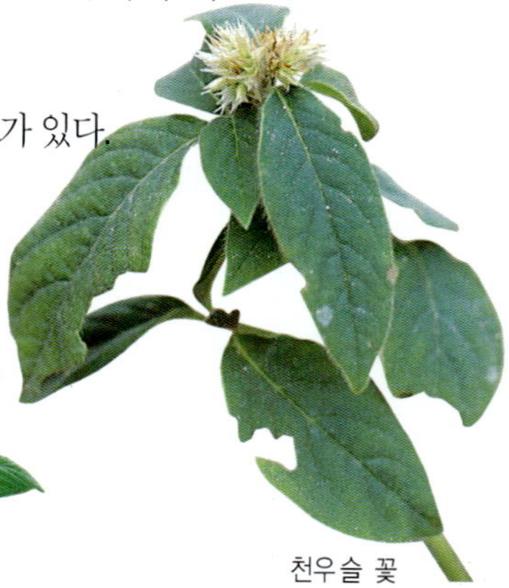

천우슬 꽃

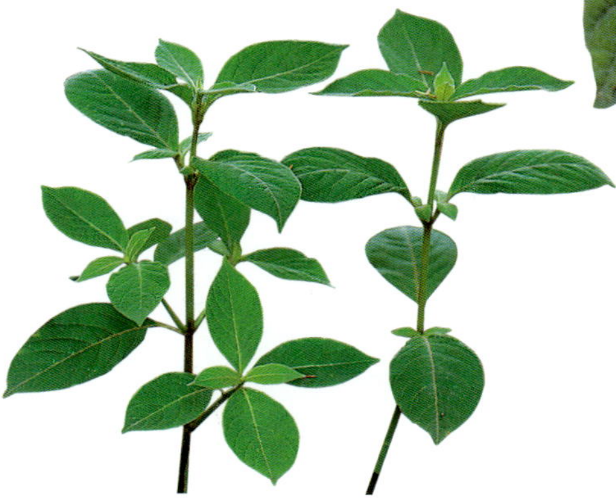

천우슬 전초

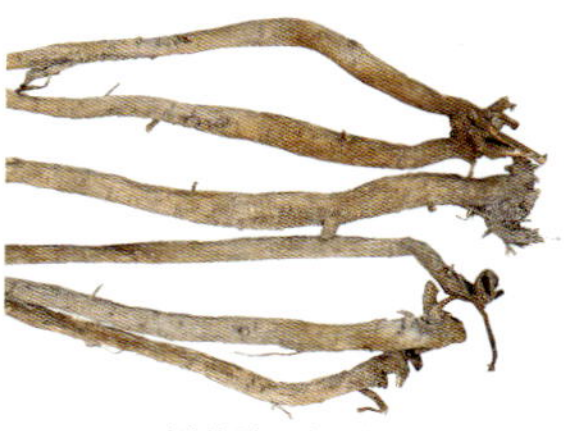

川牛膝(천우슬)

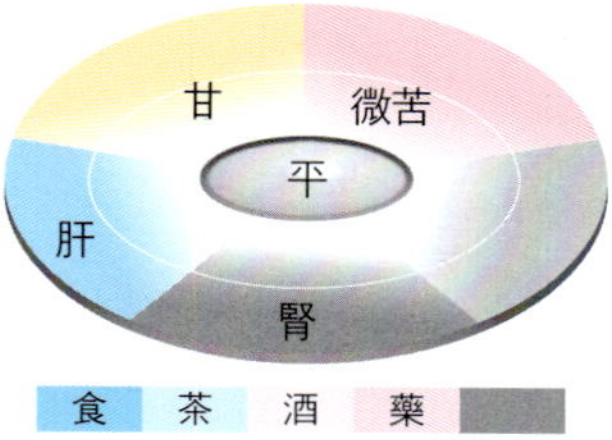

어혈(瘀血)로 인하여 오는 생리통, 산후 복통, 타박상 등에 쓰인다.
-관절염에 쓰인다.

6~9g

中 65-3 회우슬(懷牛膝)

비름과(Amaranthaceae)
우슬(牛膝, *Achyranthes bidentata* BLUME)**의 뿌리**
높이 70~120cm로 자란다.
줄기는 녹색 또는 보라색이며 모가 나고 **연모**가 있다.
잎은 타원형 또는 타원상 창형이고 **연모**가 있다.
꽃은 지름 0.5cm로 **7~9월**에 핀다.
포는 0.2~0.3cm이다.

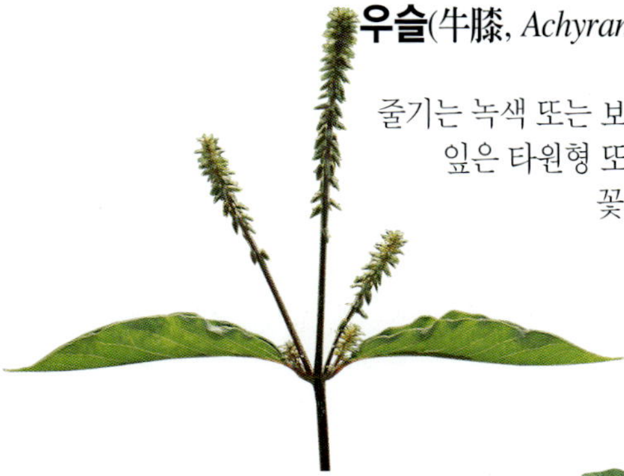
우슬 꽃

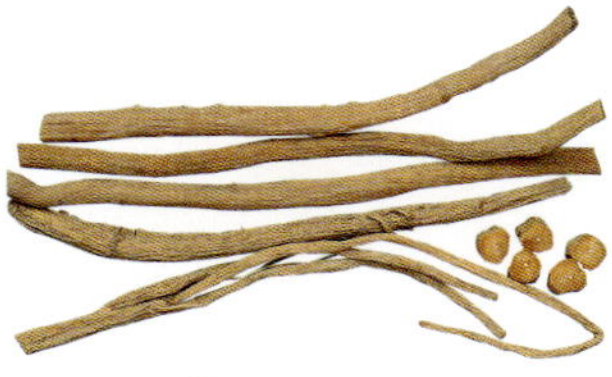
懷牛膝(회우슬)

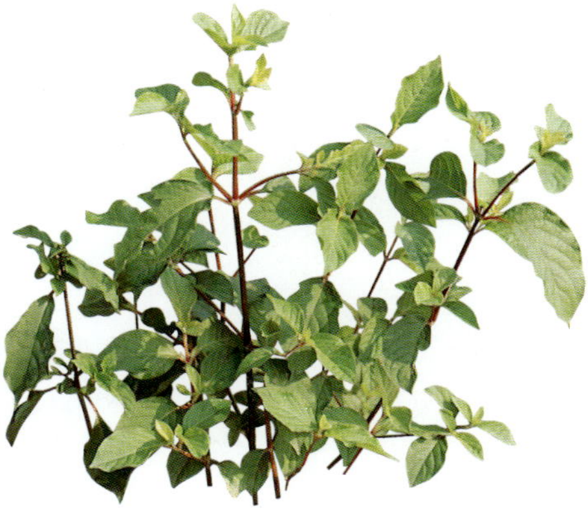
우슬 전초

- 어혈(瘀血)로 인하여 오는 생리통, 산후 복통 등에 쓰인다.
- -무릎이 시러울때에 쓰인다.
- -고혈압에 우슬분말을 생지황즙으로 반죽하여 환약으로 복용한다.
- -코 막힐 때 우슬과 쑥을 훈증하여 코로 흡입한다.
- 회우슬은 우슬이나 천우슬보다도 효과가 더 우수하다.
- 3~15g

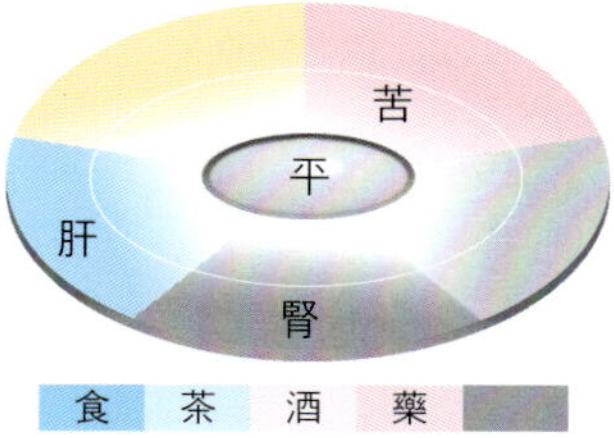

66-1 전호(前胡)

산형과(Umbelliferae)

바디나물(*Angelica decursiva* (MIQ.) FRANCH. & SAV.)**의 뿌리**

줄기에 **세로줄**이 발달한다. 잎은 깊게 **3~5갈래**로 갈라진다.
잎몸의 일부가 날개 모양이고 잎자루 밑이 자줏빛이 도는 **엽초**로 되어 있다.
꽃은 짙은 **자주색**과 **흰색**으로 8~9월에 핀다.

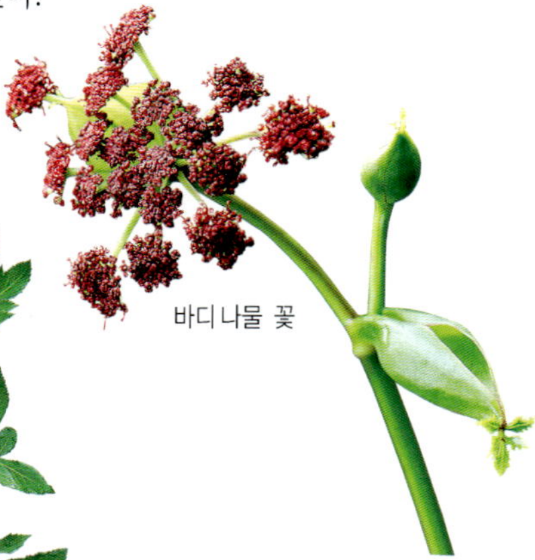

바디나물 꽃

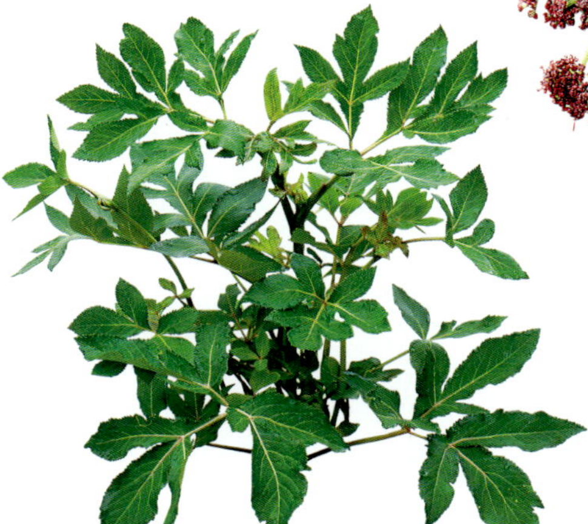

바디나물 전초

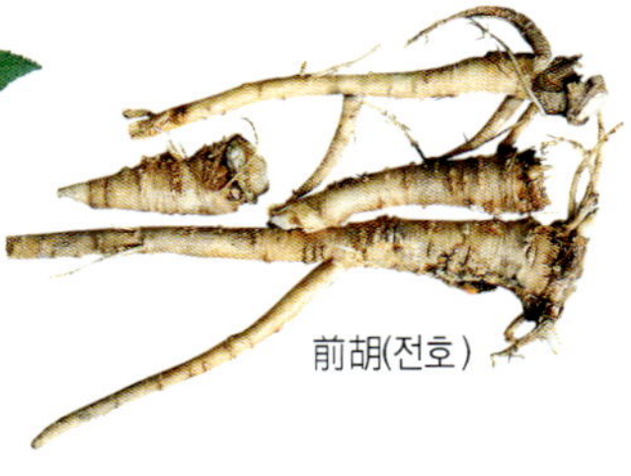

前胡(전호)

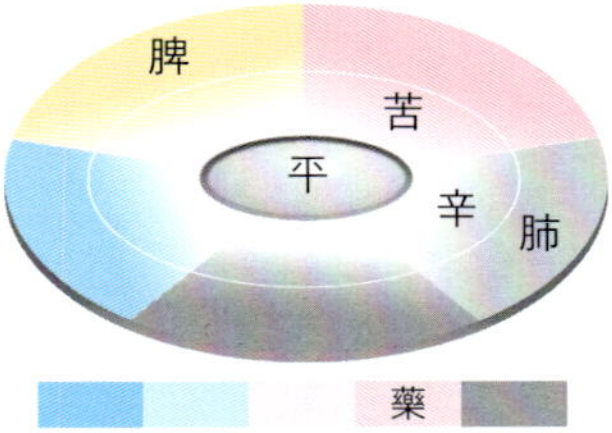

열을 내리게 하여 감기로 인한 두통과 콧물이 나고 기침하는 데 쓰인다.

- 소염작용으로 알러지성 질환에 쓰인다.
- 협심증과 심근 허혈을 개선시킨다.

5~15g

108쪽 참조

66-2 토전호(土前胡)

산형과(Umbelliferae)
전호(*Anthriscus sylvestris* HOFFM.)**의 뿌리**

근생엽과 밑부분의 잎은 **잎자루**가 길다. 경생엽은 어긋나며 차츰 작아져 **엽초**만으로 된다. 꽃은 7월에 **흰색**으로 핀다. 분과로 작은돌기 또는 **털**이 있다.

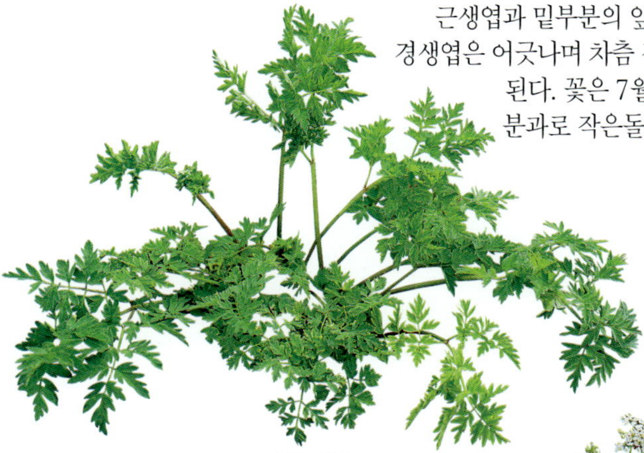

전호 전초

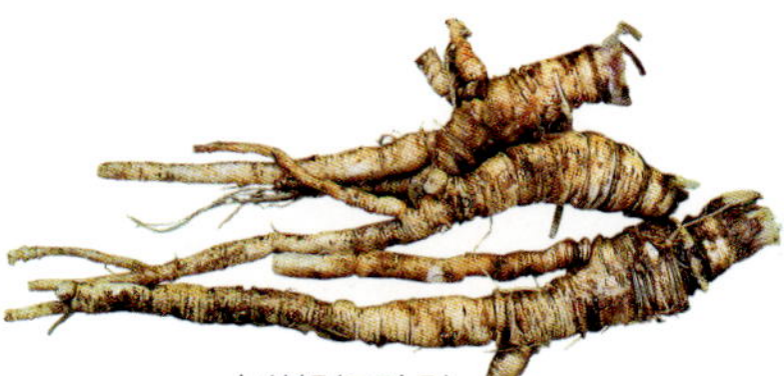

土前胡(토전호)

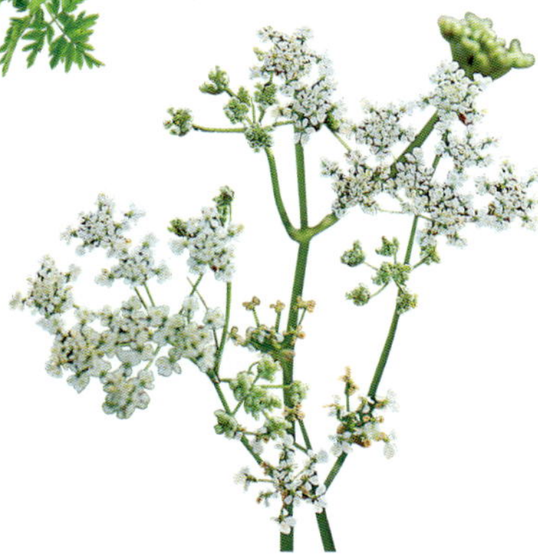

전호 꽃

- 비위(脾胃)가 약하여 사지(四肢)가 무력하고 식욕이 부진한 데 쓰인다.
- 폐 기능이 약하여 생긴 기침(천식, 기관지염)에 쓰인다.
- 노인성 야뇨증(夜尿症)에 쓰인다.

중국에서는 아삼(峨蔘)이라 한다.

6~12g

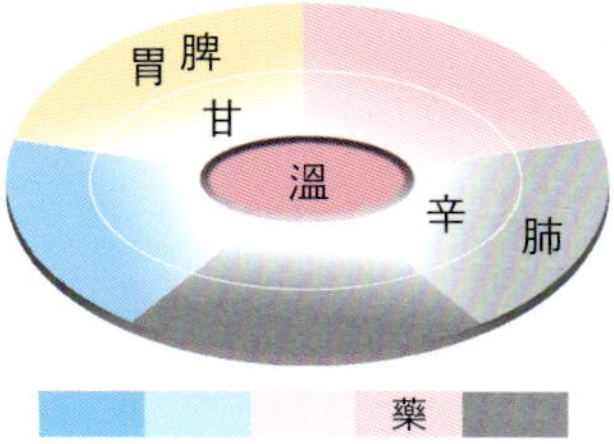

109쪽 참조

67-1 조휴(蚤休)

백합과(Liliaceae)

삿갓나물(*Paris verticillata* M. BIEB.)**의 뿌리줄기**

잎은 **피침형**으로 줄기끝에 6~8장이 돌려난다.
꽃은 윤생하는 중앙에서 나온 꽃 줄기 끝에 **1송이**가 위로 핀다.
열매는 **삭과**로 둥근 모양이다.

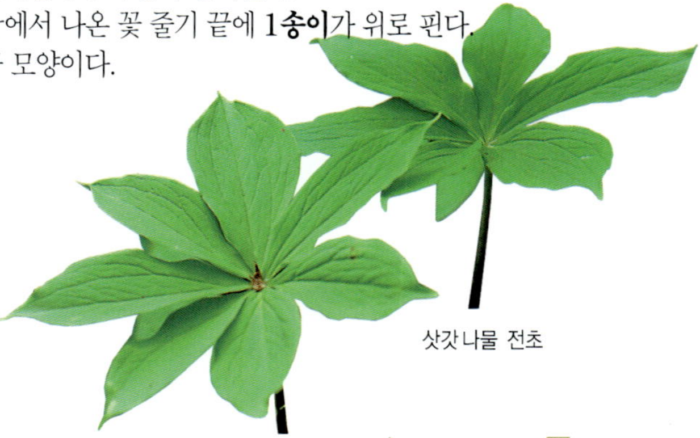

삿갓나물 전초

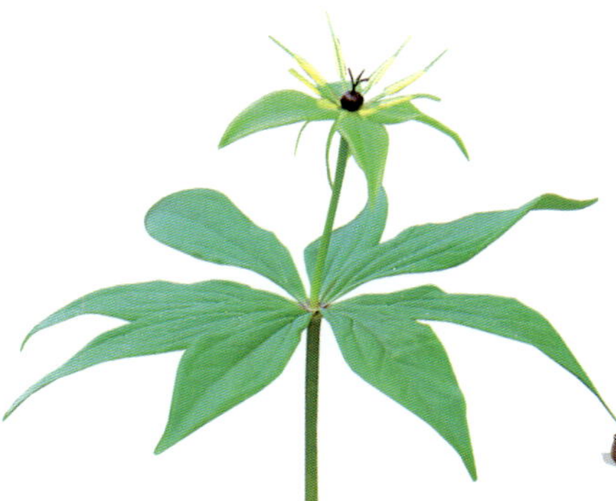

삿갓나물 꽃

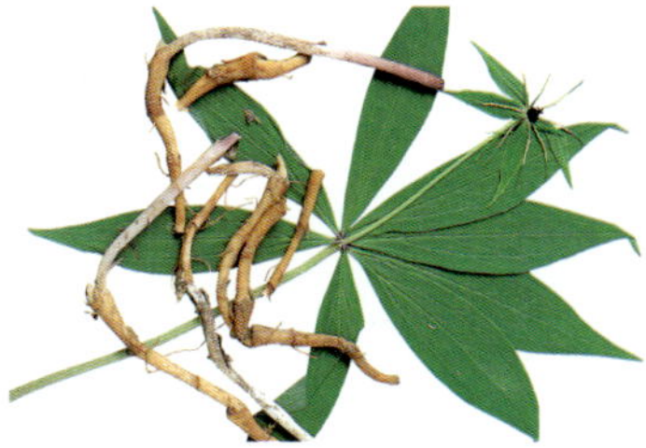

蚤休(조휴)

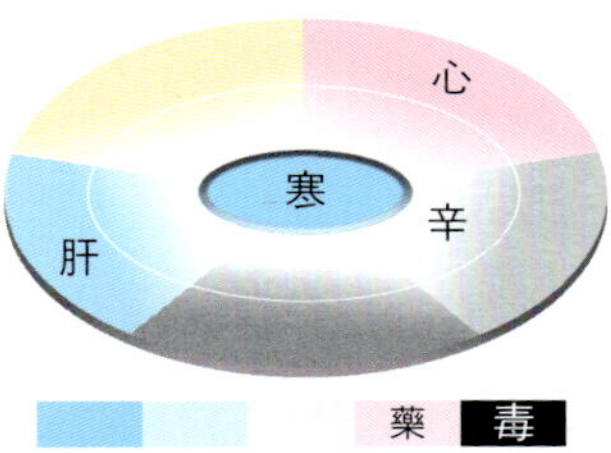

해열, 해독작용이 있어 감기에 쓰인다.
- 기관지염, 천식에 쓰인다.
- 벌레나 뱀에 물렸을 때 짓찧어 환부(患部)에 붙인다.

중루(重樓)라고도 한다.
- 우산나물로 오인하고 식용하기 쉬우므로 주의해야 한다.

3~6g

190쪽 참조

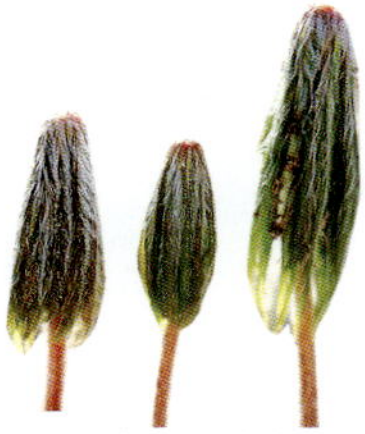
우산나물 새싹

67-2 토아산(兎兒傘)

국화과(Compositae)
우산나물(*Syneilesis palmata* (THUNB.) MAXIM.)
(*Cacalia krameri* MATSUM.)**의 전초**

잎은 대형의 **방패 모양**이며 손바닥모양으로 **5~9** 갈래가 갈라진다.
두상화는 **흰색**이고 원추상으로 늘어선다.
총포는 흰빛을 띤 **자주색**이다.
열매는 **수과**이고 관모는 **엷은 갈색**이다.

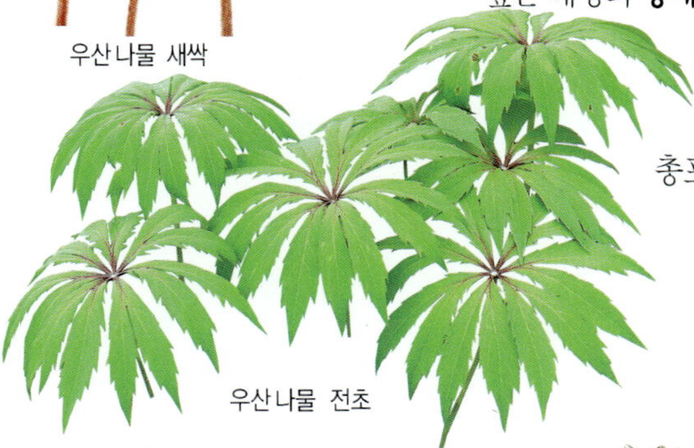
우산나물 전초

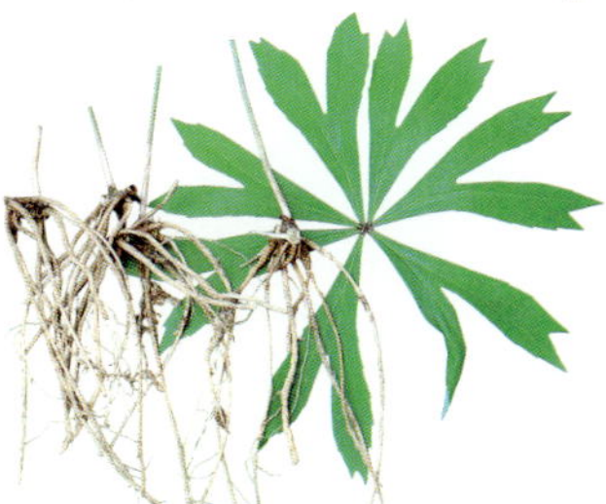
兎兒傘(토아산)

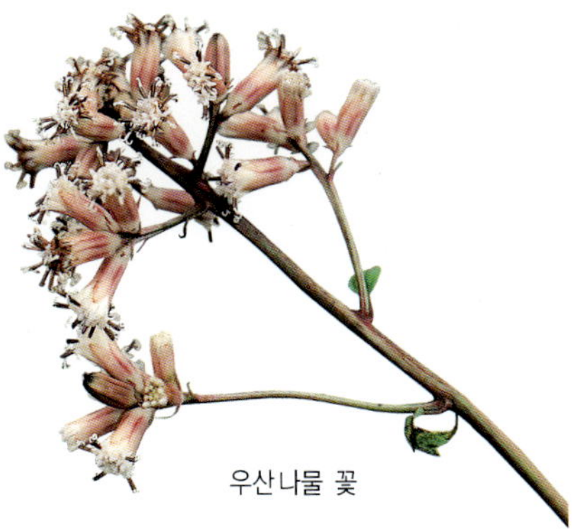
우산나물 꽃

혈액순환을 촉진시키는 데 쓰인다.
- 해독작용이 있으며, 부기를 가라 앉히며 통증을 완화시키는 데 쓰인다.
- 관절통, 타박상 등에 전초를 짓찧어 환부에 붙인다.

6~10g

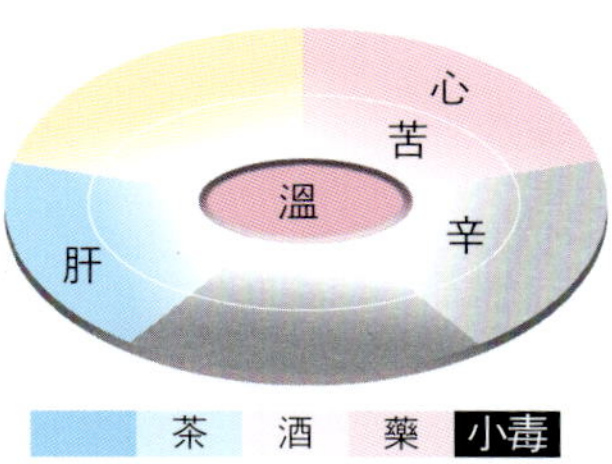

68 진교(秦艽) 한진교(韓秦艽)

中 68-1 진교(秦艽)

용담과(Gentianaceae)
큰잎용담(*Gentiana macrophylla* PALL.)
(*G. axillariflora* LEV. & VANIOT var. *coreana* (NAKAI) KUDO)**의 뿌리**
수염뿌리는 굵으며 **근생엽**은 없다.
꽃은 줄기 윗부분의 잎겨드랑이와 끝에 **보라색**으로 핀다.
열매는 **삭과**이다.

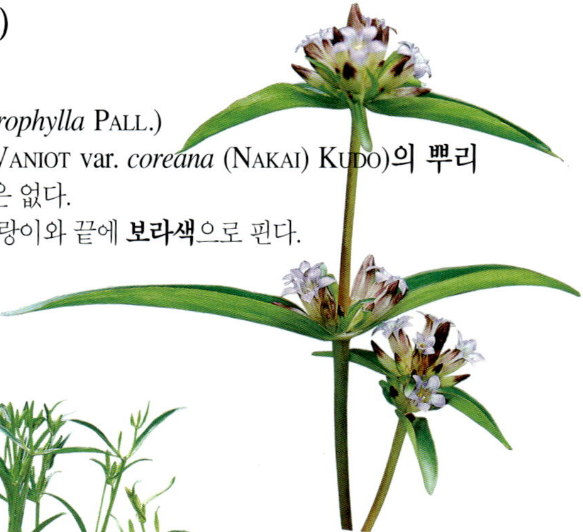

큰잎용담 꽃

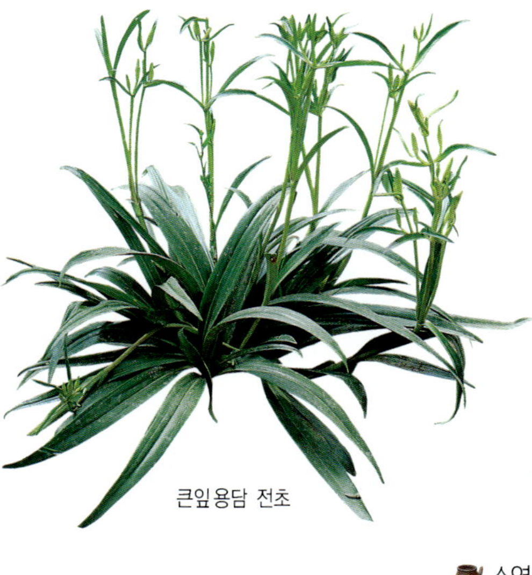

큰잎용담 전초

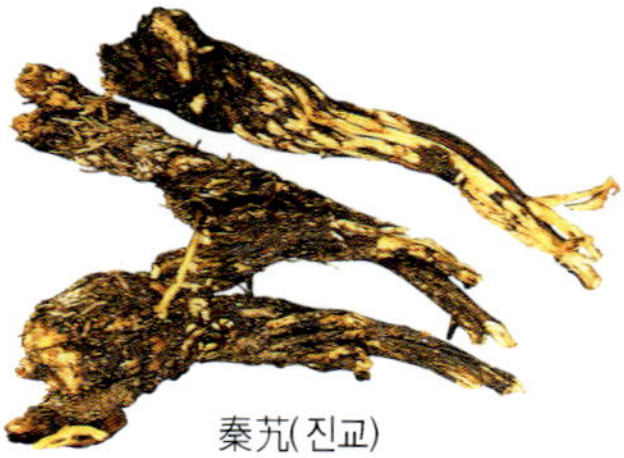

秦艽(진교)

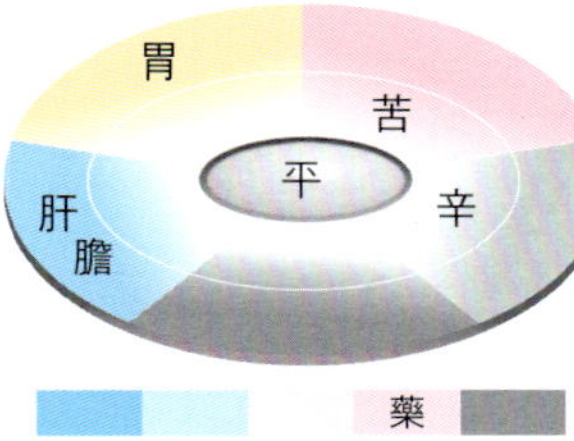

소염진통작용이 있어 관절염, 근육통에 쓰인다.
- 간보호작용이 있어 바이러스성 간염에 쓰인다.

《한약규격집》에서 인정하는 진교는 큰잎용담이다.

9~30g

99쪽 참조

68-2 한진교(韓秦艽)

미나리아재비과(Ranunculaceae)
진교(*Aconitum pseudolaeve* NAKAI)
(*Lycoctonum loczyanum* (R. RAYM) NAKAI)**의 뿌리**
뿌리는 비대하고 **흑갈색**이다.
근생엽은 잎자루가 길다.
경생엽은 잎자루가 짧다.
꽃은 총상꽃차례로 **연한 자주색**으로 핀다.
열매는 **골돌**이다.

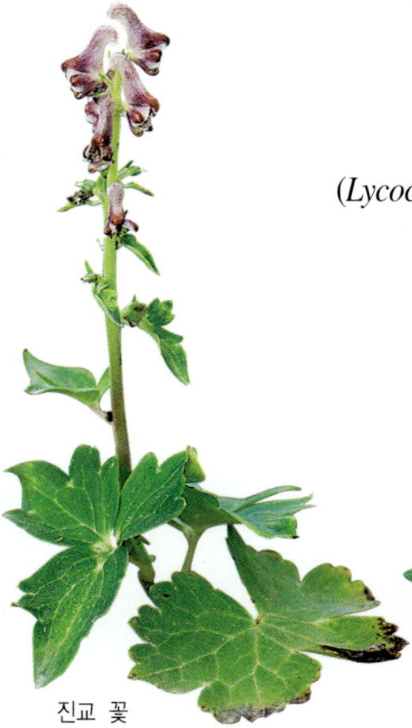
진교 꽃

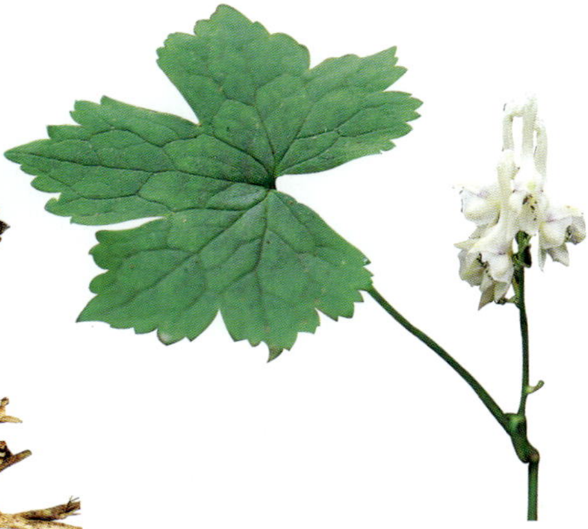
흰진교 꽃

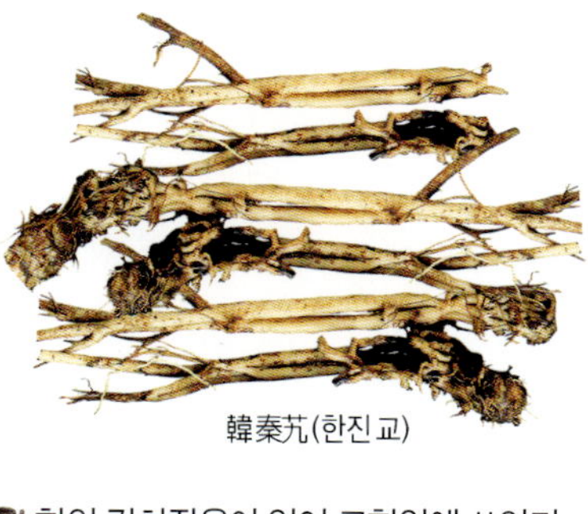
韓秦艽(한진교)

혈압 강하작용이 있어 고혈압에 쓰인다.
- 소염작용이 있어 간염[황달]에 쓰인다.

시중에서는 진교의 뿌리가 진교로 유통되고 있다. 본 서에서는 편의상 한진교(韓秦艽)로 표기한다.

6~15g

100쪽 참조

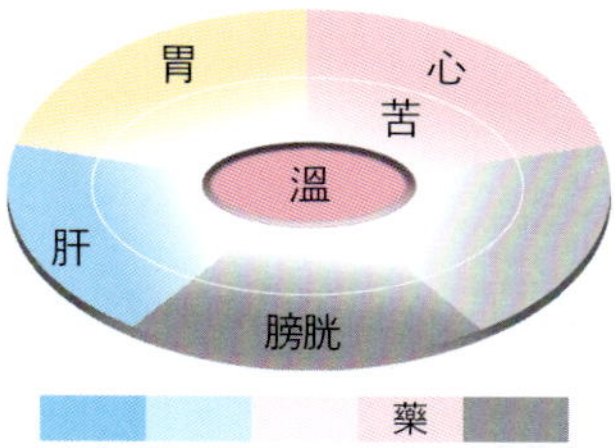

中 69-1 천오(川烏)

미나리아재비과(Ranunculaceae)

오두(烏頭, *Aconitum carmichaeli* DEBEAUX)**의 모근(母根)의 덩이뿌리**

잎이 어긋나고 **손바닥** 처럼 갈라진다.
잎의 가장자리에 뾰족한 **톱니**가 있다.
꽃은 하늘색의 **투구 모양**으로 7~9월에 핀다.

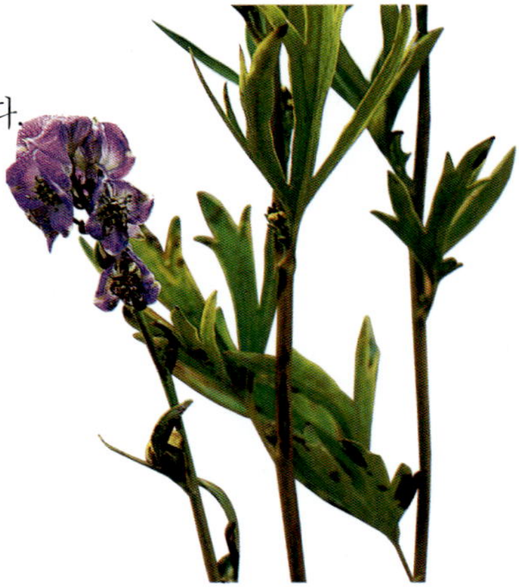

오두 꽃

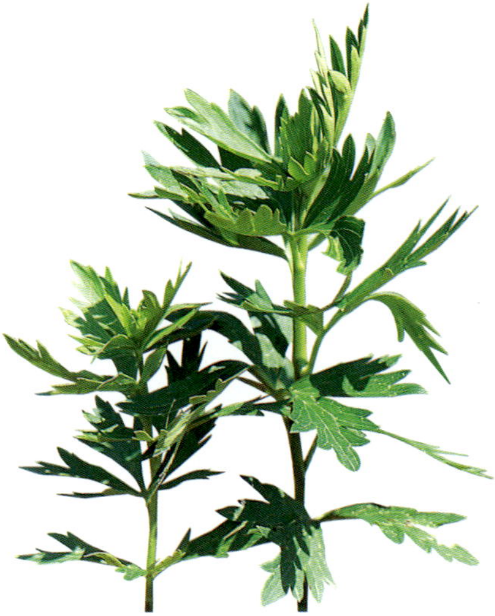

오두 전초

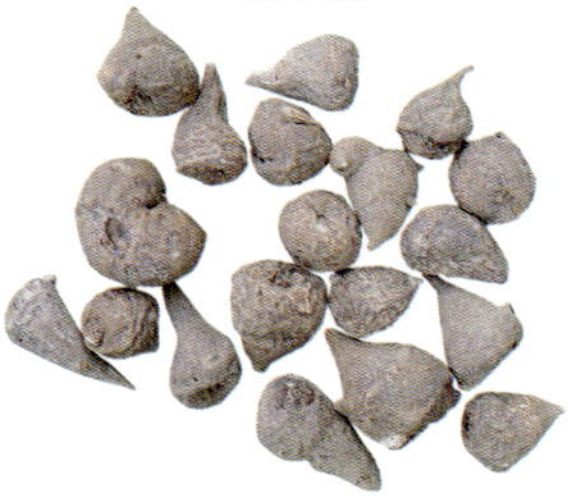

川烏(천오)

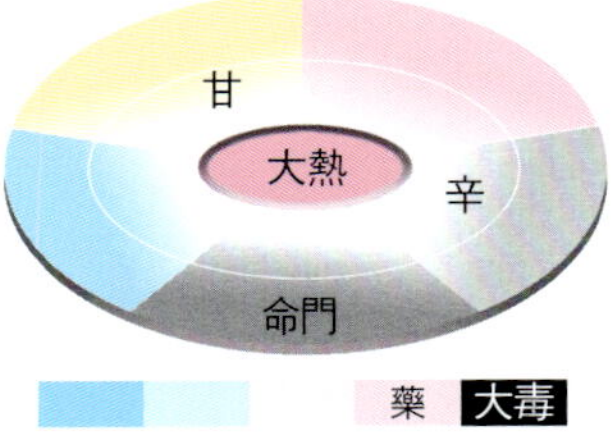

중풍으로 인한 사지마비, 구안와사에 쓰인다.
- 부자와 효능이 거의 같다.

독성이 강하므로 복약(服藥)에 주의해야 한다.
- 포제한 뒤 복용해야 한다.

3~9g

69-2 초오(草烏)

미나리아재비과(Ranunculaceae)
투구꽃(*Aconitum jaluense* KOM.)**의 덩이뿌리**

잎이 어긋나고 잎 표면에 **털**이 없다
꽃은 9월에 **자주색**으로 핀다. 소화경에 **털**이 많다(투구꽃).
잎은 어긋나고 3개로 갈라지며 양쪽 **열편**은 다시 12개로 갈라진다.
맥위에 **꼬부라진 털**이 많다.꽃은 9월에 **하늘색**으로 피고
화경과 소화경에 **털**이 많다(세잎돌쩌귀).

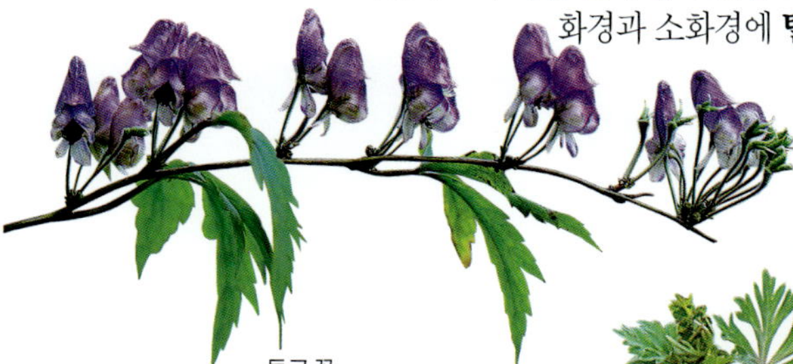
투구꽃

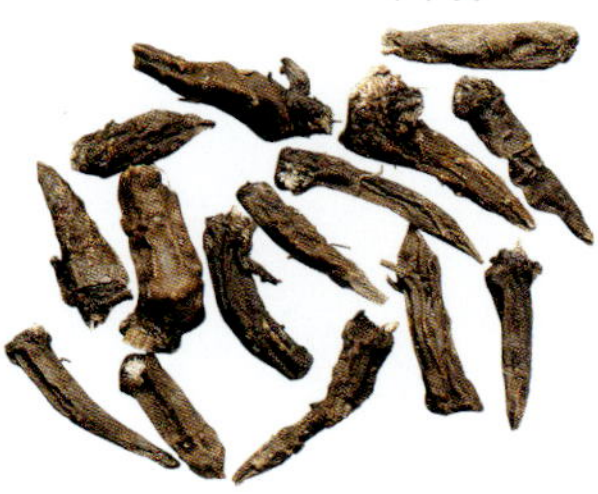
草烏(초오)

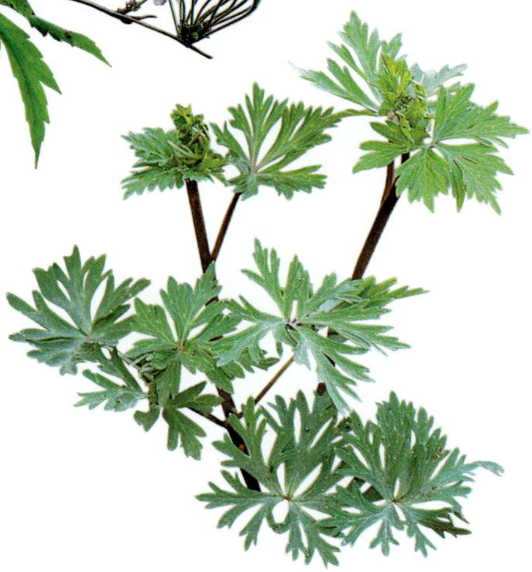
투구꽃 전초

- 중풍으로 인한 사지마비, 구안와사에 쓰인다.
  - 몸이 차고 혈액순환이 순조롭지 못하여 오는 신경통, 관절염에 쓰인다.
- 3~6g

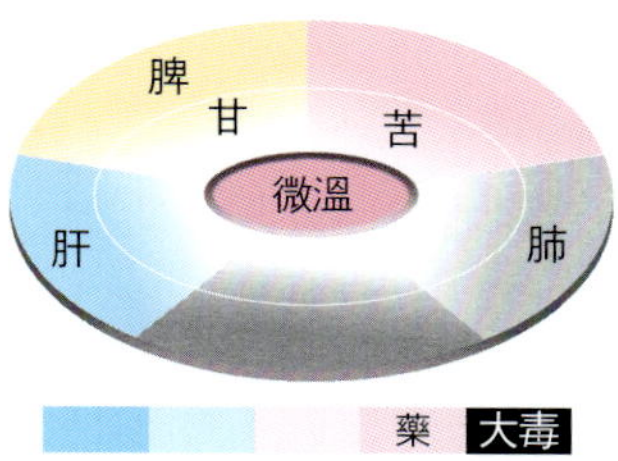

70-1 촉규화(蜀葵花)

아욱과(Malvaceae)

접시꽃(*Althaea rosea* CAV.)**의 꽃**

잎은 어긋나며 손바닥 모양으로 5~7갈래로 갈라지고 가장자리에 **톱니**가 있다. 꽃은 대형으로 6월에 주로 **분홍색**과 **자주색** 또는 **흰색**으로 핀다. 열매는 접시모양의 **삭과**로 9월에 맺힌다.

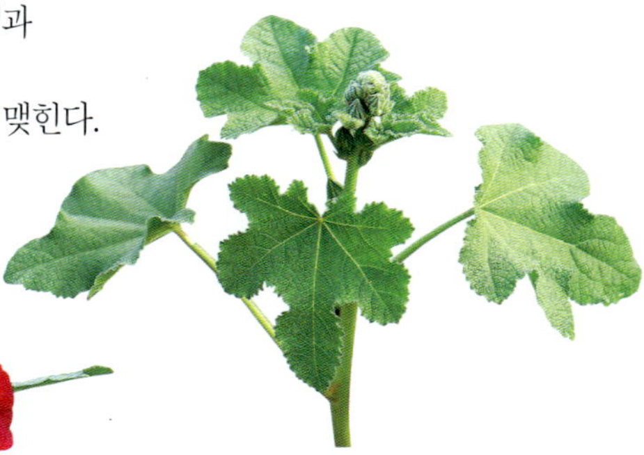

접시꽃 전초

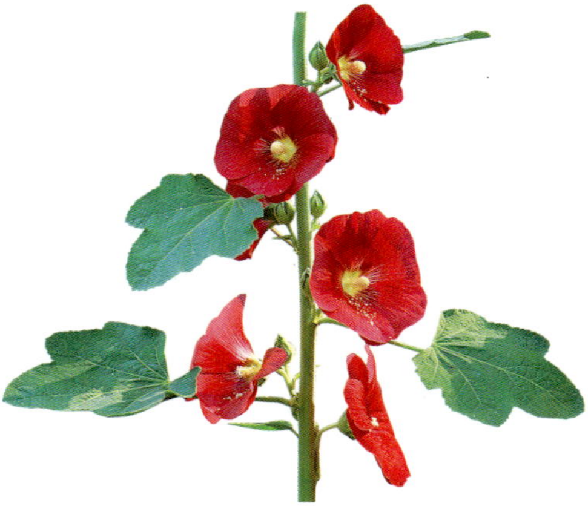

접시꽃

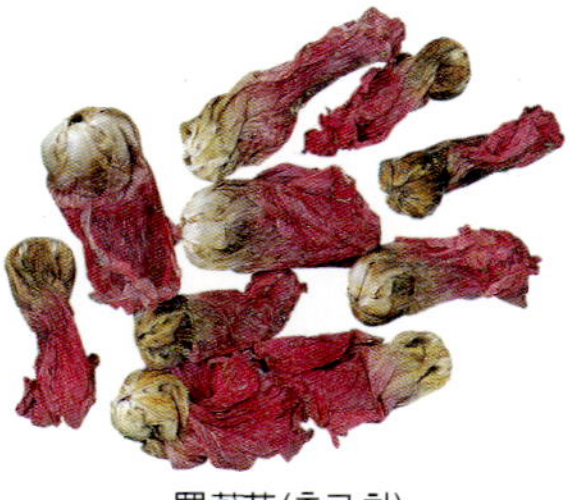

蜀葵花(촉규화)

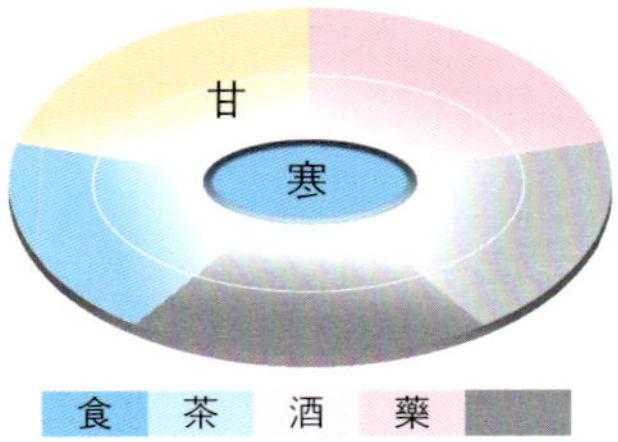

여성의 백대하, 하복부 냉증에 쓰인다.

- 지혈작용이 있어 토혈(吐血), 하혈, 자궁출혈에 쓰인다.
- 소변과 대변을 잘 나오게 하는 데 쓰인다.

3~9g

356쪽 참조

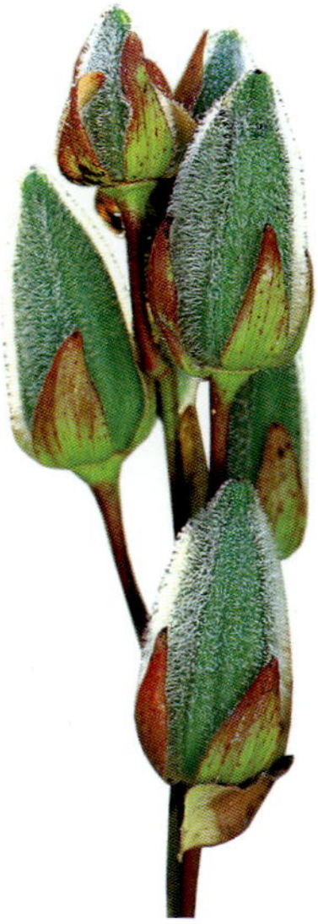

닥풀 씨

70-2 황촉규화(黃蜀葵花)

아욱과(Malvaceae)

닥풀(*Hibiscus manihot* L.)의 꽃

잎은 어긋나며 **손바닥 모양**으로 깊게 5~9갈래로 갈라진다. 꽃은 총상꽃차례로 8~9월에 **연한 노란색**이며 중심부는 **검은 자주색**으로 핀다. 작은 **포**는 4~5장이다. 열매는 **삭과**로 5개의 둔한 능선과 거친 **털**이 있다.

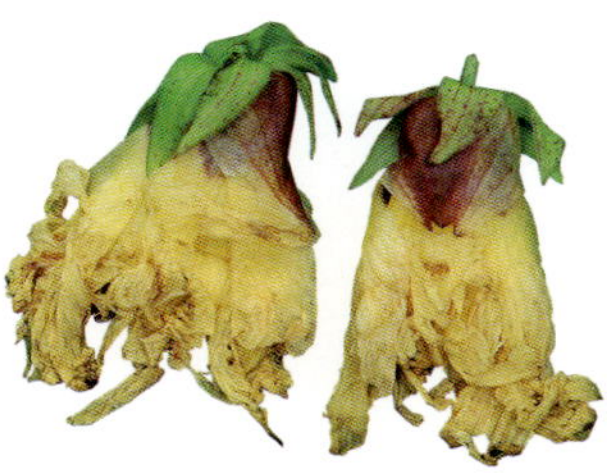

黃蜀葵花(황촉 규화)

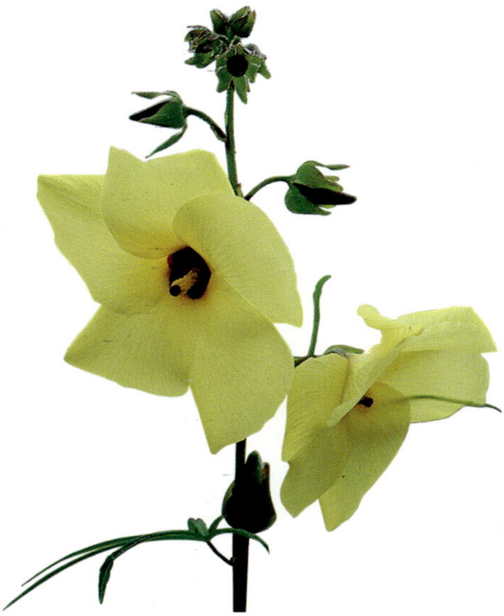

닥풀 꽃

이뇨작용이 있어 방광염, 전신부종 등에 쓰인다.

- 종기, 악창, 화상 등에 가지꽃과 함께 가루로 만들어 바른다.
- 씨는 난산에 쓰인다.

5~15g

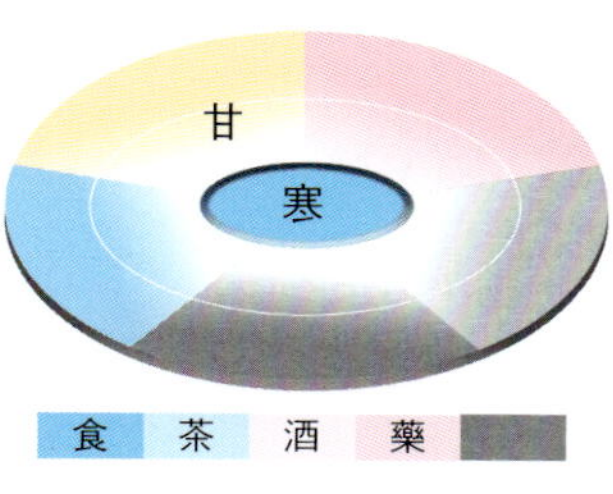

355쪽 참조

71-1 토하고초(土夏枯草)

단향과(Santalaceae)

제비꿀(*Thesium chinensis* TURCZ.)**의 지상부**

광합성을 하는 **반기생식물**이다. 전체적으로 **흰빛**이 돈다.
잎은 어긋나며 **선형**이다.
꽃은 잎겨드랑이에 1송이씩 5~6월에 **녹색**으로 피고 꽃잎은 없다.
열매 꼭지는 길이 0~4mm이고
열매 겉에 **그물맥**이 있다.

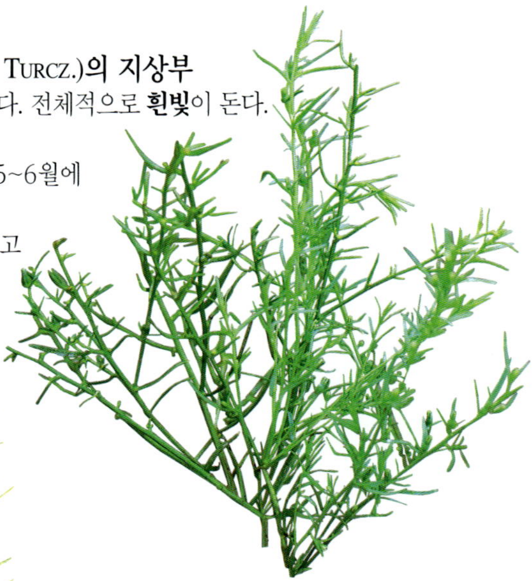

제비꿀 전초

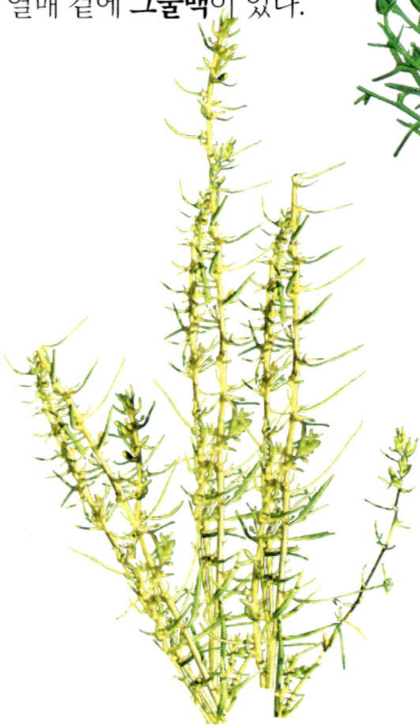

제비꿀 꽃

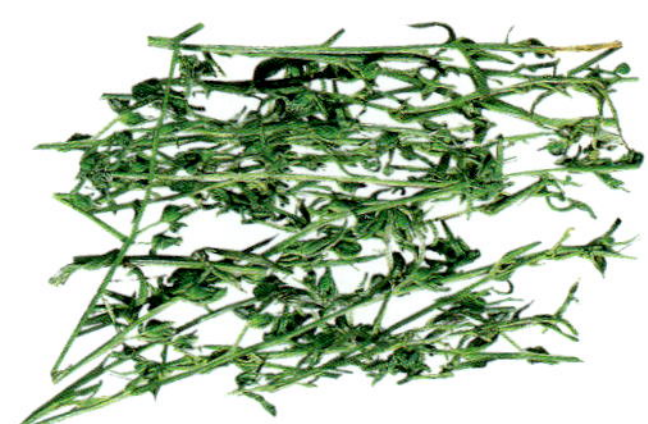

土夏枯草(토하고초)

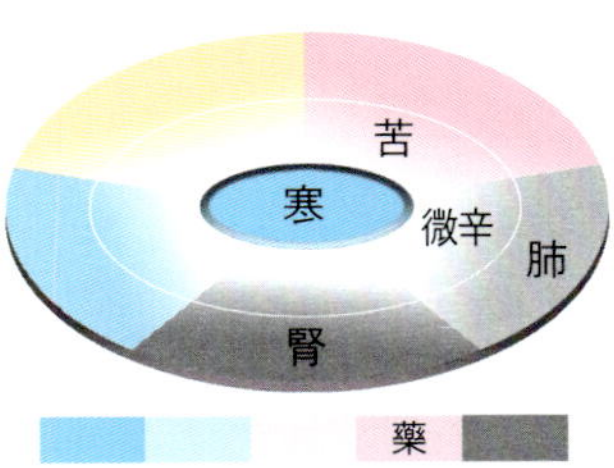

항균작용이 있어 편도선염, 급성유선염에 쓰인다.

- 경부(頸部)림프절염, 결핵성림프절염에 쓰인다.

백예초(百蕊草)라 하기도 한다.

9~15g

197쪽 참조

71-2 하고초(夏枯草)

꿀풀과(Labiatae)

꿀풀(*Prunella vulgaris* L. var. *lilacina* NAKAI)**의 꽃이삭**

전체에 짧은 **털**이 있고 줄기는 네모지다. 잎은 마주나며 긴 난형이고 **긴타원상피침형**이다. 꽃은 줄기 위에 조밀하게 모여 5~8월에 **붉은빛**을 띤 **보라색**으로 핀다. 꽃받침은 원형이며 하순은 꽃이 핀 다음 상순을 향하여 기울어져서 **후부**를 막는다.

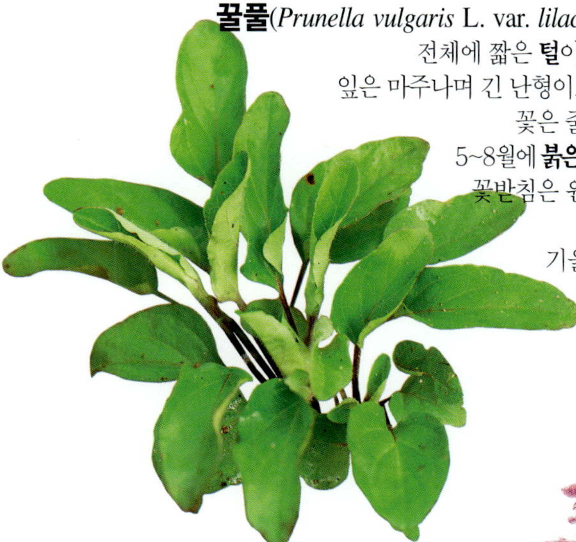

꿀풀 전초

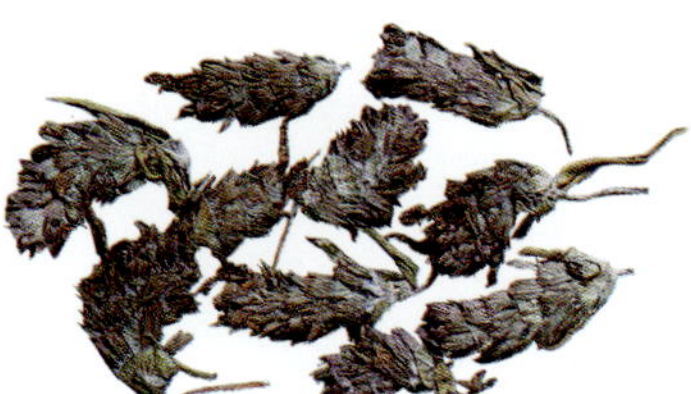

夏枯草(하고초)

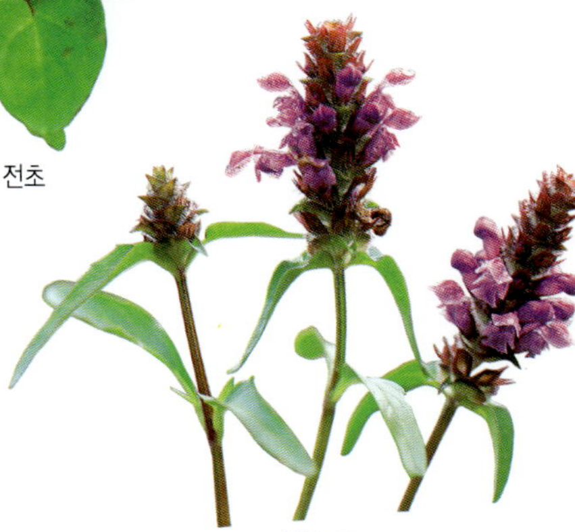

꿀풀 꽃

소염작용으로 관절염을 개선시키는 데 과루근(瓜蔞根)과 함께 쓰인다.

- 혈압 강하작용으로 혈압이 높아서 어지러울 때 쓰인다.

6~12g

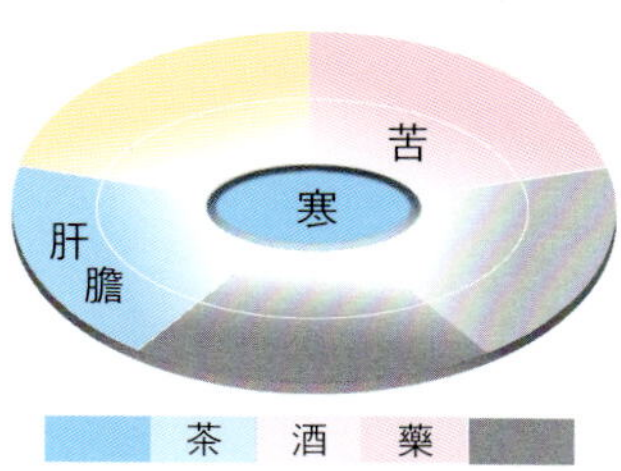

196쪽 참조

72-1 파초근(芭蕉根)

파초과(Musaceae)
파초(*Musa basjoo* SIEBOLD & ZUCC.)**의 뿌리줄기**

위경은 첩첩이 쌓인 **엽초**로 되며
어린잎은 돌돌말린다.
잎은 긴타원형이며 뒷면 주맥이 솟고
경맥이 뚜렷하다.
꽃은 대형포에 쌓이며 2줄로 배열하고
7~8월에 **황갈색**으로 핀다.
열매는 **선형**이고 씨는 **검은색**이다.

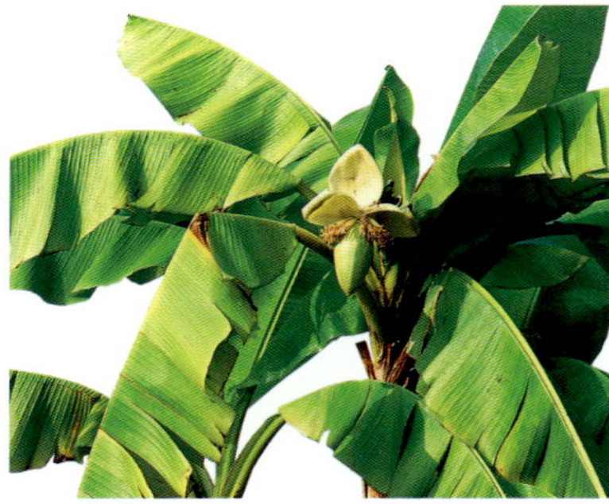
파초 꽃

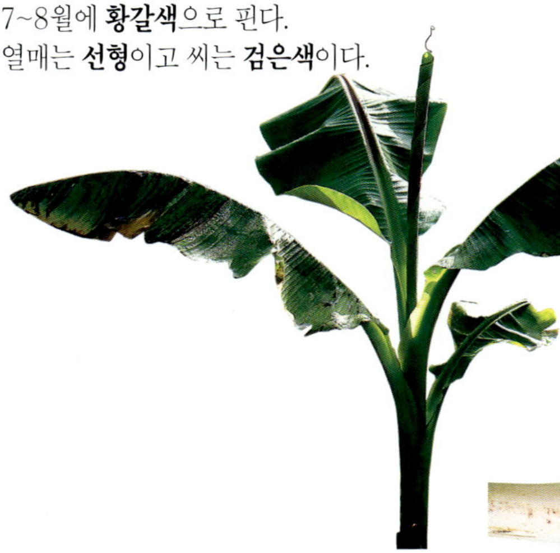
파초 전초

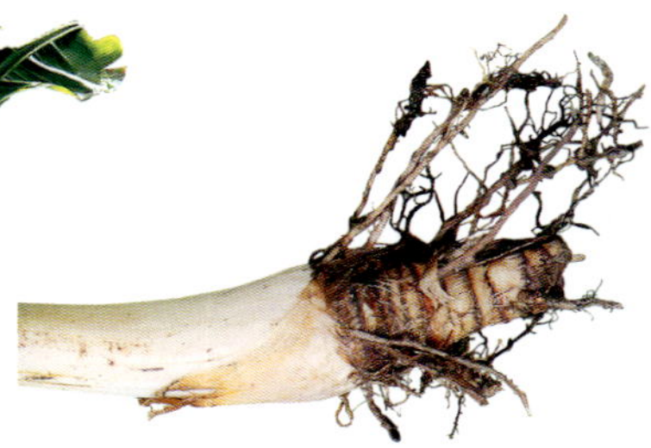
巴蕉根(파초근)

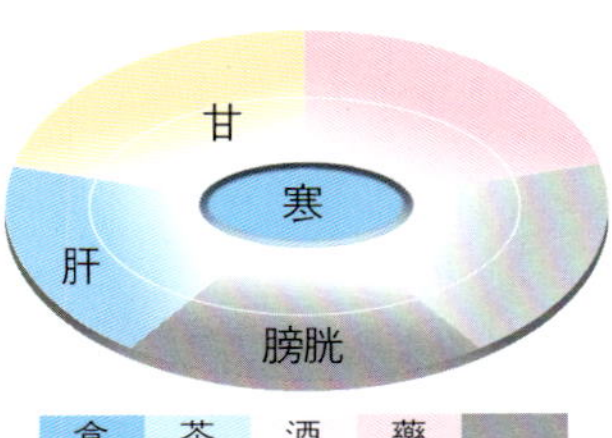

열을 내리고 갈증을 멎게 하는 데 쓰인다.
-당뇨증상을 개선시킨다.
-황달에 쓰인다.

15~30g

179쪽 참조

72-2 향초(香蕉)

파초과(Musaceae)

바나나(*Musa paradisiaca* L.)

(*M. paradisiaca* L. var. *sapientum* KUNTZE)**의 열매**

높이가 9m로 자란다.
관 모양의 엽초는 **두꺼운줄기**를 형성한다.
잎은 지름 1.5m로 **타원형**이고
주맥이 가로로 잎이 찢어져있다.
꽃은 약 1m의 수상꽃차례로
분홍색을 띠며 아래로 향한다.
열매는 **타원형**이다.

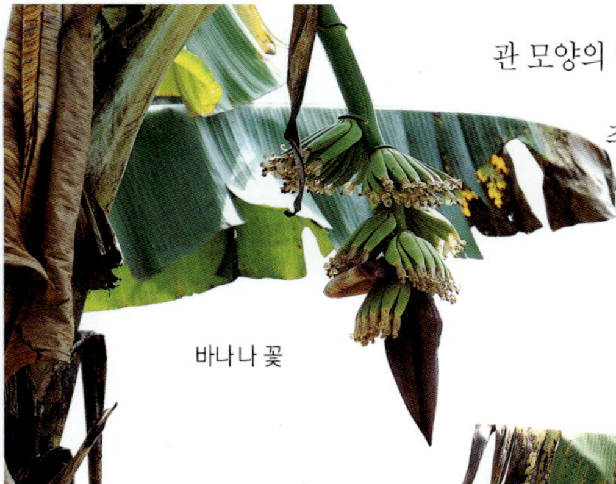

바나나 꽃

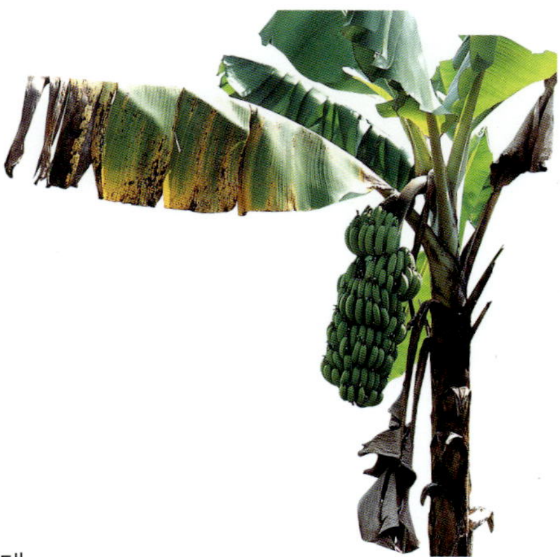

바나나 열매

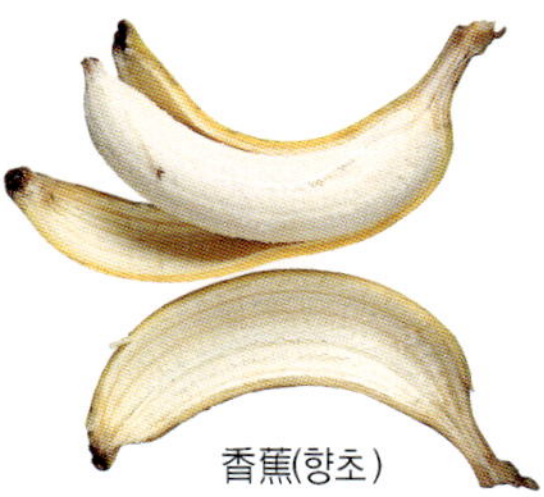

香蕉(향초)

열을 내리게 하고 갈증을 멈추게 하는 데 쓰인다.

-위궤양에 쓰인다.

-이질, 설사에 쓰인다. 특히 영유아 설사에 쓰인다.

-생식을 하면 어혈(瘀血)과 술독[酒毒]을 풀어 준다.

1~4개

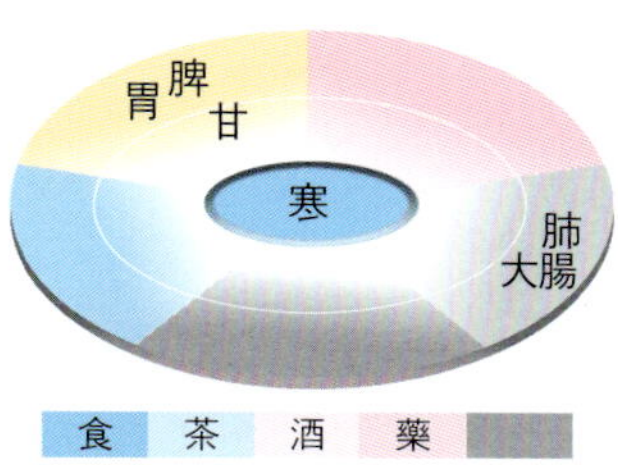

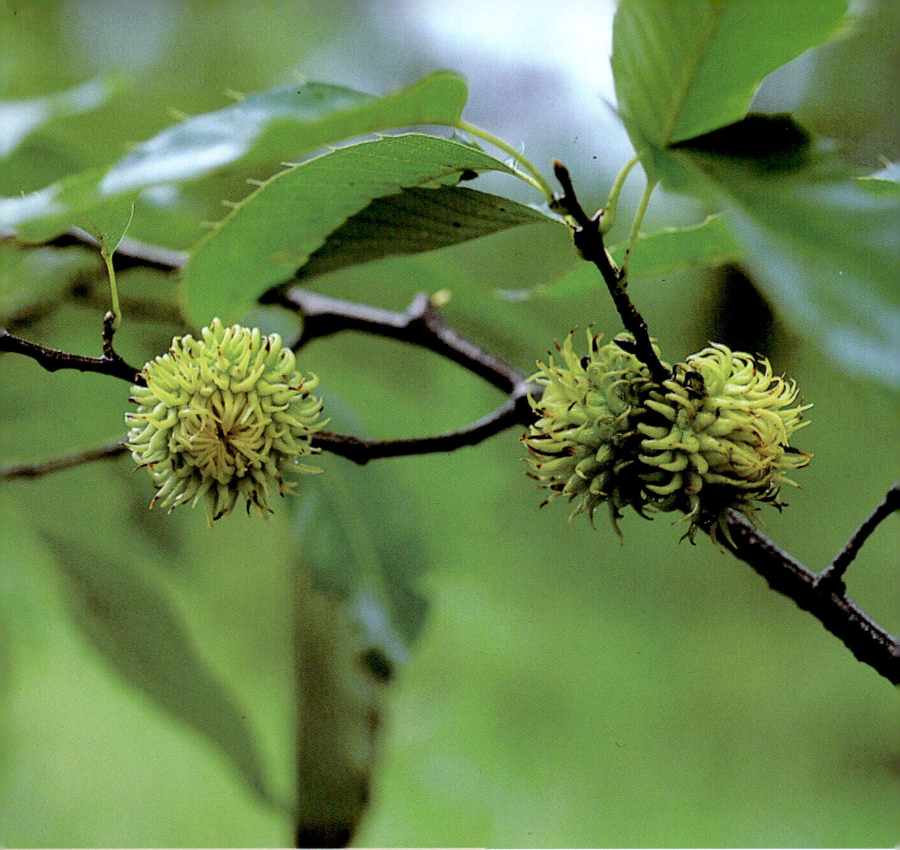

목 본

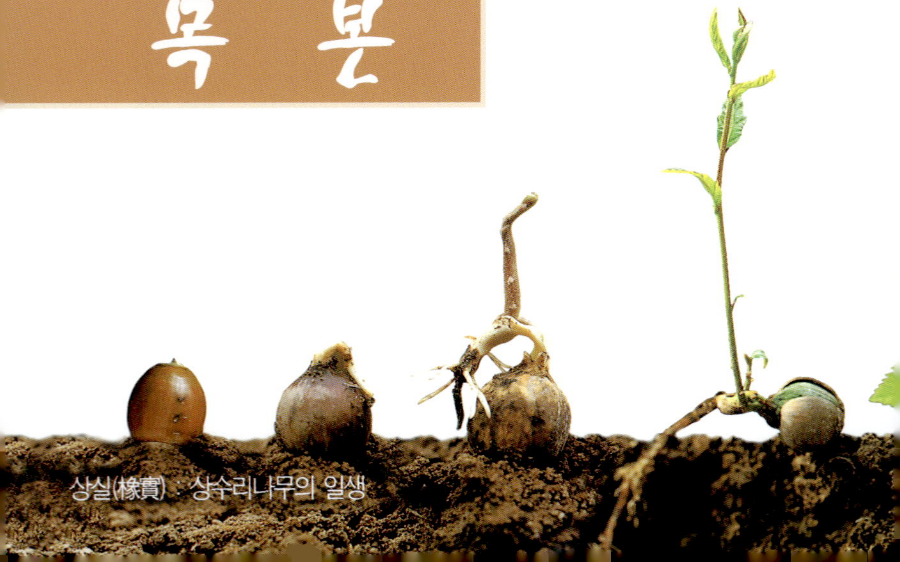

상실(橡實) : 상수리나무의 일생

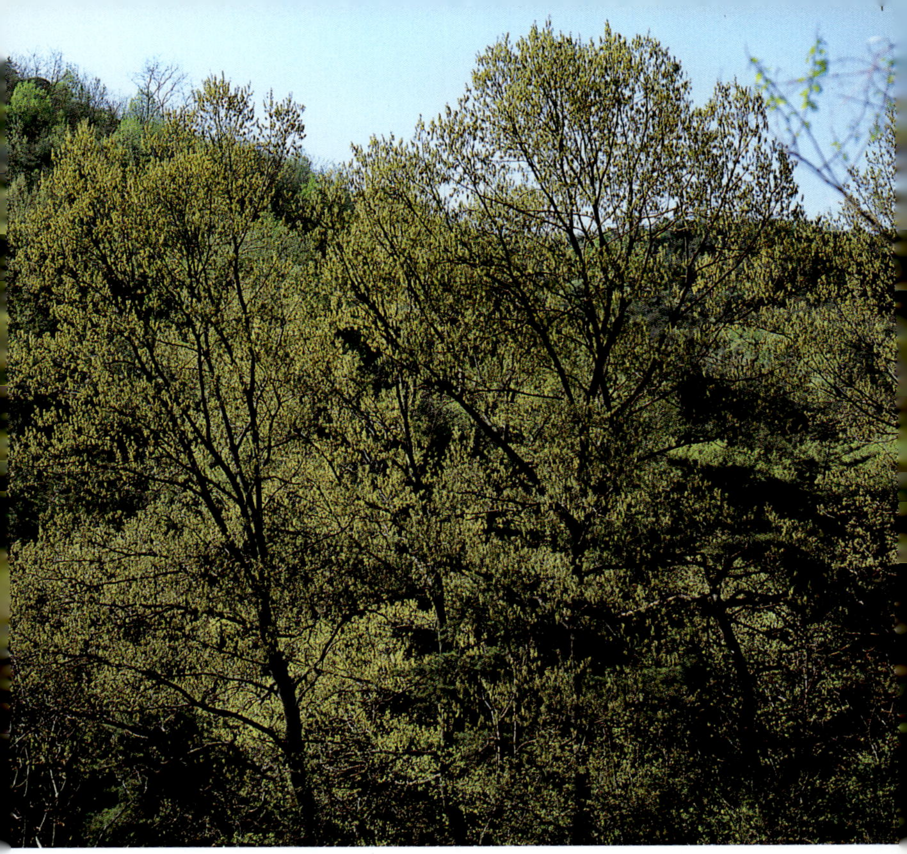

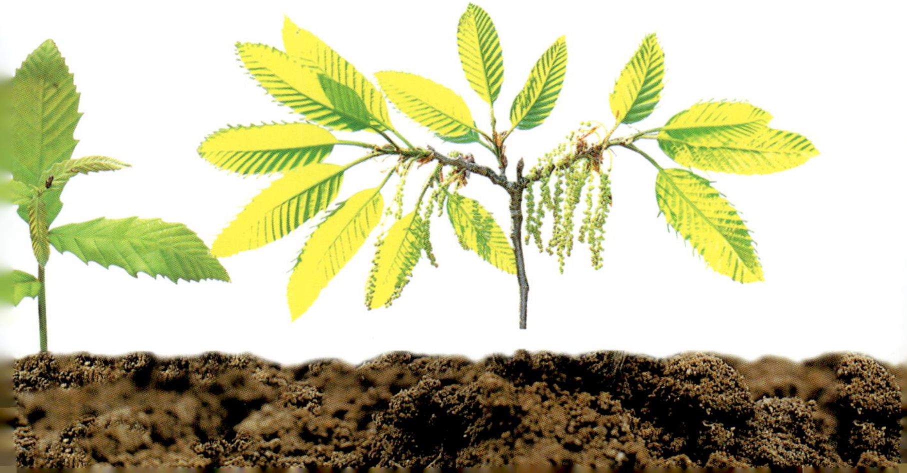

73-1 갈근(葛根)

콩과(Leguminosae)
칡(*Pueraria lobata* (WILLD.) OHWI)
(*P. thunbergina* (SIEBOLD & ZUCC.) BENTH.)**의 뿌리**
여러해살이 낙엽덩굴나무로 잎은 3장의 작은 잎으로 된 **겹잎**이다.
꽃은 **총상꽃차례**로 8월에 핀다.
열매는 **협과**로 꼬투리에 털이 있고 **능선**이 없다.

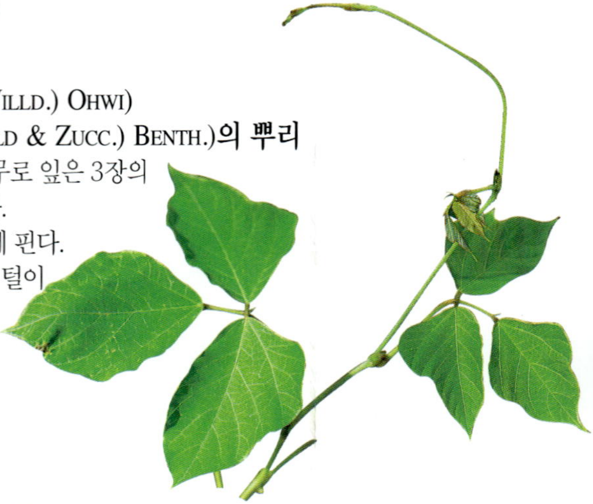
칡 잎

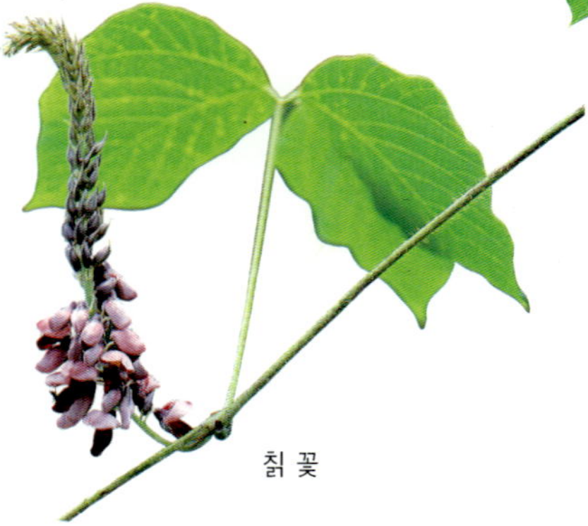
칡 꽃

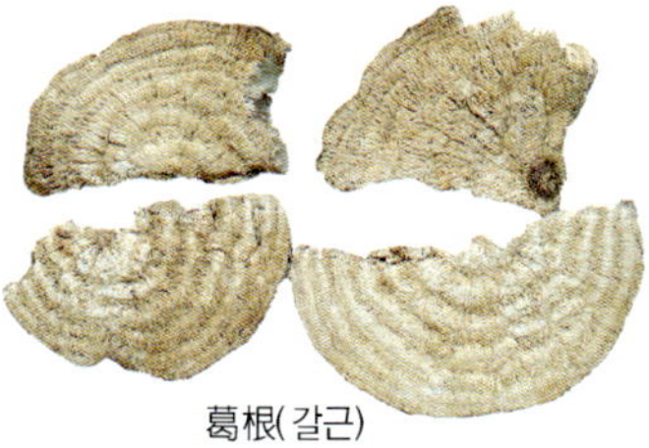
葛根(갈근)

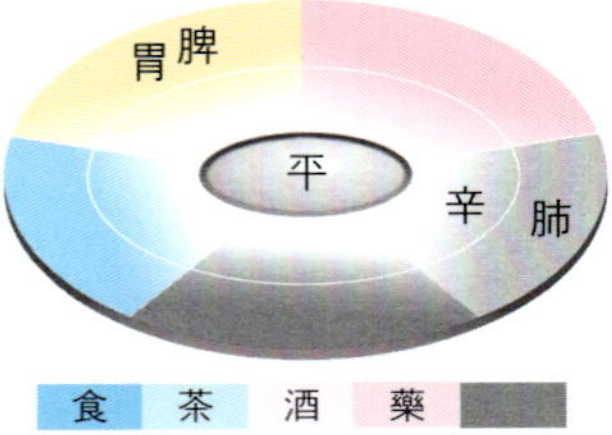

혈관확장과 말초신경 개선으로 혈압강하 및 혈전생성 저해로 고혈압에 쓰인다.

- 항산화효과로 간보호작용이 있어 숙취해소에 쓰인다.
- 해열작용이 있어 감기에 쓰인다.

칡꽃은 갈화(葛花)라 하여 숙취해소에 갈근보다 더 효과적이다.

10~15g

85쪽 참조

73-2 관목통(關木通)

쥐방울덩굴과(Aristolochiaceae)
등칡(*Aristolochia manshuriensis* KOM.)**의 줄기**
낙엽덩굴성나무로 잎은 둥근 심장형으로 **단엽**이다.
꽃은 **잎겨드랑이**에 1송이씩 달리고 5~6월에 핀다.
열매는 **삭과**로 6개의 능선이 있다.

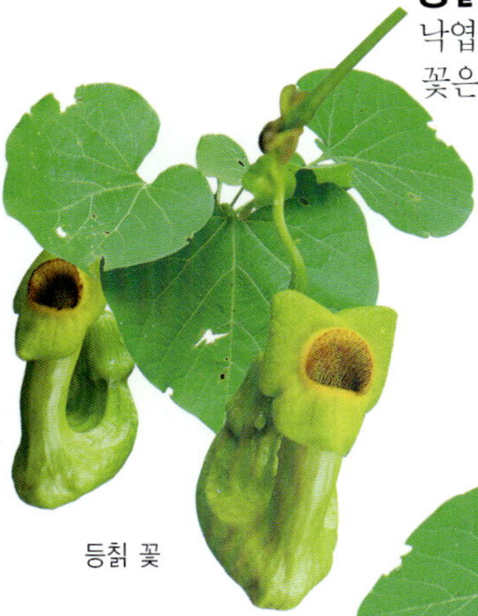

등칡 꽃

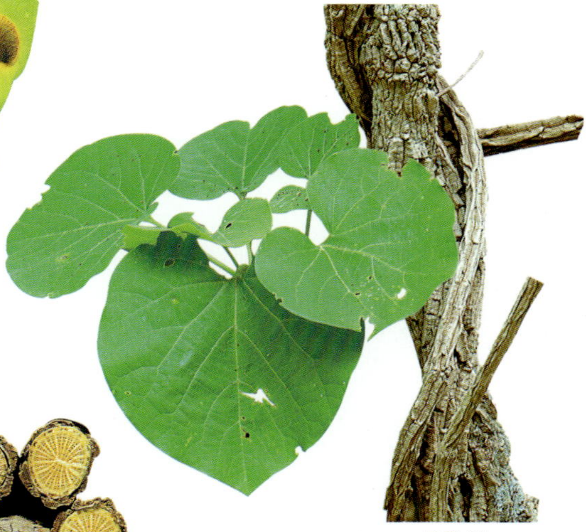

등칡 잎

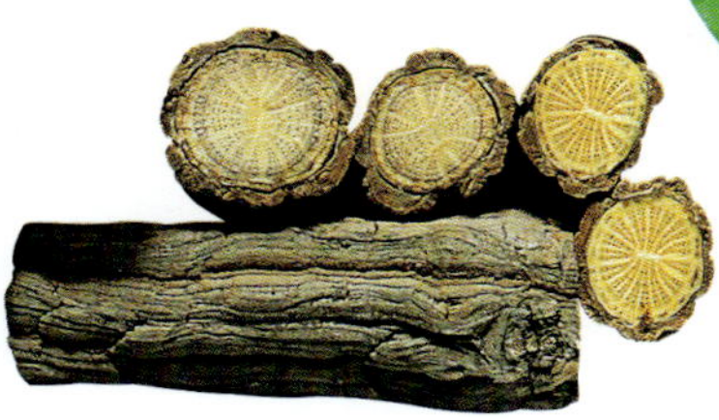

關木通(관목 통)

전신이 붓고 소변이 잘 나오지 않을 때와 방광염 등에 쓰인다.

– 입과 혀에 생긴 염증에 쓰인다.

급성신부전증 및 신장암을 유발하여 약용이 금지되고 있다.

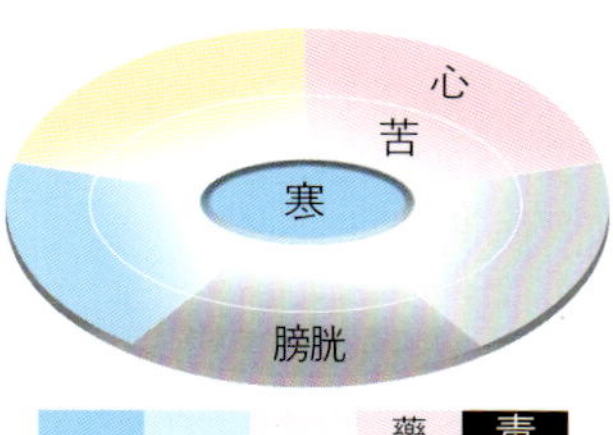

74-1 곡기생(槲寄生)

겨우살이과(Loranthaceae)

겨우살이(*Viscum album* L. var. *coloratum* OHWI)**의 잎, 가지**

가지는 둥글고 **황록색**이며 털이 없고 마디 사이가 3~6cm이다.
잎은 마주나고 다육질이며 **바소꼴**로 잎자루가 없다.
꽃은 3월에 **황색**으로 가지 끝에 꽃대 없이 핀다.
암수딴그루이다.
열매는 둥글고 10월에 **연노란색**으로 익는다.

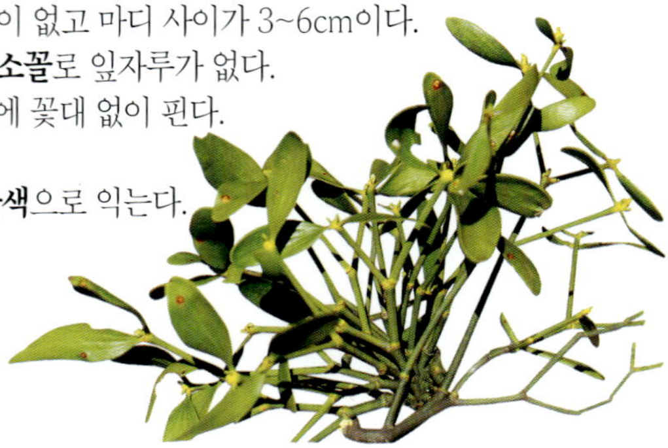

겨우살이

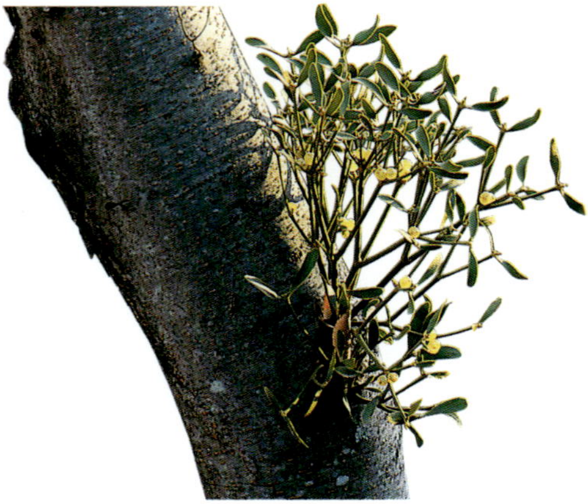

겨우살이 열매

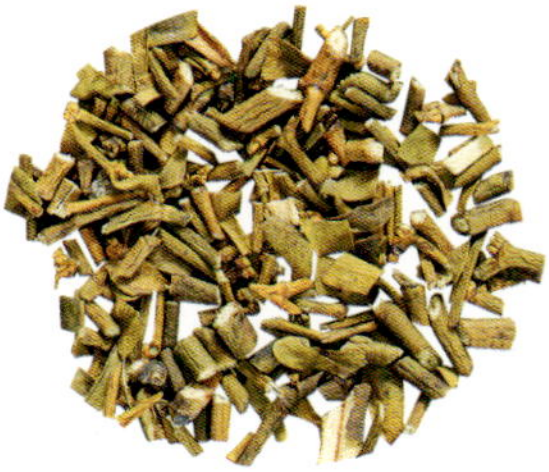

槲寄生(곡기생)

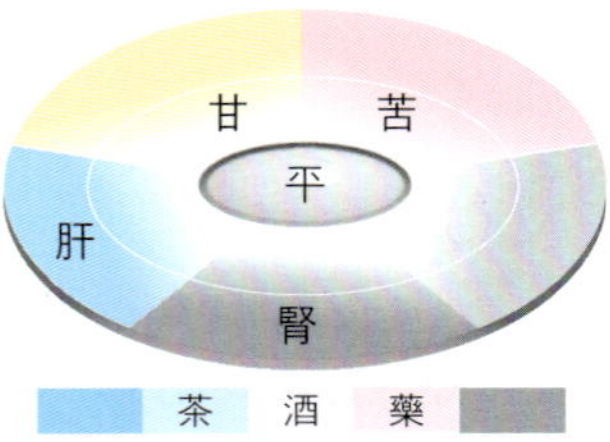

콜레스테롤을 감소시켜 심혈관 및 고혈압 예방에 쓰인다.

-허리와 관절이 아픈 데 쓰인다.

-면역 조절 작용으로 암 예방에 쓰인다.

9~15g

231쪽 참조

74-2 상기생(桑寄生)

겨우살이과(Loranthaceae)
뽕나무겨우살이(*Loranthus parasiticus* MERR.)
참나무겨우살이(*Taxilus yadoriki* (SIEBOLD ex MAXIM.) DANSER)
(*L. yadoriki* SIEBOLD ex MAXIM.)**의 잎, 가지**

잎이 어긋나거나 마주나며 너비가 2~5센티미터로 넓고 **톱니**가 없이 둥근 형태로 되어 있고 뒷면에 **적갈색**이며 별모양의 짧은 **털**이 덮여 있다. 꽃은 음력 3~4월에 누르고 **흰빛**의 꽃이 피고 6~7월에 열매가 익는데 색이 누렇고 **팥알**만하다.

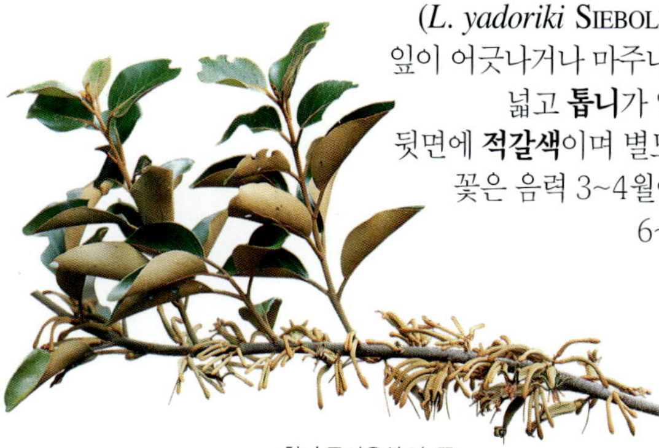

참나무겨우살이 꽃

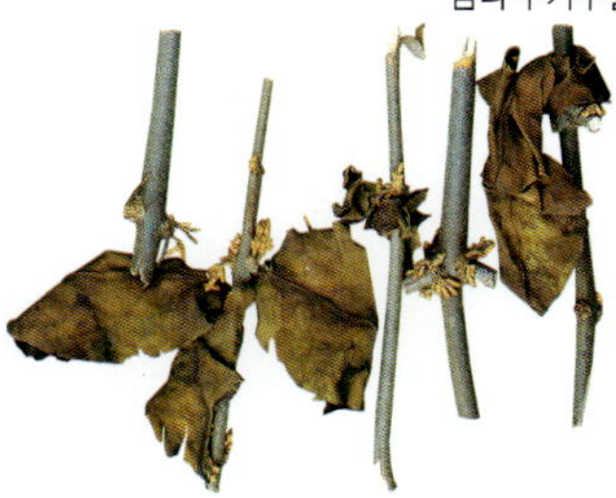

桑寄生(상기생)

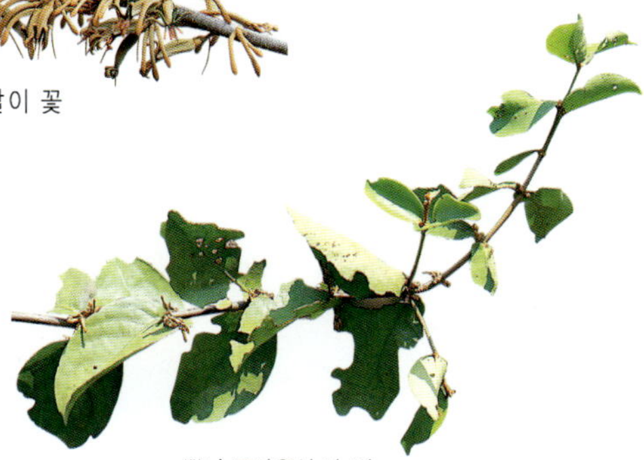

뽕나무겨우살이 잎

간(肝)과 신장(腎臟)기능을 도와주는 보약으로 쓰인다.

- 골다공증 예방에 쓰인다.
- 허리와 관절이 아픈 데 쓰인다.
- 임신을 유지시켜 임신 중 하혈을 하는 데 쓰인다.
- 면역 조절 작용이 있다.

15~30g

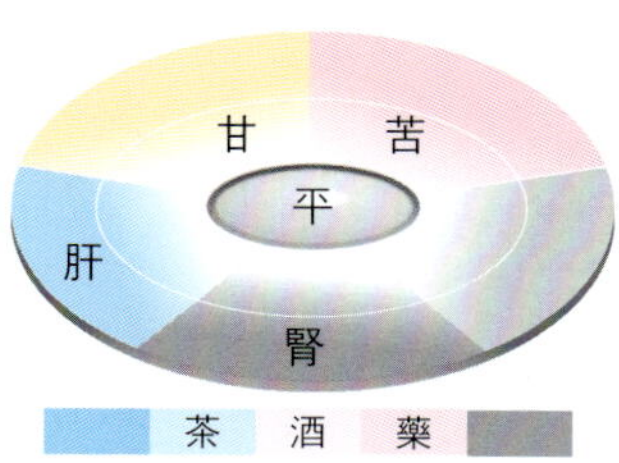

231쪽 참조

75-1 건칠(乾漆)

옻나무과(Anacardiaceae)
옻나무(*Rhus vernicitfua* STOKES)**의 진**
갈잎큰키나무로 나무껍질은 **회백색**이고
작은잎은 밋밋하거나 2~3개의 **톱니**가 있다.
열매꼭지에 **털**이 없다.
꽃은 **5~6월**에 핀다.

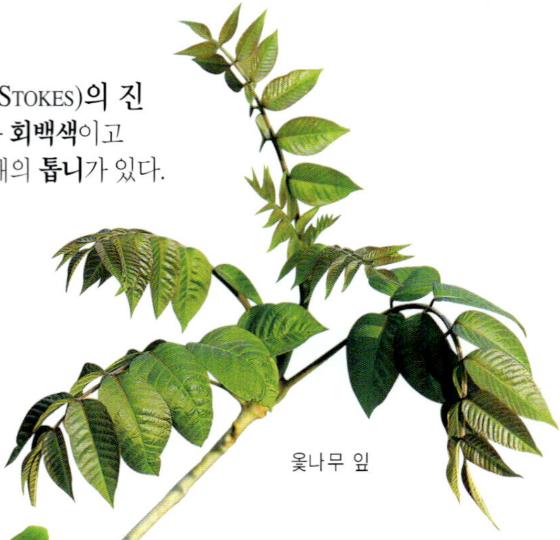

옻나무 잎

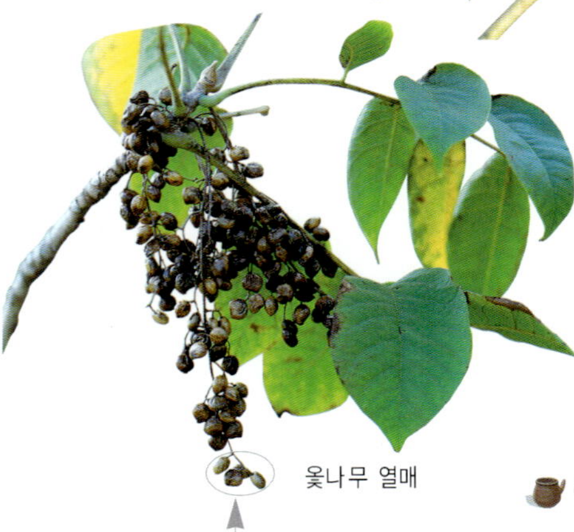

옻나무 열매

매끈

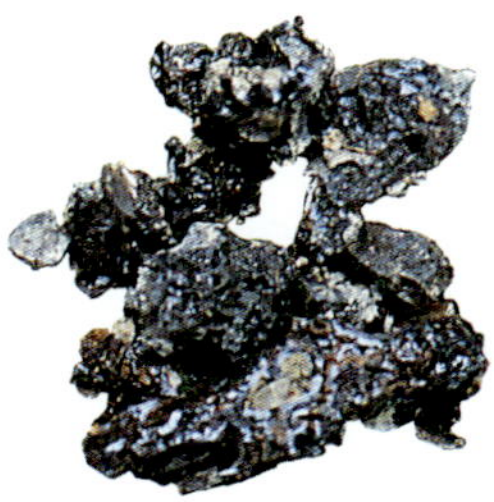

乾漆(건칠)

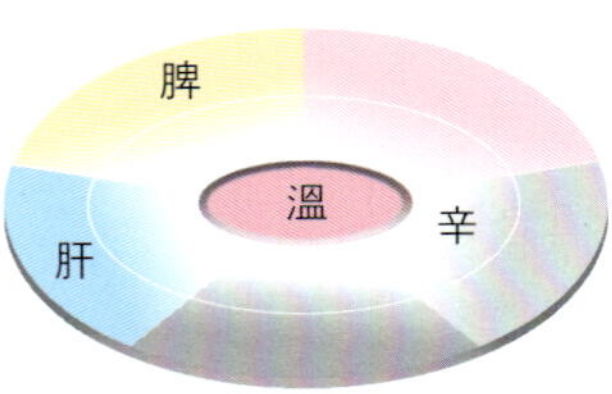

藥 毒

어혈이 있거나 생리불순 또는 생리통에 쓰인다.
- 암의 전이를 억제한다.
- 관절염에 효과적이다.

접촉성 피부알러지 반응을 일으킨다.
- 고혈압 환자나 임산부는 복용을 금한다.

2~5g

225쪽 참조

75-2 오배자(五倍子)

옻나무과(Anacardiaceae)

붉나무(*Rhus javanica* L.) (*R. chinensis* MILL.)**의 잎에 달린 벌레집**

갈잎떨기나무로 잎줄기에 날개가 있고 작은 잎은 가장자리 전체에 **톱니**가 드문드문 있다. 꽃은 7~9월에 **황백색**으로 핀다.

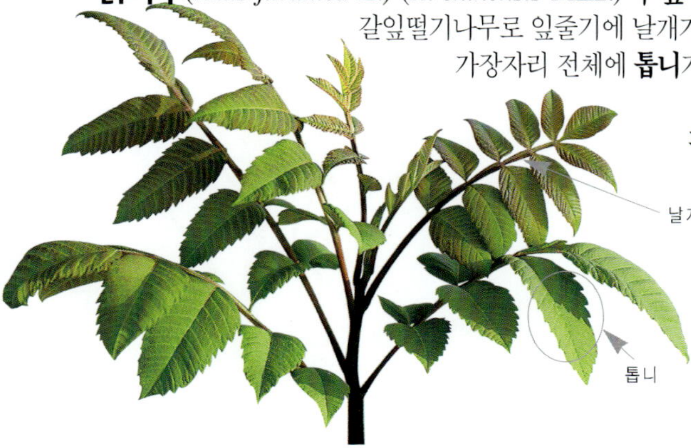

붉나무 잎

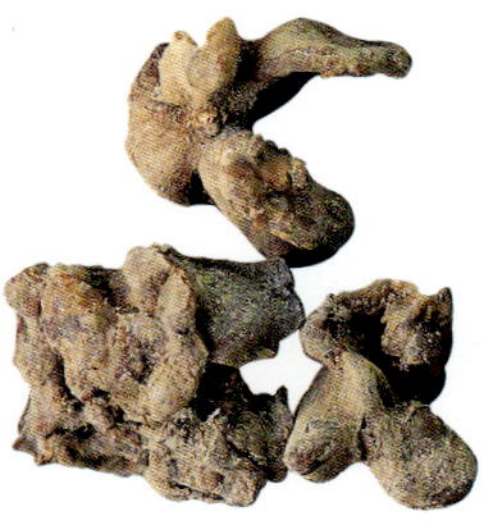
五倍子(오배자)

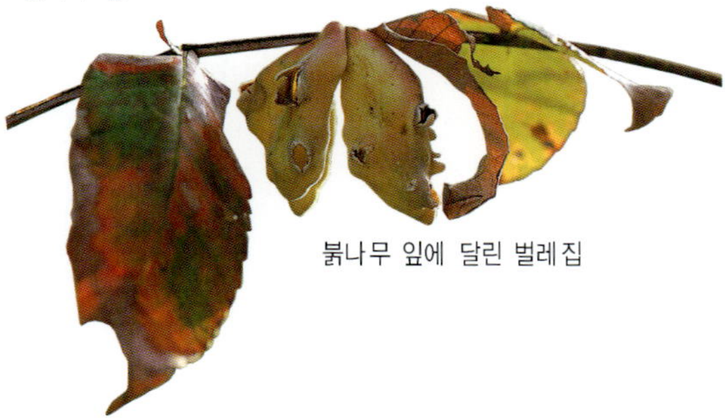
붉나무 잎에 달린 벌레집

- 수렴작용이 있어 상처부위를 응고시켜 지혈시킨다.
  - 오래된 설사에 쓰인다.
  - 자한(自汗), 도한(盜汗), 유정(遺精)에 쓰인다.
- 3~10g

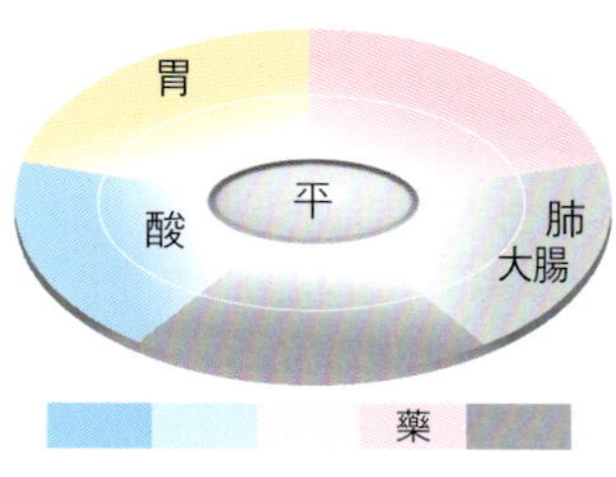

258쪽 참조

75-3 개옻나무

옻나무과(Anacardiaceae)
개옻나무(*Rhus tricocarpa* MIQ.)
갈잎큰키나무로 잎자루가 붉고
소엽에는 2~3개의 **톱니**가 있다.
꽃은 6~7월에
황록색으로 핀다.
과피에 **가시털**이 있다.

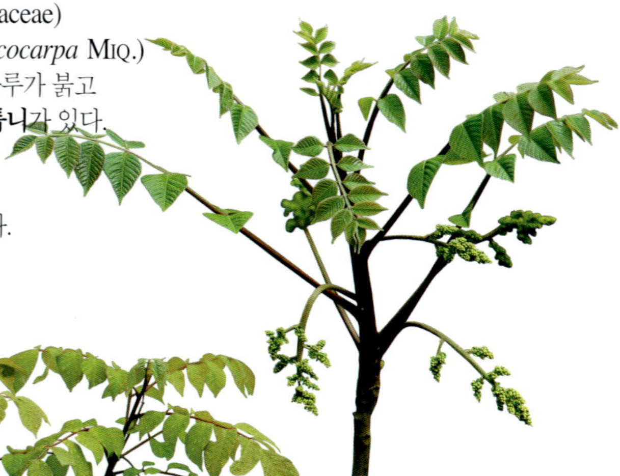
개옻 나무 잎

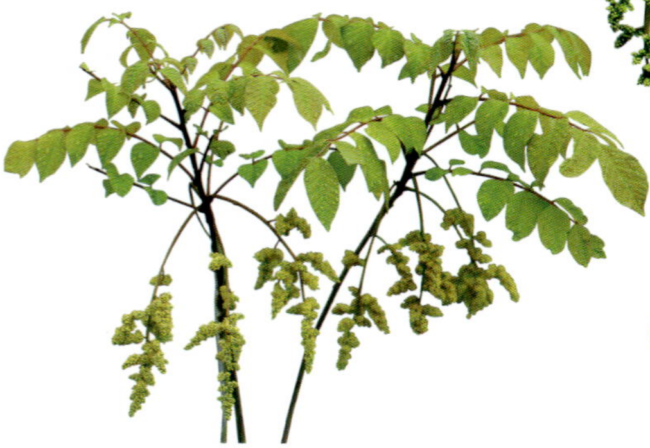
개옻 나무 꽃

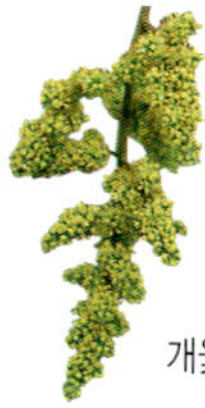
개옻 나무 꽃(부분)

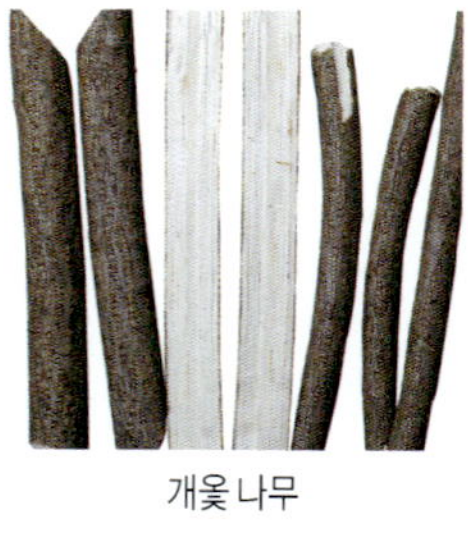
개옻 나무

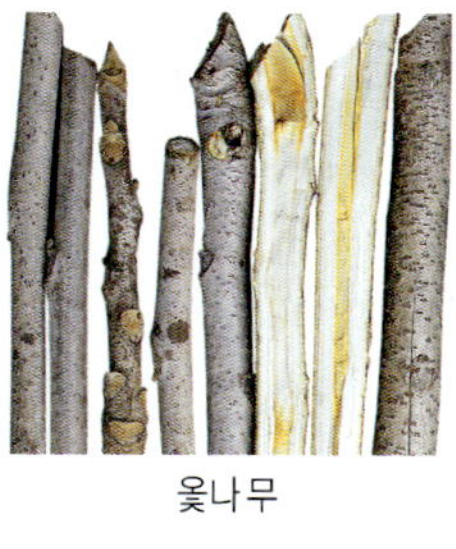
옻나무

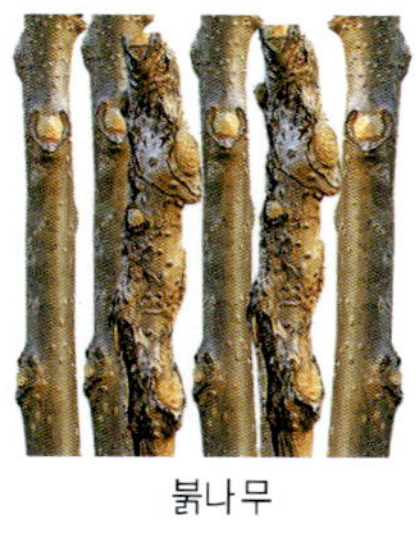
붉나무

옻나무는 재배하거나 밭둑에 자라고, 개옻나무는 산기슭에서 흔히 볼 수 있다. 개옻나무 껍질을 옻나무 껍질로 오용하는 경우가 있다. 일본에서는 산칠(山漆)로 불린다.

9~15g

76-1 낭유피(榔楡皮)

느릅나무과(Ulmaceae)

참느릅나무(*Ulmus parvifolia* JACQ.)의 껍질

잎은 **털**이 없고 **도란상타원형** 또는 **긴타원형**이다. 길이 3~5cm이고 열매는 **시과**로 10월에 익는다. **털**이 없고 씨는 날개 중앙에 위치한다.

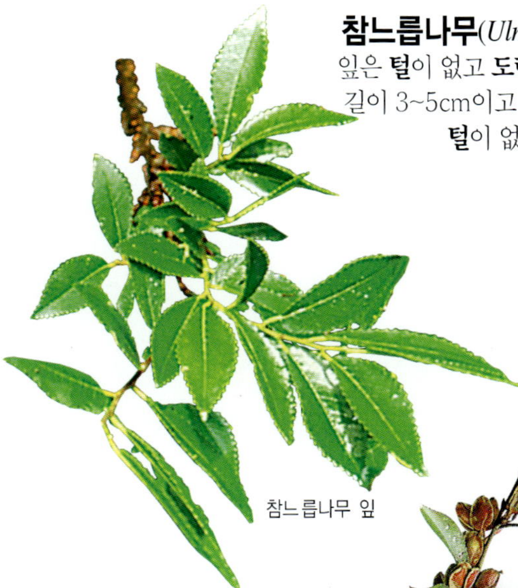

참느릅나무 잎

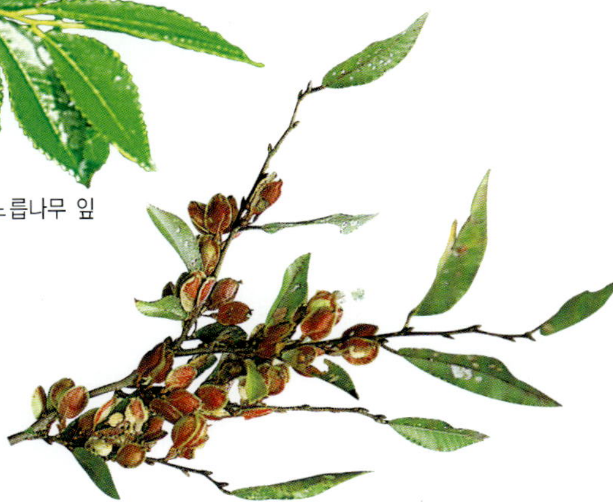

참느릅나무 열매

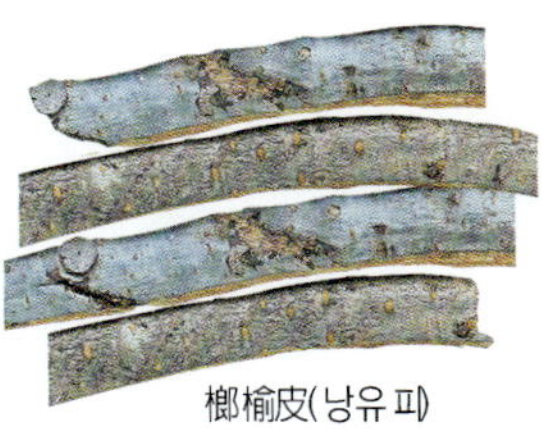

榔楡皮(낭유피)

- 소변을 잘 나오게 하며 잠이 잘 오지 않을 때 쓰인다.
- 화농성 유선염(乳線炎)에 달여서 복용하고 찌꺼기는 설탕을 넣고 찧어서 아픈 곳에 붙인다.
- 15~30g

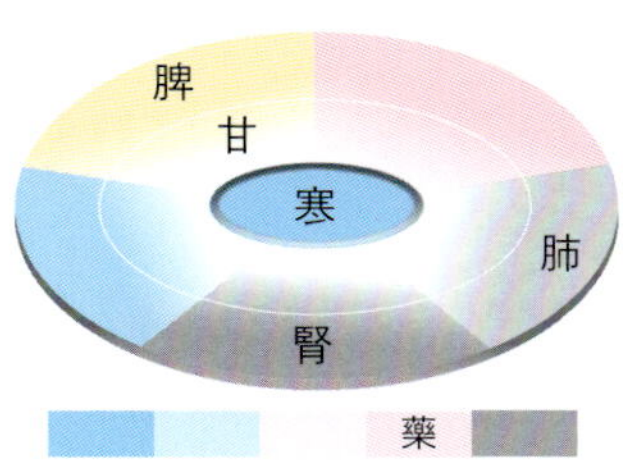

76-2 무이(蕪荑)

느릅나무과(Ulmaceae)

왕느릅나무(*Ulmus macrocarpa* HANCE)의 열매를 가공한 것

잎은 넓은 **도란상타원형**이고 폭이 2~9mm이다.

열매는 **시과**이고 길이 2~3cm이며 **털**이 있다.

종자는 **시과** 밑 부분에 있다.

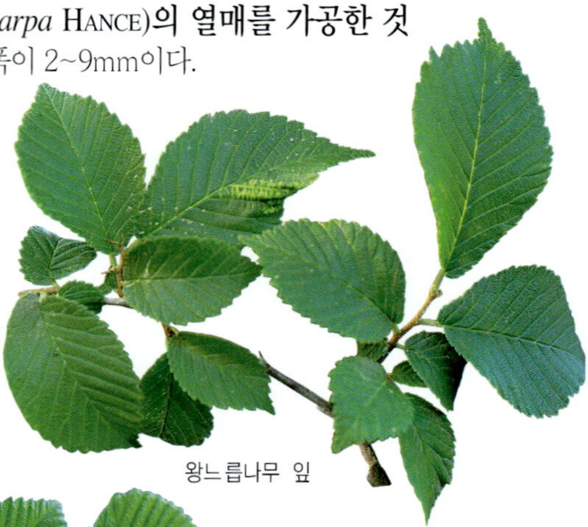
왕느릅나무 잎

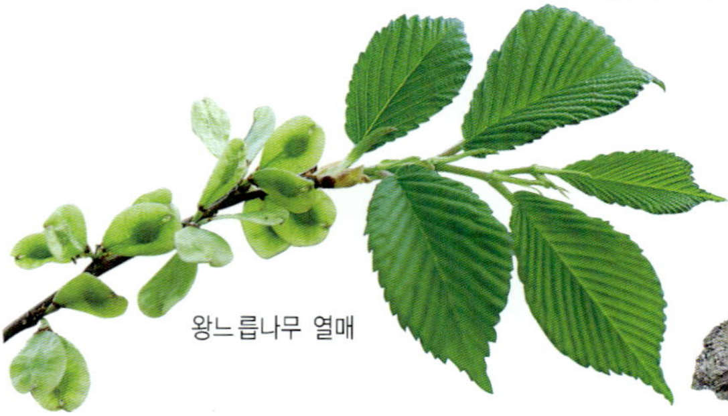
왕느릅나무 열매

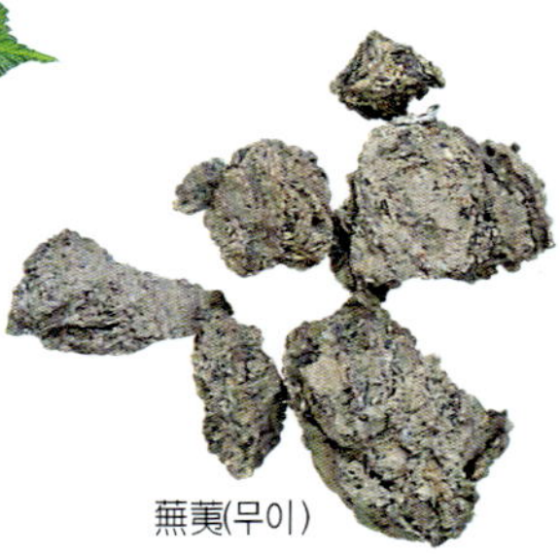
蕪荑(무이)

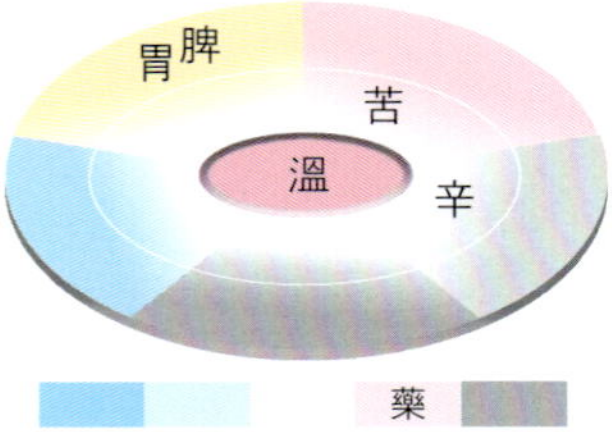

- 구충작용이 있어 기생충(회충, 요충, 촌충)에 의한 복통에 쓰인다.
- 항말라리아작용이 있다.

3~10g

241쪽 참조

76-3 유백피(榆白皮)

느릅나무과(Ulmaceae)

느릅나무(*Ulmus davidiana* PLANCH. var. *japonica* (REHDER) NAKAI)**의 껍질, 뿌리껍질**

잎은 넓은 **도란상타원형**이고 뒷면맥 위에 **털**이 있다.
열매는 **시과**이고 털이 없다.
종자는 **시과**의 상부에 있다.

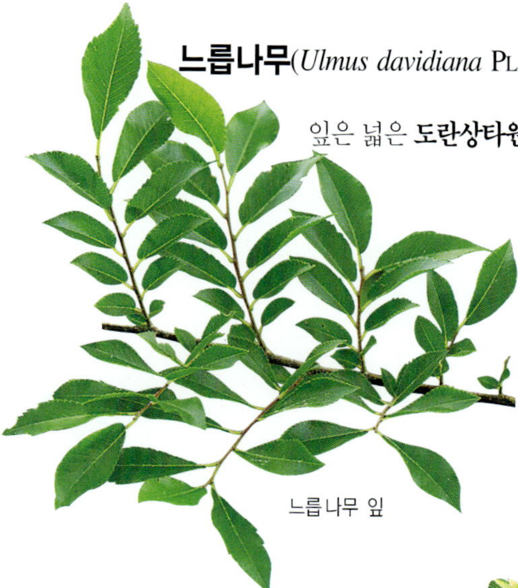

느릅나무 잎

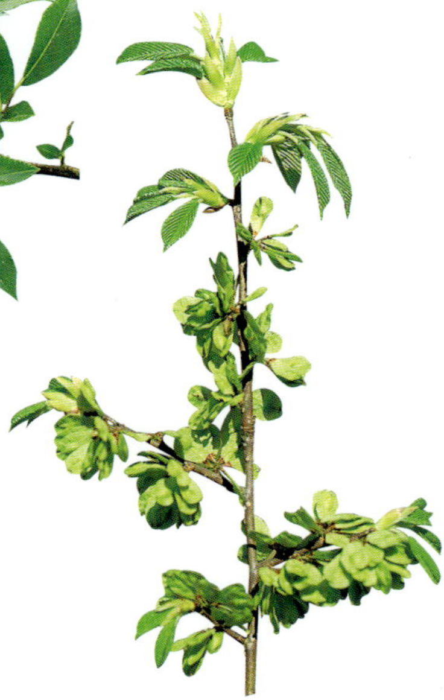

느릅나무 열매

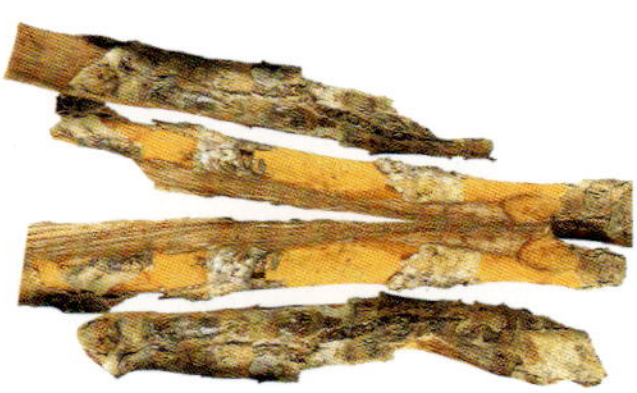

榆白皮(유백피)

항균작용이 있어 각종 종창과 피부질환에 추출물로 외용(外用)하는 데 쓰인다.

- 위염, 위궤양에 복용하며, 전통적으로 암 치료에 효과가 있다고 하여 널리 이용하고 있다.
- 비염(鼻炎), 알러지성 비염에 쓰인다.

9~15g

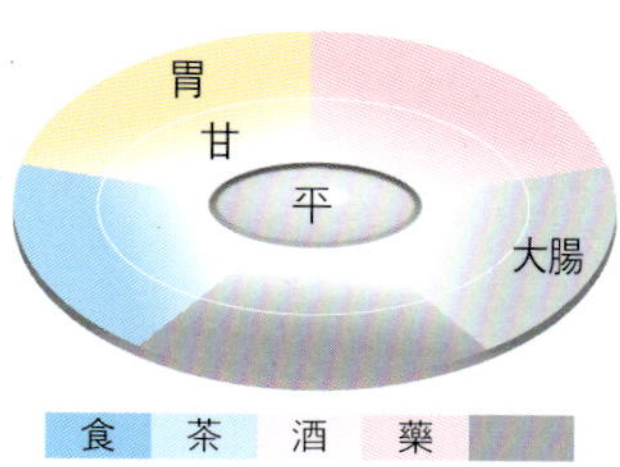

221쪽 참조

中 77-1 노로통(路路通)

조록나무과(Hamammelidaceae)
대만풍나무(*Liquidambar formosana* HANCE)**의 열매**
갈잎떨기나무로 잎은 가지 끝에 모여 어긋나며 **3개**로 갈라진다
꽃은 암수한그루이며 암꽃은 두상화를 이루며 4월에 피고 **꽃잎**이 없다.
열매는 두과로 많은 **부드러운 털이** 있다.

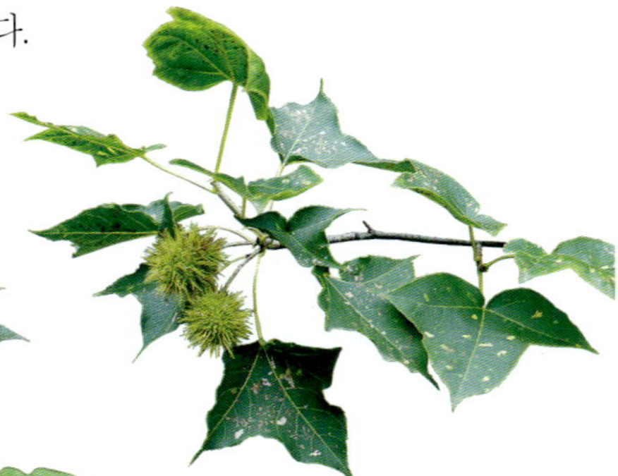
대만풍나무 열매

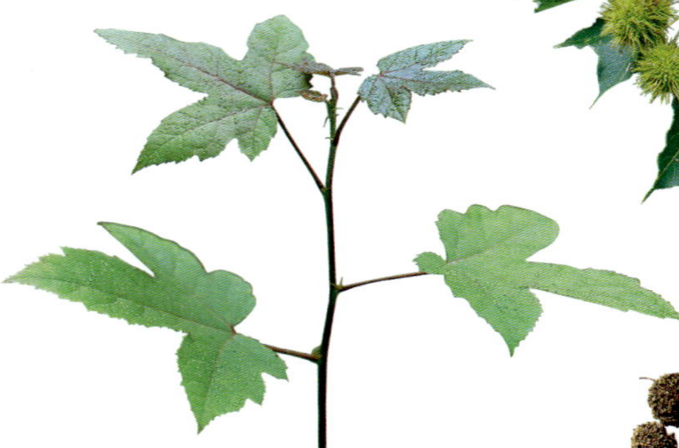
대만풍나무 새싹

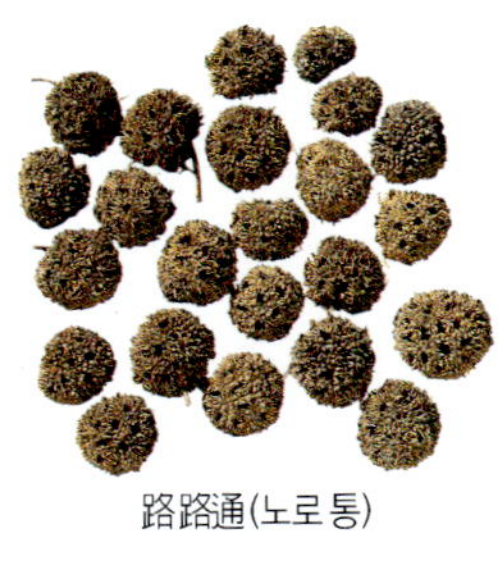
路路通(노로통)

생리불순, 관절통, 생리통에 쓰인다.
- 이뇨작용이 있어 전신부종에 쓰인다.
- 천식치료에 쓰인다.
- 습진, 악창, 옴, 치루 등에 태운 재를 꿀에 반죽하여 상처에 붙이는 데 쓰인다.

3~9g

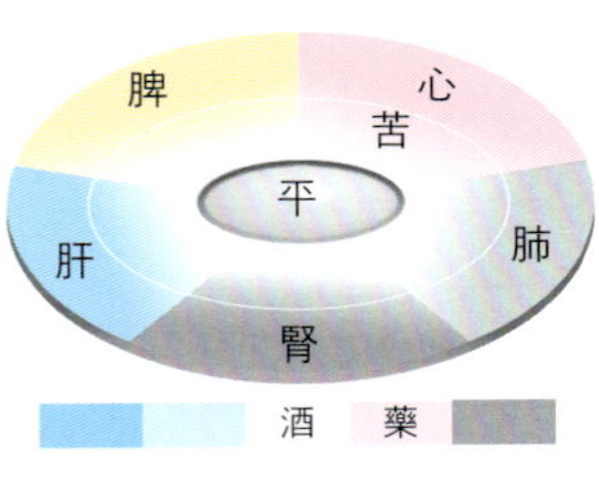

233쪽 참조

77-2 법국오동(法國梧桐)

버즘나무과(Platanaceae)
버즘나무(*Platanus orientalis* L.)
양버즘나무(*P. occidentalis* L.)**의 껍질**

잎은 난형이고 얕게 3~5갈래로 갈래는 **삼각형**이다. 꽃은 암수한그루이고 수꽃 두상화서는 **검붉은색**으로 잎겨드랑이에 달리며 암꽃 구상화서는 **연한 녹색**으로 가지 끝에 달린다. 열매는 3개 이상 달린다.

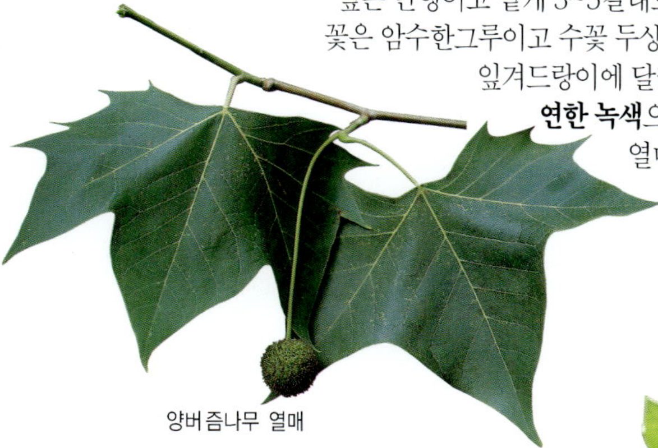
양버즘나무 열매

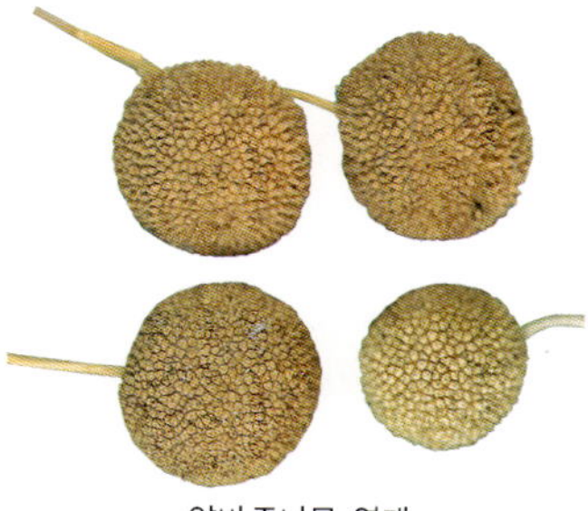
양버즘나무 열매

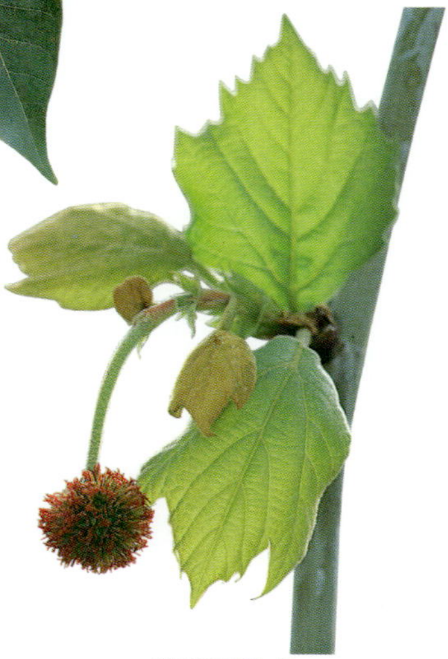
양버즘나무 꽃

복통, 설사, 이질에 쓰일 수 있다.
-버즘나무는 흔히 플라터너스라고도 하며 북한에서는 방울나무라고도 한다.
-열매의 모양이 노로통과 유사하다.
-약으로 이용하지 않는다.

78-1 담죽엽(淡竹葉)

벼과(Gramineae)
조릿대풀(*Lophatherum gracile* BRONGN.)**의 지상부**
높이 1~2m로 자란다. 포는 2~3년간 줄기를 싸고 있고 **털**이 있으며 마디 사이에 **백분**으로 덮이지만 4년째 없어진다.
꽃차례는 **털**과 **백분**으로 덮여 있고 기부가 **녹색포**로 싸여있다.
소수는 **좁은피침형**이고 둘째 **포영**에는 5맥이 있다.
꽃은 **4월**에 피고 열매는 **5~6월**에 익는다.

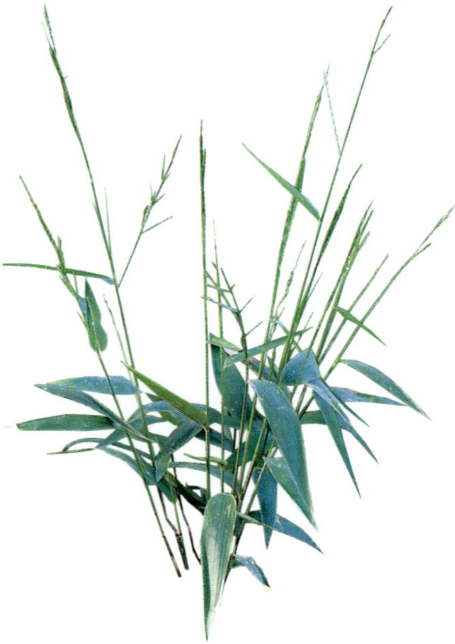

조릿 대풀 전초

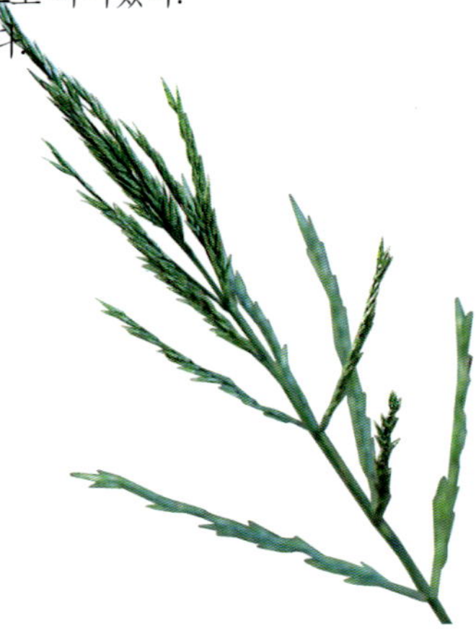

조릿 대풀 꽃

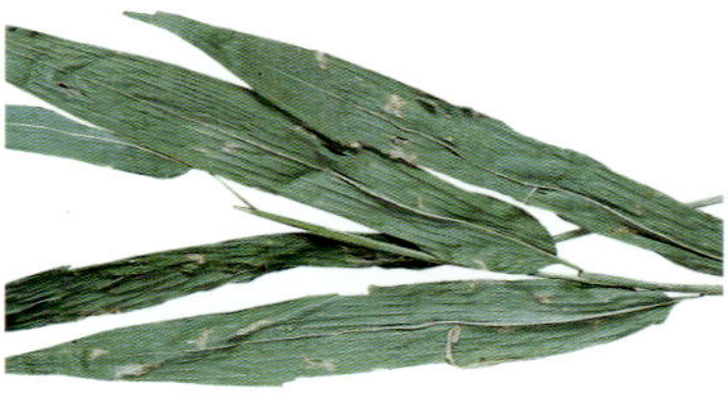

淡竹葉(담죽 엽)

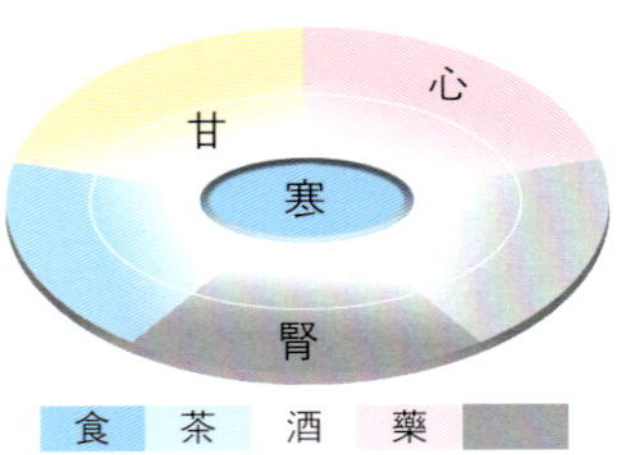

화병으로 입안이 자주 마르며 가슴이 답답하고 열이 나는 데 쓰인다.
- 신경성으로 소변을 자주 보거나 잔뇨감이 있는 데 쓰인다.
- 잇몸이 붓고 아픈 증상에 쓰인다.

9~15g

78-2 죽엽(竹葉)

벼과(Gramineae)

이대(*Pseudosasa japonica* (SIEBOLD & ZUCC. ex STEUD.) MAKINO)**의 잎**

높이 **2~4(5)**m로 자란다.
잎집은 마디 사이보다 길며 오랜 동안 남아있다
일찍 떨어지는 **견모**가 약간 있다.
원추꽃차례는 **잔털**이 있고 자줏빛이 돌며
소수는 5~10개의 꽃으로 피고
첫째 **포영**은 11~15mm이고 끝에 **털**이 있다.

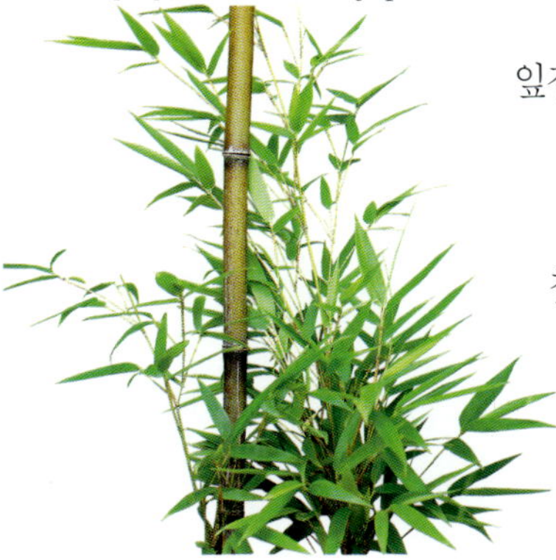
이대 잎

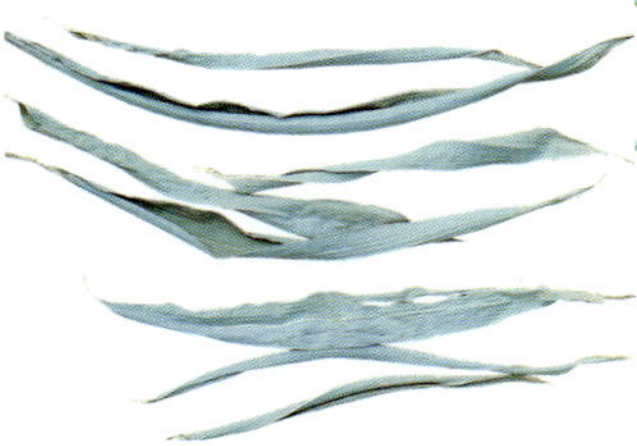
竹葉(죽엽)

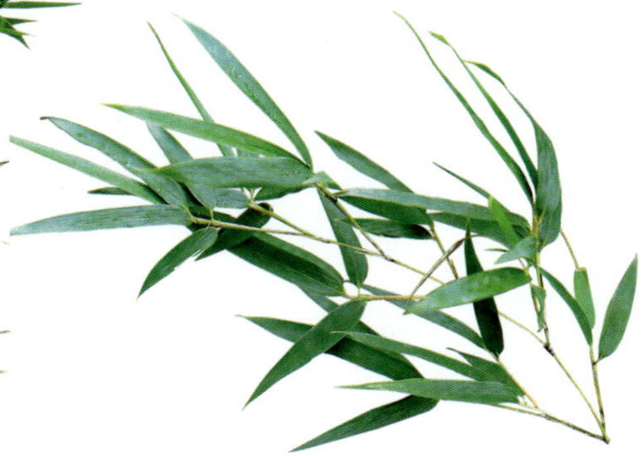
이대 잎

스트레스로 생기는 각종 증상을 개선시키는 데 쓰인다.
- 신경성으로 소변을 자주 보거나 시원하지 않는 데 쓰인다.
- 혈압을 내리며 동맥경화를 예방하고 혈당을 내리게 하는 데 쓰인다.

9~15g

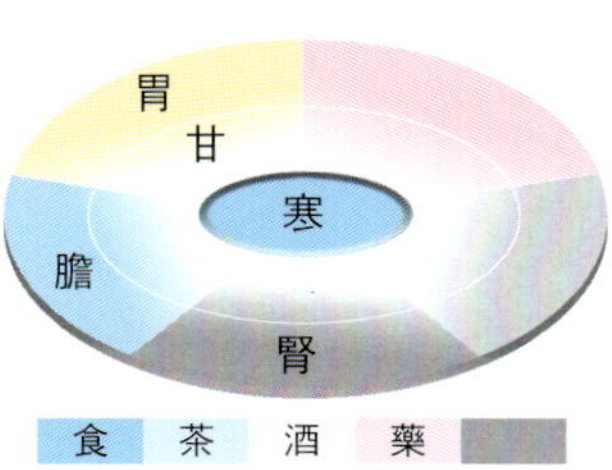

79-1 대조(大棗)

갈매나무과(Rhamnaceae)

대추나무(*Zizyphus jujuba* MILL. var. *inermis* (BUNGE) REHDER)**의 열매**

털잎이 변한 **가시**는 흔적만 있다.
꽃은 **연한 황록색**으로 소형이고
6월에 짧은 **취산꽃차례**로 핀다.
열매는 **단맛**이 난다.

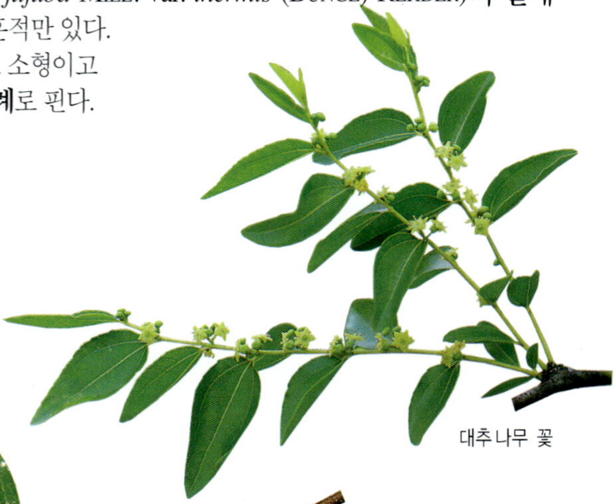

대추나무 꽃

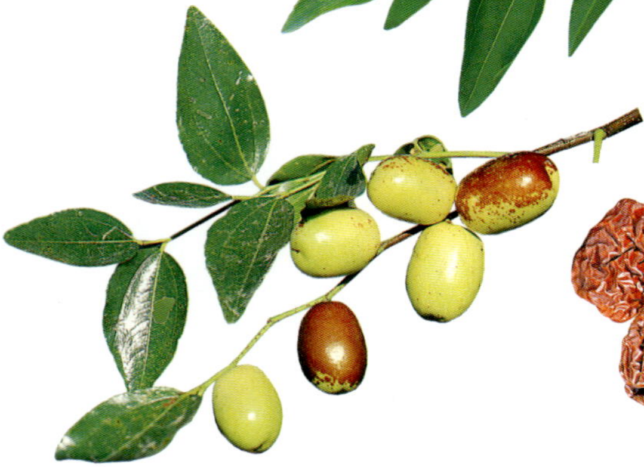

대추나무 열매

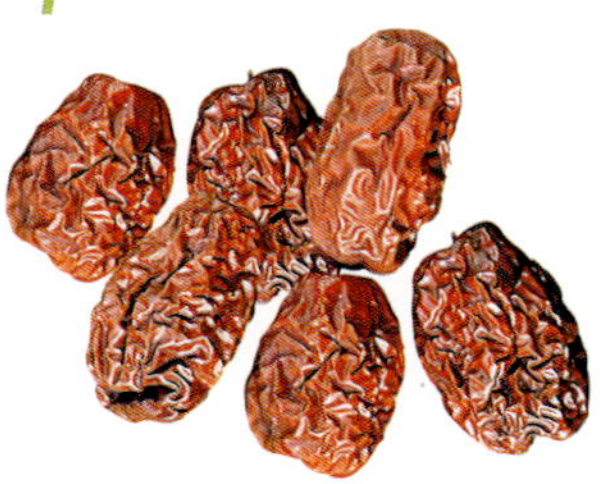

大棗(대조)

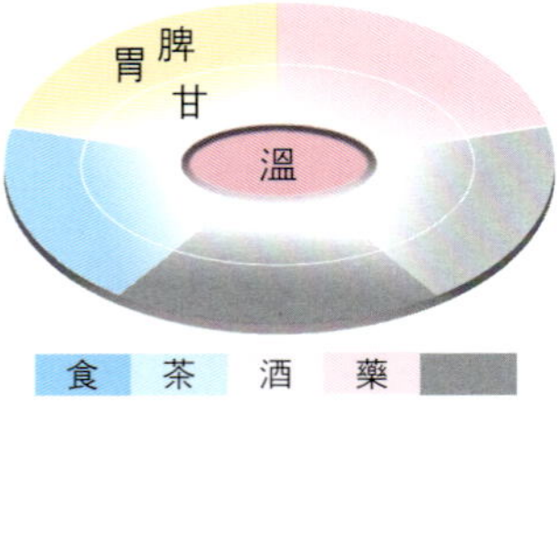

신경을 안정시켜 불안, 불면에 쓰인다.

- 기억력 개선의 목적으로 건망증에 쓰인다.
- 간보호작용과 항피로효과가 있으며 피부미용에 쓰인다.

9~15g

286쪽 참조

79-2 산조인(酸棗仁)

갈매나무과(Rhamnaceae)
묏대추나무(*Zizyphus jujuba* MILL. var. *jujuba*)
(*Z. jujuba* MILL. var. *spinosa* (BUNGE) HU ex H. F. CHOW)
열매(견과)속의 씨
턱잎이 **가시**로 되어 있다.
꽃은 엷은 **황록색**으로
5~6월에 취산꽃차례로 핀다.
열매는 씨가 굵고 **신맛**이 난다.

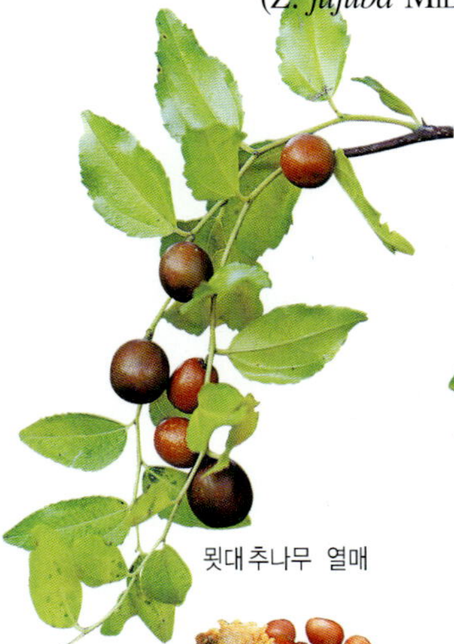

묏대추나무 열매

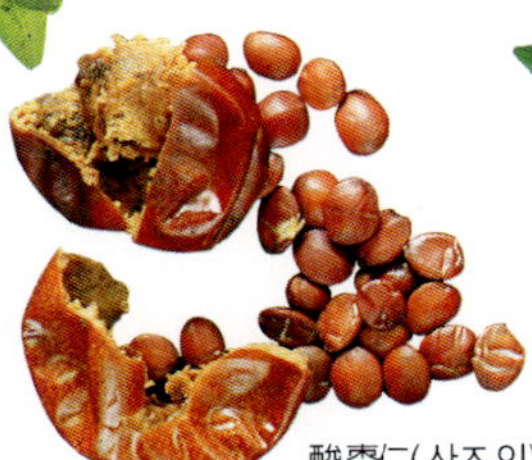

酸棗仁(산조인)

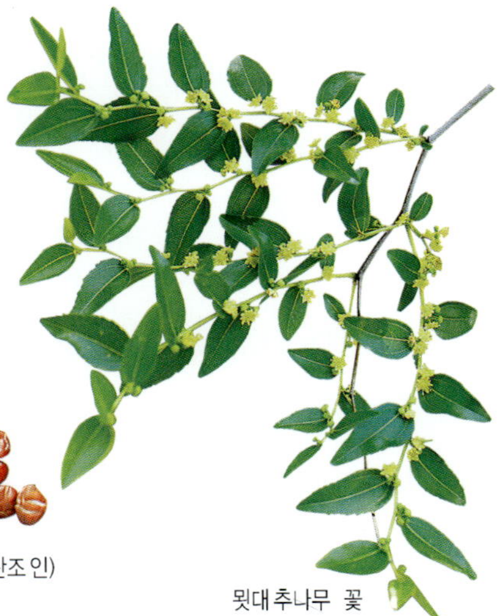

묏대추나무 꽃

진정작용이 있어 가슴이 뛰고 불안하며 잠을 잘 이루지 못할 때 쓰인다.

- 기억력 개선의 목적으로 건망증에 쓰인다.
- 동맥경화 예방과 혈압을 내리는 데 쓰인다.

6~15g

222쪽 참조

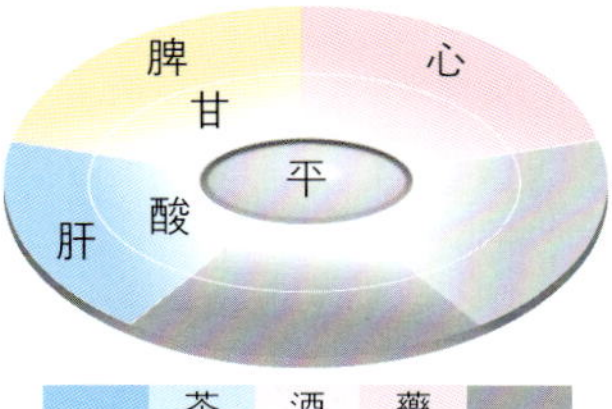

80-1 동피(桐皮)

현삼과(Scrophulariaceae)
오동나무(*Paulownica coreana* UYEKI)**의 껍질**
갈잎큰키나무로 잎은 마주나고 **넓은 심장형**이며 3갈래이다.
잎 뒤에 갈색의 **짧은 털**이 많다.
꽃은 5~6월에 피며 **흰빛**을 띤 **자주색**이다.
열매는 **삭과**로 끝이 뾰족하고 둥근 모양이다.

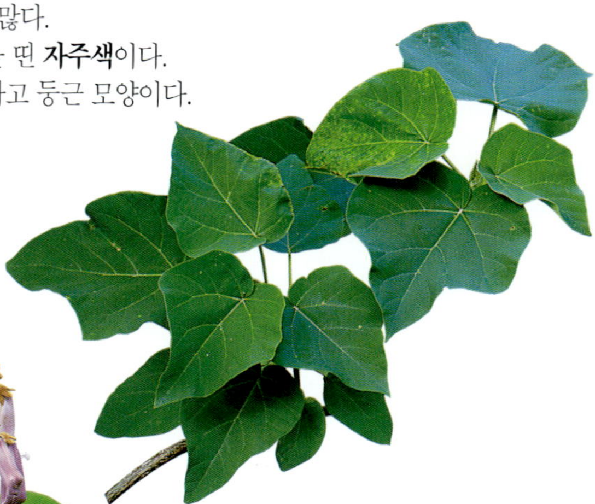
오동나무 잎

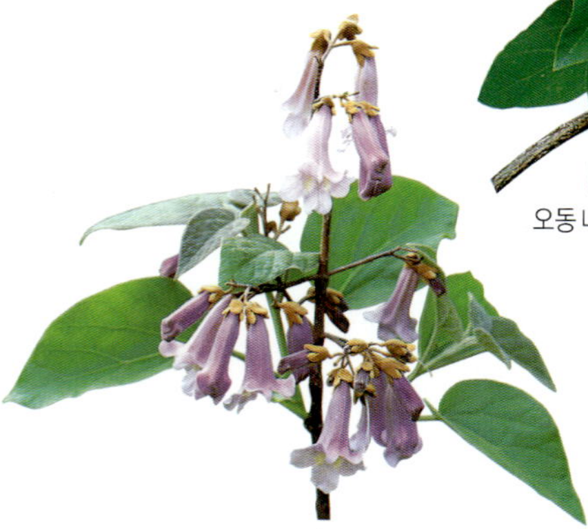
오동나무 꽃

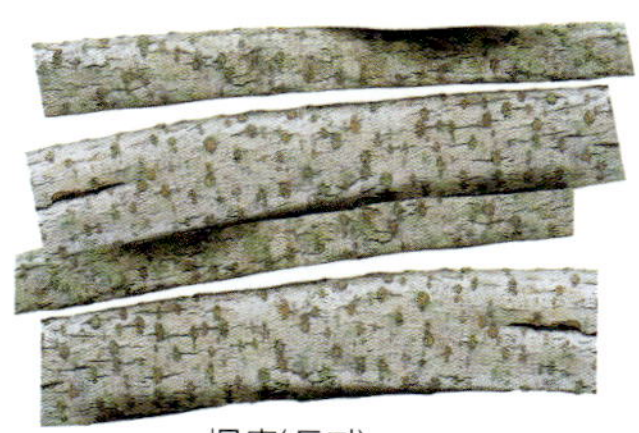
桐皮(동피)

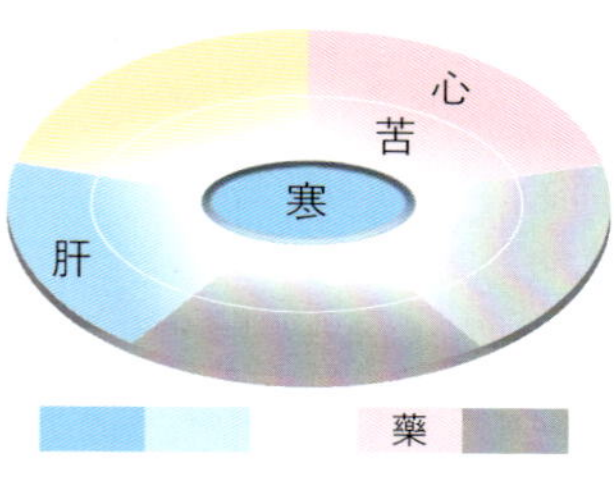

지혈작용이 있어 코피, 치질에 쓰인다.
- 달인 물에 머리를 감으면 머리카락에 윤기가 난다.

15~30g

270쪽 참조

80-2 오동자(梧桐子)

벽오동과(Sterculiaceae)
벽오동(*Firmiana simplex* (L.) W. F. WIGHT)**의 열매**
갈잎떨기나무로 잎은 어긋나고 **난형**이며
끝이 3~5갈래이다. 양면에 **털**이 없다.
꽃은 6~7월에 피고 **꽃잎**은 없다.
열매는 5개의 **분과**로 되어 있다.

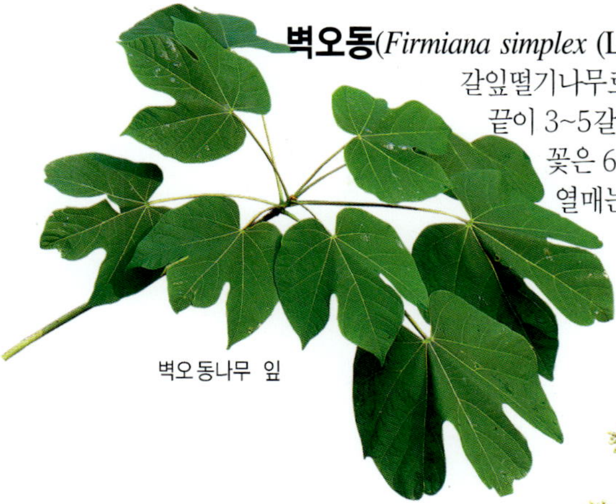

벽오동나무 잎

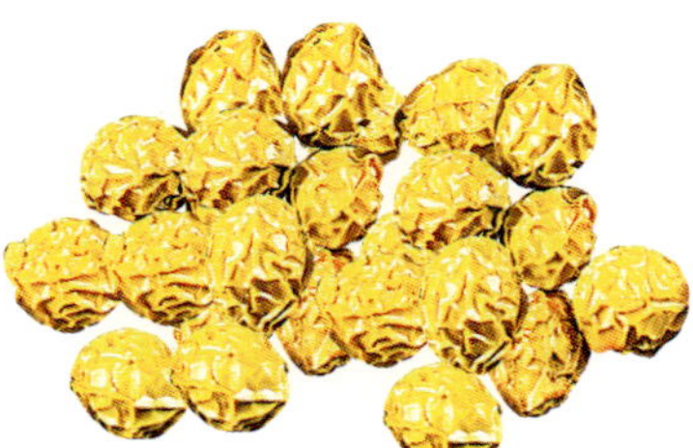

梧桐子(오동자)

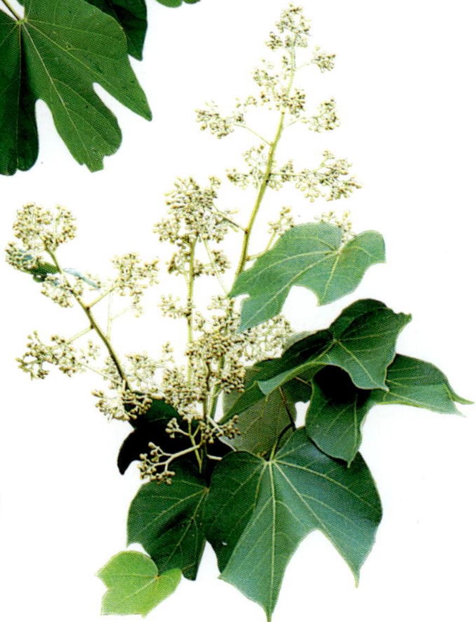

벽오동나무 꽃

비위(脾胃)를 도와 식욕부진, 소화불량에 쓰인다.

- 구내염에 태운 가루를 상처에 바른다.

3~9g

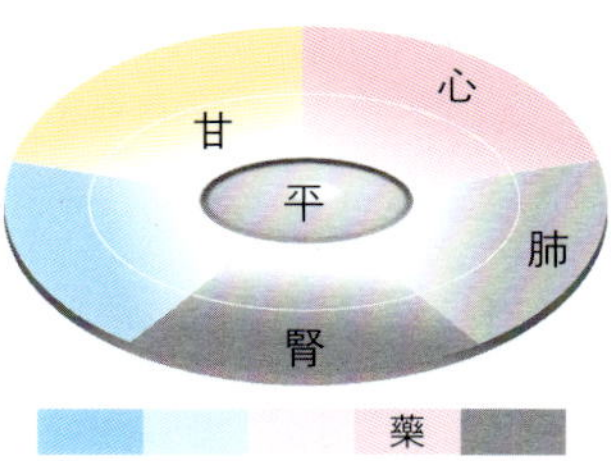

80-3 재백피(梓白皮)

능소화과(Bignoniaceae)
개오동(*Catalpa ovata* G. DON)**의 껍질**
갈잎떨기나무로 잎은 마주나고 넓은 **난형**이며 얕게 3~4갈래이다.
맥 위에 **잔털**이 있다.
잎자루는 **자줏빛**을 띤다.
꽃은 **황백색**으로 6~7월에 핀다.
열매는 **삭과**로 길고 좁은 선형이다.

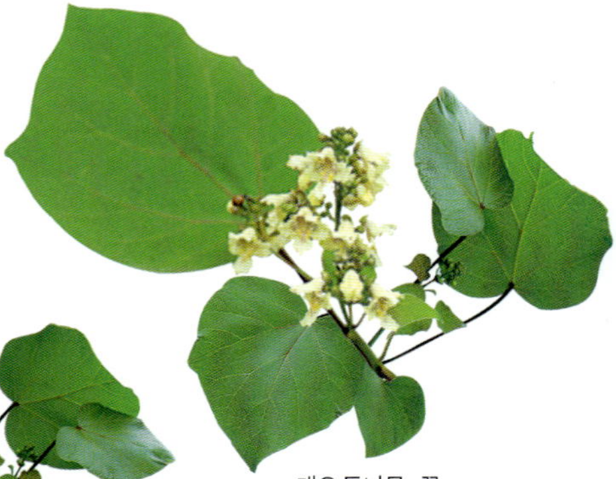

개오동나무 꽃

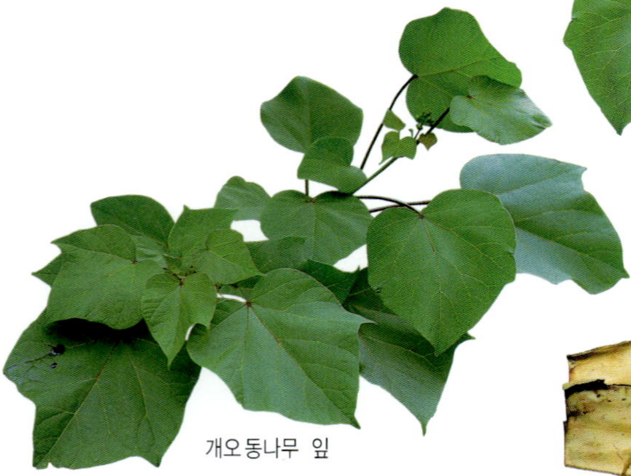

개오동나무 잎

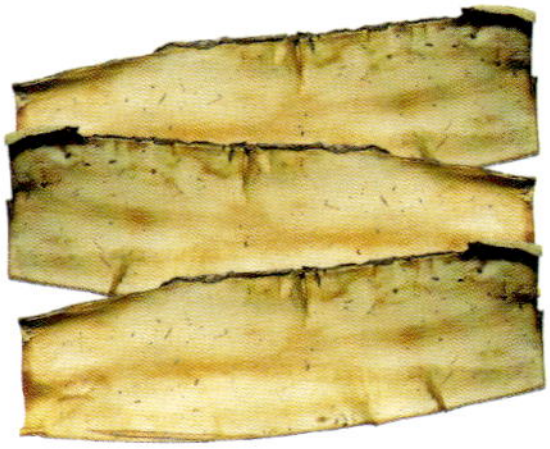

梓白皮(재백피)

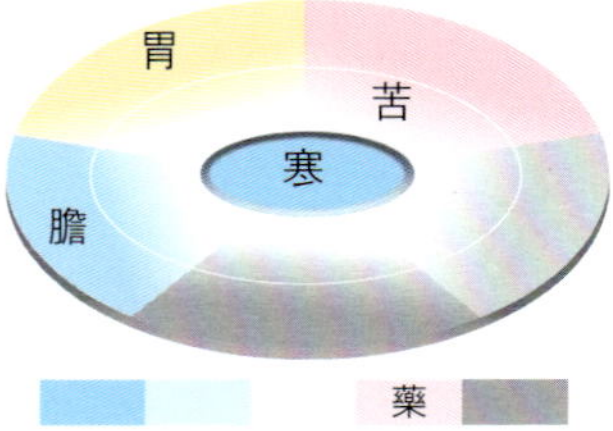

소염작용이 있어 위염, 장염에 쓰인다.
- 이뇨작용이 있어 전신부종에 쓰인다.
- 각종 피부병에는 달인 물로 목욕한다.

3~9g

278쪽 참조

● 오동나무, 벽오동나무, 개오동나무의 겨울눈과 열매 ●

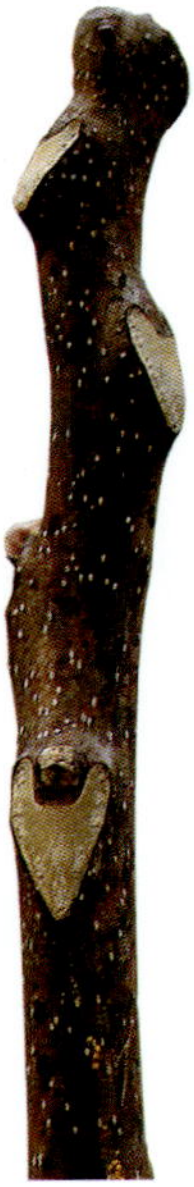

오동나무

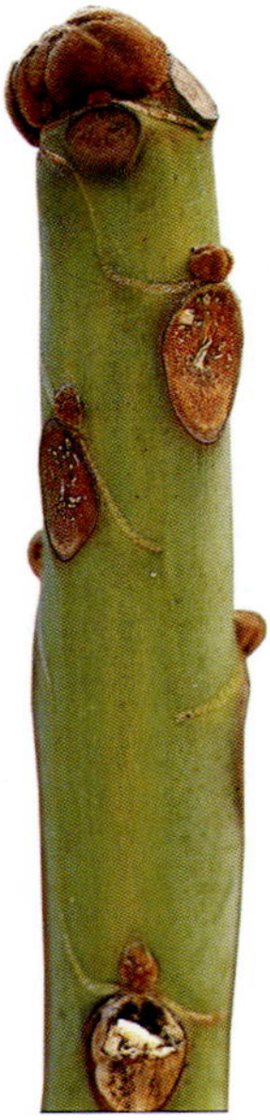

벽오동나무

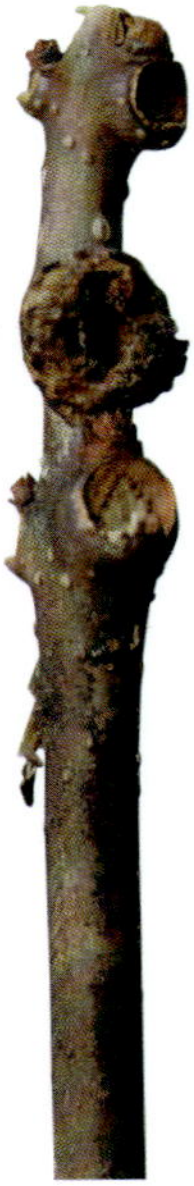

개오동나무

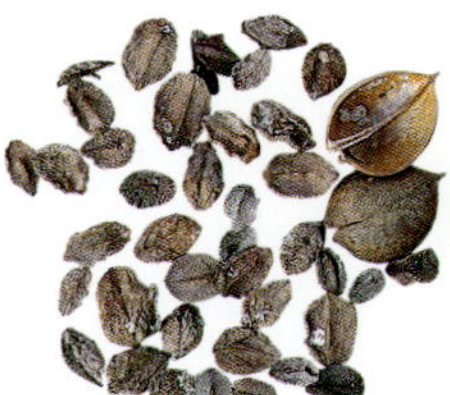

오동나무 열매

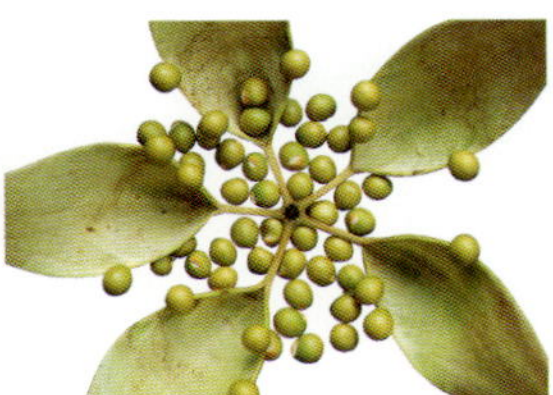

벽오동나무 열매

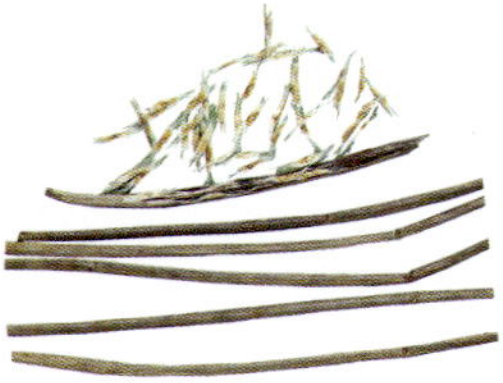

개오동나무 열매

81-1 두견화(杜鵑花)

진달래과(Ericaceae)
진달래(*Rhododendron mucronulatum* TURCZ.)**의 꽃**
전체에 선상 **비늘조각**이 밀포한다.
꽃은 **잎**보다 먼저 핀다.
연한 자주색 꿀 반점이 **화관** 안쪽에 붙어 있다.
열매는 **삭과**로 타원형이다.

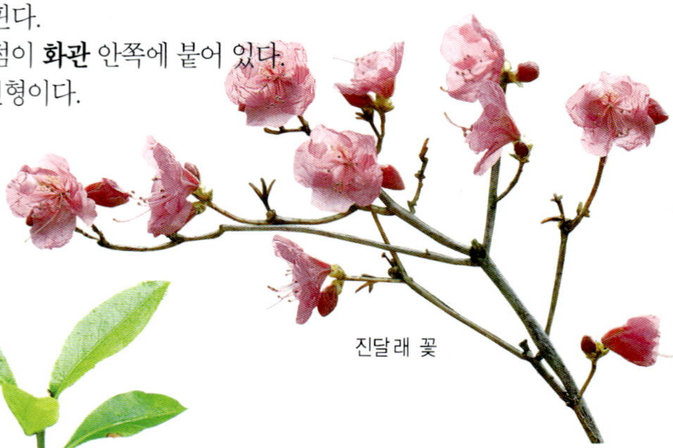
진달래 꽃

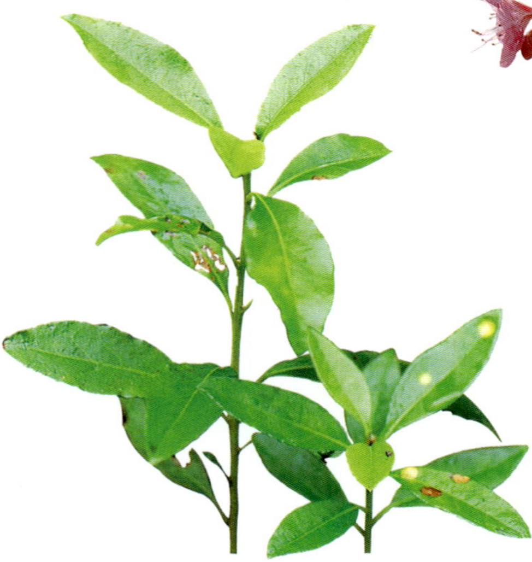
진달래 잎

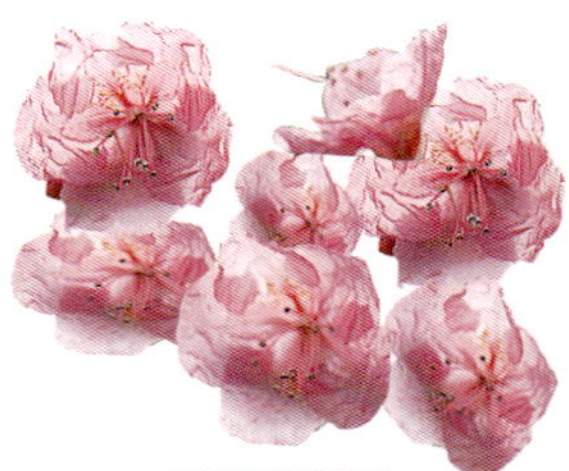
杜鵑花(두견화)

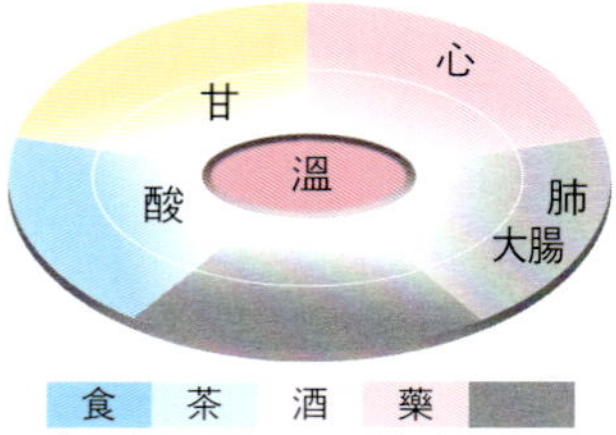

생리불순, 생리통과 자궁출혈에 쓰인다.
- 지혈작용이 있어 코피, 토혈, 치질출혈에 쓰인다.
- 장관을 자극하므로 변비에 쓰인다.

6~18g

81-2 양척촉(羊躑躅)

진달래과(Ericaceae)
철쭉(*Rhododendron schlippenbachii* MAXIM.)
산철쭉(*R. yedoense* MAXIM. for. *poukhanense* (H. LEV.) SUGIM.)**의 꽃**

잎은 뒷면 맥 위에 **털**이 나 있다.
꽃은 **연분홍색**으로 잎과 동시에 핀다.
화관 위쪽 내부에 자갈색 반점이 있다.
열매는 **삭과**로 선모가 나며 **난형**이다(철쭉).

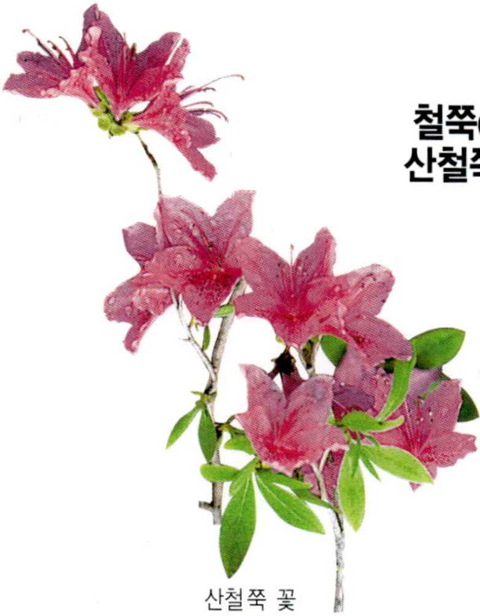
산철쭉 꽃

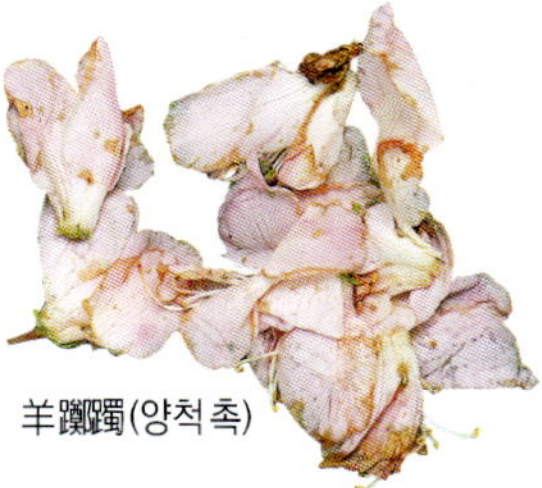
羊躑躅(양척촉)

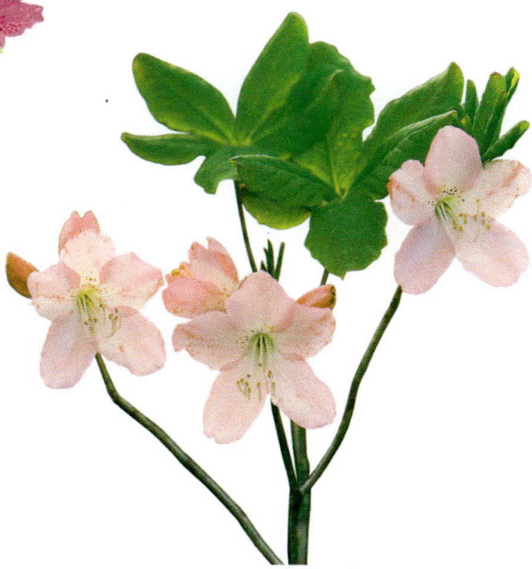
철쭉 꽃

진통작용이 있어 치통에 쓰인다.
- 항균작용으로 피부병에 외용한다.

꽃과 잎은 독성이 있다.
- 증상으로는 처음에는 매스껍고 토하며 설사를 하다가 차츰 맥박이 늦어지고 혈압이 낮아지며 호흡곤란이 온다.
- 구급법으로는 토하게 하거나 위세척을 한다. 민가에서는 치자나무즙으로 해독시킨다.

0.3~0.6g

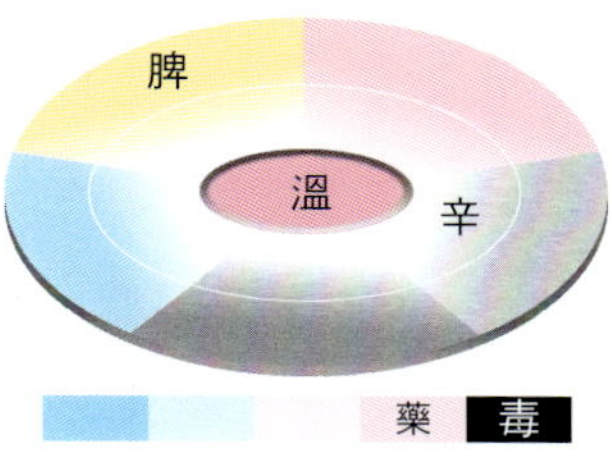

167쪽 참조

82-1 두송실(杜松實)

측백나무과(Cupressaceae)

노간주나무(노가지나무, *Juniperus rigida* SIEBOLD & ZUCC.)**의 열매**

석회암지대에 **서식**한다.

잎은 3개가 돌려나고 세모지고 **침형**이다.

윗면에 **흰색줄**이 있다.

꽃은 **5월**에 핀다.

열매는 **구과**로 흑자색이다.

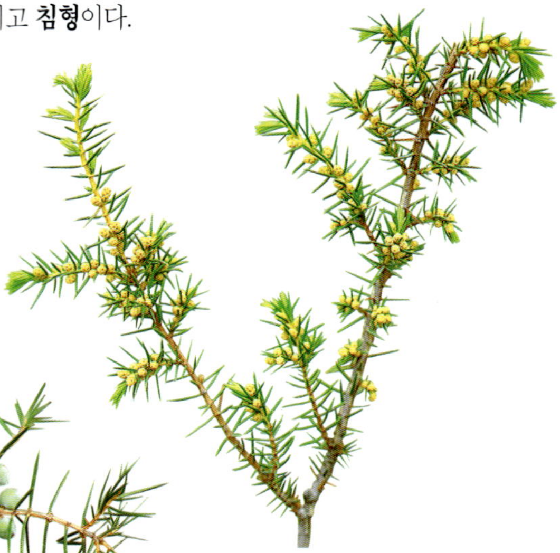
노간주나무 꽃

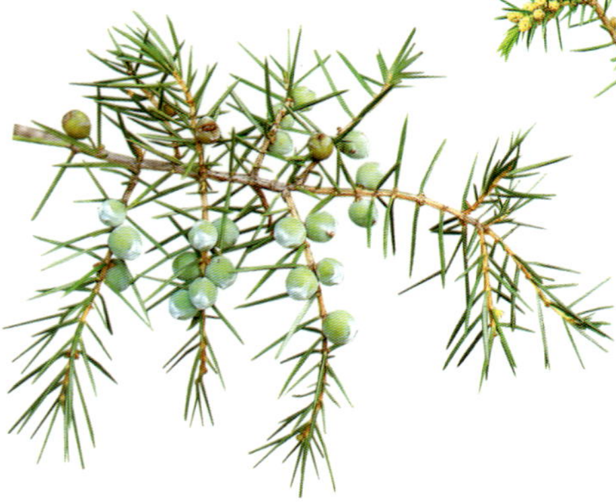
노간주나무 열매

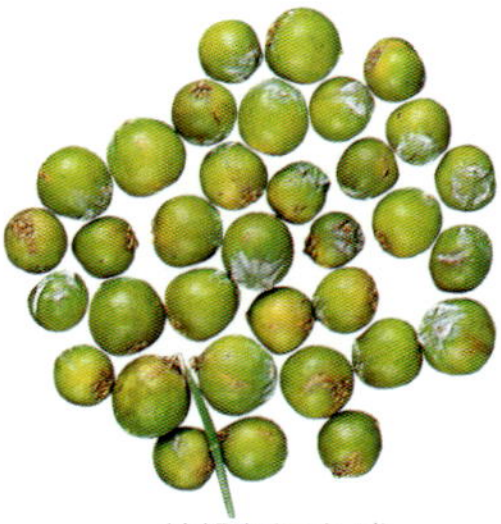
杜松實(두송실)

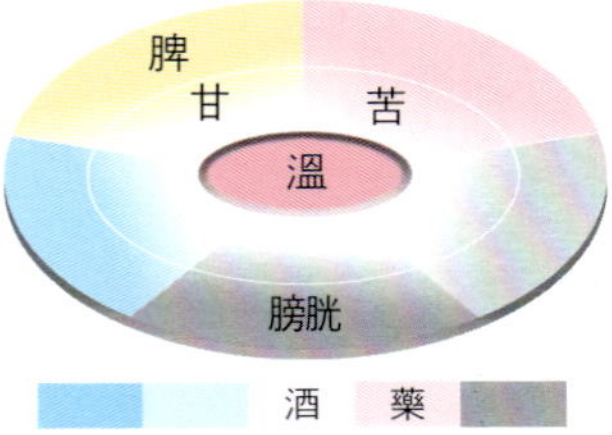

관절염, 류마티스성 관절염에 복용하기도 하고, 짓찧어 환부에 붙이기도 한다.

– 비뇨기 질환과 통풍에 쓰인다.

20~30g

82-2 비자(榧子)

주목과(Taxaceae)

비자나무(*Torreya nucifera* (L.) SIEBOLD & ZUCC.)**의 열매**

늘푸른큰키나무로 잎의 **주맥**은 뒷면에만 도드라진다.
수꽃은 난상원형이고 **화축**에 10여송이씩 달린다.
암꽃은 10개의 뾰족한 **녹색포**로 싸인다.
열매는 **녹색**이다.
종의가 **종자**를 완전히 둘러싼다.

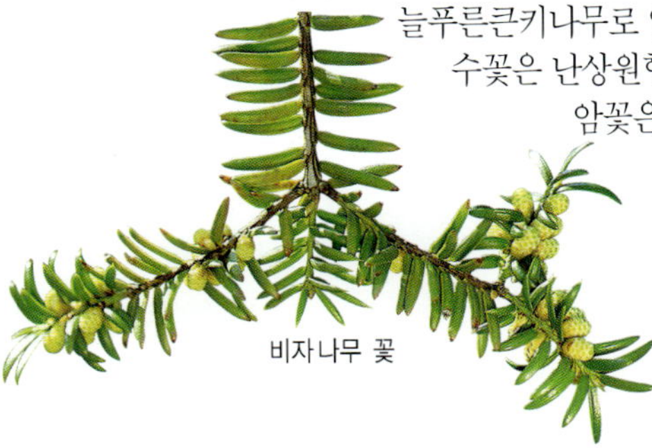
비자나무 꽃

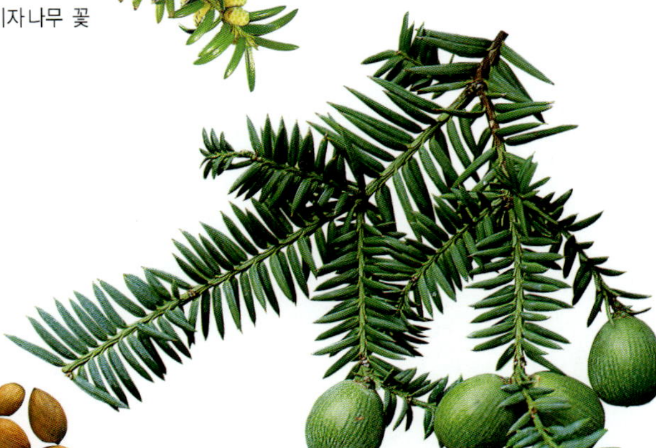
비자나무 열매

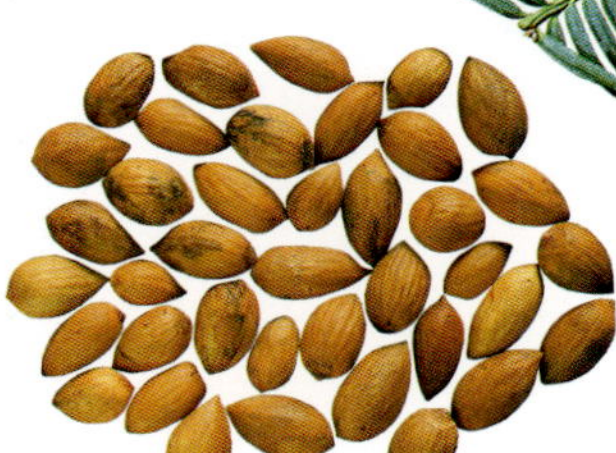
榧子(비자)

구충작용이 있어 회충, 촌충, 요충 구제약으로 쓰인다.
- 지방유(油)가 많아 변비에 쓰인다.

15~50g

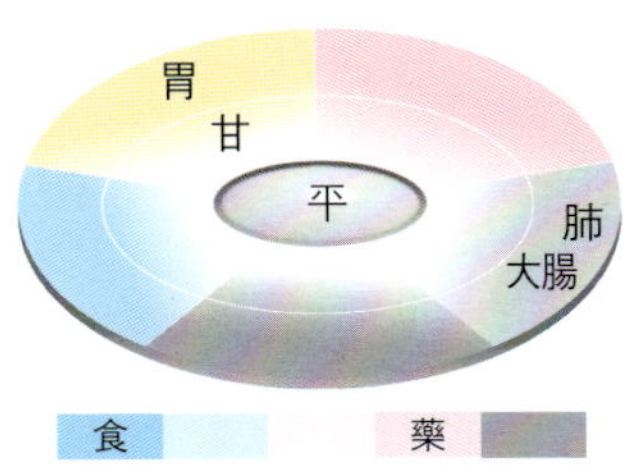

274쪽 참조

82-3 주목(朱木)

주목과(Taxaceae)

주목(*Taxus cuspidata* SIEBOLD & ZUCC.)**의 열매**

잎의 뒷면에는 2개의 연한 **황록색** 줄이 있고 중맥이 양면에 **돌출**되어 있다.
암꽃은 10장의 **포**로 싸여 있다.
종의가 **종자** 일부를 둘러싼다.

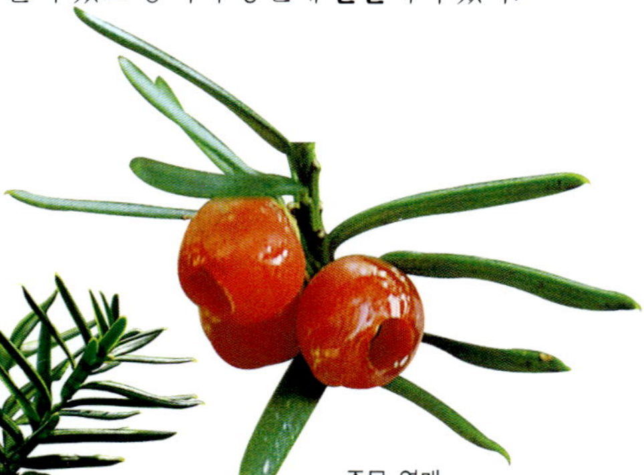

주목 열매

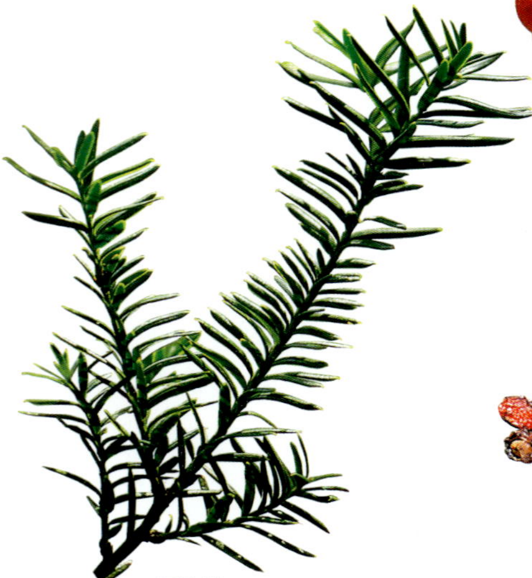

주목 잎

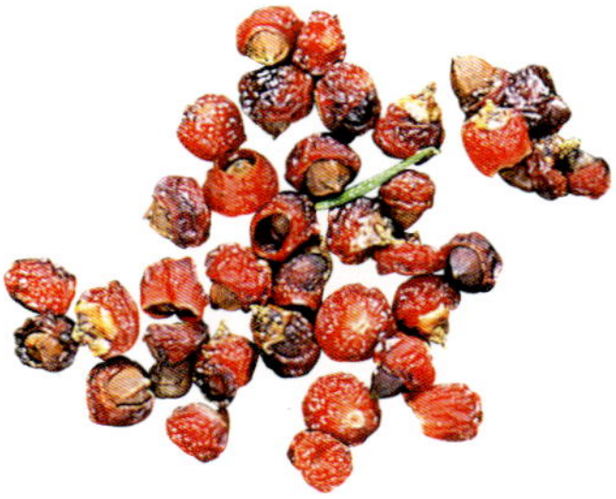

朱木(주목)

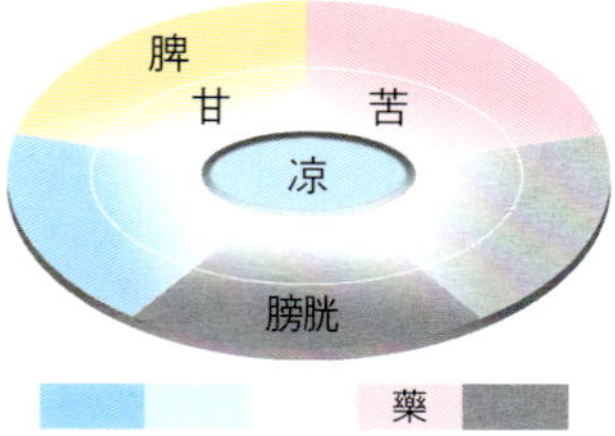

- 혈압 강하작용이 있어 고혈압에 쓰인다.
  - 혈당 강하작용이 있어 당뇨병에 쓰인다.
  - 이뇨작용이 있어 전신부종에 쓰인다.
  - 나무껍질은 항암제의 원료로 이용된다.
- 자삼(紫杉)이라고도 한다.
- 3~6g

82-4 토향비(土香榧)

주목과 (Taxaceae)

개비자나무(*Cephalotaxus koreana* NAKAI)**의 열매**

종자에는 적색의 **가종피**가 없다.
잎의 **주맥**은 앞뒷면에서
모두 도드라진다.
종의가 **종자**를
완전히 둘러싼다.

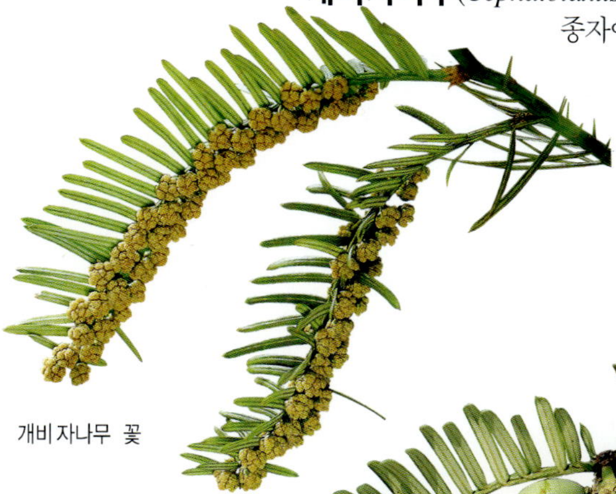

개비자나무 꽃

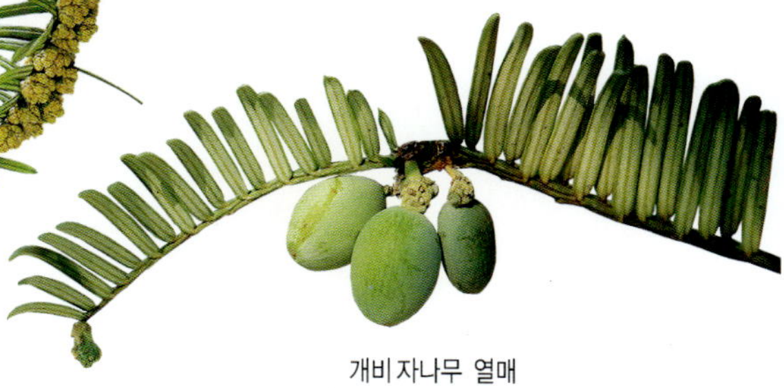

개비자나무 열매

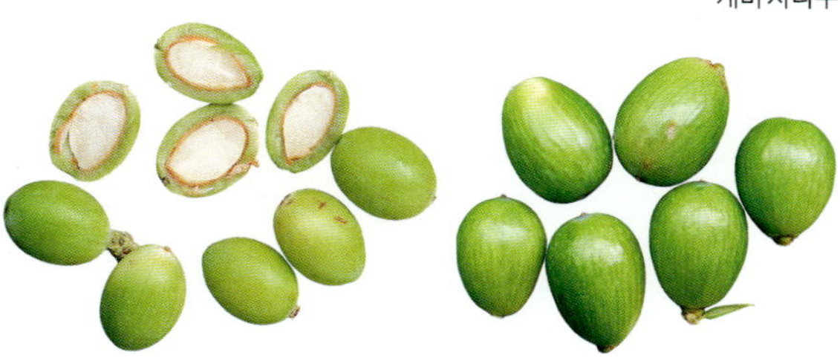

土香榧(토향비) / 榧子(비자) 비교

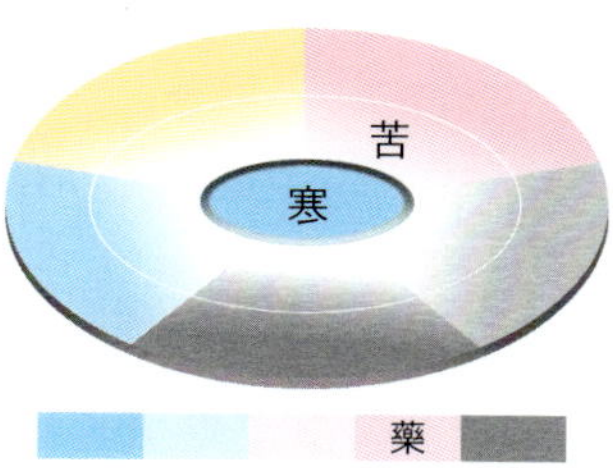

식적(食積)을 치료하고 회충을 구제하는 데 쓰인다.

- 잎은 림프암에 쓰인다.

3~6g

83-1 매괴화(玫瑰花)

장미과(Rosaceae)

해당화(*Rosa rugosa* THUNB.)의 꽃봉오리

줄기에 커다란 가시가 있고 가시모양의 **털** 또는 **융모**가 밀생한다.
잎에 **주름**이 많다. 잎은 **선점**이 없다.
꽃은 **장미색**이고 지름이 6~9cm이다.
바닷가에서 자란다.

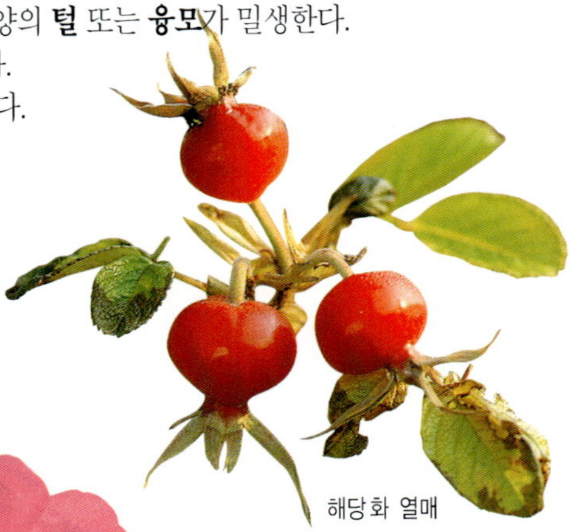

해당화 열매

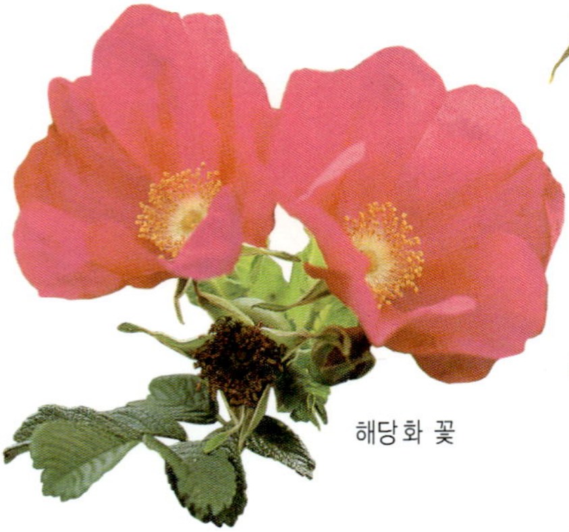

해당화 꽃

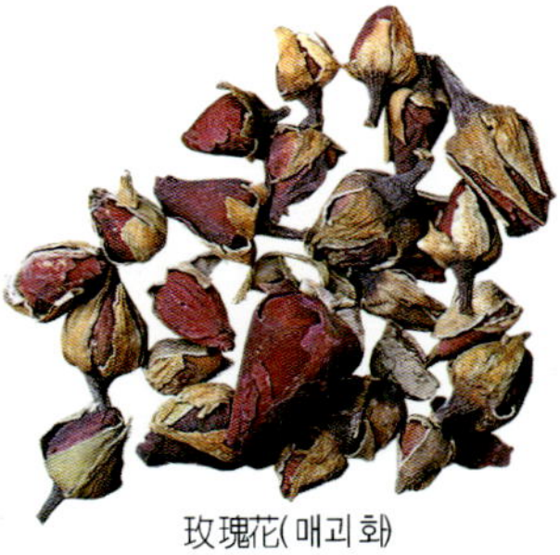

玫瑰花(매괴화)

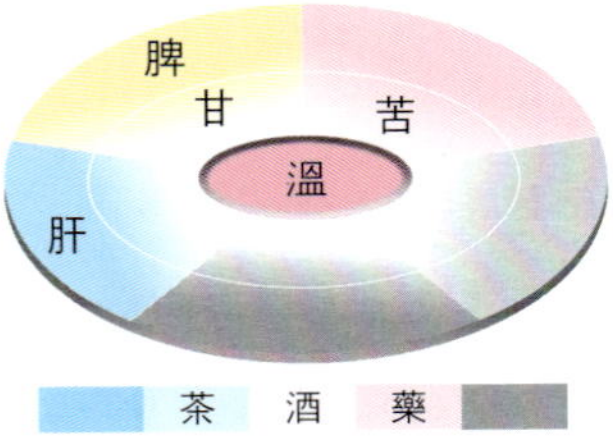

어혈(瘀血)을 풀어서 생리불순 및 생리통에 쓰인다.

– 신경성으로 인한 소화불량에 차[茶]로 마시면 좋다.

뿌리는 매괴근(玫瑰根)이라 하여 당뇨증상을 개선시키며, 소염 진통작용으로 관절염에 효과적이다.

3~6g

83-2 자매과(刺莓果)

장미과(Rosaceae)
생열귀나무(*Rosa davurica* PALL.)**의 열매**
원줄기는 적갈색이며 **털**이 없고 턱잎 밑에 가시가 있다.
잎은 뒷면에 **선점**이 밀생한다.
꽃은 **붉은색**이고 지름이 4~6cm이다.
산에서 자란다.

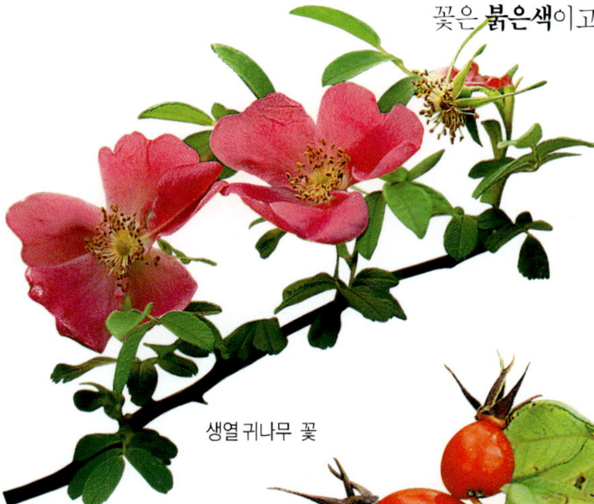
생열 귀나무 꽃

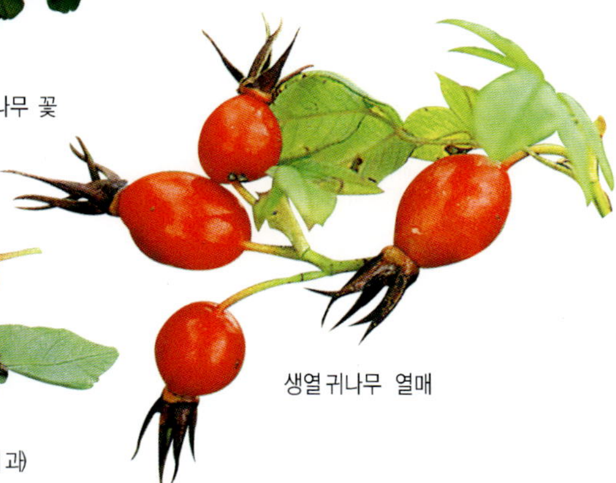
생열 귀나무 열매

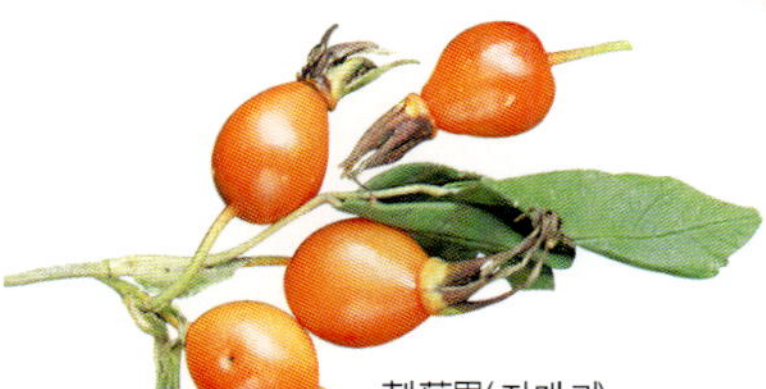
刺莓果(자매과)

- 건위작용이 있어 소화불량, 위염, 장염 등 복통설사에 쓰인다.
  - 생리불순, 생리통에 쓰인다.
  - 비뇨기계 각종 질환에 차[茶]용으로 오래도록 복용한다.

6~12g

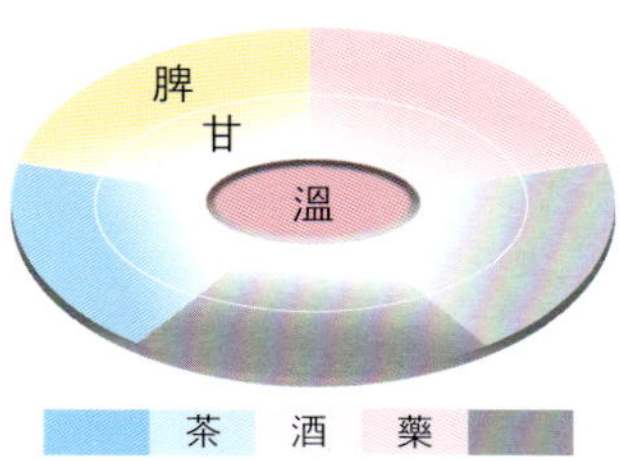

84-1 목통(木通)

으름덩굴과(Lardizabalaceae)

으름덩굴(*Akebia quinata* (THUNB.) DECNE.)**의 덩굴줄기**

갈잎덩굴나무로 잎은 손바닥 모양의 **겹잎**이며 작은 잎은 5장으로 **난형** 또는 **타원형**이다.

꽃은 총상꽃차례로 4~8월에 **암자색**으로 핀다.

열매는 육질의 **삭과**로 10월에 맺는다.

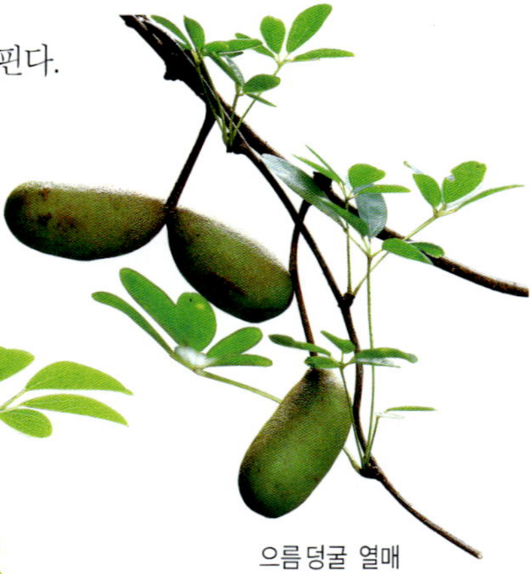

으름덩굴 열매

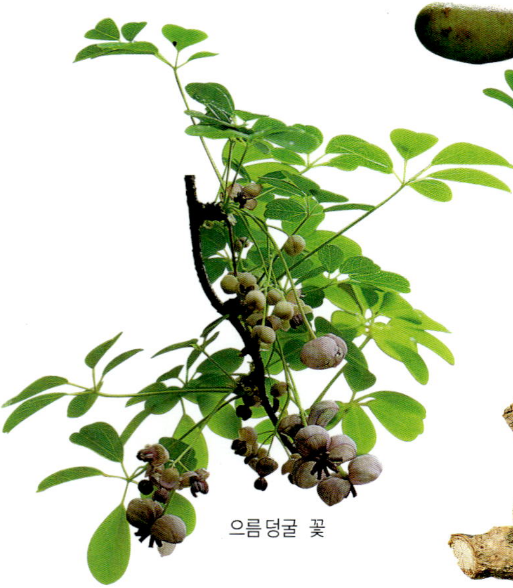

으름덩굴 꽃

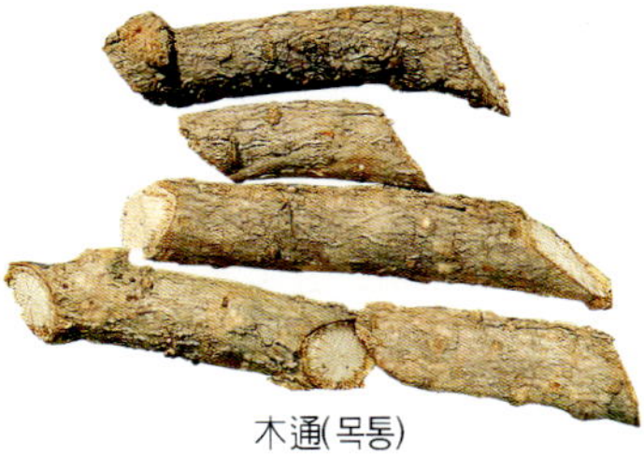

木通(목통)

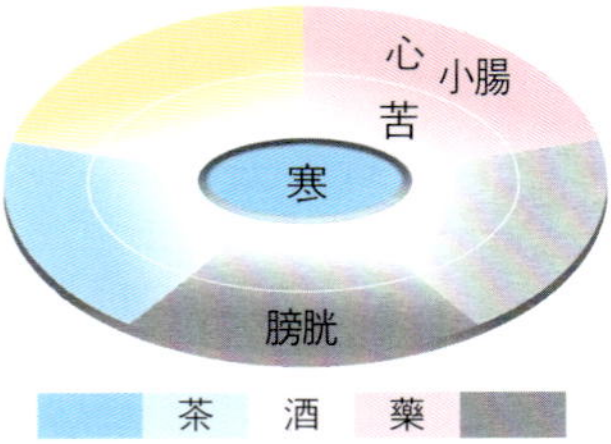

이뇨 및 항균작용이 있어 전신이 붓거나 신우염, 방광염, 요도염 등에 쓰인다.

- 유즙분비 촉진작용이 있어 수유를 원활하게 한다.

3~15g

92쪽 참조

84-2 통초(通草)

두릅나무과(Araliaceae)

통탈목(*Tetrapanax papyriferus* (Hook) K. Koch)**의 줄기속의 흰 부분**

떨기나무로 **상록성**이고 잎은 10~14개로 갈라진다.
잎자루는 속이 비어있다.
꽃은 **원추꽃차례**를 이루고 10월에 핀다.
열매는 12월에 **검은색**으로 맺는다.

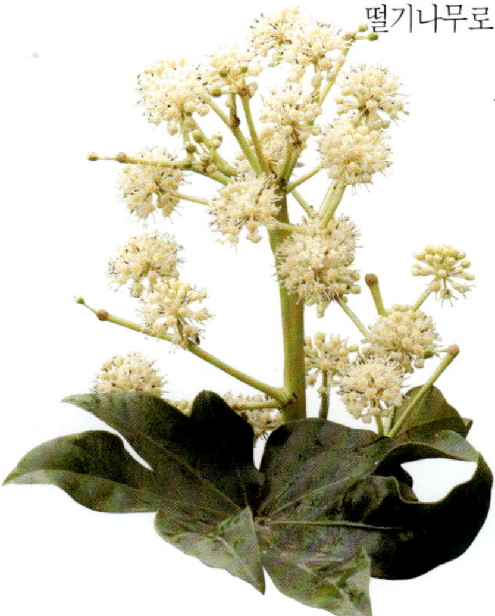

통탈목 꽃

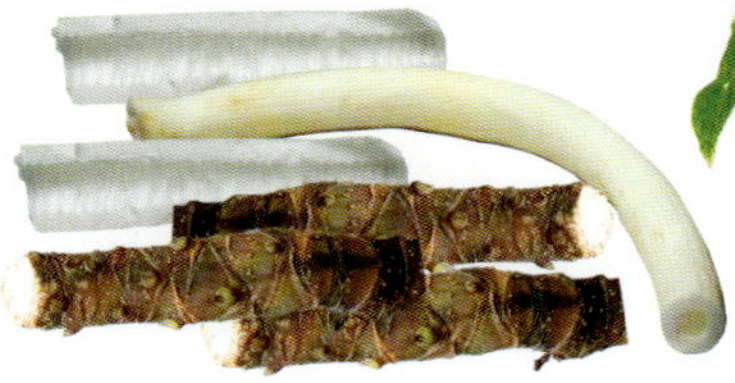

通草(통초)

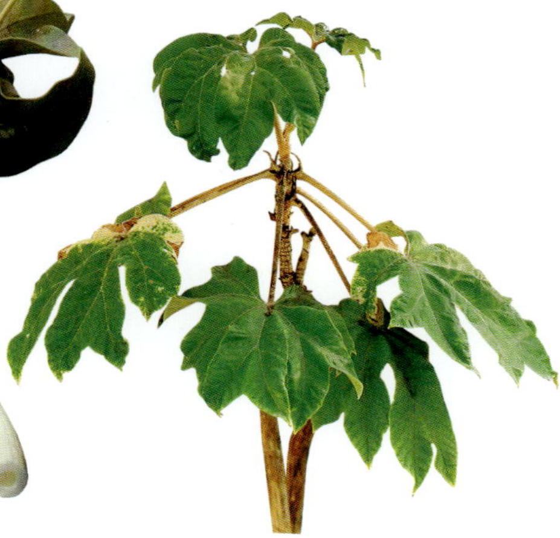

통탈목 잎

이뇨작용 및 유즙분비 촉진작용이 있다.

약효는 목통과 비슷하다. 명나라 이후에 목통과 통초를 분류하기 시작했다.

3~12g

93쪽 참조

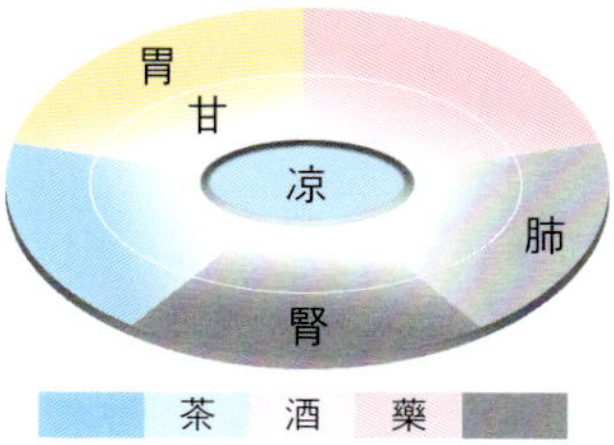

85-1 미후도(獼猴桃)

다래나무과(Actinidiaceae)
다래(*Actinidia arguta* (SIEBOLD & ZUCC.)PLANCH. ex MIQ.)**의 열매**
잎은 **넓은 난형** 및 **넓은 타원형**이고
가장자리가 가늘고 날카로운 **톱니**가 있다.
꽃은 5월에 **3~10송이**의 꽃이 달린다.
씨방에는 **털**이 없다.

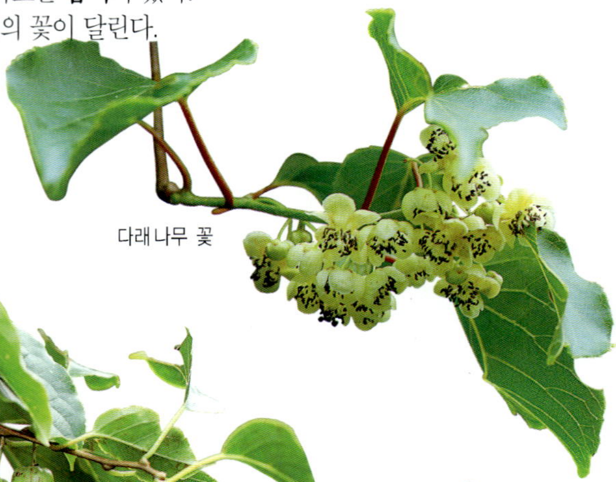
다래 나무 꽃

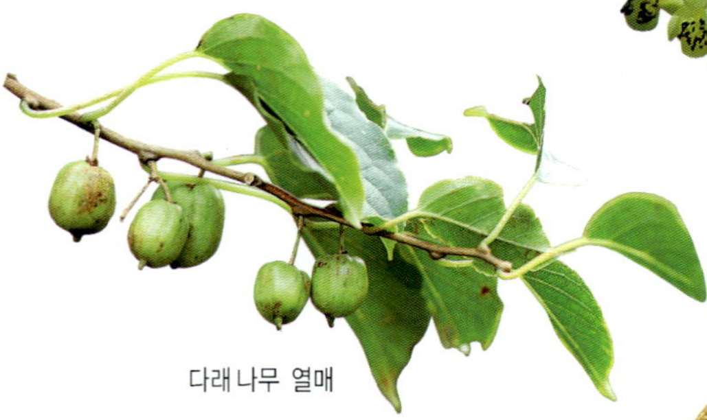
다래 나무 열매

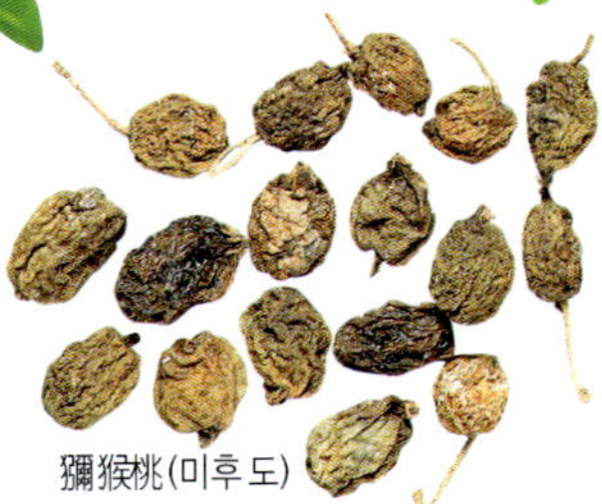
獼猴桃(미후도)

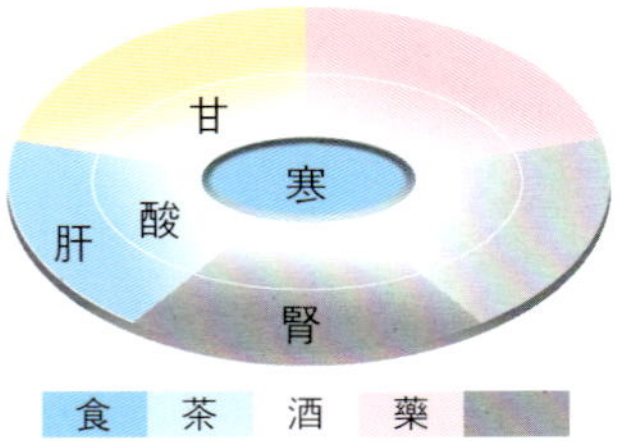

항알러지작용이 있어 알러지성 천식, 알러지성 기관지염에 쓰인다.
- 항산화효과로 간보호작용이 있어 간염에 쓰인다.
- 소화불량에 쓰인다.

5~10g

307쪽 참조

85-2 목천료(木天蓼)

다래나무과(Actinidiaceae)
개다래(*Actinidia polygama* (SIEBOLD & ZUCC.) PLANCH. ex MAXIM.)**의 벌레먹은 열매**

잎은 **난형**이고 **난상타원형**이다.
꽃줄기에 달린 잎은 **백색**
또는 **연한 홍색**으로 변한다.
꽃은 6~7월에 잎겨드랑이에
1~3송이씩 달린다.

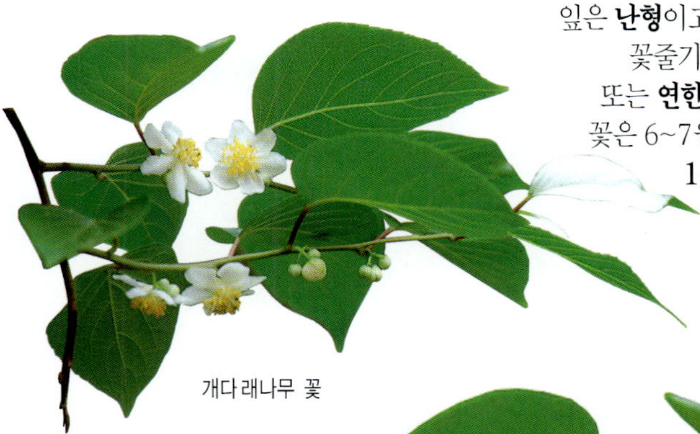
개다래나무 꽃

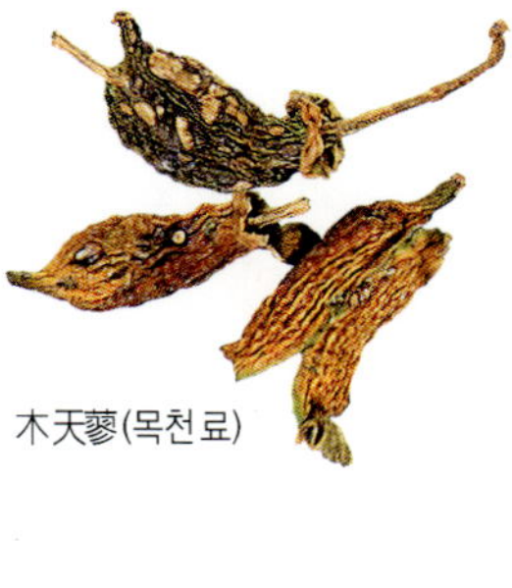
木天蓼(목천료)

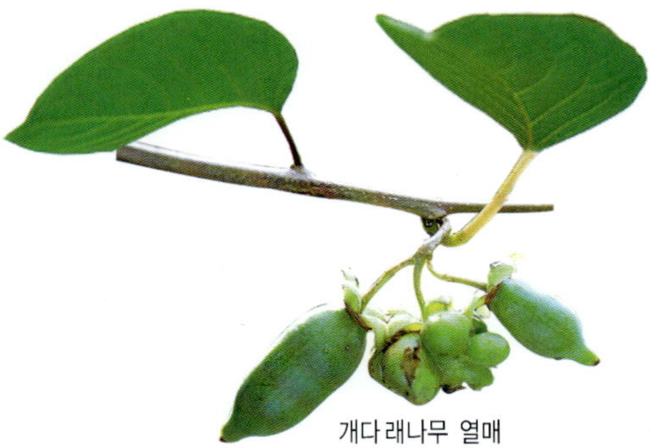
개다래나무 열매

소염 진통작용이 있어 관절염 특히 통풍(痛風)에 술(酒)로 담궈 복용한다.
- 안면신경마비[구안와사]에 쓰인다.
- 피부에 흰 반점이 생기는 백반증에 과즙을 외용한다.

10~15g

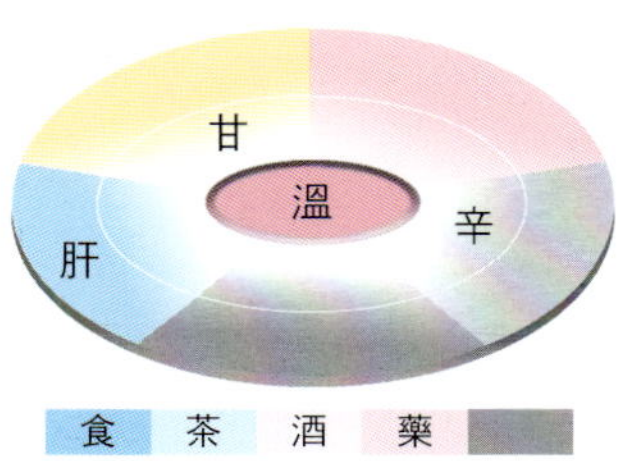

307쪽 참조

86-1 복분자(覆盆子)

장미과(Rosaceae)

복분자딸기(*Rubus coreanus* MIQ.)**의 열매**

줄기가 적갈색이고 **흰분**으로 덮여 있다.
잎은 **깃꼴겹잎**이고 작은 잎은 5~7장으로 난형 또는 타원형이다.
꽃은 **분홍색**이고 꽃잎이 닫혀서 핀다.

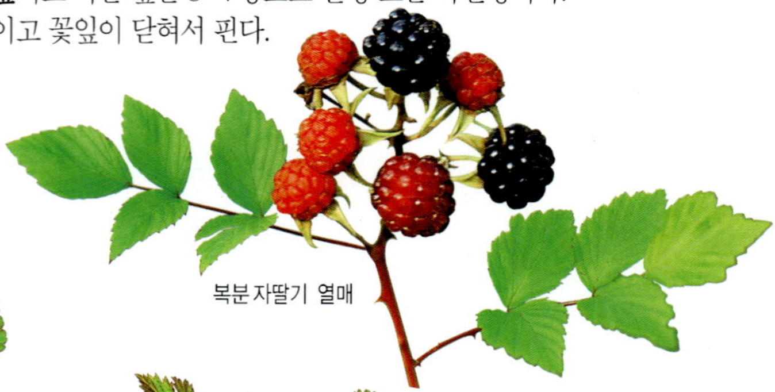
복분자딸기 열매

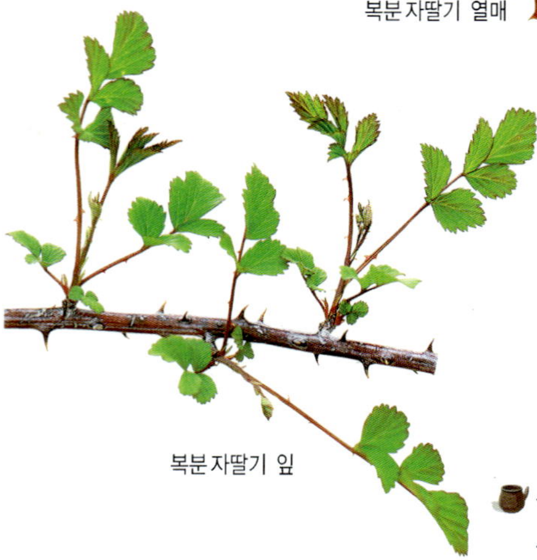
복분자딸기 잎

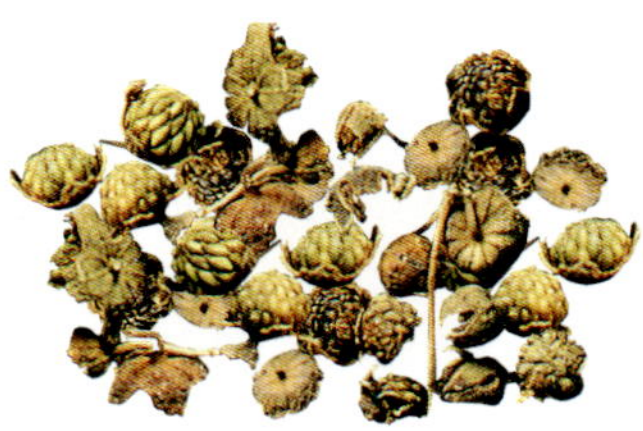
覆盆子(복분자)

성기능을 도와 남자의 정자운동력을 개선시켜 남성불임에 쓰인다.
- 항피로작용이 있어 피로회복에 좋다.
- 간기능을 도와 눈을 밝게 한다.
- 폐경 이후 요실금에 효과적이다.
- 술을 담가 음용하면 골다공증을 예방한다.

6~12g

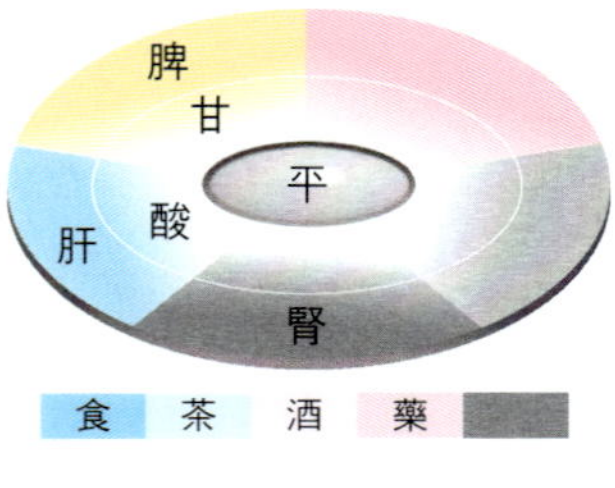

291쪽 참조

86-2 봉류(蓬虆)

장미과(Rosaceae)

멍덕딸기(*Rubus idaeus* L. var. *microphyllus* TURCZ.)**의 잎**

줄기와 잎자루에 **홍색선모**가 밀생한다.
잎은 3출겹잎이고 뒷면은 **흰 솜털**이 있다.
꽃은 **흰색**이고 꽃잎이 열려서 핀다.

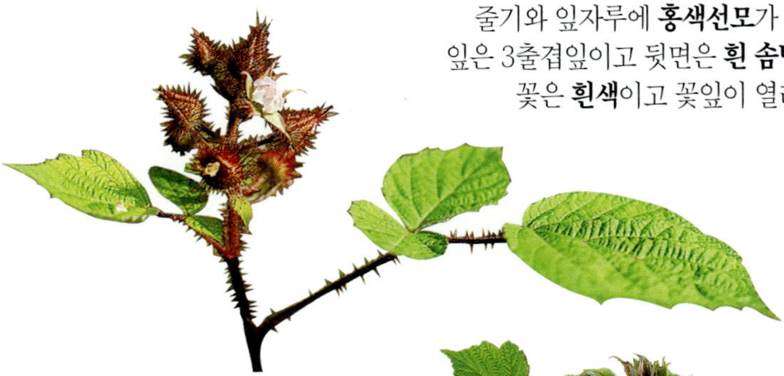

멍덕 딸기 꽃

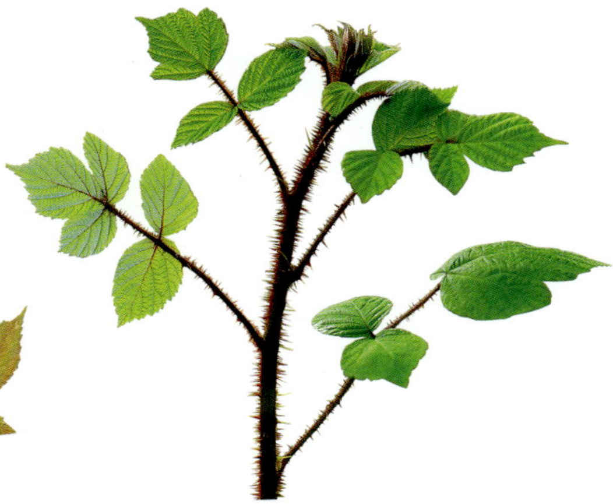

멍덕 딸기 잎

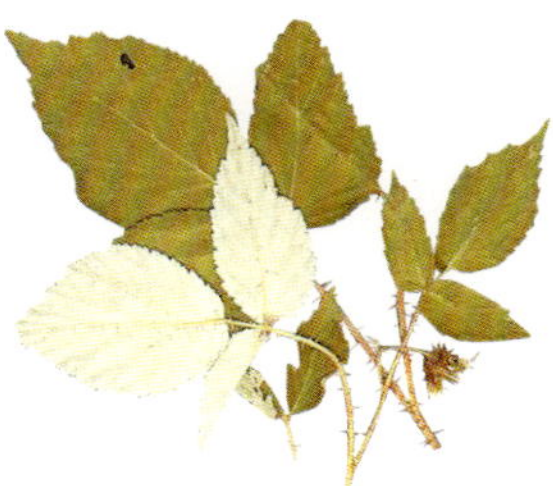

蓬虆 (봉류)

혈전생성을 억제하며 관상동맥 혈류량을 증대시켜 허혈성심질환에 쓰인다.

- 소변을 자주보는 증상과 흰 머리카락을 검게 하는 데 쓰인다.

10~15g

290쪽 참조

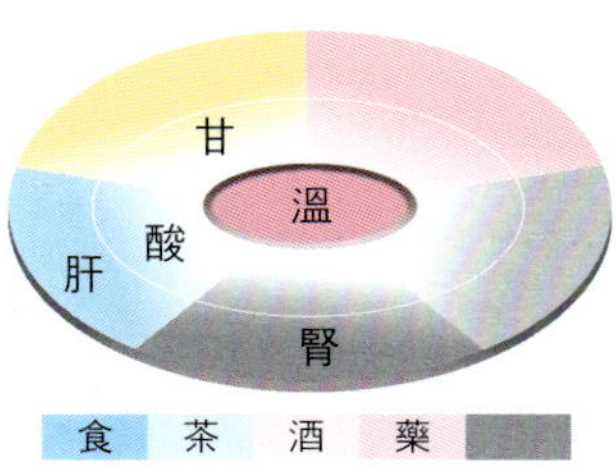

86-3 호전표(薅田藨)

장미과(Rosaceae)

멍석딸기(*Rubus parvifolius* L.)**의 열매**

줄기와 잎자루에 **선모**가 없다.
잎은 3~5장의 작은 잎으로 된 **깃꼴겹잎**이다.
뒷면에 **솜털**이 밀생한다.
꽃은 **분홍색**이고 꽃잎이
닫혀서 핀다.

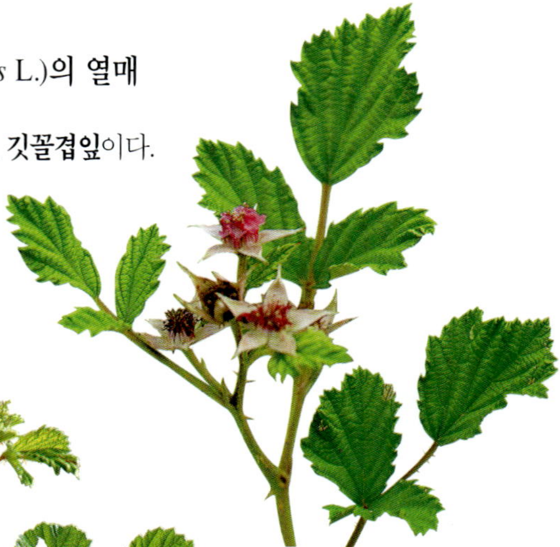

멍석딸기 꽃

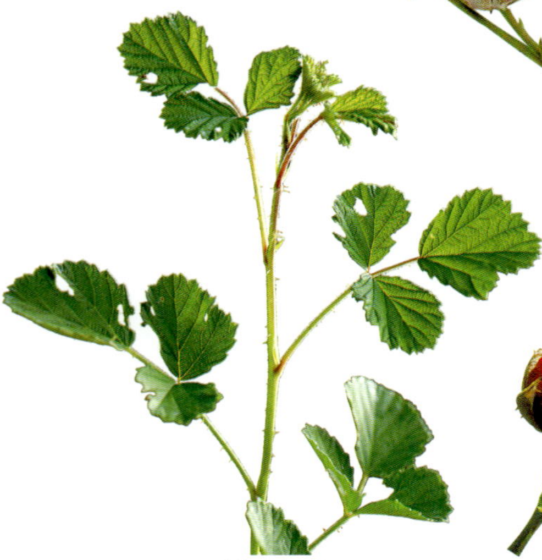

멍석딸기 전초

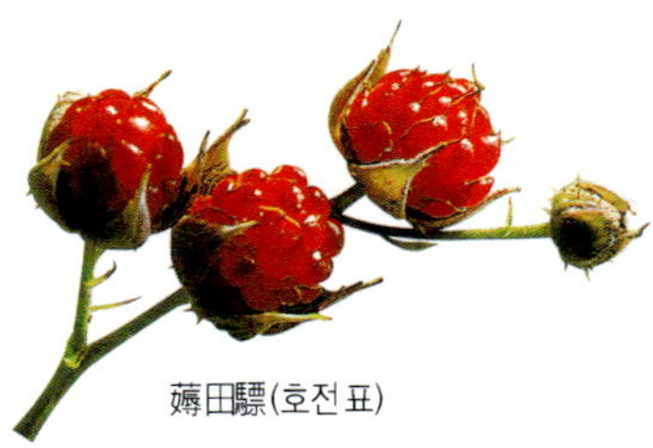

薅田驃(호전표)

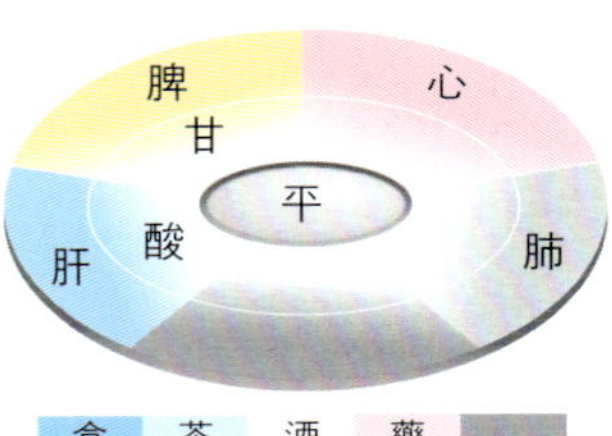

- 어혈을 없애주고 통증을 완화시키며 기생충 구제에 쓰인다.
  - 타박상, 창상출혈 등에 마른 잎을 분말하여 상처에 바른다.
  - 뿌리는 술을 담가 복용하면 골격(骨格)을 튼튼하게 한다.
- 10~20g

87-1 상심자(桑椹子)

뽕나무과(Moraceae)

뽕나무(*Morus alba* L.)**의 열매**

잎은 난상원형이고 뒷면 맥에 **잔털**이 있으며 톱니끝이 둔하다.

꽃은 **암수딴그루**이다.

열매는 **다육질**로 6월에 검은색으로 익는다.

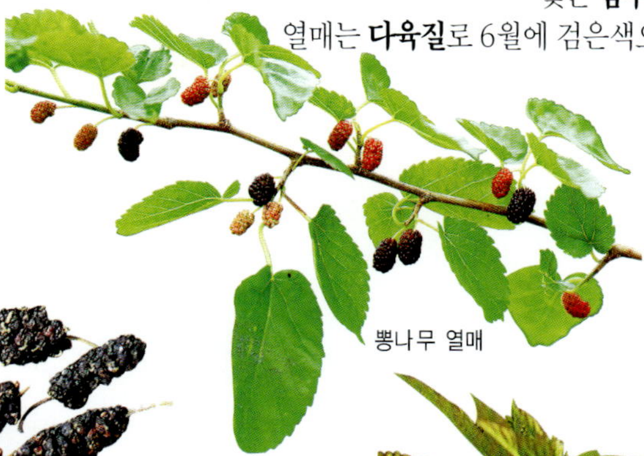

뽕나무 열매

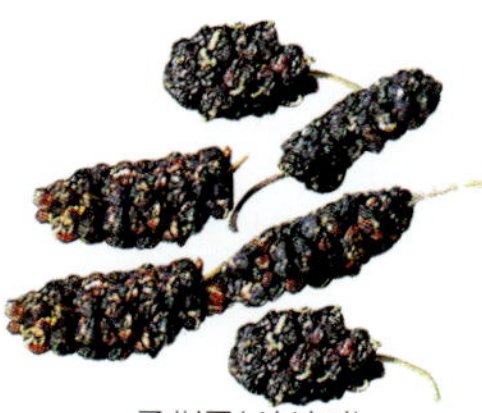

桑椹子(상심자)

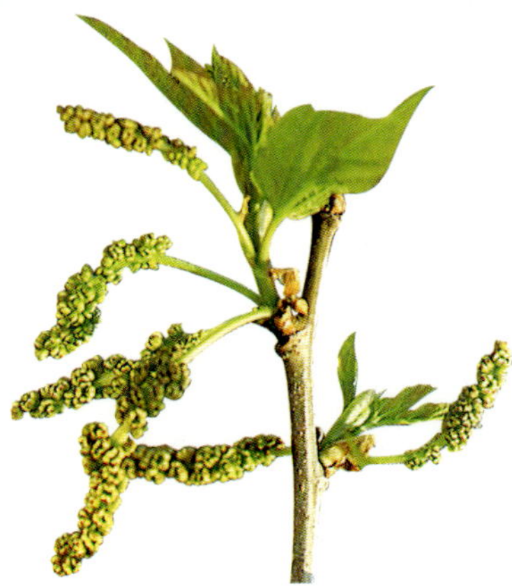

뽕나무 꽃

- 모근에 영양을 공급하여 탈모를 예방하고 흰머리카락을 검게 하는 데 쓰인다.
  - 혈당을 강하시켜 당뇨병으로 입이 마르고 갈증나는 데 쓰인다.
- 민가에서는 술을 담가 음용하거나 차[茶]로 복용한다.
  - 뿌리껍질을 상백피(桑白皮)라 한다. 이뇨작용이 있어 고혈압에 쓰며 기침, 해수, 천식에 쓰인다.
- 10~15g

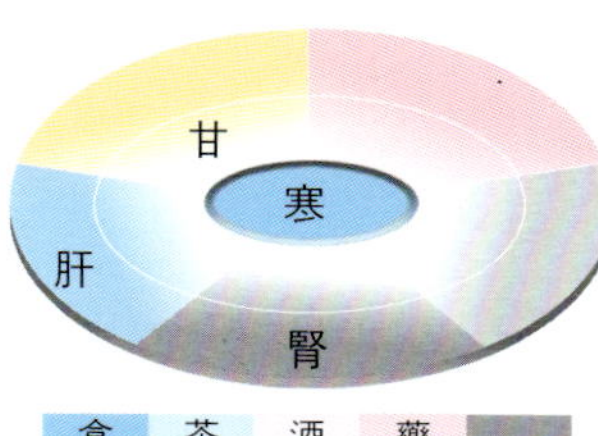

235쪽 참조

87-2 자목(柘木)

뽕나무과(Moraceae)
꾸지뽕나무(*Cudrania tricuspidata* (CARR.) BUREAU ex LAVALLEE)**의 나무줄기**

갈잎큰키나무로 잎은 표면에 **잔털**이 있고 뒷면에 **융모**가 있으며 **톱니**가 없다. 가지에 **가시**가 있다. 꽃은 **암수딴그루**이다. 열매는 **다육질**로 9월에 붉은색으로 익는다.

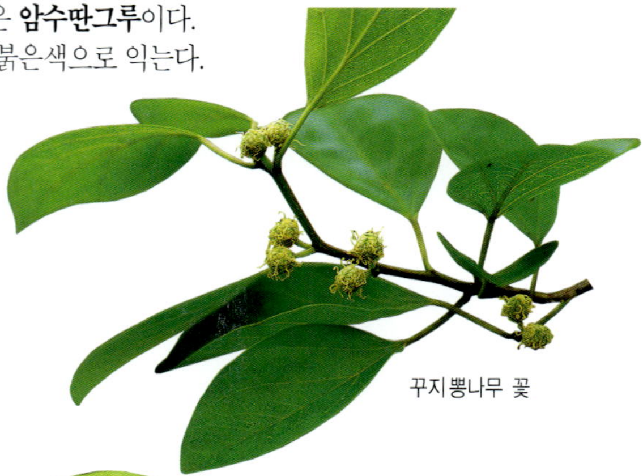
꾸지뽕나무 꽃

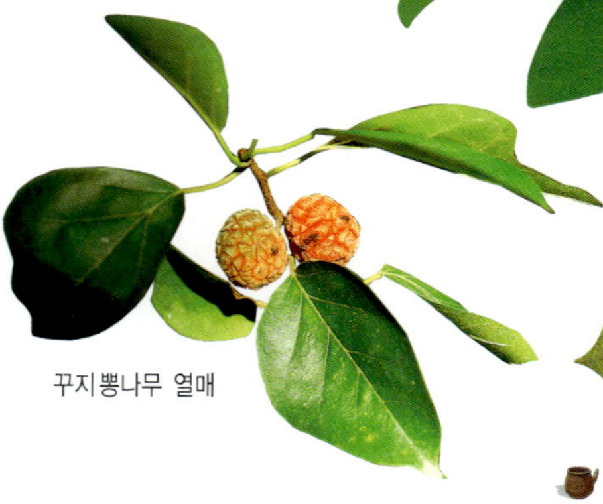
꾸지뽕나무 열매

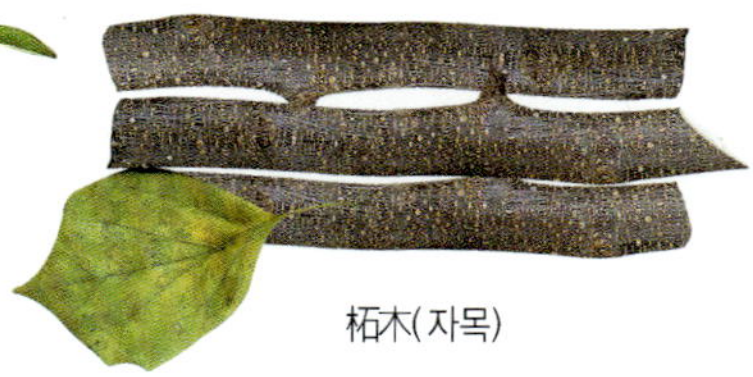
柘木(자목)

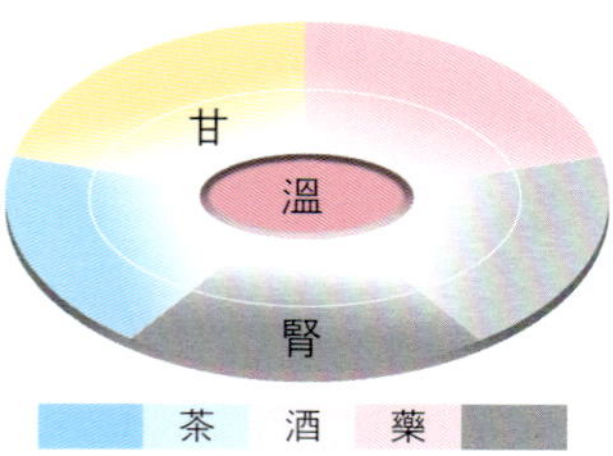

신장기능을 도와 허리 아픈 데와 귀울림[耳鳴]에 쓰인다.
- 지혈작용이 있어 자궁출혈에 쓰인다.
- 간보호작용이 있어 급 · 만성간염에 쓰인다.
- 간암을 억제한다.

15~30g

275쪽 참조

87-3 저실(楮實)

뽕나무과(Moraceae)
닥나무(*Broussonetia kazinoki* SIEBOLD)
꾸지나무(*B. papyrifera* VENT.)**의 열매**
갈잎떨기나무로 가지에 **가시**가 없다.
털이 없거나 적다.
꽃은 암수한그루이고 **잎**과 함께 핀다.
열매는 **핵과**로 적색으로
익는다(닥나무).

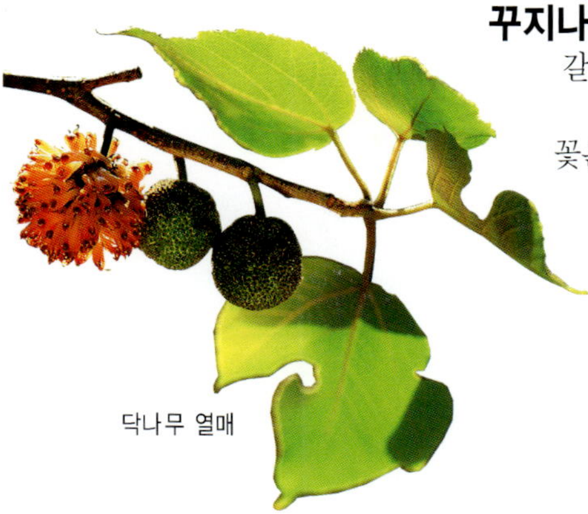
닥나무 열매

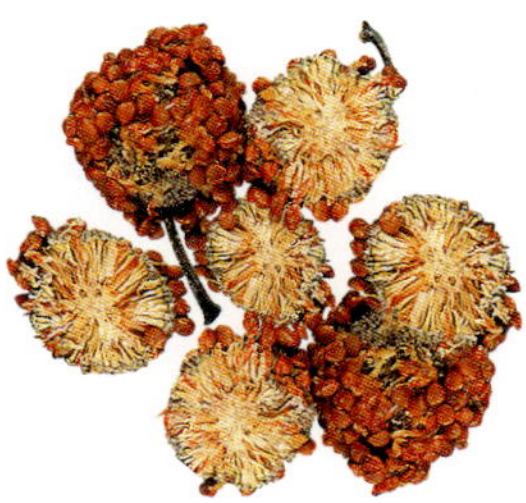
楮實(저실)

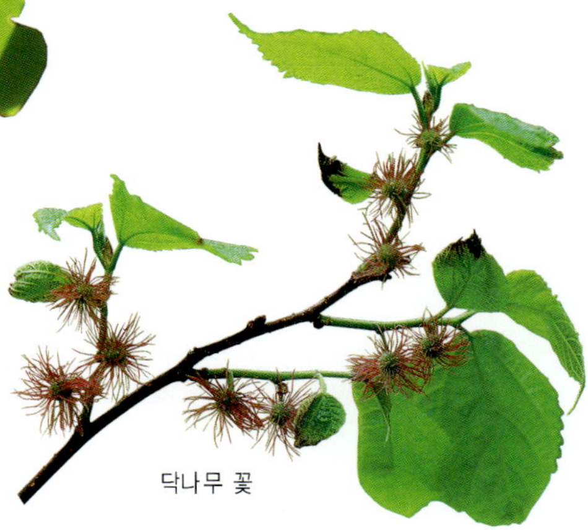
닥나무 꽃

- 근육과 뼈를 튼튼하게 하는 작용이 있어 허리나 무릎, 다리가 아픈 데 쓰인다.
- 간기능을 도와 눈을 밝게 하는 데 쓰인다.
- 항알러지작용이 있어 알러지성 피부염에 쓰인다.

나무껍질을 저수백피(楮樹白皮)라 한다.

3~9g

224쪽 참조

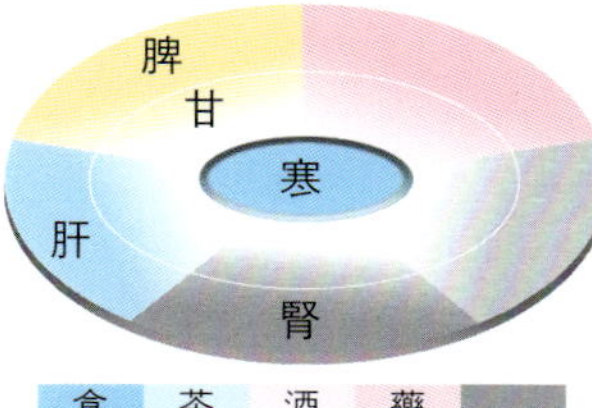

88-1 산사(山査)

장미과(Rosaceae)

산사나무(*Crataegus pinnatifida* BUNGE)**의 열매**

잎은 가장자리가 깊게 갈라져 **깃털**같다.
탁엽은 8mm정도의 **갈고리 모양**이다.
꽃은 **흰색**(지름7~8×5~6㎝)이다.
열매는 **핵과**로 짙은 붉은색으로 익는다.

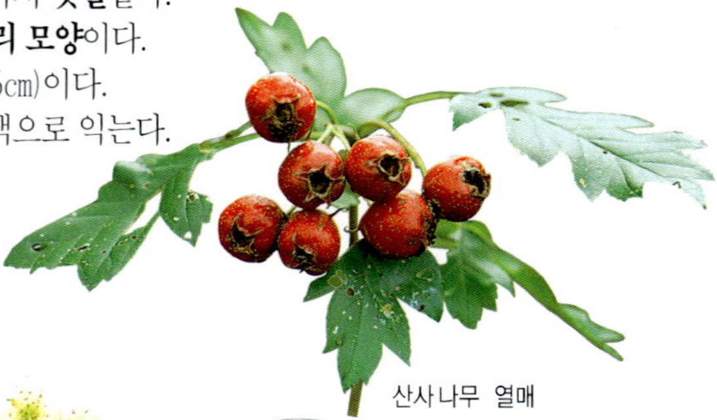

산사나무 열매

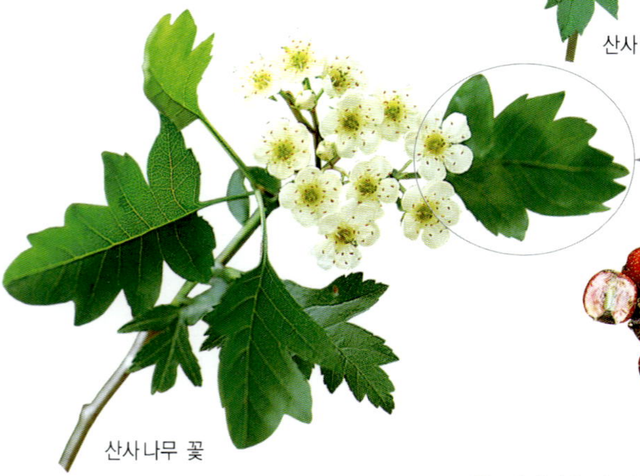

산사나무 꽃

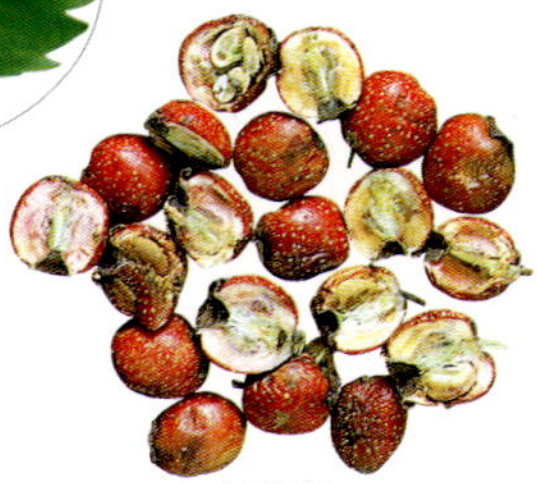

山査(산사)

건위작용이 있어 소화불량 특히 육식을 하고 소화가 잘 되지 않을 때 쓰인다.

- 콜레스테롤 강하작용이 있어 고지혈(高脂血)과 관상동맥 장애로 오는 협심증 또는 고혈압에 쓰인다.
- 혈액순환을 개선시키는 작용이 있어 타박상으로 인한 어혈통, 생리불순, 생리통, 산후복통에 쓰인다.

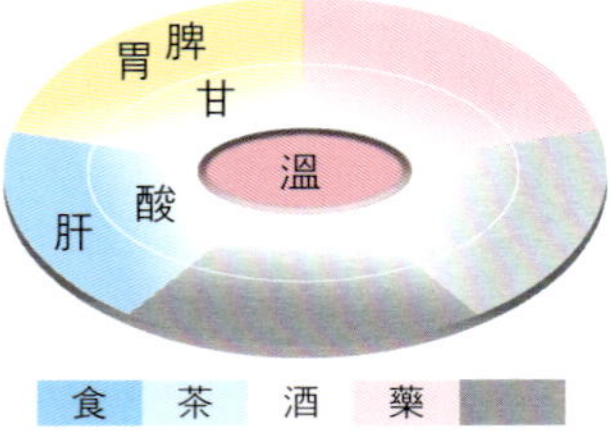

5~10g

88-2 꽃사과

장미과(Rosaceae)

꽃사과(*Malus prunifolia* (WILLD.) BORKH.)**의 열매**

잎은 **광타원형**이다.

탁엽은 4~5mm정도의 **피침형**이다.

꽃은 흰색 또는 분홍색의 **겹꽃**(지름 2.5~3㎝)이고

열매는 이과로 **연한 노란색**과 **붉은색**으로 익는다.

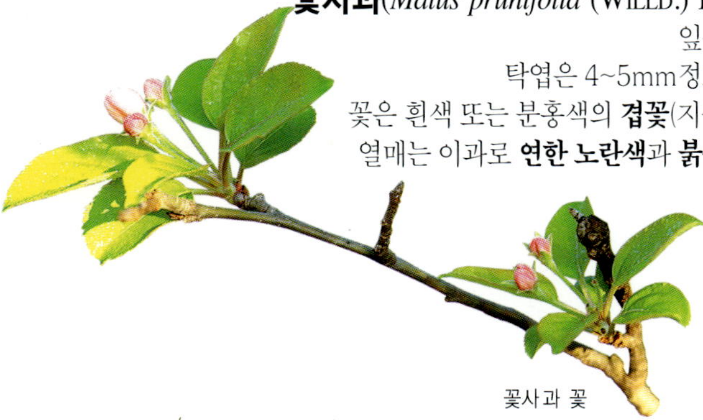

꽃사과 꽃

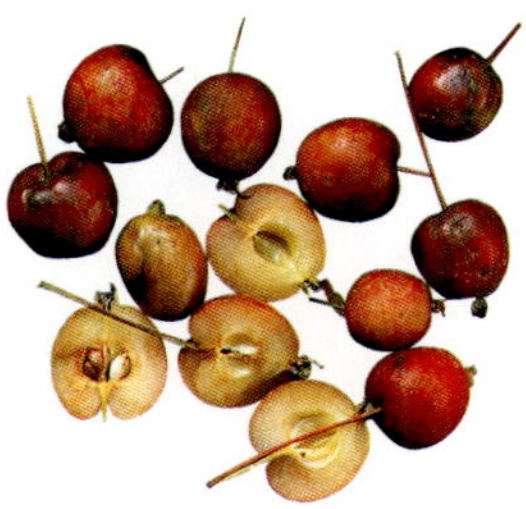

꽃사과 열매

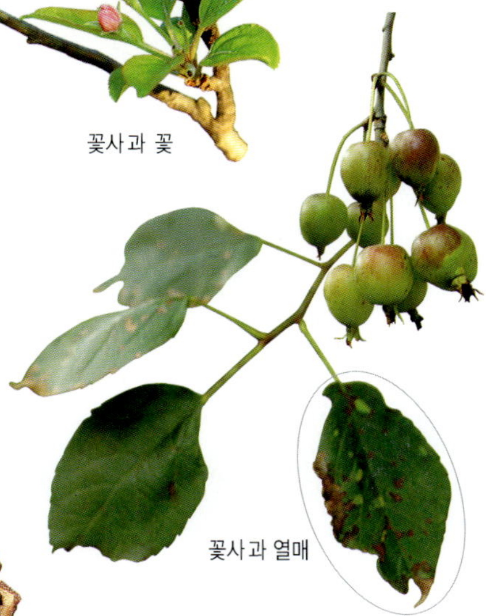

꽃사과 열매

광타원형

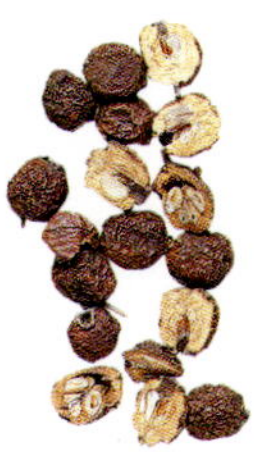

꽃사과 열매

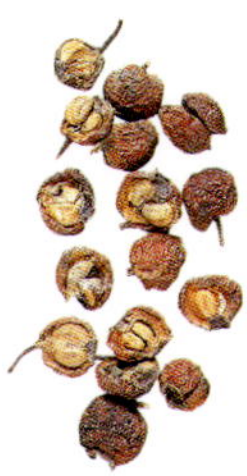

산사(국산)

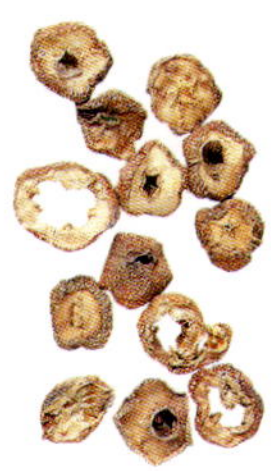

산사(수입)

사과와 약효가 유사할 것으로 여겨진다.

꽃사과 열매가 산사로 오용되는 사례가 있어 위와 같이 사진으로 비교했다.

산사나무 열매는 씨앗이 크고, 꽃사과 열매는 씨앗의 크기와 모양이 사과 씨앗과 같다.

89-1 산수유(山茱萸)

층층나무과(Cornaceae)
산수유(*Cornus officinalis* SIEBOLD & ZUCC.)의 열매의 육질
잎은 마주나고 **난형**이며 끝이 뾰족하다.
꽃은 3~4월에 **노란색** 4장으로 피고 지름이 4~5cm의 **양성화**이다.
열매는 **붉게** 익는다.

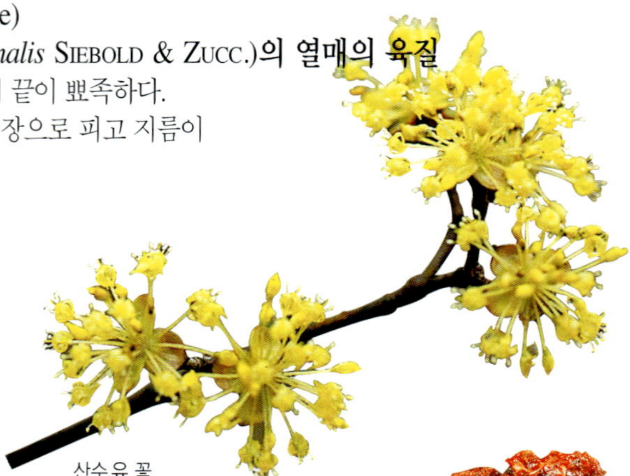
산수유 꽃

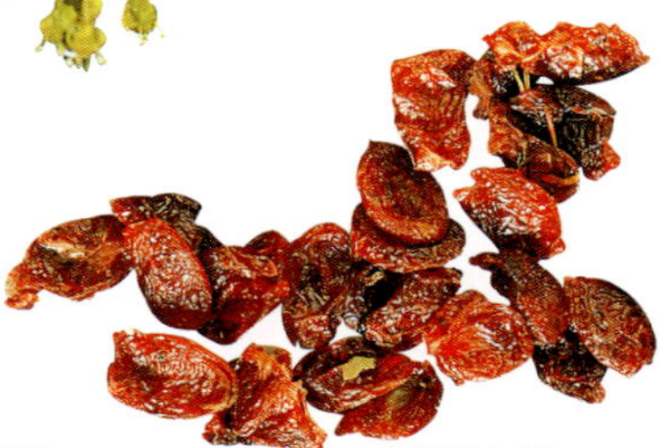
山茱萸(산수유)

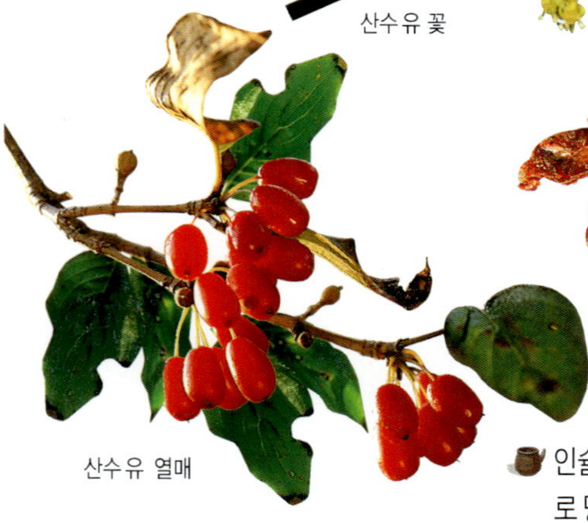
산수유 열매

- 인슐린 분비를 증가시켜 혈당을 내리므로 당뇨에 쓰인다.
- 면역력을 증가시켜 병후회복에 좋다.
- 정자운동력을 개선시켜 남성불임에 쓰인다.
- 장기간 복용하면 피부탄력 유지에 좋다.
- 기억력을 개선시킨다.

6~12g

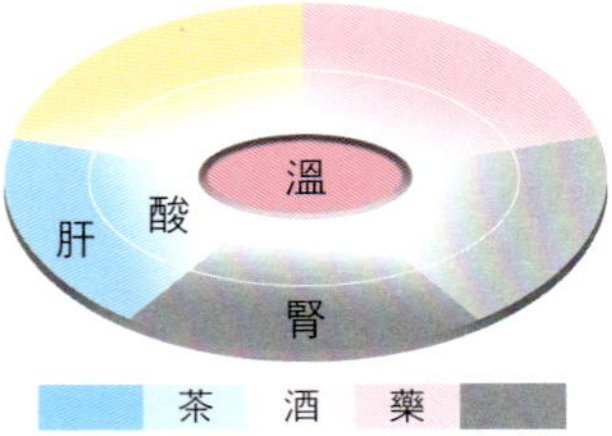

249쪽 참조

89-2 황매목(黃梅木)

녹나무과(Lauraceae)

생강나무(*Lindera obtusiloba* BLUME)**의 나무껍질**

잎은 어긋나고 **난형** 또는 **난상원형**이며 3~5갈래로 갈라진다.
꽃은 3월에 **노란색** 6장으로 피며 **단성화**이다.
열매는 **검게** 익는다.
가지를 자르면 **생강 냄새**가 난다.

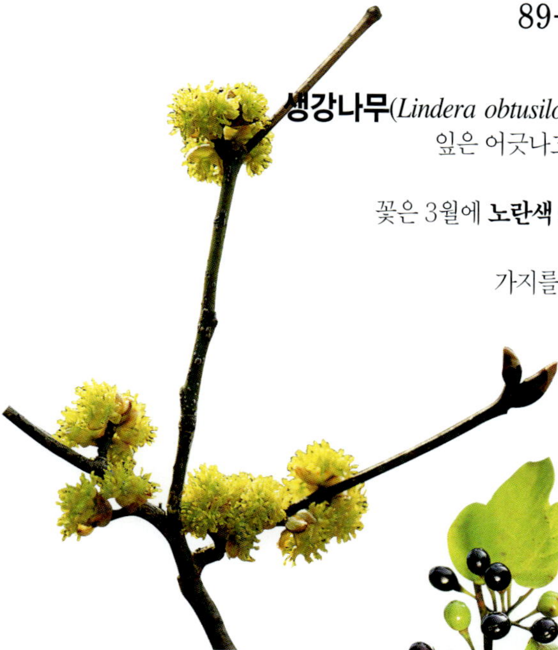

생강나무 꽃

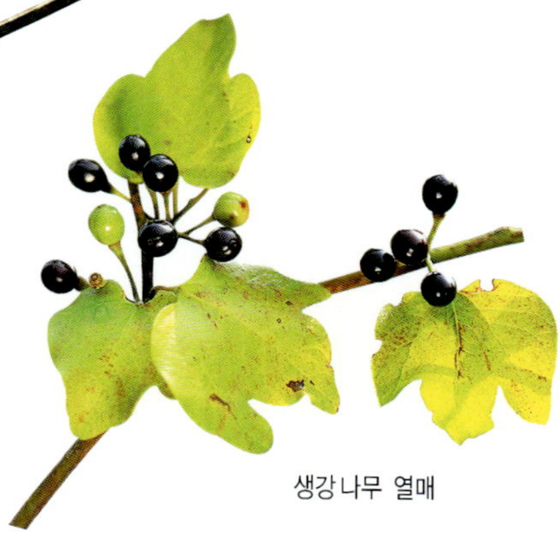

생강나무 열매

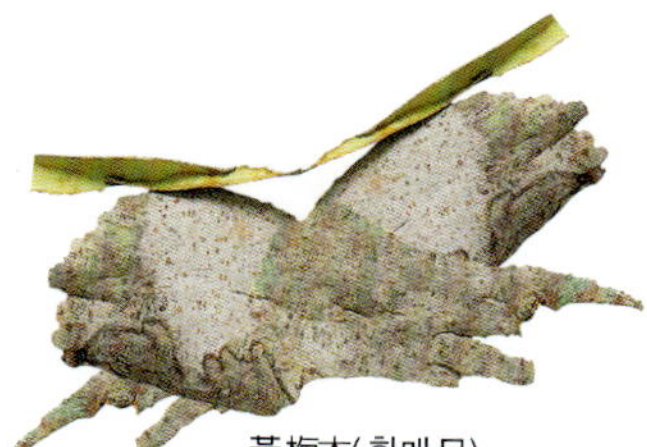

黃梅木(황매목)

- 타박상으로 인한 어혈통(瘀血痛)과 산후어혈을 풀어주는 데 쓰인다.
  - 관절염에 쓰인다.
- 어린잎과 순을 덖어서 차[茶]로 마시거나 꽃을 따서 차로 마신다.
- 5~10g

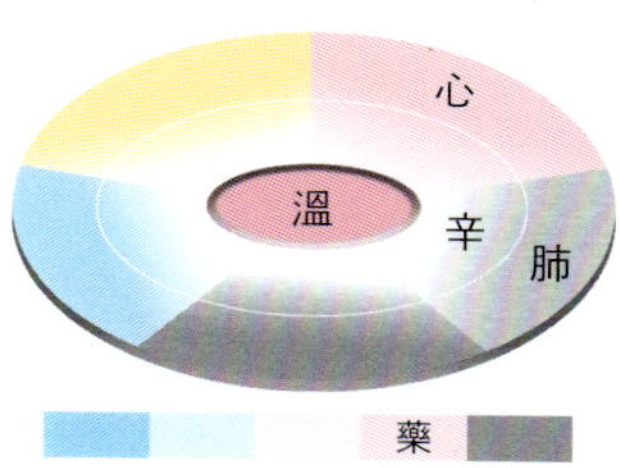

90-1 송지(松脂)

소나무과(Pinaceae)

소나무(*Pinus densiflora* SIEBOLD & ZUCC.)**의 진**

잎은 2개로 **침형**이다. 수꽃송이는 **황색**으로 피고 암꽃송이는 **자색**으로 5월에 핀다.
열매는 **구과**로 종자에 **긴 날개**가 있다.

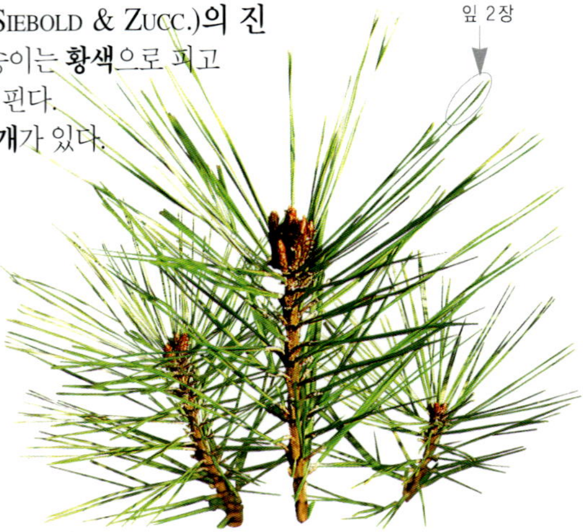

소나무 잎

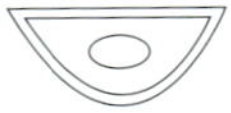
소나무 잎의 단면

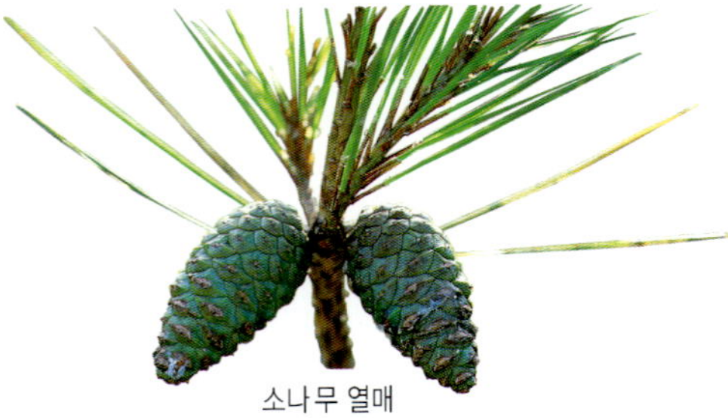
소나무 열매

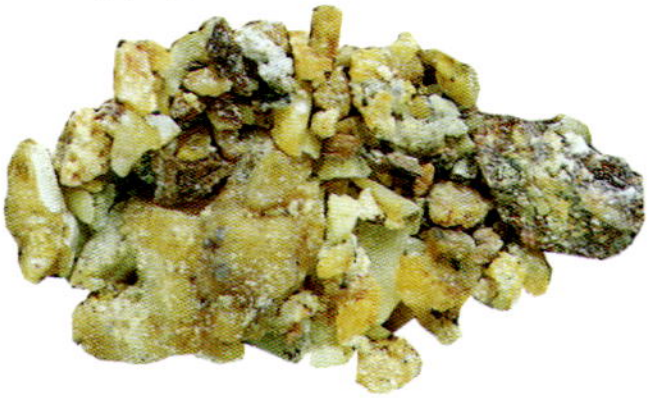
松脂(송지)

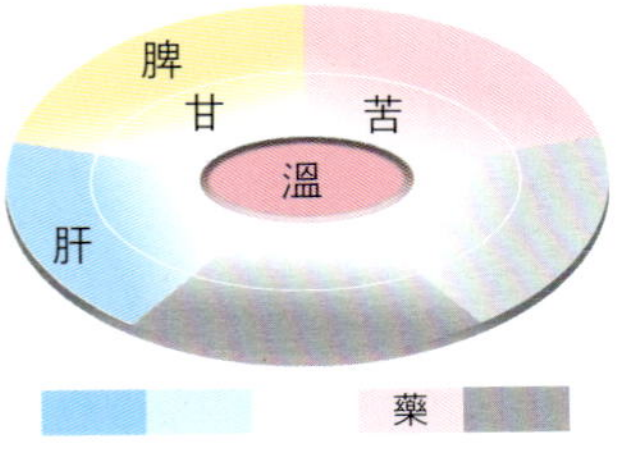

피부병(창상, 종기, 옴, 가려움증)에 외용한다.
- 항균작용으로 새살이 잘 돋아나게 하며, 통증을 완화하는 데 외용한다.
- 만성기관지염에 감초와 함께 쓰인다.

송향(松香)라 하기도 한다.

3~6g

211쪽 참조

90-2 해송자(海松子)

소나무과(Pinaceae)

잣나무(*Pinus koraiensis* SIEBOLD & ZUCC.)**의 열매(견과)속의 씨**

잎은 5개씩 모여 난다.
수꽃송이는 **타원형**이고 5~6개씩 모여 피고
암꽃송이는 **담녹색**으로 2~5개가 모여 핀다.
열매는 **구과**로 종자에 **날개**가 없다.

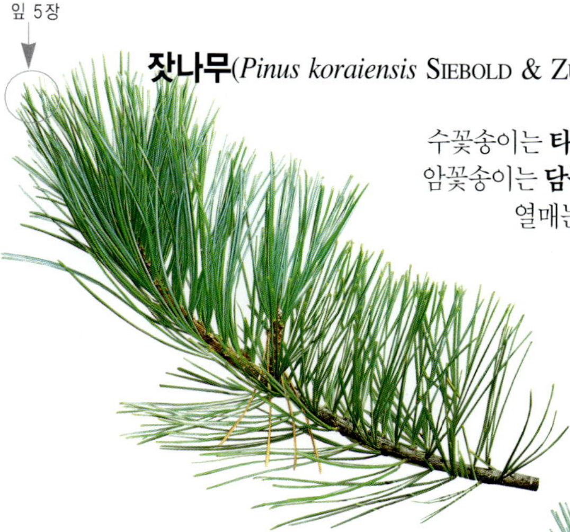

잣나무 잎

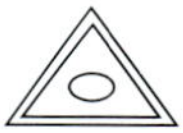
잣나무 잎의 단면

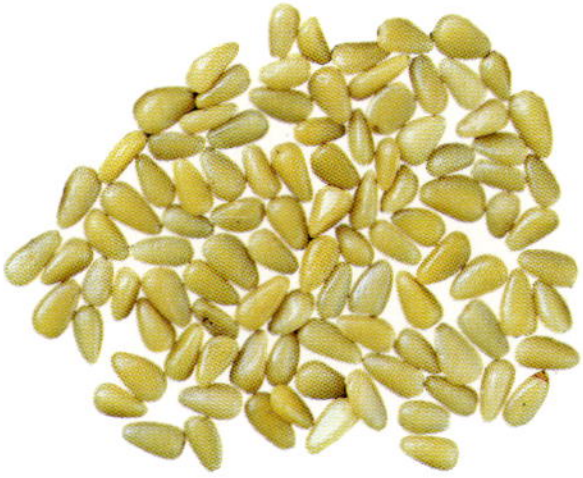
海松子(해송자)

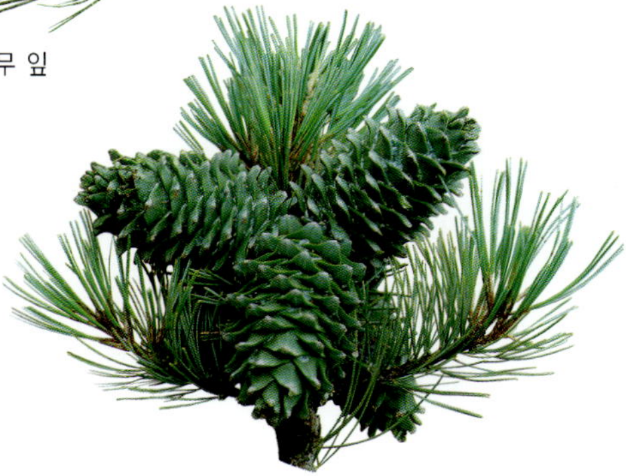
잣나무 열매

폐기능을 도우는 작용이 있어 마른기침에 쓰며 원기를 도와주는 데 쓰인다.

- 노인성 변비에 쓰인다.
- 머리카락을 검게 하는 효능이 있다.

4~12g

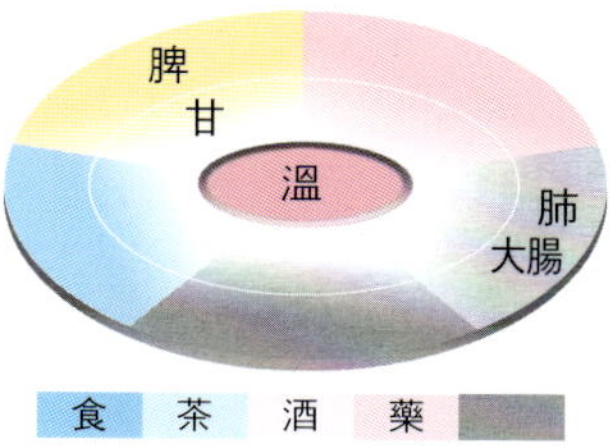

308쪽 참조

91-1 여정실(女貞實)

물푸레나무과(Oleaceae)
광나무(*Ligustrum japonicum* THUNB. var. *japonicum*)**의 열매**

늘푸른나무이다. 잎은 **난형**이다.
꽃은 겹총상꽃차례로 6~8월에 **흰색**으로 핀다.
꽃차례의 길이는 **5~12cm**이다.
꽃에 **향기**가 없다.
열매는 **타원형**이다.

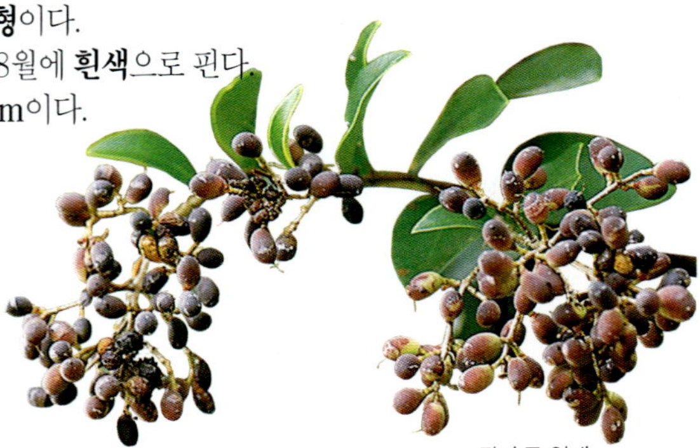
광나무 열매

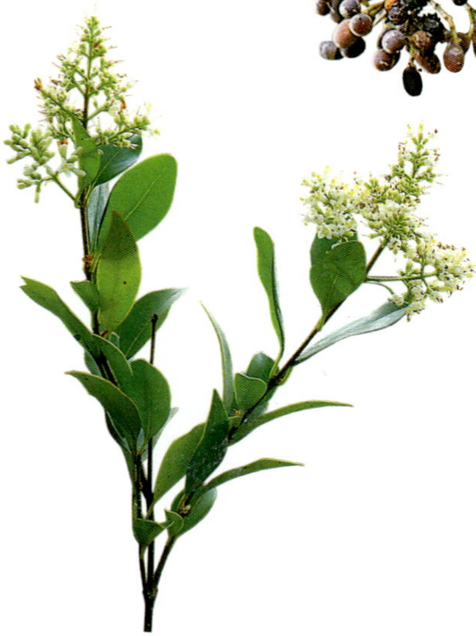
광나무 꽃

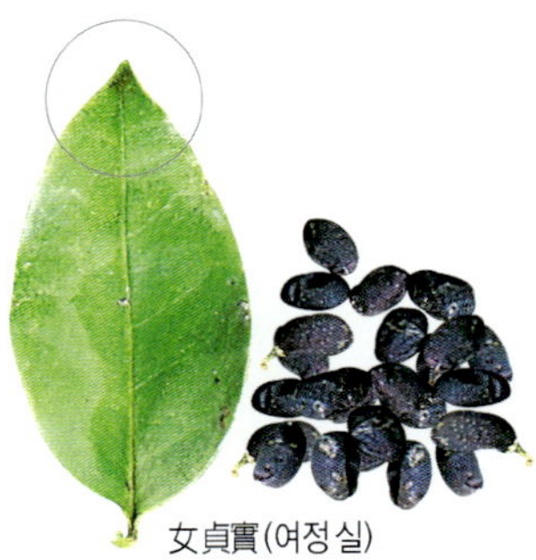
女貞實(여정실)

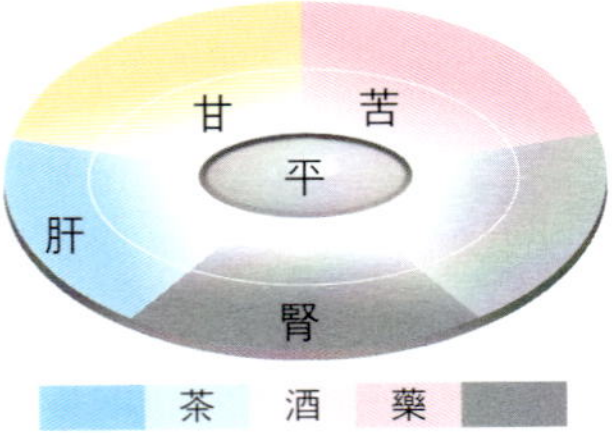

간보호작용으로 간경화에 쓰인다.
- 안압을 내려서 어지럼증을 개선시킨다.
- 면역력을 증강시켜 장기적으로 암예방 효과를 가진다.
- 고지혈증을 개선시킨다.

여정자(女貞子)라 하기도 한다.

6~15g

91-2 수랍과(水蠟果)

물푸레나무과(Oleaceae)

쥐똥나무(*Ligustrum obtusifolium* SIEBOLD & ZUCC.)**의 열매**

갈잎나무이다. 잎은 **타원형**이고 둔두이다.
꽃은 겹총상꽃차례로 5~6월에 **흰색**으로 핀다.
꽃차례의 길이는 **2~3cm**이다.
꽃에 강한 **향기**가 있다.

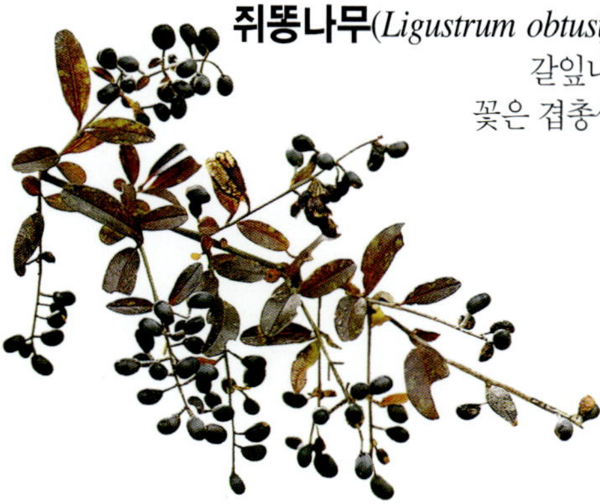

쥐똥 나무 열매

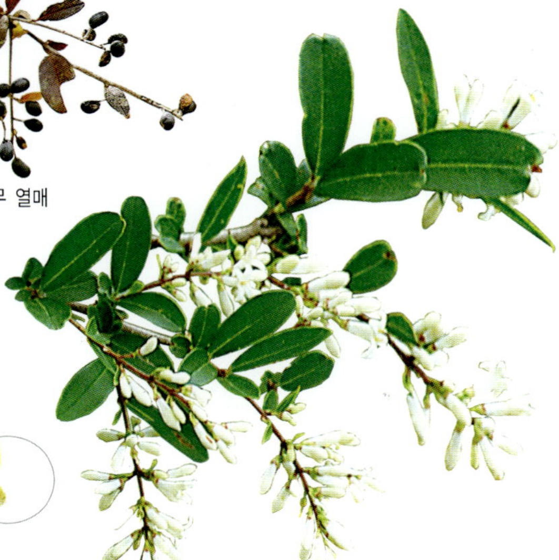

쥐똥 나무 꽃

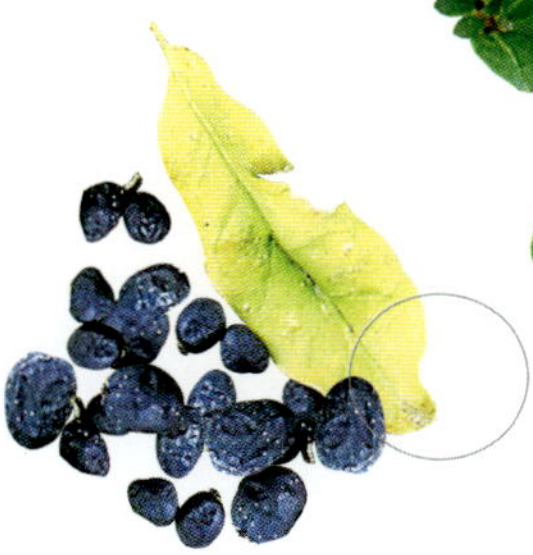

水蠟果(수랍 과)

몸이 허약하여 식은땀을 흘릴 때 쓰인다.
- 신장기능이 약한 증상에서 오는 유정(遺精)에 쓰인다.
- 지혈작용이 있어 대장출혈, 자궁출혈 및 코피날 때 쓰인다.

남정실(男貞實)이라고도 한다.

3~10g

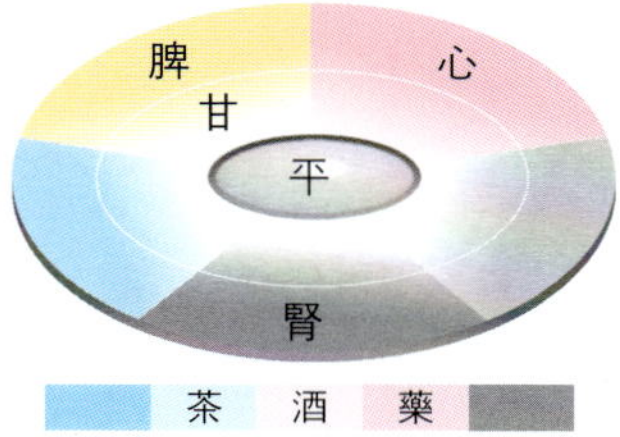

92-1 앵도(櫻桃)

장미과(Rosaceae)

앵도나무(*Prunus tomentosa* THUNB.)의 열매

씨방과 잎자루 및 잎의 뒷면에 **털**이 있다.
꽃은 4월에 **흰색**과 **연분홍색**으로
1~2송이씩 잎겨드랑이에 붙는다.

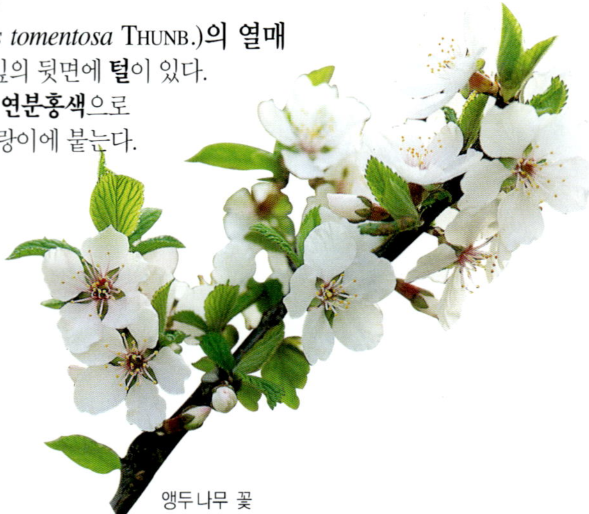

앵두 나무 꽃

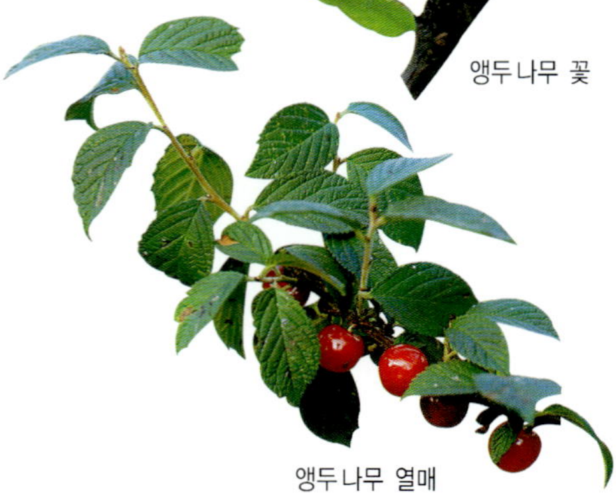

앵두 나무 열매

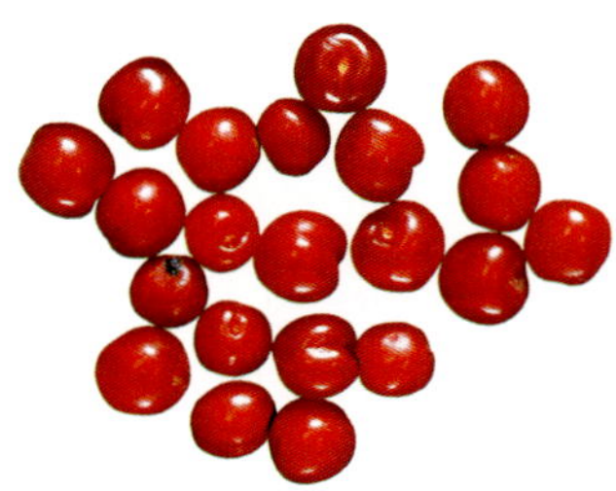

櫻桃(앵도)

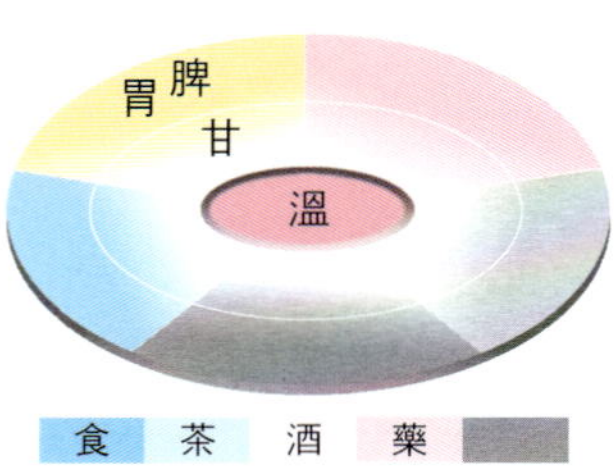

소염(消炎)작용이 있어 이질(痢疾), 대장염 등 설사날 때 쓰인다.

- 앵도즙은 미백(美白)효과가 있다. 피부를 윤택하게 하므로, 음료수로 마시거나 피부 미용에 외용(外用)한다.

15~30g

292쪽 참조

92-2 욱리인(郁李仁)

장미과(Rosaceae)

이스라지(*Prunus japonica* (THUNB.) var. *nakaii* (H. LEV.) REHDER)의

열매(견과)속의 씨

씨방과 잎뒷면에 **털**이 없고 맥위에만 **잔털**이 있다.

꽃은 5월에 잎겨드랑이에 3~4송이씩 **분홍색**으로 핀다.

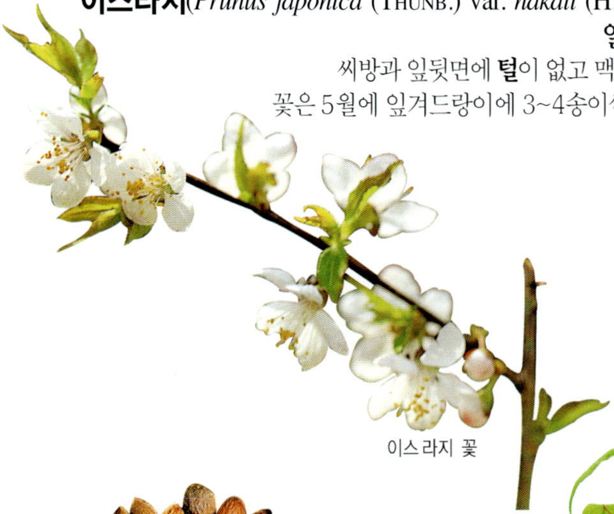

이스라지 꽃

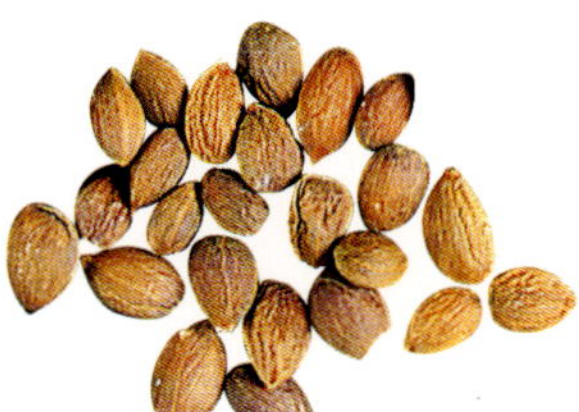

郁李仁(욱리인)

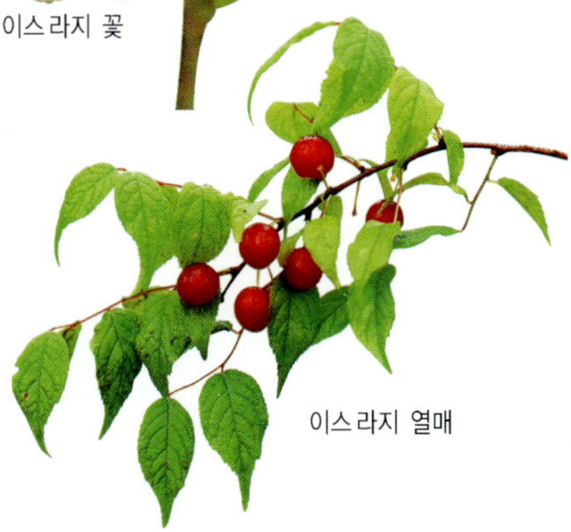

이스라지 열매

설사를 하게 하여 노인성 변비에 쓰인다.

- 이뇨(利尿) 및 소염(消炎)작용이 있어 온 몸이 부었을 때 부기를 가라앉히고 관절염에 쓰인다.

4~12g

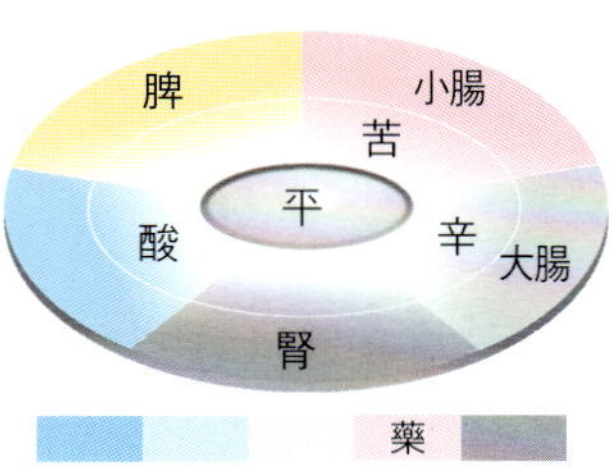

267쪽 참조

93-1 영실(營實)

장미과(Rosaceae)

찔레꽃(*Rosa multiflora* THUNB. var. *multiflora*)**의 열매**

잎은 5~9장의 작은 잎으로 된 깃꼴겹잎으로
뒷면에 **잔털**이 있으며 **흰빛**을 띤 **연두색**이다.
턱잎에 빗살 같은 **톱니**가 있다.
꽃은 원추꽃차례로 **흰색** 또는 **연분홍색**으로 핀다.
꽃의 지름은 2cm 정도이다.

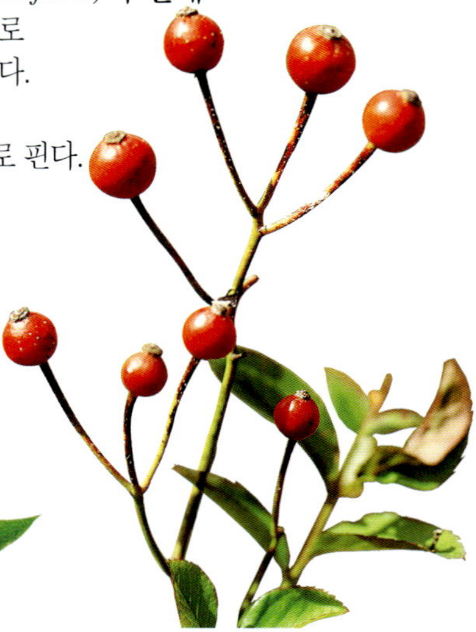
찔레꽃 열매

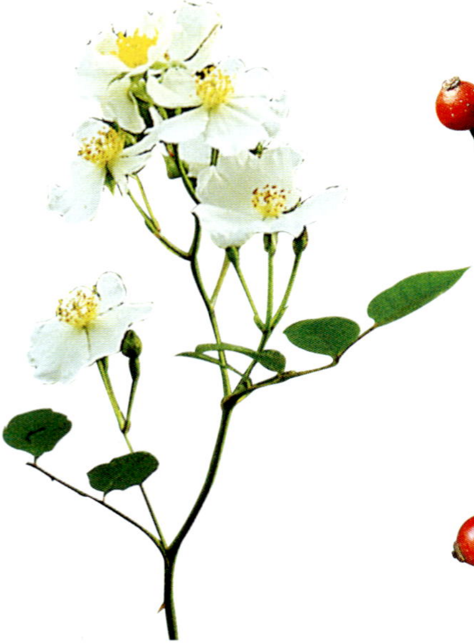
찔레꽃

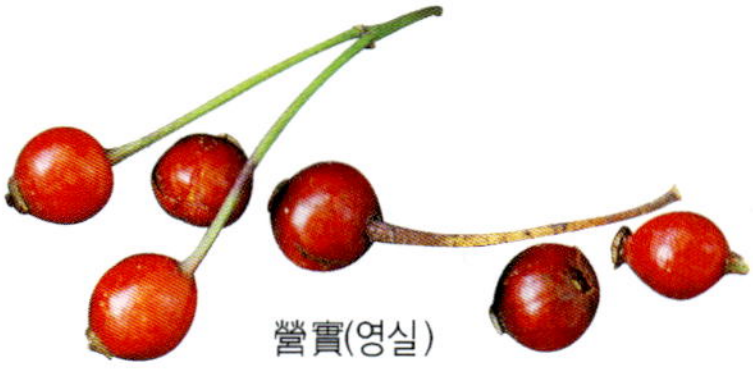
營實(영실)

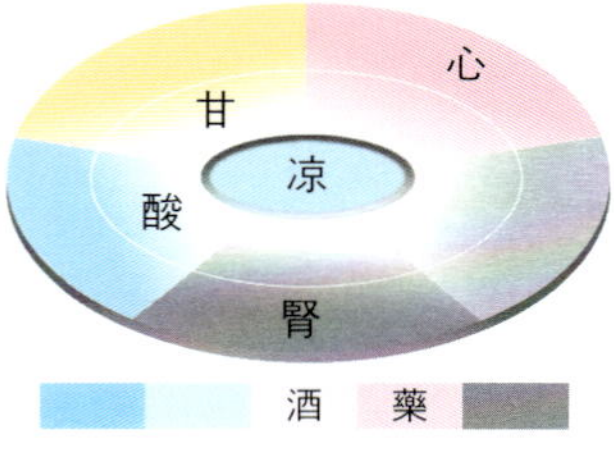

소변을 잘 나오게 하여 온 몸이 부은 데와 각기병에 쓰인다.

- 혈당 강하작용이 있어 당뇨병에 쓰인다.
- 관절염에 약주로 담궈 복용한다.

2~5g

68쪽 참조

93-2 월계화(月季花)

장미과(Rosaceae)
장미(*Rosa hybrida* HORT.)**의 꽃봉오리**
줄기의 모양에 따라 **덩굴장미**와 **나무장미**로 나뉜다.
잎은 깃털 모양으로 갈라진 **겹잎**이다.
꽃은 단생 또는 산방꽃차례로 **흰색, 노란색, 오렌지색, 분홍색, 붉은색**으로 핀다.
꽃의 지름은 5cm이상이다.

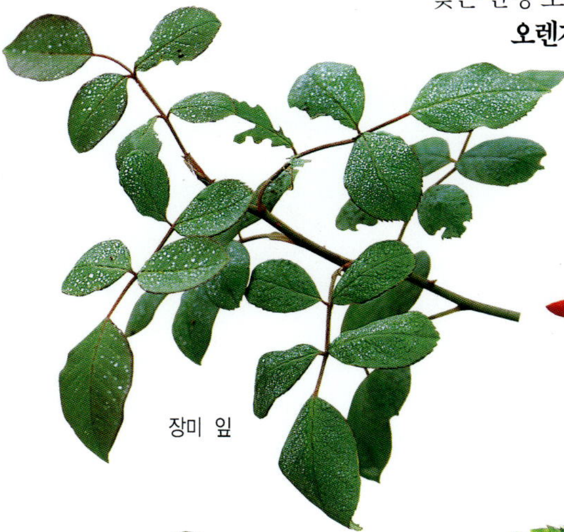
장미 잎

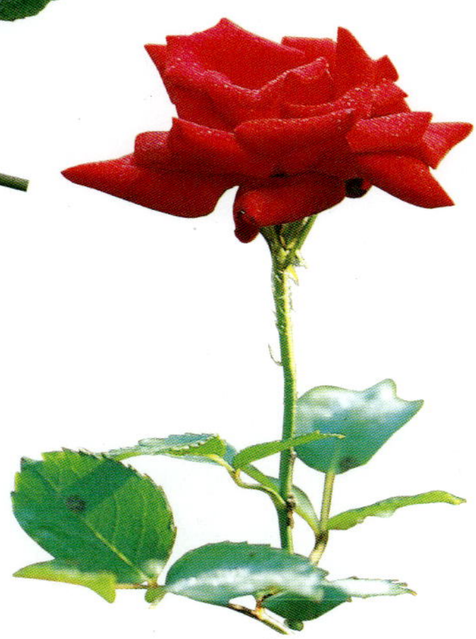
장미 꽃

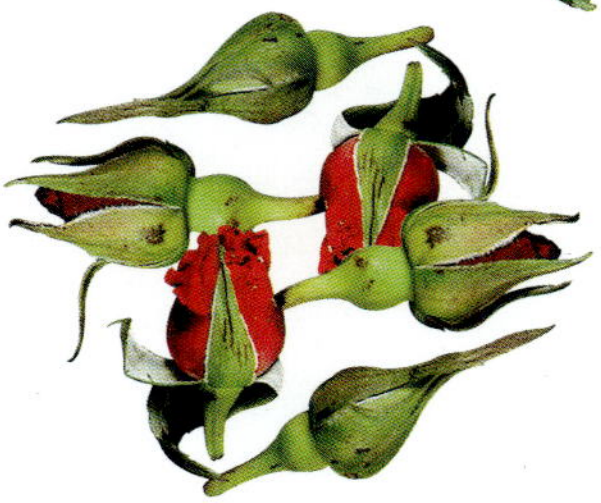
月季花(월계 화)

혈액순환을 촉진시켜 생리불순에 의한 생리통에 쓰인다.

- 어혈(瘀血)과 타박상으로 인한 통증에 외용하기도 하고 차[茶]로 음용한다.

3~9g

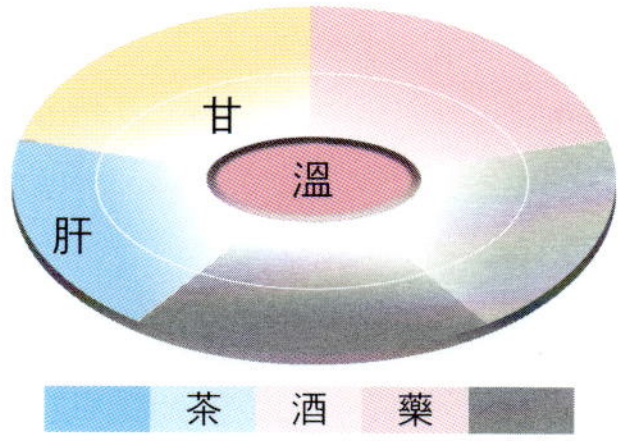

中 94-1 오수유(吳茱萸)

운향과(Rutaceae)
오수유(*Evodia officinalis* DODE.)**의 열매**

잎은 **난형** 또는 **타원형**이다. 작은 잎은 5~11개이며 뒷면 맥 위에 **털**이 있다.
꽃은 **녹황색**으로 6월에 핀다.
열매는 끝이 **뾰족**하다.

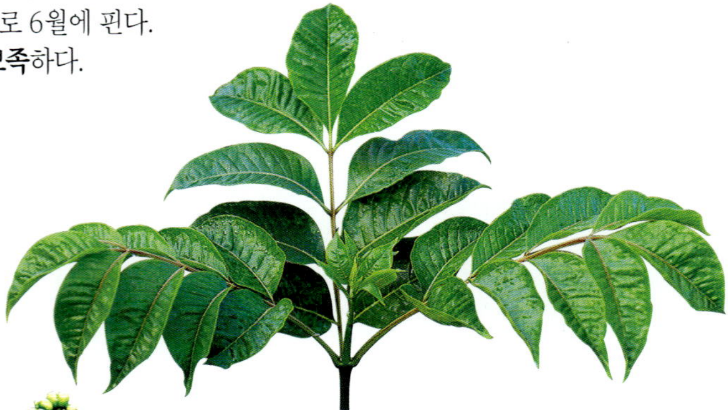
오수유나무 잎

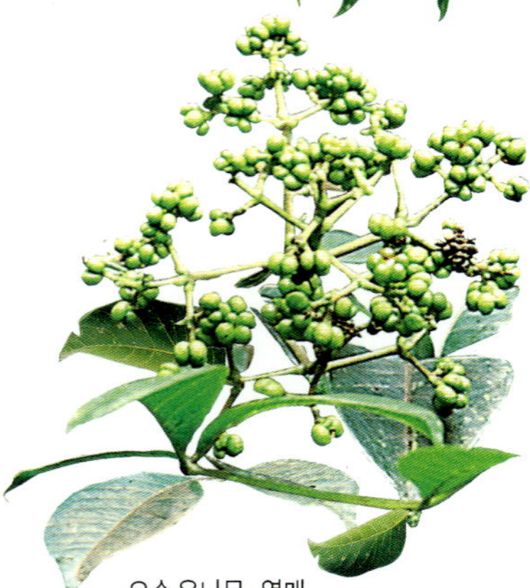
오수유나무 열매

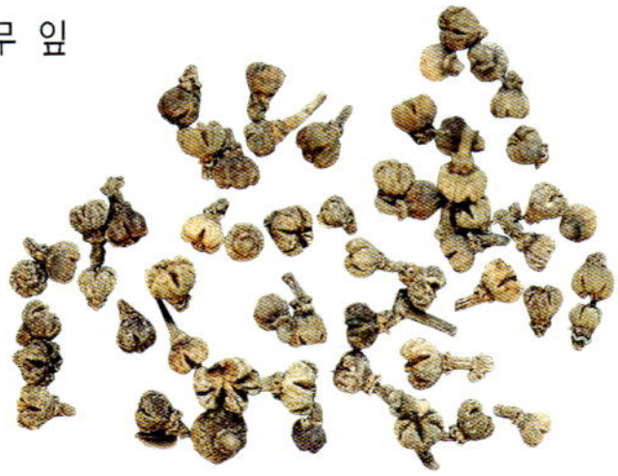
吳茱萸(오수유)

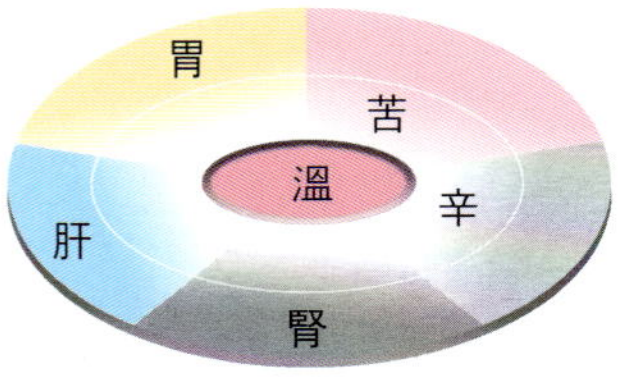

비위(脾胃)장을 따뜻하게 하여 위궤양, 위경련, 위염, 장염에 쓰인다.

- 소염 진통작용과 자궁근(子宮筋) 이완작용이 있어 생리통, 생리불순과 임신이 잘 되지 않을 때 쓰인다.
- 면역 억제효과가 있어 아토피성 피부염에 쓰인다.

3~9g

238쪽 참조

94-2 흑랄자(黑辣子)

운향과(Rutaceae)
쉬나무(*Evodia danielii* HEMSL.)**의 열매**
잎은 난형이고 작은 잎은 7~15개이며 **털**이 있다.
꽃은 **흰색**으로 7~8월에 핀다.
열매는 끝이 **둥글**다.

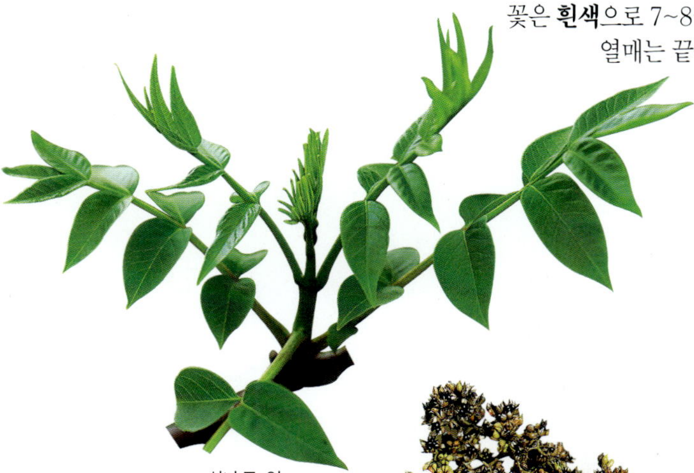

쉬나무 잎

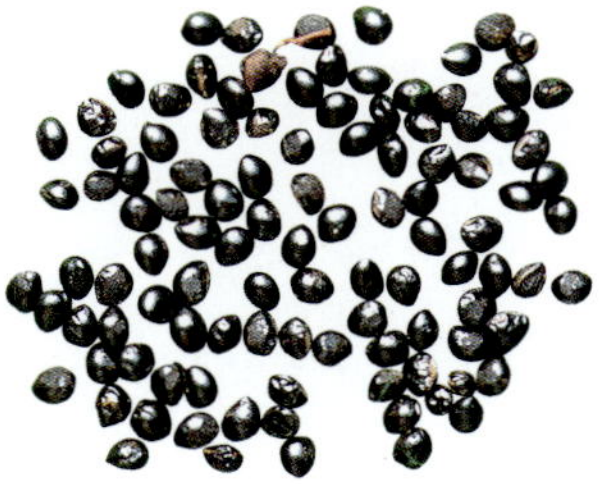

黑辣子(흑랄자)

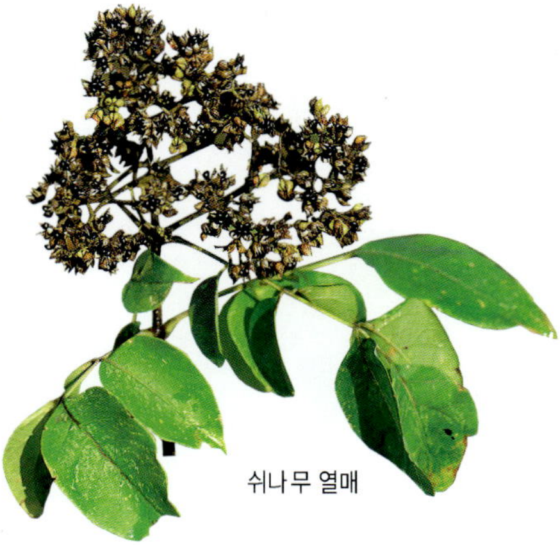

쉬나무 열매

열매로 짠 기름은 아랫배와 손발이 찰 때 쓰인다.
- 진통작용이 있어 두통에 쓰인다.

민가에서는 열매로 기름을 짜 식용으로 사용하기도 하고 등유(燈油) 대용(代用)으로 썼다. 밀원식물로서 유망하다. 오수유 대용으로 쓰이기도 하나 시정되어야 한다.

3~9g

95-1 오매(烏梅)

장미과(Rosaceae)

매실나무(*Prunus mume* SIEBOLD & ZUCC.)의

덜 익은 열매를 매연으로 훈증한 것

잎은 난형이고 **톱니**가 거의 비슷하다. 잎 양면에 **털**이 있다.
꽃은 **연한 홍색**으로 1~2개씩 한군데에 달리며 4월에 핀다.
꽃에는 **꽃줄기**가 거의 없다.
종자는 **과육**에서 잘 떨어지지 않고 겉에 작은 구멍이 많다.
씨방과 열매에는 **털**이 있다.

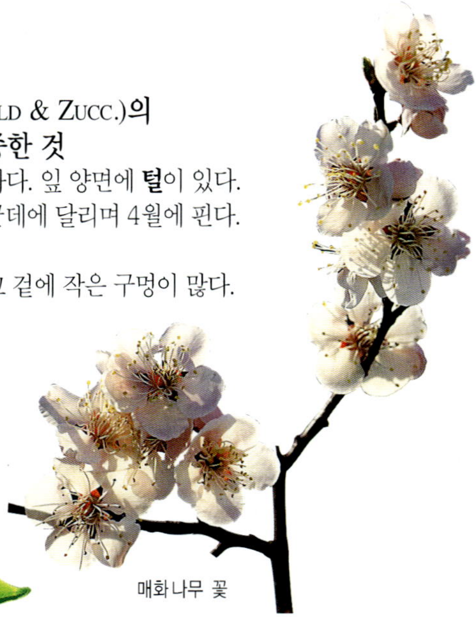

매화나무 꽃

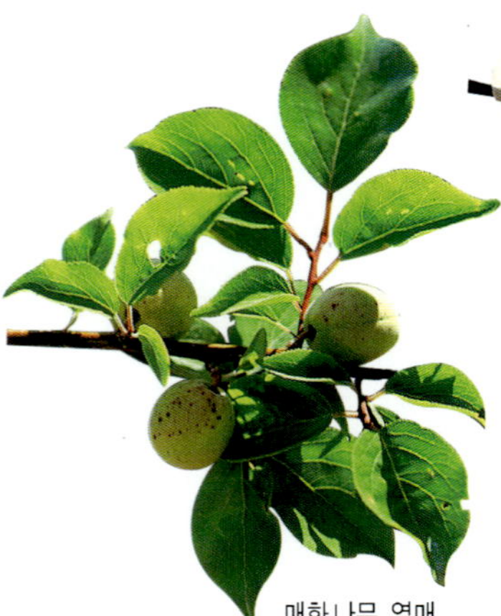

매화나무 열매

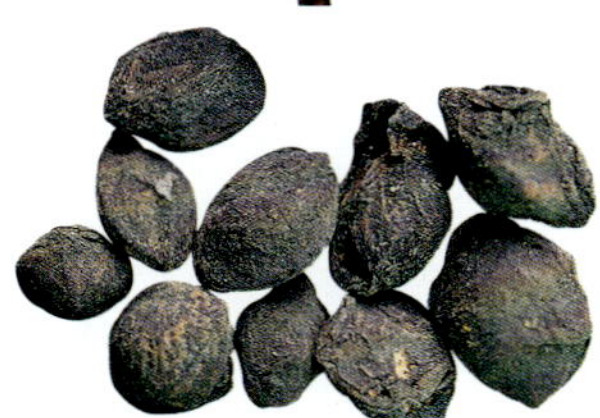

烏梅(오매)

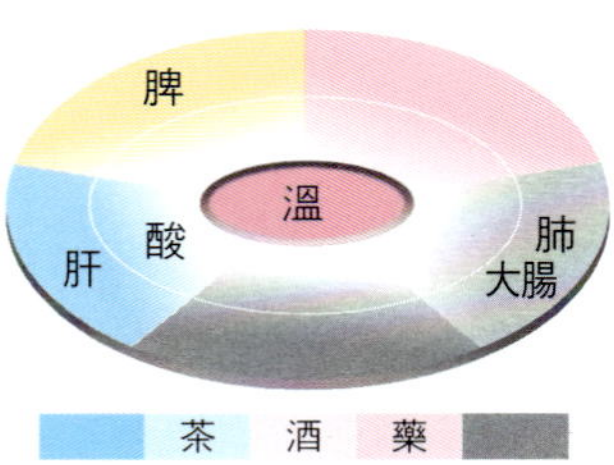

항균작용이 있어 오래된 설사, 이질, 장염에 쓰인다.

- 몸에 진액이 부족해서 오는 목이 마른증상에 쓰인다.
- 지해(止咳)작용이 있어 오래된 기침에 쓰인다.

3~6g

294쪽 참조

95-2 이핵인(李核仁)

장미과(Rosaceae)
자두나무(*Prunus salicina* LINDL.)**의 열매(견과)속의 씨**

잎은 **긴도란형**이고 표면에 **털**이 없다.
잎 가장자리에 둔한 **톱니**가 있다.
꽃은 4월에 잎보다 먼저 피고
보통 3송이씩 **흰색**으로 핀다.
꽃에는 **꽃줄기**가 있다.
열매는 **핵과**로 7~8월에
노란색이나 **적자색**으로 익는다.

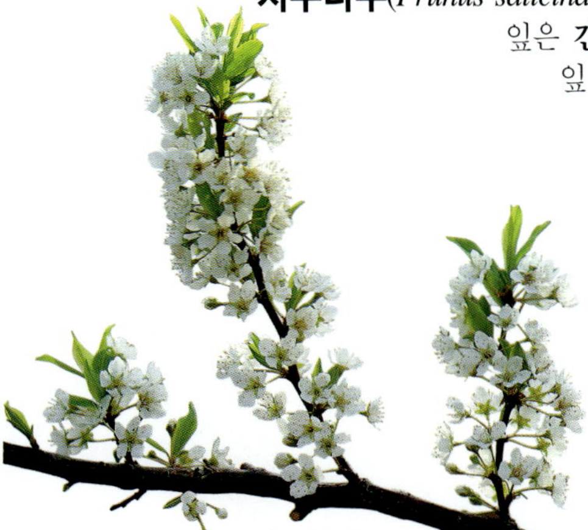

자두 나무 꽃

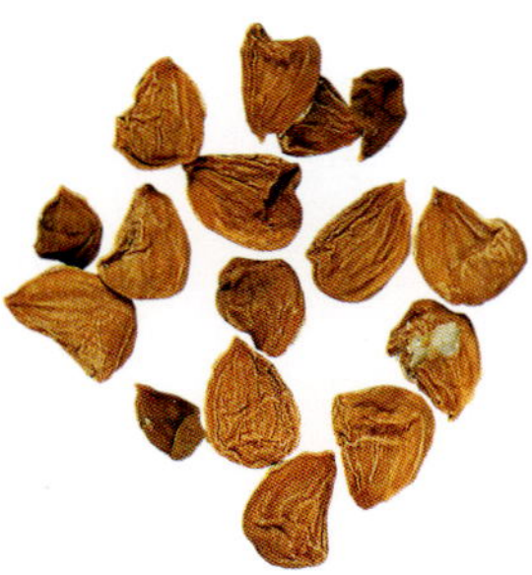

李核仁(이핵인)

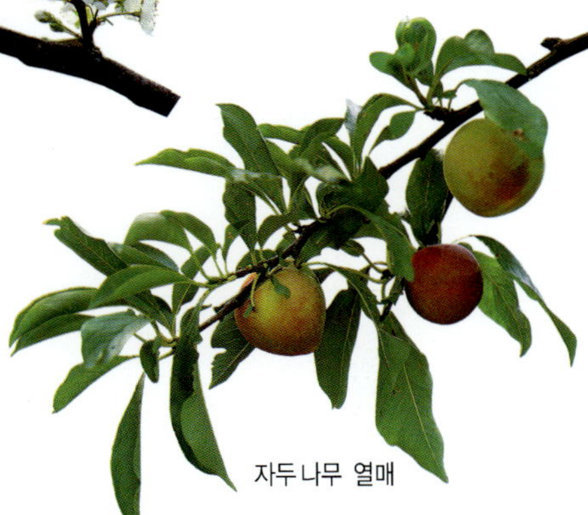

자두 나무 열매

혈액순환을 촉진시키고 어혈(瘀血)을 풀어 타박상에 의한 부종 또는 생리불순, 생리통 등에 쓰인다.

- 노인성변비에 쓰인다.
- 간기능을 도와 기관지염, 천식에 쓰인다.

6~15g

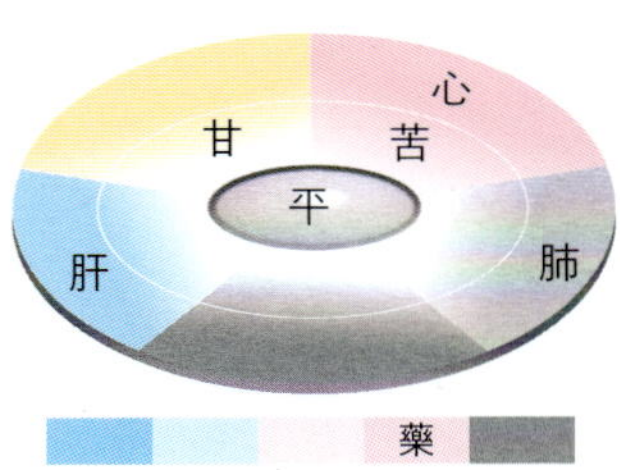

304쪽 참조

95-3 행인(杏仁)

장미과(Rosaceae)
살구나무(*Prunus armeniaca* L. var. *ansu* MAXIM.)**의**
열매(견과)속의 씨

잎은 난형이고 **작은 톱니**가 불규칙하다.
잎 양면에 **털**이 없다.
꽃은 **연분홍색**으로 4월에 피고
꽃줄기가 거의 없다.
종자는 **과육**에서 잘 떨어지고
겉이 울룩불룩하며 **날개**가 없다.
씨방과 열매에는 **털**이 있다.

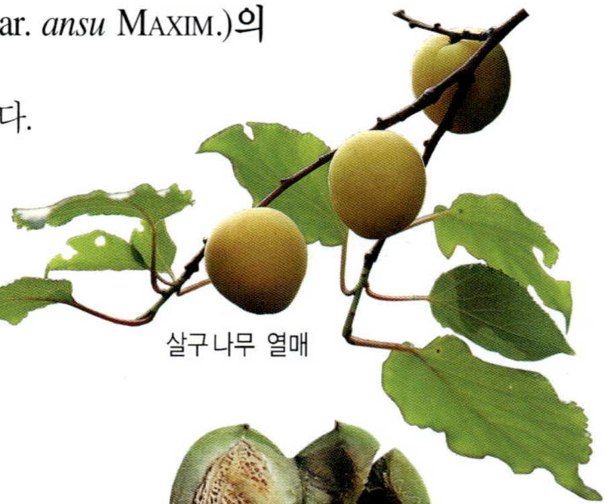
살구나무 열매

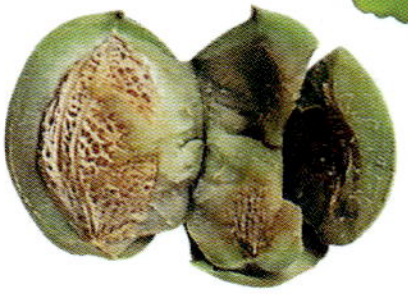
매실
(과육과 씨앗이 잘 떨어지지 않는다.)

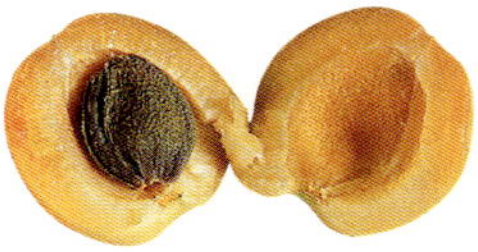
살구
(과육과 씨앗이 잘 떨어진다.)

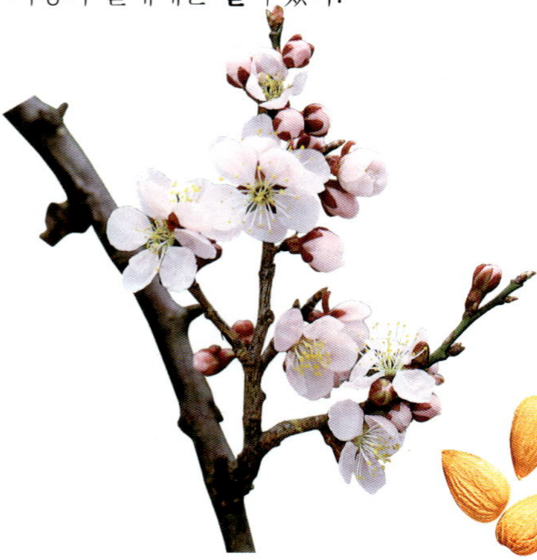
살구나무 꽃

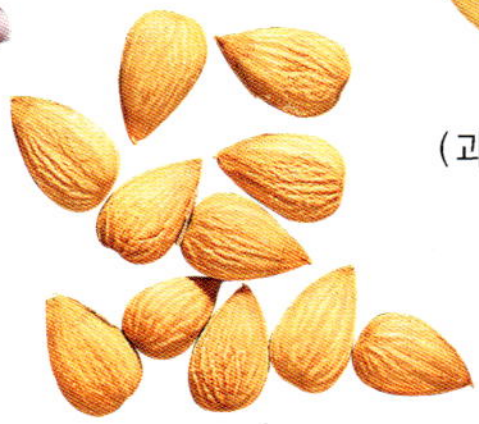
杏仁(행인)

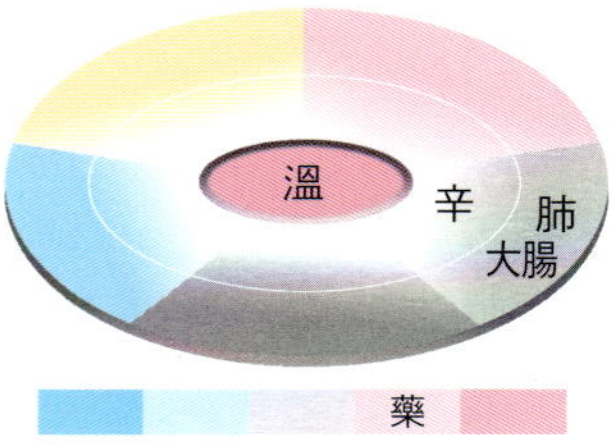

지해(止咳)작용이 있어 만성기관지염, 천식에 쓰인다.

- 살구씨의 기름은 노인성변비에 복용하고 피부미용에 외용한다.

3~10g

301쪽 참조

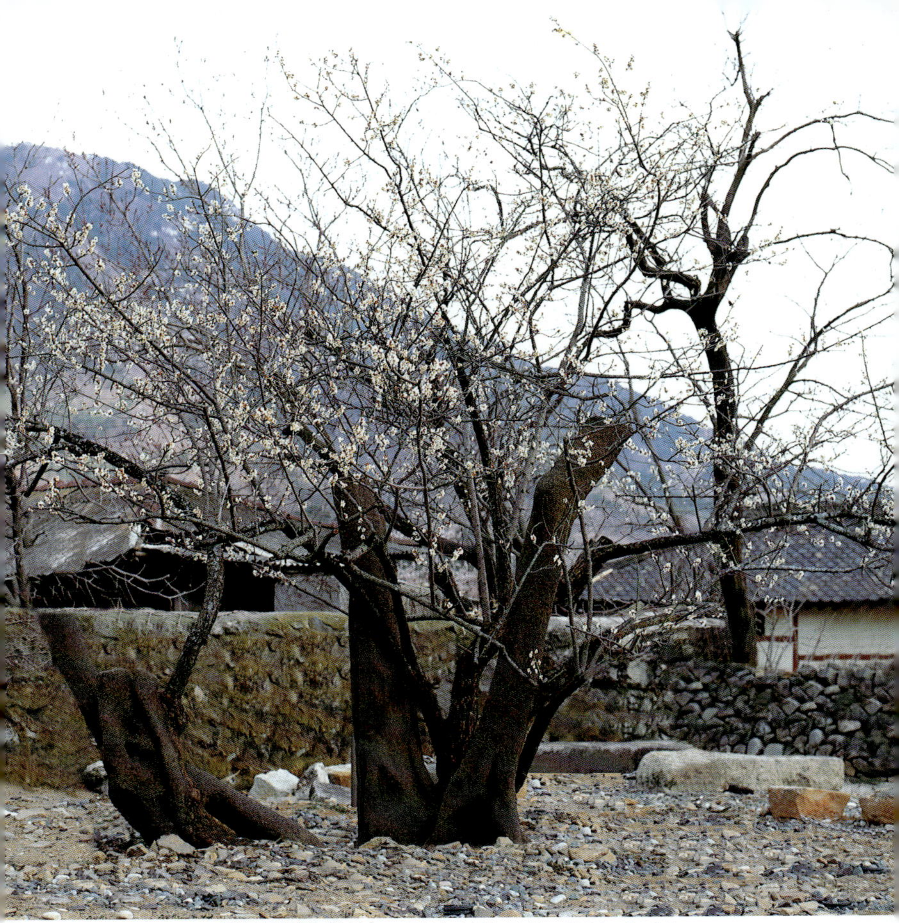

정당매(政堂梅) : 경남 산청 단성, 2000. 3. 26

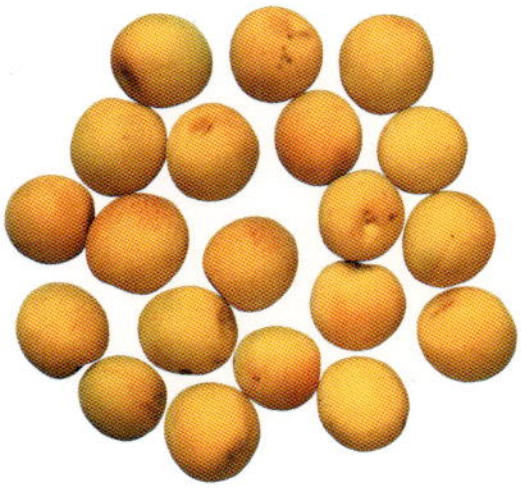

살구

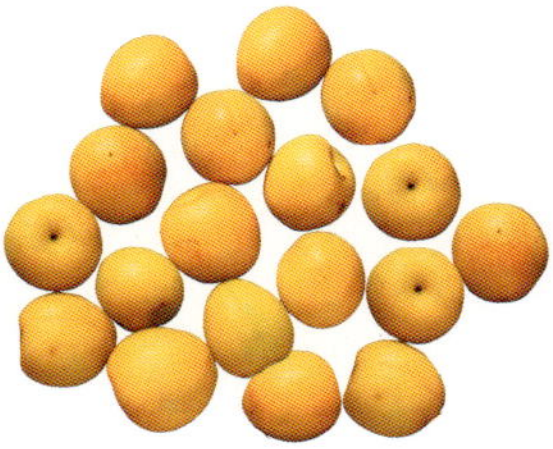

매실

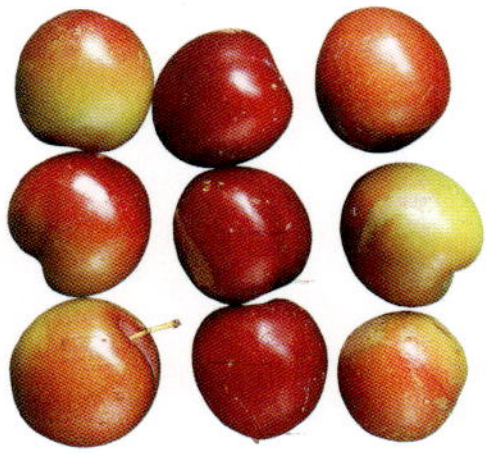

자두

96-1 저백피(樗白皮)

소태나무과(Simaroubaceae)
가죽나무(*Ailanthus altissima* (MILL.) SWINGLE)**의**
껍질, 뿌리껍질

수피는 **회갈색**이다. 작은 잎은 **13~25장**이다.
열매는 **시과**로 피침형이고 길이 3~4cm이다.
씨는 **1개**이다.

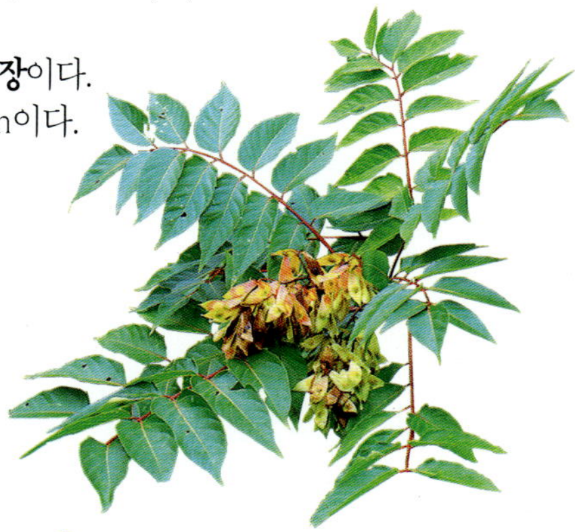
가죽나무 열매

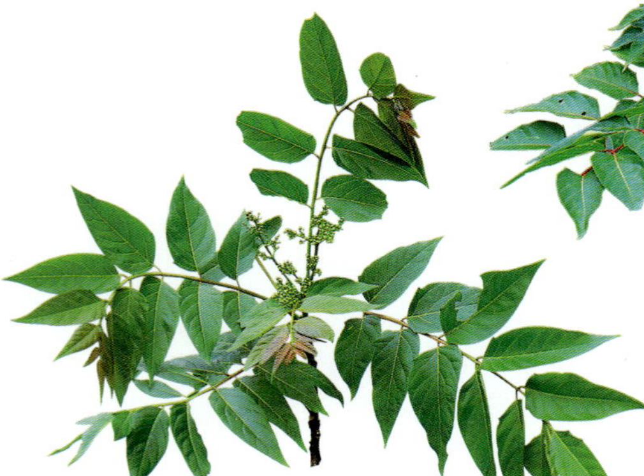
가죽나무 잎

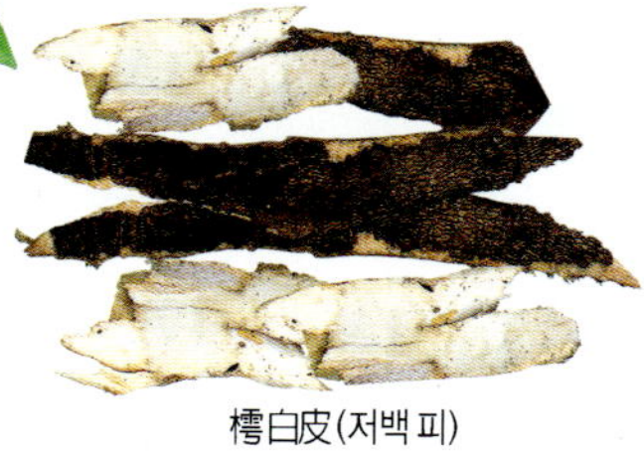
樗白皮(저백피)

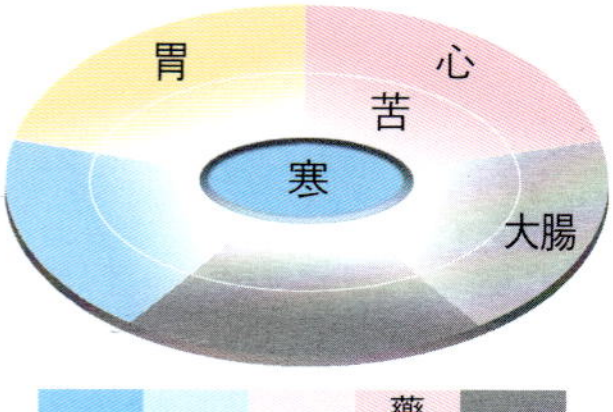

오래도록 설사하는 만성장염과 대변에 피가 섞여 나오는[血便], 만성이질에 쓰인다.

- 자궁출혈, 대하증[질염]에 쓰인다.
- 구충효과가 있어 회충, 촌충, 요충 등의 구제에 쓰인다.

8~12g

96-2 춘백피(椿白皮)

멀구슬나무과(Meliaceae)
참죽나무(*Cedrela sinensis* Juss.)**의 껍질**
갈잎큰키나무로 수피는 **붉은색**이다.
작은 잎은 **10~20장**이다.
꽃은 작고 **희**다.
열매는 **삭과**로 도란상 원형이고 길이 2.5cm이다.
씨는 **양쪽**에 날개가 있다.

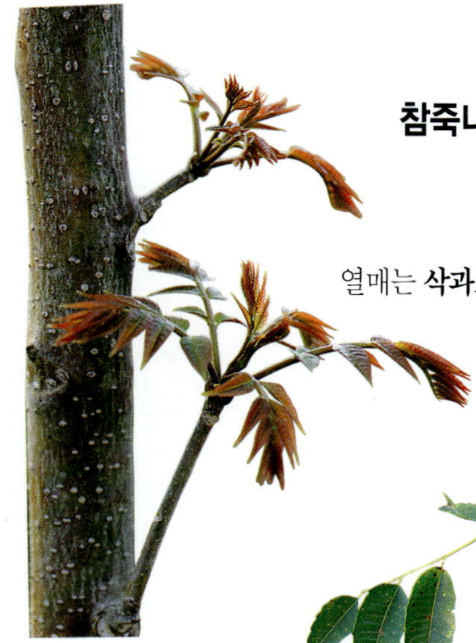
참죽나무 잎

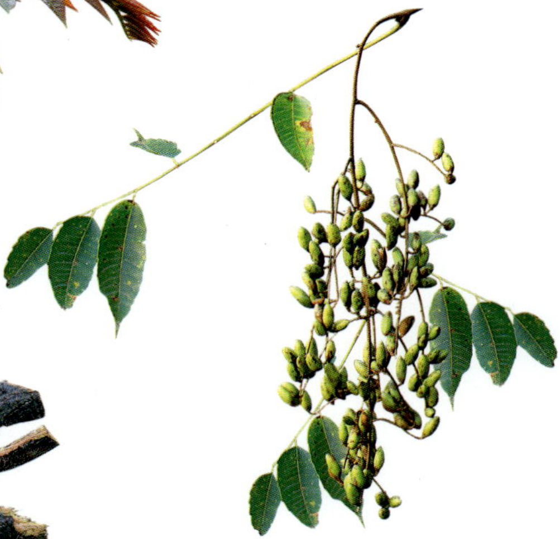
참죽나무 열매

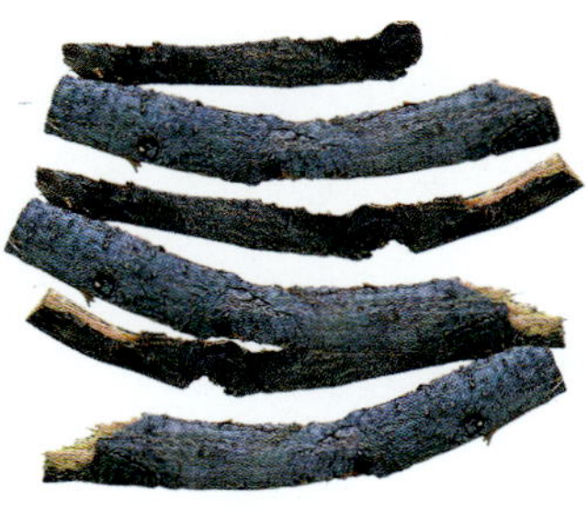
椿白皮(춘백피)

- 위염, 위십이지장궤양에 쓰인다.
  - 지혈작용이 있어 자궁출혈, 장출혈, 또는 토혈에 쓰인다.
  - 오래된 이질설사에 쓰인다.
- 2~5g

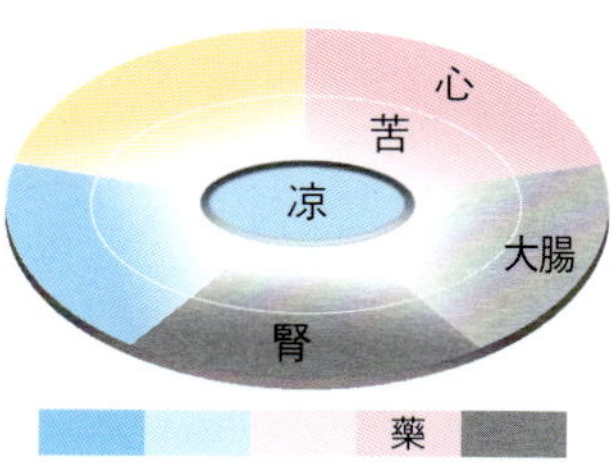

266쪽 참조

97-1 조각자(皂角刺)

콩과(Leguminosae)
조각자나무(*Gleditsia sinensis* LAMARCK)의 가시

가시가 굵고 그 단면이 둥글다.
잎은 3~6쌍의 **깃꼴겹잎**이다.
잎맥 위에 **갈색털**이 있다.
열매는 **협과**로 꼬투리는 편평하고
쪼개면 매운 냄새가 난다.

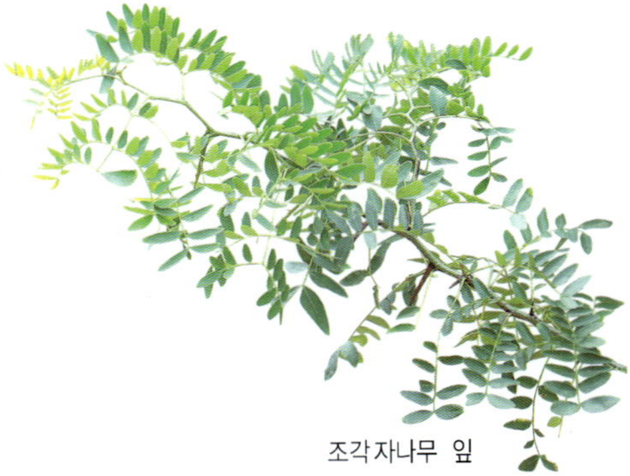
조각자나무 잎

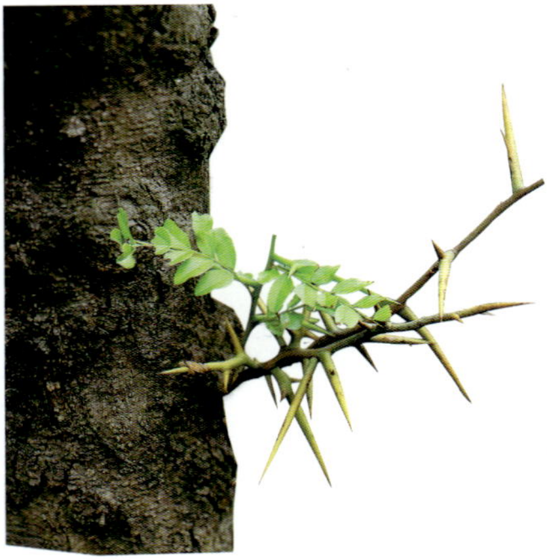
조각자나무

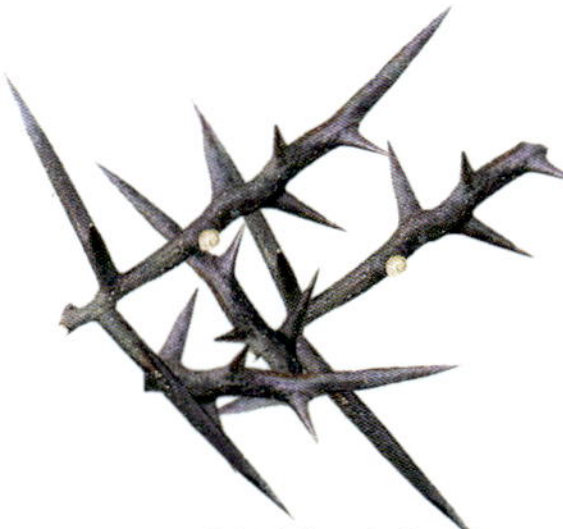
皂角刺(조각자)

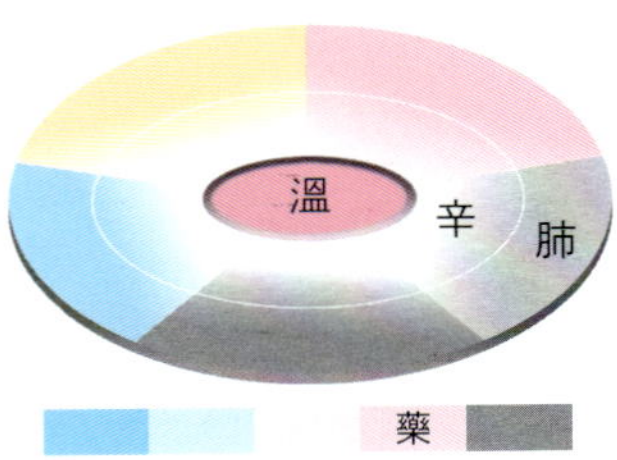

- 배농, 소종작용이 있어 모든 종기(급성 유선염, 악창, 편도선염)에 쓰인다.
- 오래된 변비에 쓰인다.
- 임신 중 사용을 금한다.
- 주엽나무 열매가 조협이다.
- 조각자나무 가시를 조각자로 사용하고 있으나, 주엽나무 가시를 조각자로 쓰기도 한다.
- 3~10g

263쪽 참조

97-2 조협(皂莢)

콩과(Leguminosae)
주엽나무(*Gleditsia japonica* MIQ.)
(*G. japonica* MIQ. var. *koraiensis* NAKAI)**의 꼬투리**
줄기에 가지가 변한 **가시**가 있고 가시는 편평하다.
잎은 깃꼴겹잎이며 작은 잎은 **5~10쌍**이다.
열매는 **협과**로 꼬투리는 비틀린다.

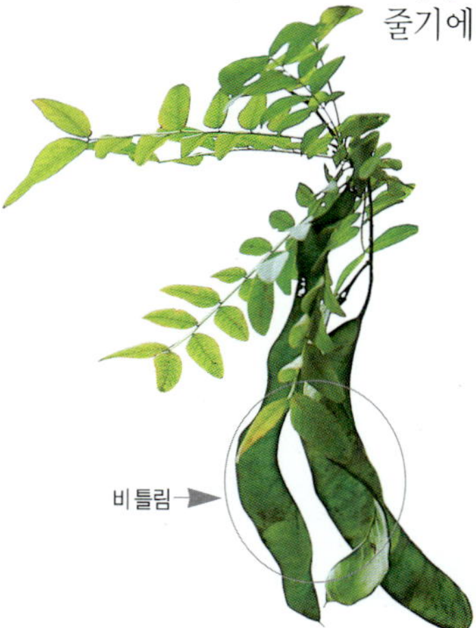

주엽나무 열매

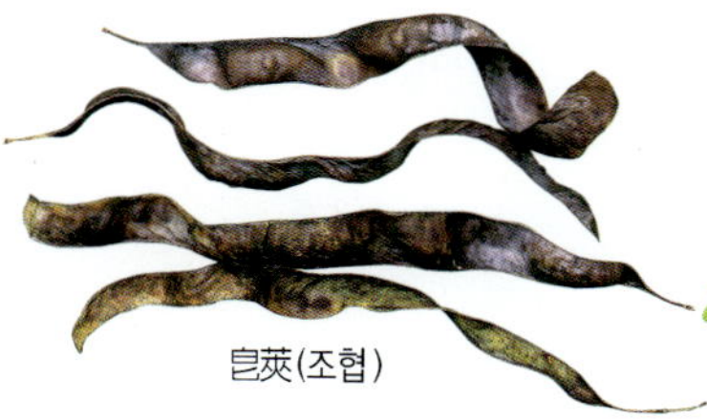
皂莢(조협)

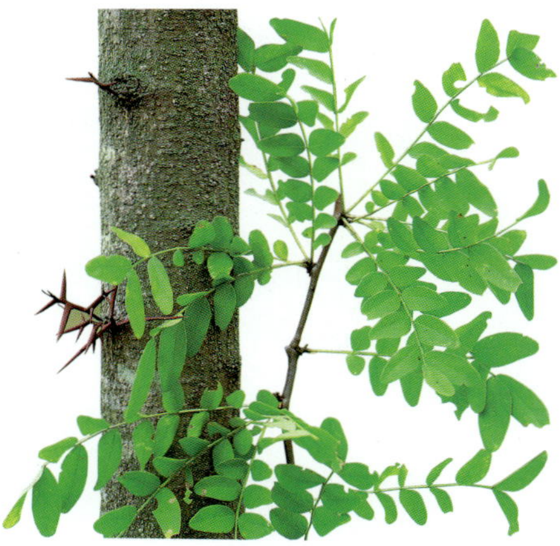
주엽나무 잎

- 항알러지 및 소염작용이 있어 알러지성 비염, 기관지염, 천식을 개선하는 데 쓰인다.
- 피부염(건선피부염), 옴, 피부가려움증에 식초에다 조협을 넣고 끓여 고약같이 진하게 만들어 환부에 바른다.
- 9~15g

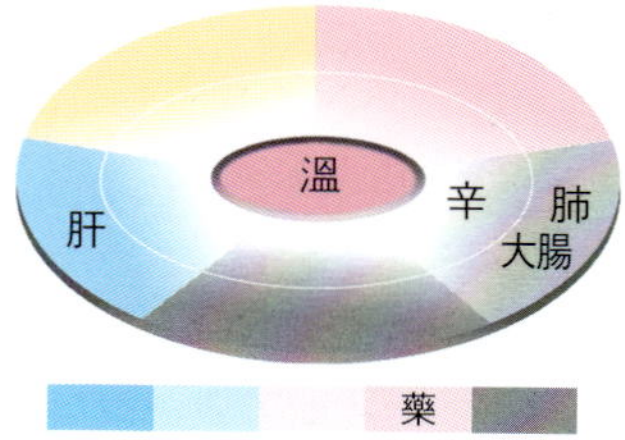

263쪽 참조

98-1 지각(枳殼)

운향과(Rutaceae)
광귤(*Citrus aurantium* L.)의 덜 익은 열매
가지에 **가시**가 있다.
잎은 **난형**이며 잎자루에 날개가 있다.
꽃은 1송이 또는 2~3송이가 **밀생**한다.
열매는 **장과**로 둥근 모양이고 **황적색**으로 맺히고 신맛이 난다.
외과피는 굳고 **중심부**가 충실하다.

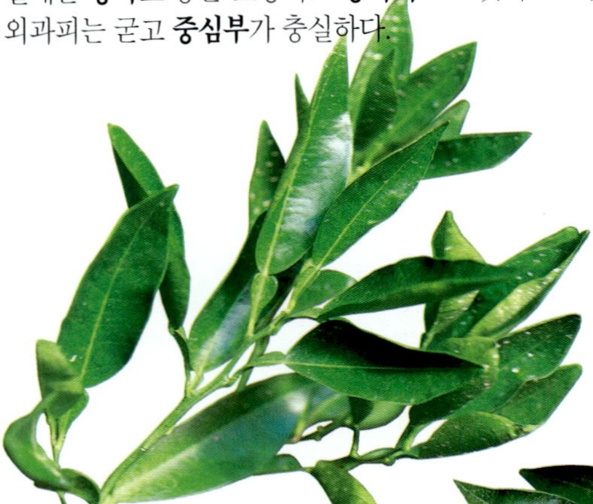

광귤 나무 잎

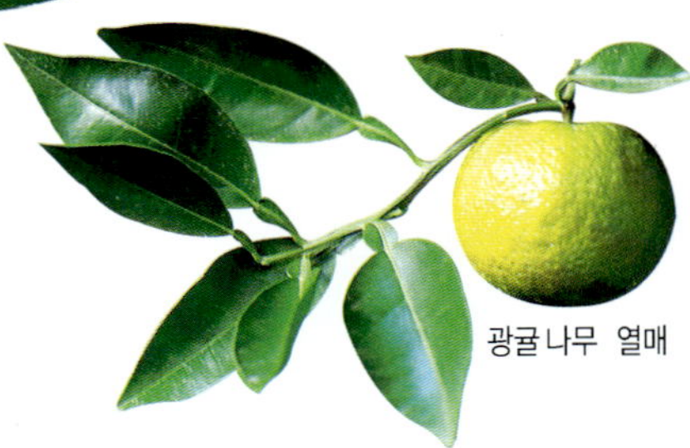

광귤 나무 열매

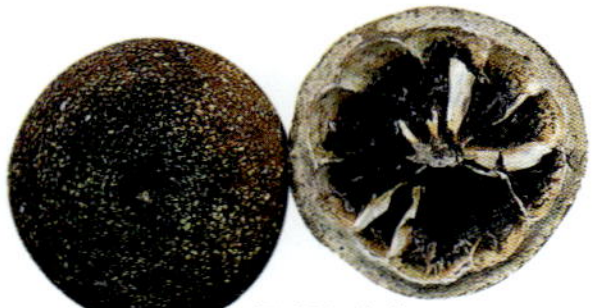

枳殼(지각)

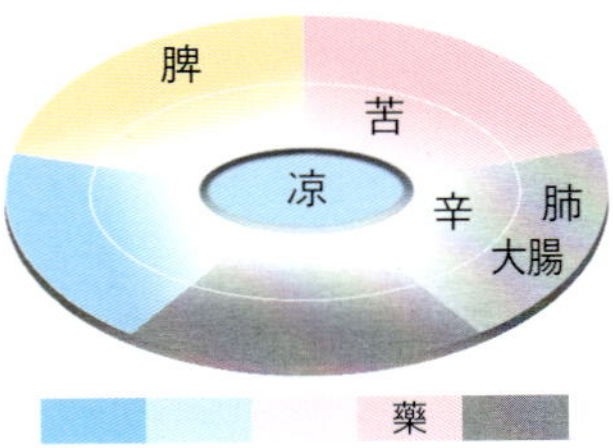

위장운동을 억제시키므로 위하수(胃下垂)에 쓰인다.
- 자궁근육을 수축시키므로 자궁하수에 쓰인다.
- 지방분해작용이 있어 체중감소에 쓰인다.

2~5g

242쪽 참조

98-2 지실(枳實)

운향과(Rutaceae)

탱자나무(*Poncirus trifoliata* RAF.)**의 덜 익은 열매**

줄기에 **억센 가시**가 어긋난다.
잎은 **3출엽**이다. 꽃은 3~5월에 잎보다 먼저 **흰색**으로 피고 열매는 **장과**로 둥근 모양이며 가을에 누렇게 익고 향기가 난다.

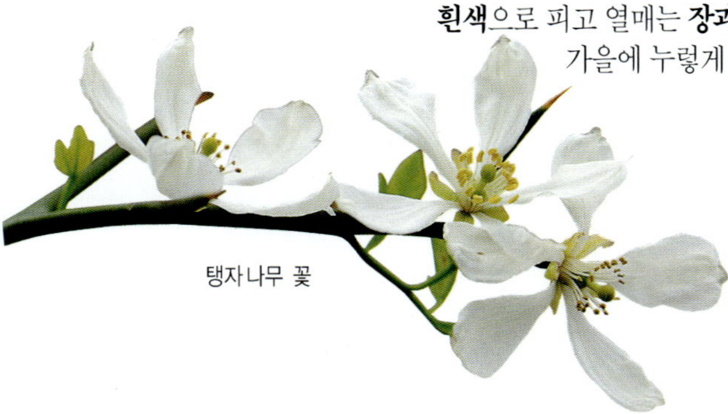
탱자나무 꽃

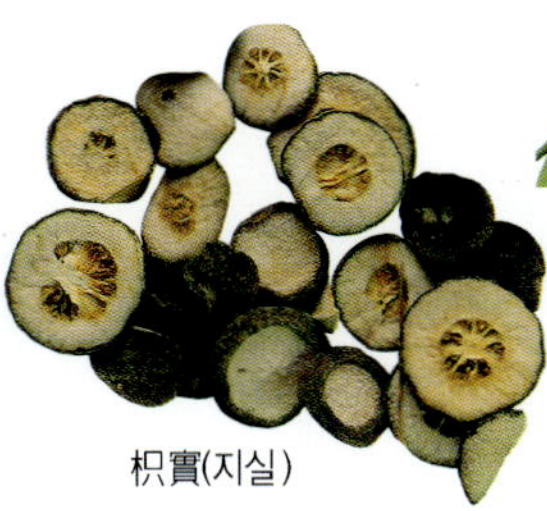
枳實(지실)

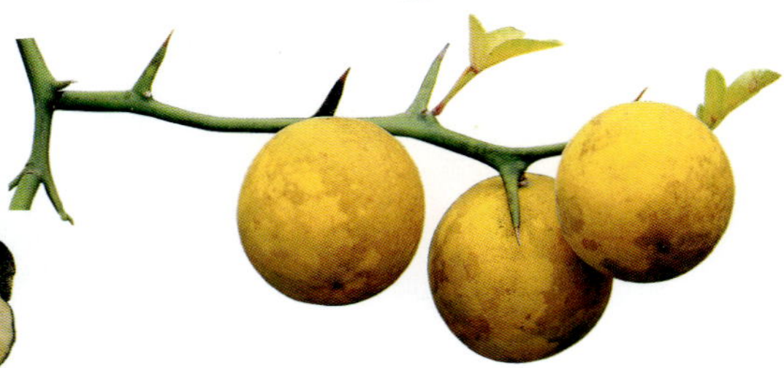
탱자나무 열매

건위작용이 있어 위경련완화, 위궤양에 쓰인다.
- 항알러지작용으로 아토피에 달여서 마시기도 하며, 목욕을 하거나 바르는 데 쓰인다.

중국에서는 구귤(枸橘)이라 한다.

4~8g

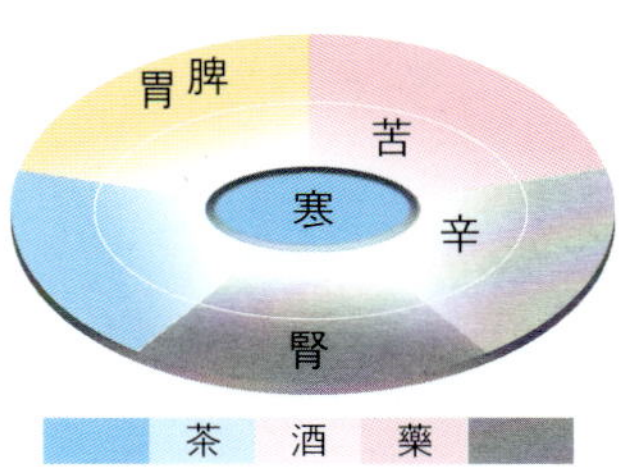

243쪽 참조

98-3 진피(陳皮)

운향과(Rutaceae)

귤(*Citrus unshiu* S. MARKOV.)**의 열매껍질**

늘푸른큰키나무로 가지에 **가시**가 없다.

잎은 **피침형**이다.

꽃은 잎겨드랑이에 **1송이씩** 달린다.

열매는 등황색과 황적색으로 익고 **단맛**이 난다.

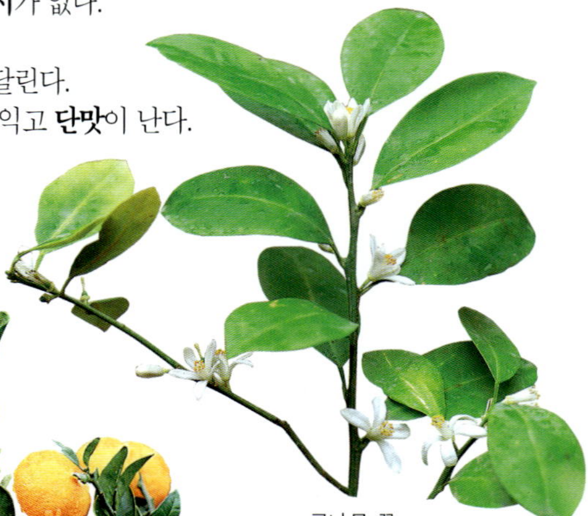

귤나무 꽃

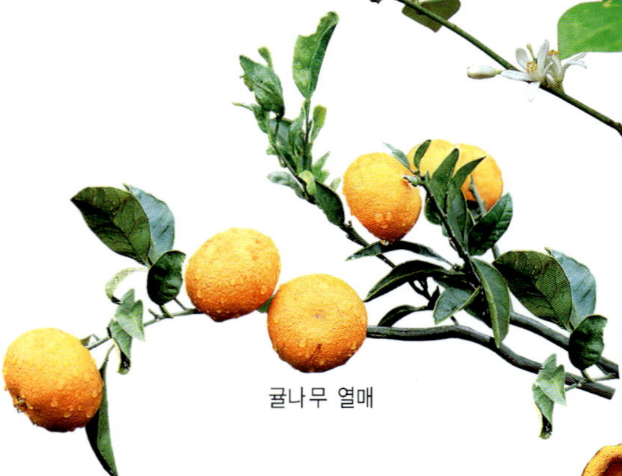

귤나무 열매

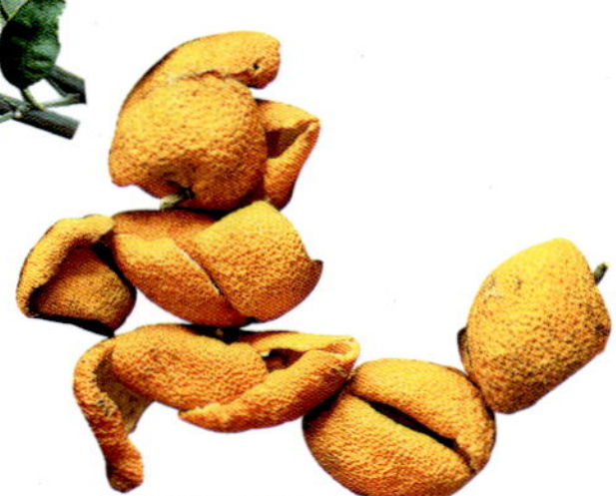

陳皮(진피)

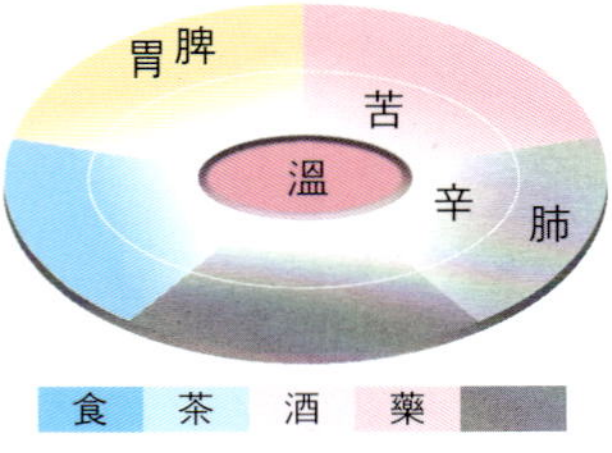

방향성 건위작용이 있어 위장질환(위염, 위궤양, 소화불량) 개선에 쓰인다.

- 거담(祛痰)작용이 있어 천식 기관지염, 또는 감기로 인한 기침에 쓰인다.

4~12g

284쪽 참조

98-4 유자피(柚子皮)

운향과(Rutaceae)
유자나무(*Citrus junos* SIEBOLD ex TANAKA)의
열매껍질

늘푸른큰키나무로 가지에 길고 뾰족한 **가시**가 있다.
잎자루에 **날개**가 있다.
꽃은 잎겨드랑이에 **1송이씩** 달려 밑으로 처진다.
열매는 노란색으로 익고 신맛이 난다.
외과피와 **중심부**가 연하다.

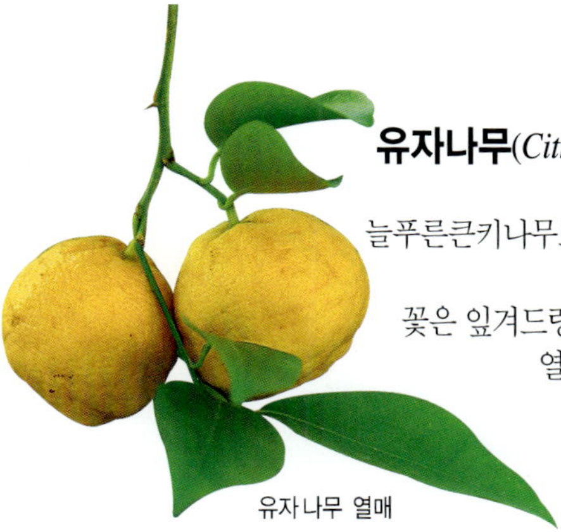
유자나무 열매

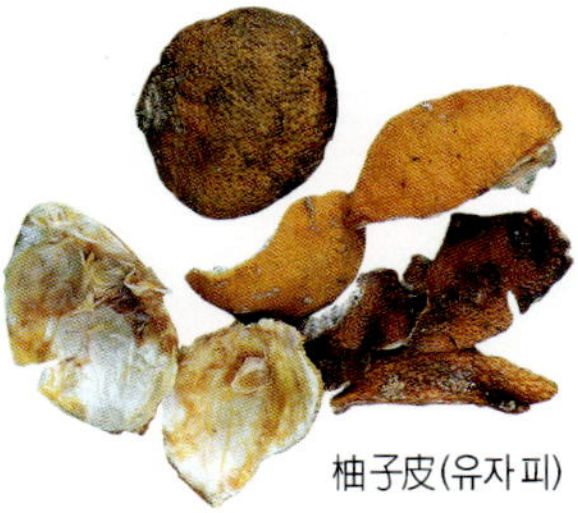
柚子皮(유자피)

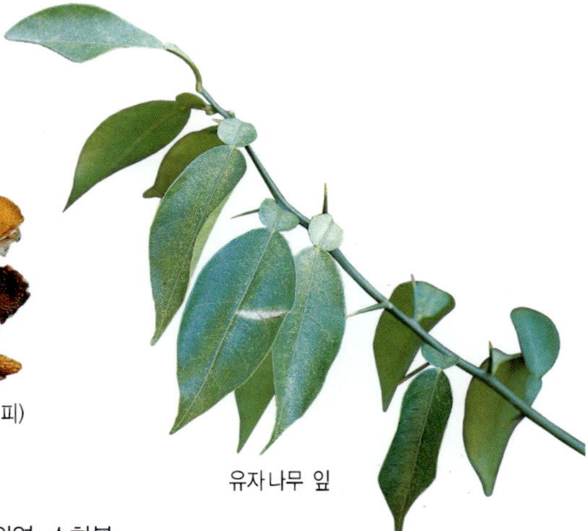
유자나무 잎

건위작용이 있어 위장질환(위염, 소화불량, 위궤양)에 쓰인다.
- 간기능을 개선하고 구취를 없애주므로 음주 전후에 복용한다.
- 거담작용이 있어 기침(기관지염, 천식, 감기)에 쓰인다.

6~9g

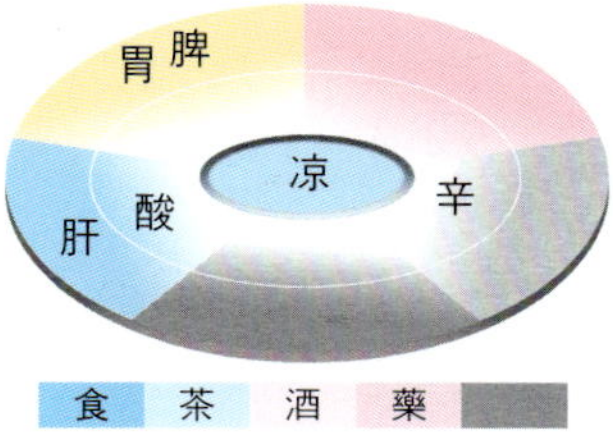

285쪽 참조

99-1 천초(川椒)

운향과(Rutaceae)
초피나무(*Zanthoxylum piperitum* (L.) DC.)**의 열매껍질**

가시는 잎자루 **양쪽**에 있다.
작은 잎은 **9~19장**이다. 꽃은 **5월**에 핀다.
열매는 **황갈색**으로 익는다.

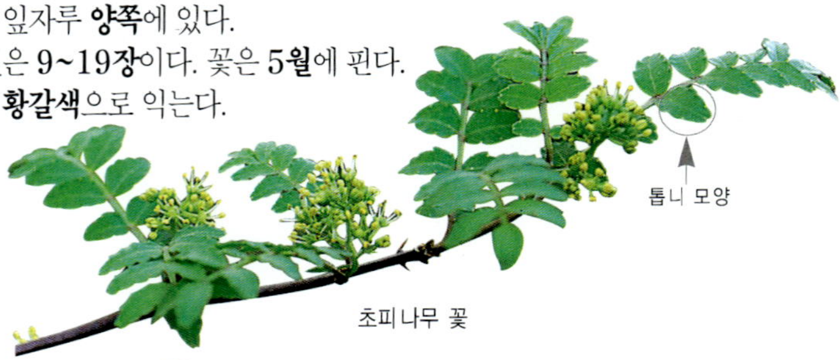

초피나무 꽃

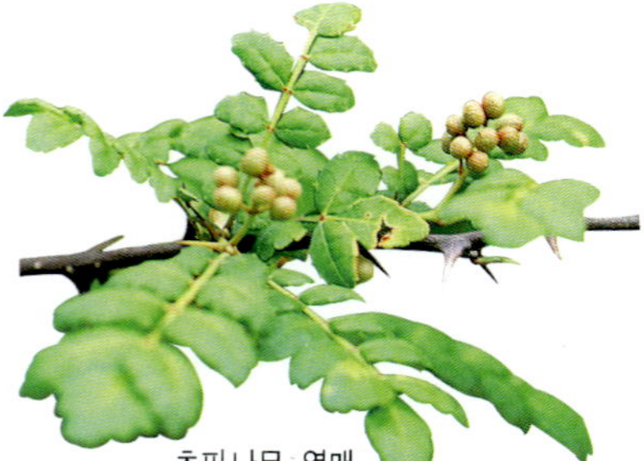
초피나무 열매

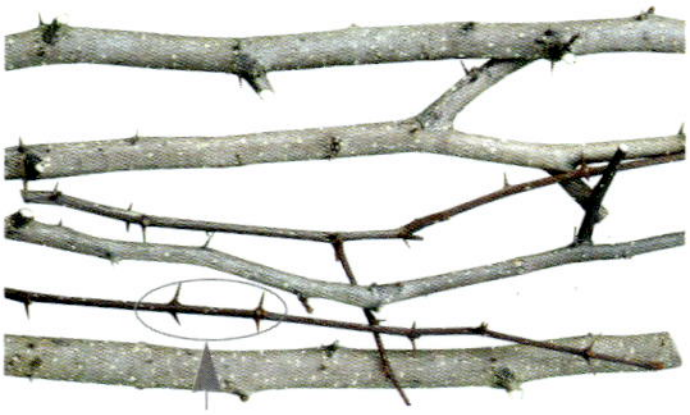

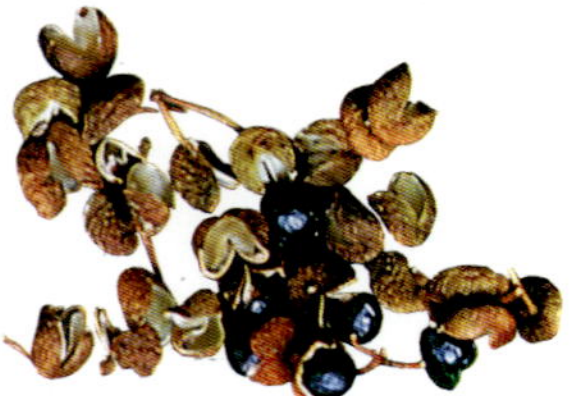
川椒(천초)

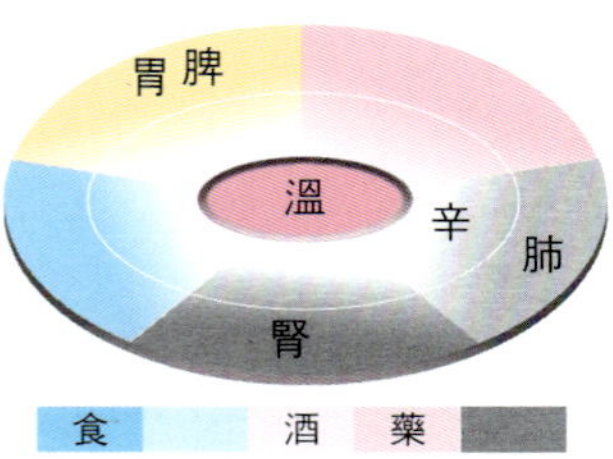

위(胃)와 장(腸)을 따뜻하게 하여 위와 장 운동을 촉진시켜 주므로 소화불량이나 속이 더부룩한 데 그리고 설사, 이질에 쓰인다.

- 몸이 차가워지면서 생기는 알러지성 천식에 쓰인다.
- 구충작용이 있어 회충, 촌충 구제에 쓰인다.

《향약집성방》에는 촉초(蜀椒)로 기록되어 있으며, 산초(山椒) 또는 화초(花椒)라고도 한다.

9~30g

262쪽 참조

99-2 애초(崖椒)

운향과(Rutaceae)

산초나무(*Zanthoxylum schinifolium* SIEBOLD & ZUCC.)의 열매껍질

가시는 어긋난다.

작은 잎은 **13~21장**이고

길이는 **15cm**이하이다.

꽃은 **8월**에 핀다.

열매는 **녹갈색**으로 익는다.

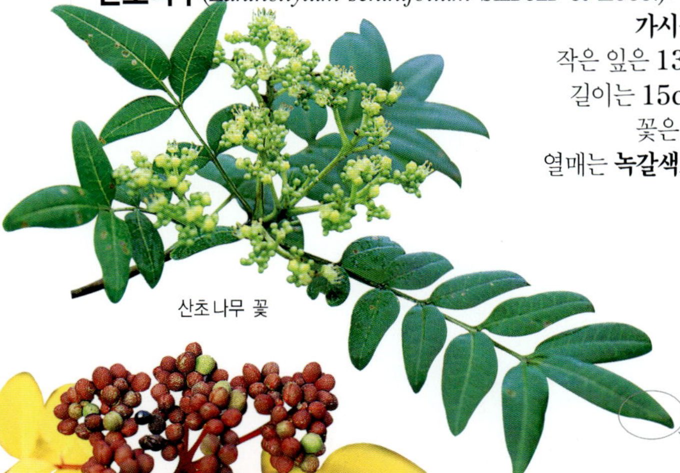

산초나무 꽃

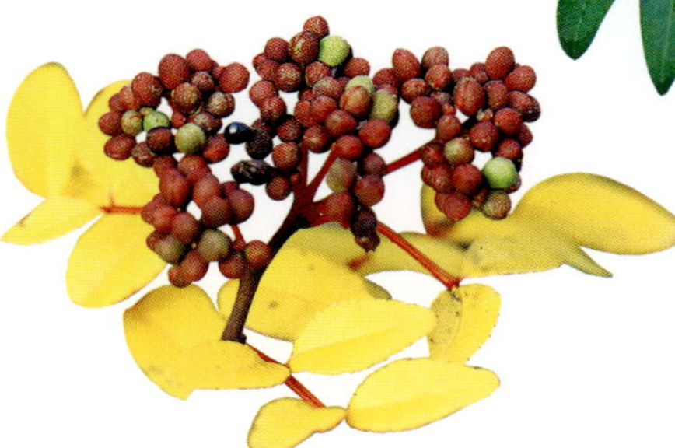
산초나무 열매

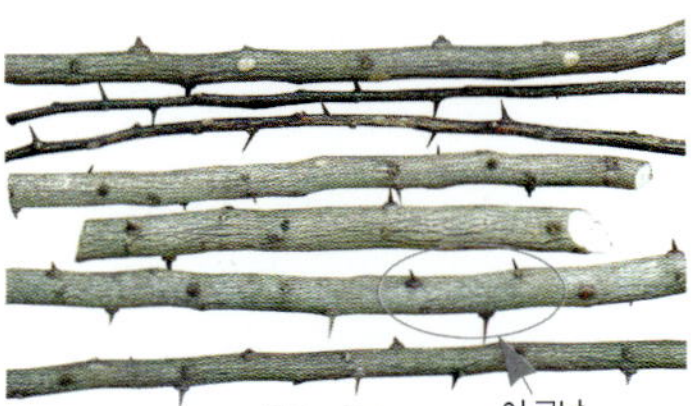

산초나무

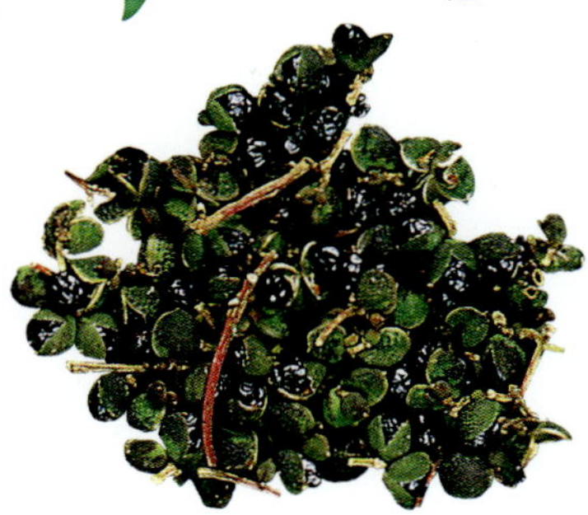
崖椒(애초)

폐 기능을 도와 주는 작용이 있어 종자유는 기침, 기관지염, 천식에 쓰인다.

야초(野椒) 또는 청초(靑椒)라고도 한다.

3~9g

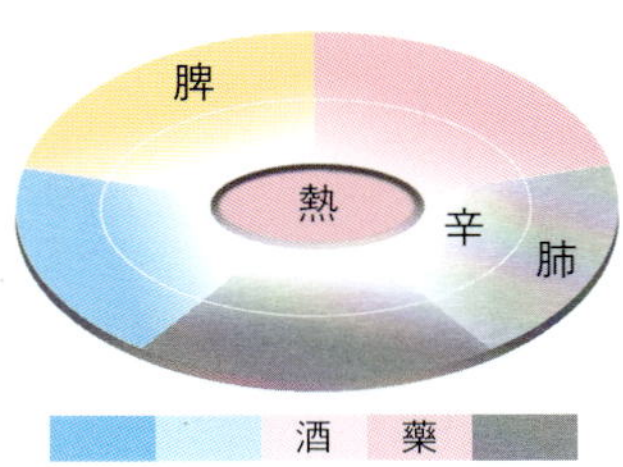

100-1 호도(胡桃)

가래나무과(Juglandaceae)
호두나무(*Juglans regia* DODE)**의 열매(견과)속의 육질**
갈잎큰키나무로 작은 잎은 7개 이하이고 가장자리가 거의 밋밋하며 암꽃은 **1~3개씩** 달린다. 열매는 **4실**이다.

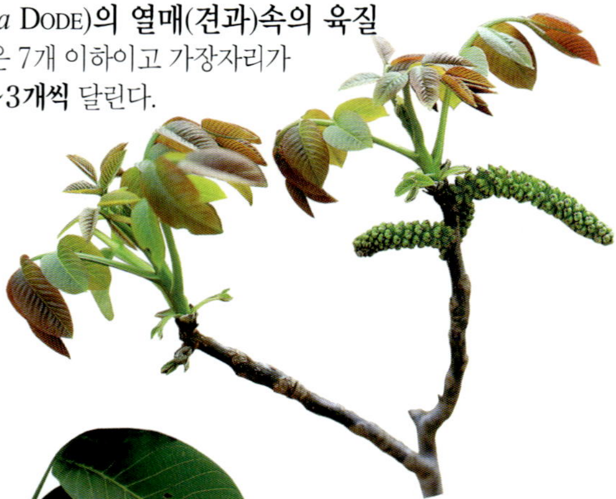

호두나무 꽃

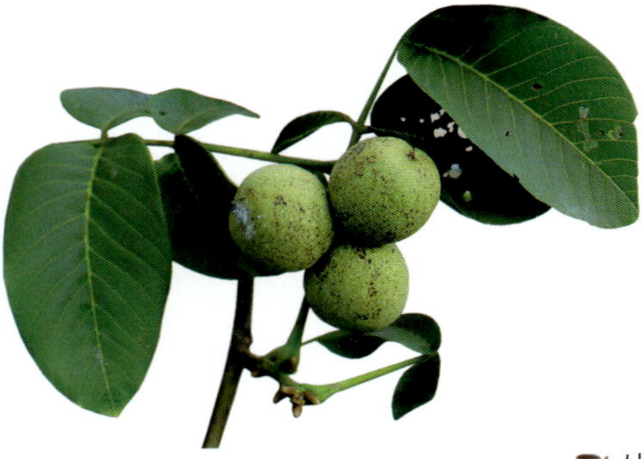

호두나무 열매

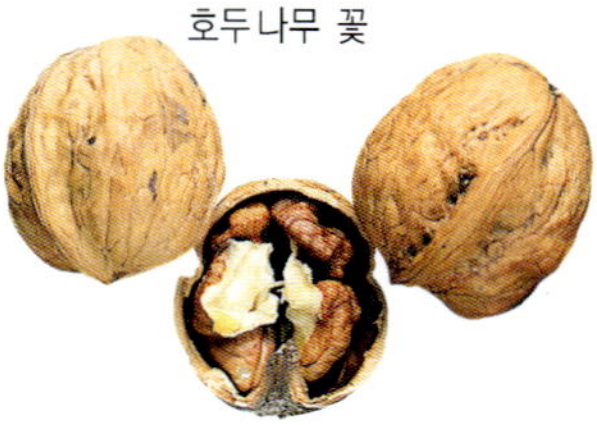

胡桃(호도)

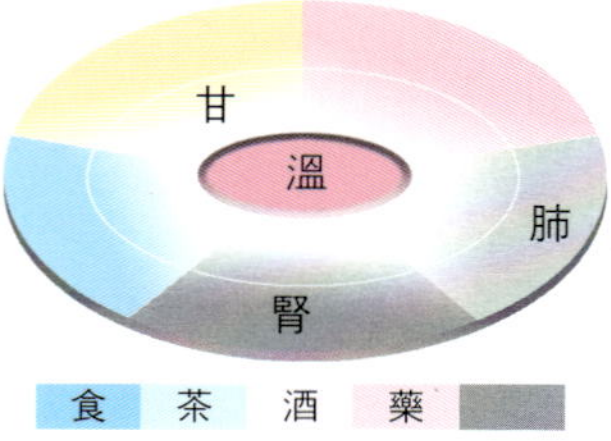

신장기능을 도와주는 작용이 있어 허리가 아프거나, 소변이 잘 나오지 않을 때 쓰인다.
- 폐 기능을 도와주는 작용이 있어 기침, 기관지염, 천식에 쓰인다.
- 노인성 변비에 쓰인다.

호두의 기름은 콜레스테롤을 감소시키며, 잎은 혈당을 강하시킨다.

3~10g

306쪽 참조

100-2 추자(楸子)

가래나무과(Juglandaceae)

가래나무(*Juglans mandshurica* MAXIM.)**의 열매(견과)속의 육질**

갈잎큰키나무로 작은 잎은 7개 이상이고 **톱니**가 있으며 암꽃은 꽃이 많다. 열매는 **2실**이다.

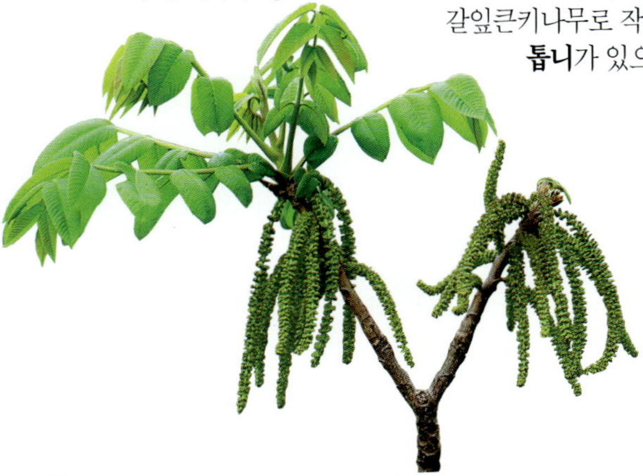
가래나무 꽃

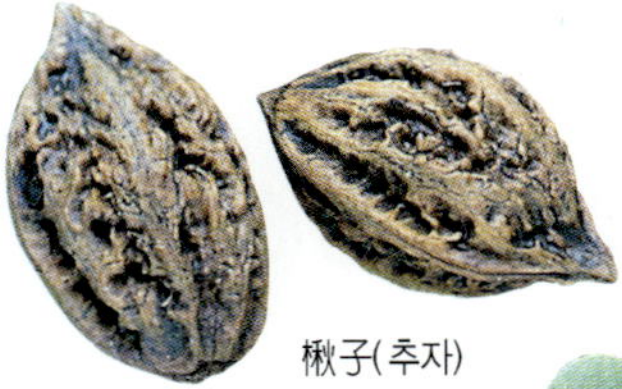
楸子(추자)

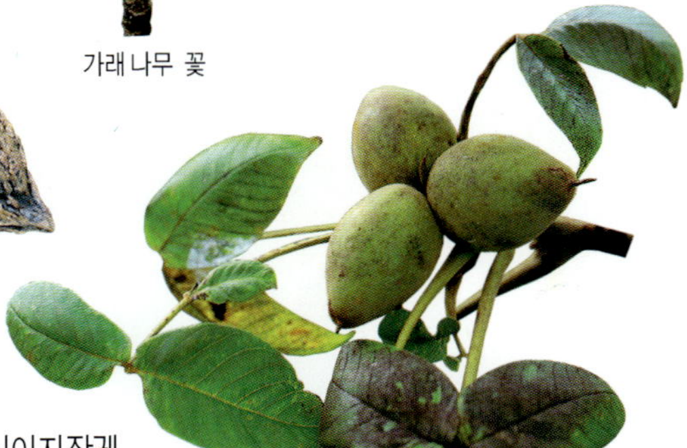
가래나무 열매

미숙한 열매 껍질은 위염, 십이지장궤양, 경련성 복통에 쓰인다.
- 향암작용이 있어 간암, 유방암을 억제한다고 알려져 있다.

《향약집성방》에는 추목피(楸木皮)로 기록되어 있으며, 중국에서는 핵도추과(核桃楸果)라 한다.

10~15g

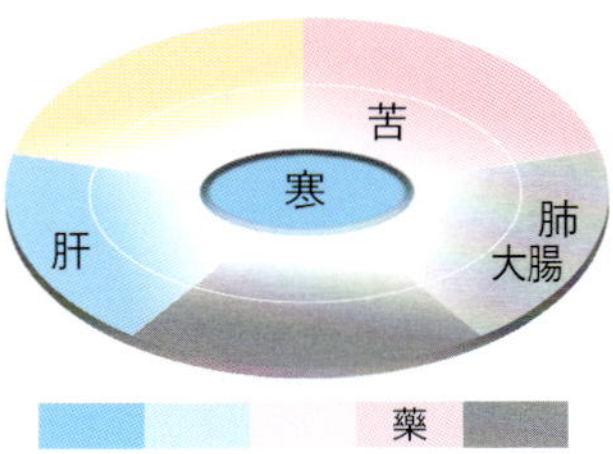

277쪽 참조

中 101-1 후박(厚朴)

목련과(Magnoliaceae)
후박(厚朴, *Magnolia officinalis* REHDER et WILSON)
요엽후박(凹葉厚朴, *M. officinalis* REHDER et WILSON var. *biloba* REHDER et WILSON)**의 껍질**

갈잎큰키나무로 어린 가지 표면에 **털**이 착생한다.
잎은 **도란상 긴 타원형**이다.
꽃은 **황록색**으로 핀다.
열매는 **구과**로 대형이다.

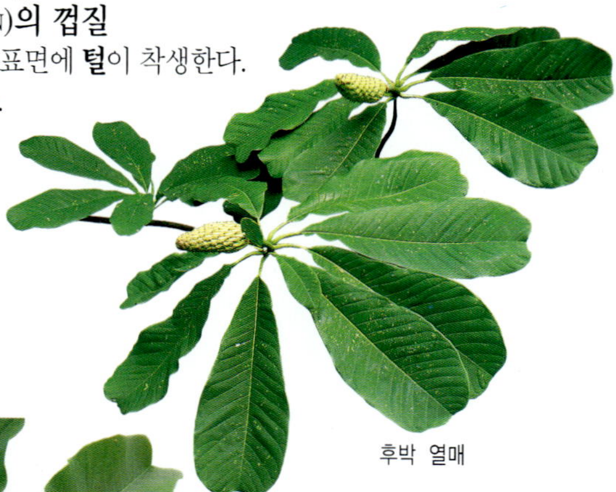
후박 열매

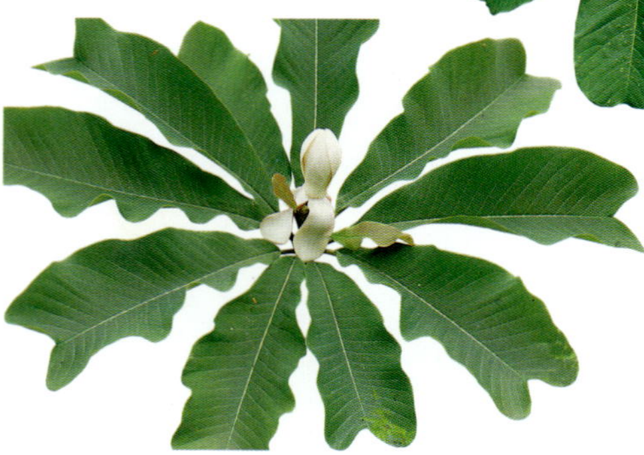
요엽후박 꽃

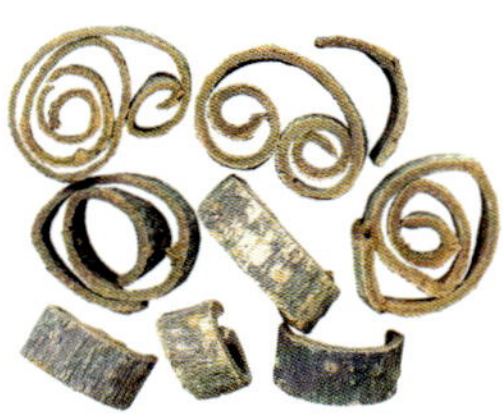
厚朴(후박)

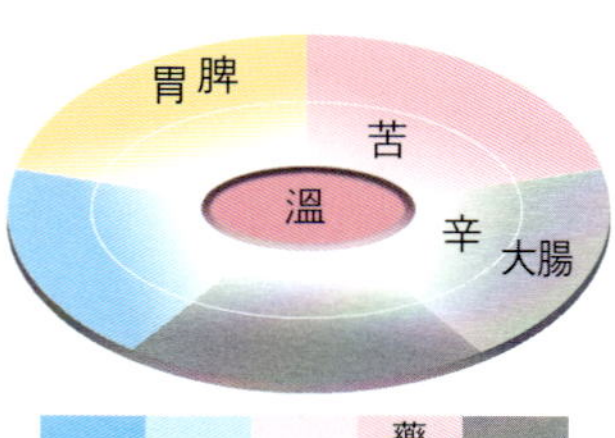

비위(脾胃) 장을 도와서 위염, 위궤양과 아랫배가 차가워서 설사할 때 쓰인다.
- 항알러지작용이 있어 아토피성 피부염과 각종 알러지성 질환에 쓰인다.
- 평활근을 이완시켜 만성기관지염, 또는 천식에 쓰인다.

3~9g

244쪽 참조

101-2 토후박(土厚朴)

녹나무과(Lauraceae)

후박나무(*Machilus thunbergii* SIEBOLD & ZUCC.)**의 껍질**

늘푸른떨기나무로 잎은 양면에 **털**이 없으며 뒷면은 **회록색**이다. 꽃은 양성화이고 원추꽃차례로 **황록색**으로 핀다. 열매는 **장과**이다.

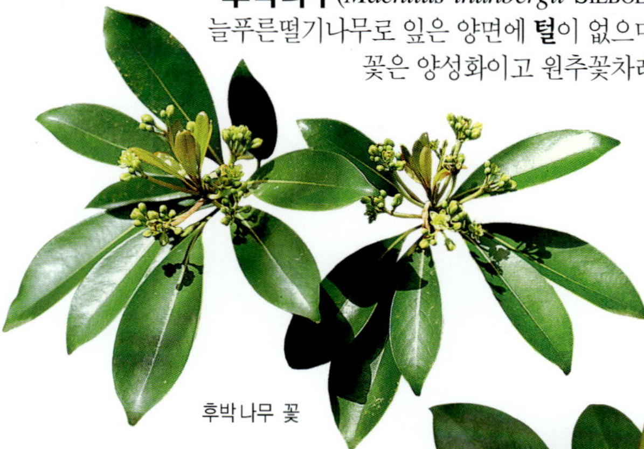

후박나무 꽃

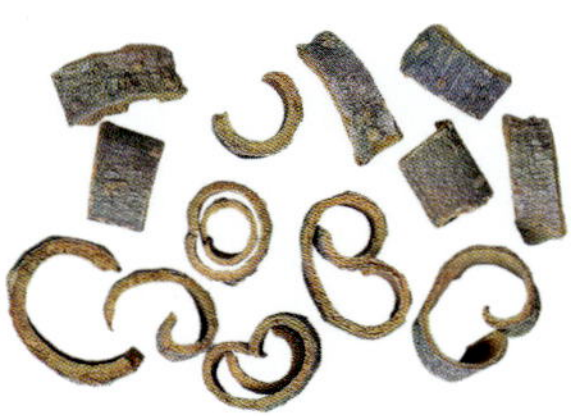

土厚朴(토후박)

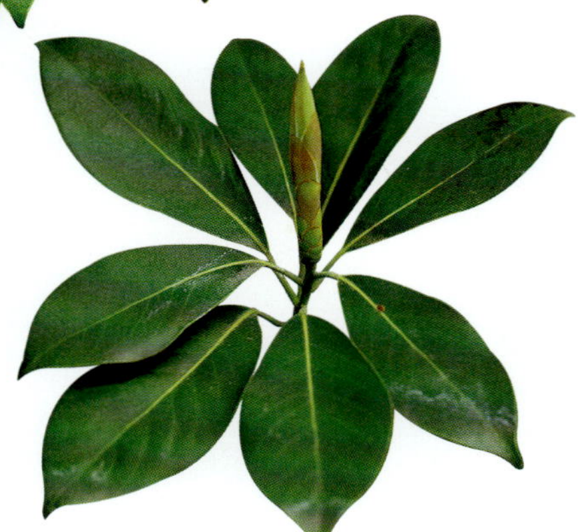

후박나무 잎

비위장(脾胃)을 도와서 속이 더부룩하고, 배가 아프며 구토설사에 쓰인다.

- 염좌(捻挫)로 인한 근육손상에 나무껍질에 소금을 넣고 짓찧어서 바르거나, 찜질하는 데 쓰인다.

중국에서는 홍남피(紅楠皮)라 한다.

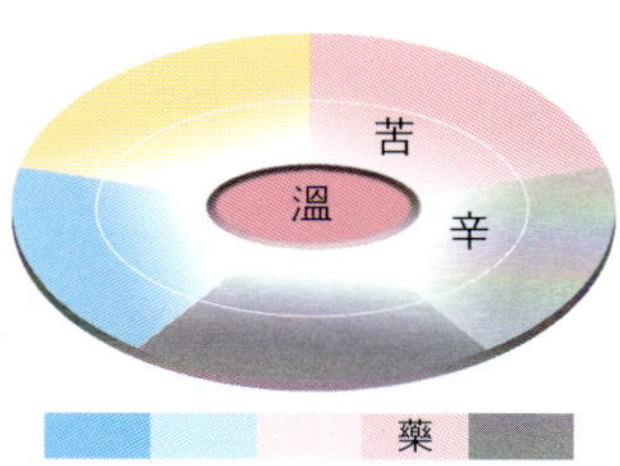

246쪽 참조

부 록

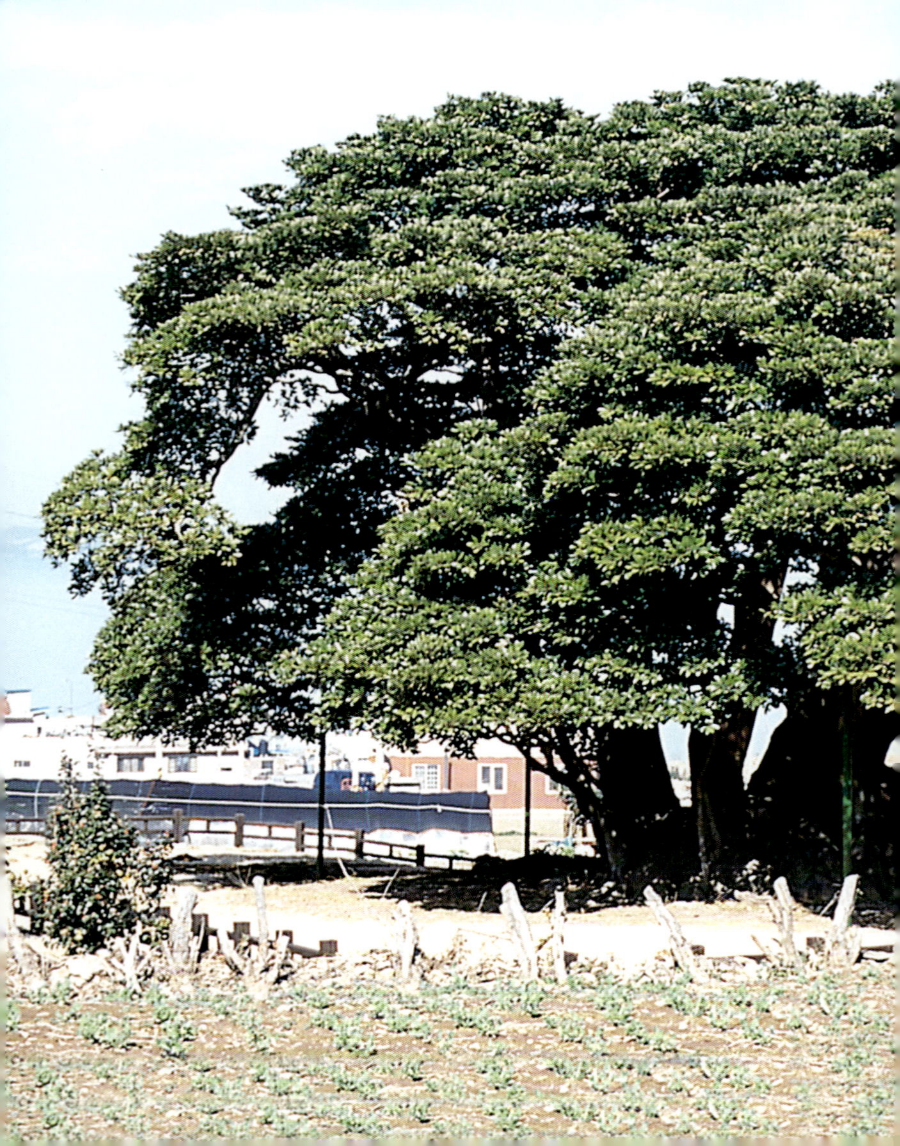

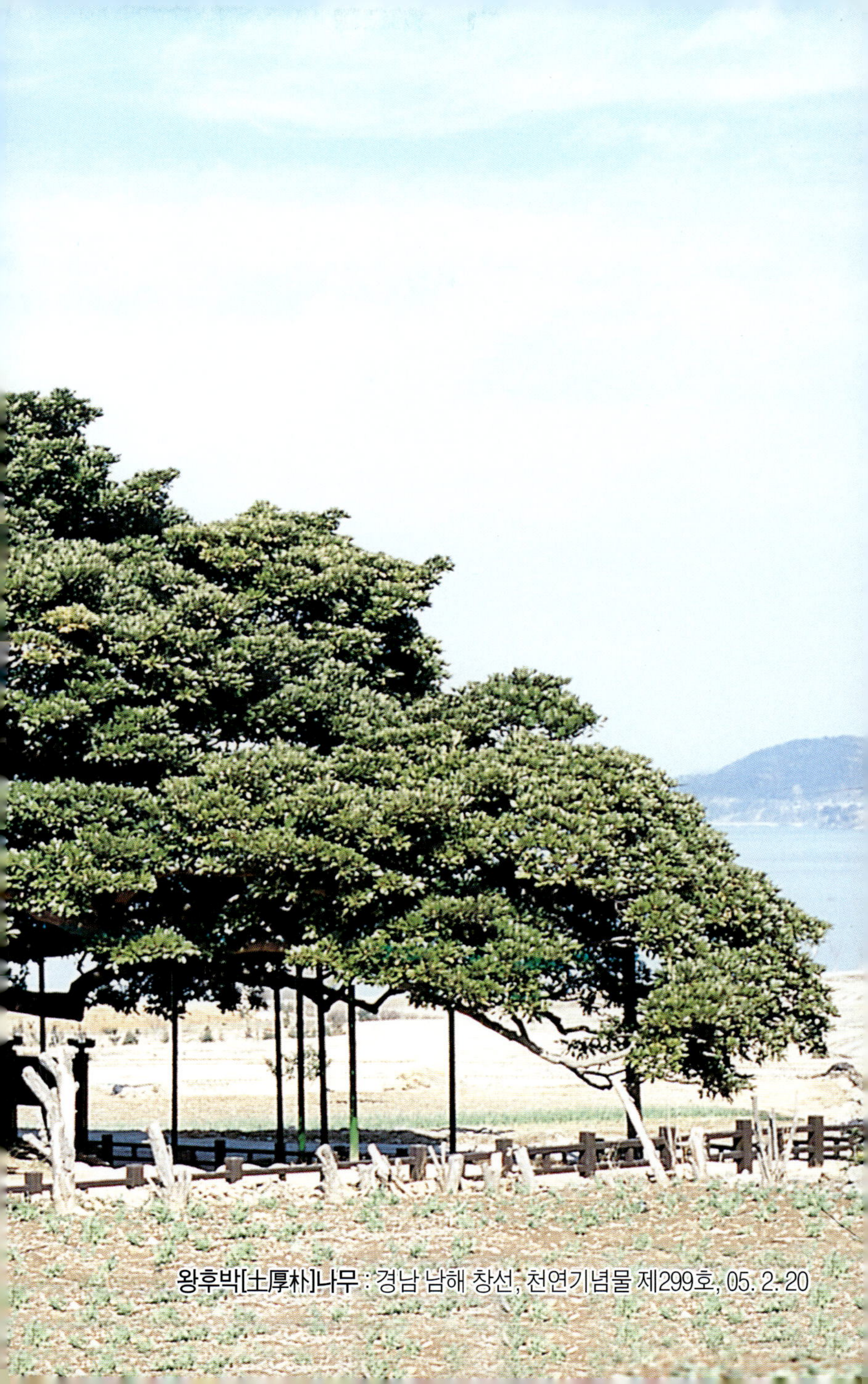

왕후박[土厚朴]나무 : 경남 남해 창선, 천연기념물 제299호, 05. 2. 20

참고문헌

강병수,《전통한의학을 찾아서》, 동아문화사, 2005.

김용원 외 5,《實務用 原色植物圖鑑(전 2권)》, 동아문화사, 2005.

김재길,《原色天然藥物大事典(上,下)》, 남산당, 1989.

김창민,《中藥大辭典》, 도서출판 정담, 1998.

배기환,《한국의 약용식물》, 교학사, 2000.

서부일,《본초삼가합주 I, II, III》, 벤엘기획, 2006.

식품의약품안전청,《대한약전 9개정》, 식품의약품안전청, 2007.

식품의약품안전청,《한약(생약) 규격집》, 식품의약품안전청, 2007.

식품의약품안전청,《원색한약재감별도감》, 호미출판사, 2009.

신길구,《申氏本草學》, 수문사, 1981.

신전휘 · 신용욱,《향약집성방의 향약본초》, 계명대학교출판부, 2006.

안덕균,《원색 韓國本草圖鑑》, 교학사, 1998.

이영로,《原色韓國植物圖鑑》, 교학사, 2006.

이상태,《한국식물검색집》, 아카데미서적, 1997.

이창복,《大韓植物圖鑑》, 향문사, 1980.

이창복,《원색대한식물검색도감》, 향문사. 2006.

주영승,《운곡본초학》, 도서출판 서림재, 2004.

한국의약품 수출입협회,《한약재감별주해》, 도서출판 대영, 2003.

한대석 외 3,《生藥比較研究》, 한국의약품수출입협회, 1996.

한대석,《동의보감에 수재된 생약의 기원에 관한 연구》, 한국과학재단, 1997.
康命吉,《濟衆新編》, 正祖 23年(1799).
江蘇新醫學院,《中藥大辭典(上, 下)》, 上海科學技術出版社, 1977.
邱德文 外 2,《本草綱目彩色藥圖》, 貴州科技出版社, 1998.
國家中醫藥管理局,《中華本草(전 10권)》, 上海科學技術出版社, 1999.
黎跃成, 勞家華,《道地藥和地方標準藥原色圖譜》, 四川科學技術出版社, 2002.
謝宗萬,《本草綱目藥物彩色圖鑑》, 人民衛生出版社, 2000.
徐鴻華,《中草藥彩圖手冊(전 6권)》, 廣東科技出版社, 2003.
沈連生,《本草綱目彩色圖譜》, 華夏出版, 1998.
兪孝通, 盧重禮, 朴允德, 안덕균 역,《註解 鄕藥採取月令》, 세종대왕기념사업회, 1983.
李時珍,《本草綱目(上, 下)》, 文光圖書有限公司, 1979.
鄭漢臣,《中國食用本草》, 上海辭書出版社, 2003.
中國藥品生物制品檢定所,《中國中藥材眞僞鑑別圖典(전 5권)》, 廣東科技出版社, 2002.
村田懋麿《土名對照滿鮮植物字彙》, 成光館, 昭和 7年(1932).
許浚,《東醫寶鑑》, 英祖 29年(1753) 嶺營版.
黃道淵,《方藥合編》, 高宗 21年(1884).
Huang KC.,《The Pharmacology of chinese herbs (2nd Ed)》, CRC Press, 1999.
Zhu YP.,《Chinese Materia Medica》, Harwood Academic Publishers, 1998.
Wu, ZY,. Raven PH, & Hong DY eds. Flora of China, Science press China: Missouri Botanical Garden press, USA 2005.
국가표준식물목록 Korea plant name index, 산림청, 2003.

약재별 효능

▶예시된 증상에 다른 약재와 배합하여 차[茶]용으로 복용할 수 있도록 하였다.
▶용량표시가 없는 것은 각 5~10g 씩을 물에 넣어 달인 것을 하루에 2~3회 복용하면 치료에 보조 역할을 할 수 있다.

한약명번호	한약명	주요 효능 및 복용방법
01-1	**가구자(家韮子)**	허리와 다리에 힘이 없고 소변이 시원하게 나오지 않는 데 가구자(家韮子)를 쪄서 말리기를 2회 한 것을 구기자(枸杞子)을 배합하여 쓰인다.
51-1	**건강(乾薑)**	위(胃)와 장(腸)이 참고 헛배가 부르거나 설사를 자주하는 데 사인(砂仁), 목향(木香)을 배합하여 쓰인다.
75-1	**건칠(乾漆)**	위(胃)와 장(腸)이 차가워서 설사를 자주하는 데 닭 한 마리에 옻나무껍질[漆皮]을 넣고 따린 것을 복용하는 데 쓰인다.(단, 옻 타는 사람은 주의하여야 한다.)
12-1	**경삼릉(京三稜)**	어혈로 인해 생리가 멈추거나 덩어리가 지는 증상에 아출(莪朮), 우슬(牛膝), 천궁(川芎) 등과 배합하여 쓰인다.
73-1	**갈근(葛根)**	두통에 열나고 목이 뻣뻣한 증상에 시호(柴胡), 황금(黃芩), 석고(石膏)와 배합하여 쓰인다.

한약명번호	한약명	주요 효능 및 복용방법
03-1	**강활(羌活)**	감기, 신경통 등에 독활(獨活)과 배합하여 쓰인다.
05-1	**강황(薑黃)**	견비통에 강활(羌活), 백출(白朮), 당귀(當歸) 등을 배합하여 쓰인다.
09-1	**견우자(牽牛子)**	체하여 트림이 나고 배가 아프며 대소변이 잘 안나오는 증상에 산사(山査), 신곡(神麯), 맥아(麥芽)를 배합하여 쓰인다.
11-1	**결명자(決明子)**	시력약화에 결명자(決明子) 차[茶]를 끓여 마시고 결막염에 결명자차로 눈을 씻어주면 좋다.
13-1	**고삼(苦蔘)**	황달에 용담(龍膽), 치자(梔子) 등과 배합하여 쓰인다.
14-1	**곽향(藿香)**	입덧에 향부자(香附子), 감초(甘草) 각각 같은 양으로 부드럽게 가루를 내어 한 번에 5g씩 5%의 소금물로 복용한다.
18-2	**국화(菊花)**	감기로 발열, 두통이 있는 증상에 상엽(桑葉), 박하(薄荷)와 배합하여 쓰인다.
19-1	**나마자(蘿摩子)**	신장기능이 약하여 생긴 성기능 장애와 유정(遺精)에 오미자(五味子), 구기자(枸杞子)와 함께 차로 혹은 꿀로 알약〔丸〕을 만들어 복용하는 데 쓰인다.

한약명번호	한약명	주요 효능 및 복용방법
21-1	**남과자(南瓜子)**	회충, 촌충 구제에 석류근피(石榴根皮)을 배합하여 쓰인다.
06-2	**노근(蘆根)**	구토 증상에 죽여(竹茹), 생강즙을 배합하여 쓰인다.
24-1	**녹두(綠豆)**	여름에 더위 먹었을 때 녹두(綠豆) 한 가지만 먹어도 좋다.
04-1	**당귀(當歸)**	부인과 질환에 천궁(川芎), 작약(芍藥) 숙지황(熟地黃) 등을 배합하여 쓰인다.
07-2	**대계(大薊)**	각종 출혈증에 생지황(生地黃) 등과 배합하여 쓰인다.
79-1	**대조(大棗)**	가슴이 뛰고 불안할 때 소맥(小麥 20g), 감초(甘草 5g), 대조(大棗 6g) 등을 물에 달여 복용한다.
26-1	**대황(大黃)**	변비에 감초(甘草) 등과 배합하여 달여 복용한다.
27-1	**독활(獨活)**	오한이 들면서 열이나고 두통이 있고 몸이 아프면서 무거운 증상에 강활(羌活), 방풍(防風), 백지(白芷), 천궁(川芎) 등과 배합하여 쓰인다.
21-2	**동과자(冬瓜子)**	가래가 누렇게 된 증상에 패모(貝母), 비파엽(枇杷葉), 전호(前胡) 등과 쓰인다.

한약명번호	한약명	주요 효능 및 복용방법
82-1	**두송실(杜松實)**	류마티스성 관절염에 짓찧어 환부에 붙이는 데 쓰인다.
28-1	**등심초(燈心草)**	열병으로 소변량이 적고 노란색을 띠며 불편한 증상에 목통(木通), 치자(梔子), 활석(滑石) 등과 배합하여 쓰인다.
29-1	**만삼(蔓蔘)**	기운이 없고 목이 마른 증상에 맥문동(麥門冬), 오미자(五味子), 백출(白朮)과 배합하여 쓰인다.
83-1	**매괴화(玫瑰花)**	타박상으로 어혈이 생긴 데 술에 담가 마시는 데 쓰인다.
32-1	**맥문동(麥門冬)**	기침에 천문동(天門冬), 의이인(薏苡仁), 황백(黃栢), 석곡(石斛), 상백피(桑白皮) 등과 배합하여 쓰인다.
33-1	**맥아(麥芽)**	식욕부진 등에 인삼(人蔘), 백출(白朮) 등을 배합하여 쓰인다.
28-2	**목적(木賊)**	치질에 괴화(槐花), 지각(枳殼) 등을 배합하여 쓰인다.
84-1	**목통(木通)**	다리 붓는 증상에 저령(猪苓), 자소엽(紫蘇葉), 빈랑(檳榔) 등을 배합하여 쓰인다.
35-1	**목향(木香)**	만성설사에 인삼(人蔘), 백출(白朮), 사인(砂仁) 등을 배합하여 쓰인다.

한약명번호	한약명	주요 효능 및 복용방법
30-3	**방기(防己)**	부종에 황기(黃芪), 백출(白朮), 감초(甘草) 등과 배합하여 쓰인다.
36-1	**방풍(防風)**	사지가 쑤시고 근육이 저리는 증상에 강활(羌活), 계지(桂枝), 당귀(當歸) 등을 배합하여 쓰인다.
85-2	**목천료(木天蓼)**	통풍(痛風)에 가루를 내어 복용하는 데 쓰인다.
37-1	**백두구(白荳蔲)**	가슴이 답답하고 더부룩하여 배가 고픈 줄을 모르는 증상에 후박(厚朴), 진피(陳皮), 창출(蒼朮) 등을 배합하여 쓰인다.
38-1	**백미(白薇)**	몸이 허약하고 미열이 나며 밤에 잘 때 땀을 흘리는 증상에 지골피(地骨皮)와 함께 차용으로 쓰인다.
04-4	**백지(白芷)**	감기로 인한 두통과 코막힘 증상에 형개(荊芥), 방풍(防風), 강활(羌活) 등을 배합하여 쓰인다.
42-1	**백출(白朮)**	소화불량에 인삼(人蔘), 복령(茯苓), 감초(甘草) 등을 배합하여 쓰인다.
41-1	**백합(百合)**	과로로 인해 열이 나고 기침이 나는 증상이나 인후통에 생지황(生地黃), 현삼(玄蔘), 패모(貝母) 등과 배합하여 쓰인다.
45-1	**번백초(翻白草)**	기관지염으로 기침을 하거나 토혈(吐血)에 돼지폐[猪肺]을 배합하여 쓰인다.

한약명번호	한약명	주요 효능 및 복용방법
86-1	**복분자(覆盆子)**	신장의 기능이 약하여 발생하는 발기부전에 토사자(菟絲子), 오미자(五味子) 구기자(枸杞子), 차전자(車前子) 등을 같은 분량으로 가루를 만들어 1회에 4g씩 아침, 저녁에 복용하는 데 쓰인다.
33-2	**부소맥(浮小麥)**	몸이 허약하여 땀이 멈추지 않고 흐르는 증상에 모려(牡蠣), 마황근(麻黃根), 황기(黃芪) 등을 배합하여 쓰인다.
46-1	**비해(萆薢)**	습열로 인해 소변이 뿌옇고 잘 나오지 않는 증상에 복령(茯苓), 석창포(石菖蒲) 등과 배합하여 쓰인다.
29-2	**사엽삼(四葉參)**	마른기침과 갈증에 맥문동(麥門冬), 위유(萎蕤), 상엽(桑葉) 등과 배합하여 쓰인다.
88-1	**산사(山查)**	육류(肉類)를 먹고 체한 것과 설사 등의 증상에 맥아(麥芽), 신곡(神麯), 내복자(萊菔子) 등과 배합하여 쓰인다.
89-1	**산수유(山茱萸)**	유정(遺精)과 소변을 자주 보는 것, 허리와 무릎이 시리고 아픈 증상에 숙지황(熟地黃), 산약(山藥), 구기자(枸杞子) 등과 배합하여 쓰인다.
46-2	**산약(山藥)**	비위가 허약하여 생기는 설사에 인삼(人蔘), 백출(白朮), 복령(茯苓) 등과 배합하여 쓰인다.

한약명번호	한약명	주요 효능 및 복용방법
79-2	**산조인(酸棗仁)**	불면증과 가슴이 뛰고 답답한 증상에 지황(地黃), 당귀(當歸), 맥문동(麥門冬), 백자인(柏子仁) 등과 배합하여 쓰인다.
50-1	**삼백초(三白草)**	소변을 볼 때 잘 나오지 않고 통증이 있는 증상에 해금사(海金沙), 구맥(瞿麥) 등과 배합하여 쓰인다.
74-2	**상기생(桑寄生)**	풍습으로 팔다리가 저리고 아프거나 허리와 무릎이 시리고 아픈 증상에 독활(獨活), 세신(細辛), 두충(杜仲) 등과 배합하여 쓰인다.
87-1	**상백피(桑白皮)**	기침과 가래가 많은 증상에 지골피(地骨皮), 감초(甘草) 등과 배합하여 쓰인다.
51-1	**생강(生薑)**	오한과 함께 열이 나는 감기 증상에 밀감 껍질〔陳皮〕, 파뿌리(葱白)를 배합하여 다린물에 꿀을 타서 복용 후 땀을 내는 데 쓰인다.
40-2	**석창포(石菖蒲)**	가슴과 배가 답답하고 그득하면서 식욕부진에 후박(厚朴), 진피(陳皮), 창출(蒼朮) 등과 배합하여 쓰인다.
54-1	**소회향(小茴香)**	허리가 시리면서 아픈 증상에 두충(杜仲), 보골지(補骨脂) 등을 배합하여 쓰인다.
47-3	**쇄양(鎖陽)**	노년에 기운이 없고 변비에 상심자(桑椹子)을 배합하여 쓰인다.

한약명번호	한약명	주요 효능 및 복용방법
55-1	**시호(柴胡)**	감기로 인해 열이 나는 증상에 갈근(葛根)과 배합하여 쓰인다.
05-2	**아출(莪朮)**	어혈로 인해 월경이 멈추는 증상에 삼릉(三稜)과 배합하여 쓰인다.
34-5	**애엽(艾葉)**	붕루와 하혈에 아교(阿膠), 당귀(當歸), 지황(地黃) 등과 배합하여 쓰인다.
18-3	**야국화(野菊花)**	눈을 밝게 하고 머리를 맑게 하고자 하는 데 베개를 만들어 사용하는 데 쓰인다.(단, 매년 햇것으로 바꾸어야 한다.)
26-3	**양제근(羊蹄根)**	여러 가지 피부병인 종기, 부스럼, 무좀, 습진, 가려움증에 외용하는 데 쓰인다.
51-2	**양하(蘘荷)**	갑자기 목이 쉬어 말이 잘나오지 않는데 뿌리를 찧어 술에 섞어 짜낸 즙을 복용 하는 데 쓰인다.
57-1	**여로(黎蘆)**	옴 · 악창 · 머리 비듬 · 습진 같은 피부병에는 뿌리를 달인 물로 씻는다.
91-1	**여정실(女貞實)**	허리와 무릎이 시리고 힘이 없는 증상에 한련초(旱蓮草), 상심자(桑椹子) 등과 배합하여 쓰인다.

한약명번호	한약명	주요 효능 및 복용방법
95-1	**오매(烏梅)**	오래된 설사에 육두구(肉豆蔲), 가자(訶子) 등과 배합하여 쓰인다.
75-2	**오배자(五倍子)**	오래된 설사에 육두구(肉豆蔲), 인삼(人蔘), 목향(木香) 등을 배합하여 쓰인다.
65-1	**우슬(牛膝)**	어혈로 인해 월경이 멈추거나 생리통이 있는 증상에 도인(桃仁), 홍화(紅花), 당귀(當歸), 천궁(川芎), 목향(木香) 등과 배합하여 쓰인다.
48-4	**육종용(肉蓯蓉)**	신기능이 허하여 생긴 성기능 장애에 숙지황(熟地黃), 토사자(兎絲子), 오미자(五味子)와 배합하여 쓰인다.
20-3	**음양곽(淫羊藿)**	발기부전에 보골지(補骨脂) 등과 배합하여 쓰인다.
61-1	**인삼(人蔘)**	여름철 식욕부진에 맥문동(麥門冬)과 오미자(五味子)를 배합하여 물에 달여 차로 복용하면 체력저하 예방에 쓰인다.
62-1	**인진호(茵陳蒿)**	간염(肝炎) 또는 술독(酒毒)에 대추를 배합하여 쓰인다.
63-2	**자소엽(紫蘇葉)**	감기로 오한과 발열이 있으며 땀이 나지 않고 기침하는 증상에 행인(杏仁), 길경(桔梗), 전호(前胡) 등과 배합하여 쓰인다.

한약명번호	한약명	주요 효능 및 복용방법
24-2	**적소두(赤小豆)**	산후부종, 전신부종 또는 간경변으로 일어나는 복수로 인하여 몸이 움직이기 힘든 증세에 잉어을 배합하여 복용하는 데 쓰인다.
66-1	**전호(前胡)**	기침이 나며 가래가 생길 때에 상백피(桑白皮), 행인(杏仁) 등과 배합하여 쓰인다.
49-2	**정력자(葶藶子)**	기침과 가래가 있고 가슴통증에 대조(大棗) 등과 배합하여 쓰인다.
97-1	**조각자(皀角刺)**	종기에 금은화(金銀花), 감초(甘草) 등과 배합하여 쓰인다.
78-2	**죽엽(竹葉)**	갈증, 발열 등에 석고(石膏), 맥문동(麥門冬) 등과 배합하여 쓰인다.
98-1	**지각(枳殼)**	소화불량, 구취에 산사(山査), 맥아(麥芽), 신곡(神麯) 등과 배합하여 쓰인다.
98-2	**지실(枳實)**	복통, 변비에 대황(大黃), 후박(厚朴) 등과 배합하여 쓰인다.
98-3	**진피(陳皮)**	배가 더부룩하고 식욕 없는 증상에 후박(厚朴), 목향(木香) 등과 배합하여 쓰인다.
50-2	**즙채(蕺菜)**	부인의 외음부가 가려운 증상에 창이자(蒼耳子)을 배합하여 다린물로 씻는 데 쓰인다.

한약명번호	한약명	주요 효능 및 복용방법
42-2	**창출(蒼朮)**	배가 더부룩하고 식욕이 없으면서 설사가 날때 후박(厚朴), 진피(陳皮) 등과 배합하여 쓰인다.
64-3	**천궁(川芎)**	부인과질환에 당귀(當歸), 숙지황(熟地黃), 작약(芍藥) 등과 배합하여 쓰인다.
48-5	**천마(天麻)**	어지러움과 두통에 천궁(川芎)과 배합하여 쓰인다.
32-2	**천문동(天門冬)**	기침, 가래에 백부근(百部根), 상백피(桑白皮), 현삼(玄蔘), 비파엽(枇杷葉) 등과 배합하여 쓰인다.
37-2	**초두구(草豆蔻)**	식욕부진에 백출(白朮), 사인(砂仁), 진피(陳皮) 등과 배합하여 쓰인다.
71-2	**하고초(夏枯草)**	급성유선염(急性乳腺炎)에 포공영(蒲公英)을 배합하여 술로 딸려서 복용하는 데 쓰인다.
19-4	**하수오(何首烏)**	하혈이 그치지 않을 때 인삼(人蔘), 당귀(當歸) 등과 배합하여쓰인다.
68-2	**한진교(韓秦艽)**	사지가 저리거나 마비되고 관절이 아픈 증상에 강활(羌活), 독활(獨活), 방풍(防風), 상지(桑枝) 등과 배합하여 쓰인다.
95-3	**행인(杏仁)**	기침, 가래에 오미자(五味子), 상백피(桑白皮), 감초(甘草) 등과 배합하여 쓰인다.

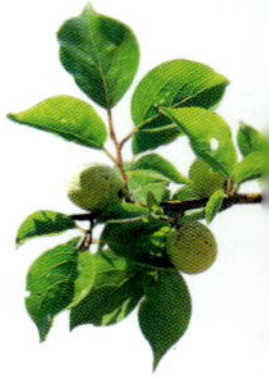

한약명번호	한약명	주요 효능 및 복용방법
13-2	**황기(黄芪)**	기가 허할 때 인삼(人蔘), 감초(甘草), 진피(陳皮) 등과 배합하여 쓰인다.
100-1	**호도(胡桃)**	허리가 아프고 소변이 시원하지 않는데 보골지(補骨脂).두충(杜仲), 마늘과 배합하여 환약을 만들어 복용하는 데 쓰인다.
53-2	**황련(黃連)**	설사에 복통이 있는 증상에 목향(木香) 등과 배합하여 쓰이고, 염증성질환에 황금(黃芩), 치자(梔子) 등과 배합하여 쓰인다.
60-2	**황정(黃精)**	마른기침에 사삼(沙蔘), 지모(知母), 패모(貝母) 등과 배합하여 쓰인다.
54-1	**소회향(小茴香)**	허리가 시리면서 아픈 증상에 두충(杜仲), 보골지(補骨脂) 등과 배합하여 쓰인다.
101-1	**후박(厚朴)**	구토하고 설사하는 증상 개선에 창출(蒼朮), 진피(陳皮) 등과 배합하여 쓰이고, 변비에 대황(大黃), 지실(枳實) 등과 배합하여 쓰인다.

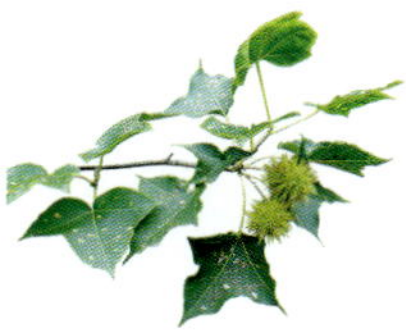

학명 찾아보기

A

B

C

D

E

F

J

K

L

P

R

S

T

U

V

W

Z

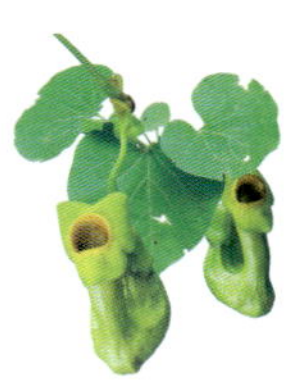

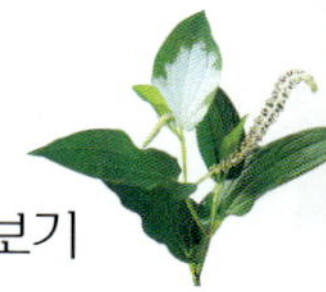

한약명 찾아보기

(**굵은체**는 쪽번호, 가는체는 한약명번호)

다

마

바

사

아

차

타

식물명 찾아보기

(**굵은체**는 쪽번호, 가는체는 한약명번호)

가

바

사

자

차

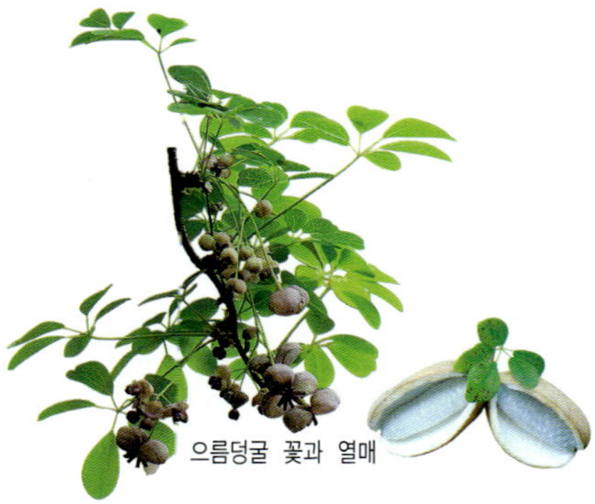

으름덩굴 꽃과 열매

● 증보판 ●

우리 약초 바르게 알기

2007년 3월 7일 초판1쇄 발행

2009년 7월 24일 증보판1쇄 발행

지은이 신전휘 · 신용욱

펴낸이 신일희

펴낸곳 계명대학교출판부

주소 704-701 대구광역시 달서구 달구벌대로 2800

전화 (053) 580-6233 **팩스** (053) 583-5213

등록 1970. 9. 1.(신고번호 제347-1998-1호)

• 이 약초 안내서에 수록된 내용은 특허를 받음.

(특허등록번호 10-0824672-0000, 2008. 4. 17)

ISBN 978-89-7585-474-3 93480

Comparative Illustrated guide for the identification of Korean medicinal plants

Shin. J. H · Shin. Y. W

Keimyung University press 2009